専門医のための
眼科診療クオリファイ

◆シリーズ総編集◆
大鹿哲郎
筑波大学
大橋裕一
愛媛大学

眼付属器疾患とその病理

◆編集◆
野田実香
北海道大学

中山書店

シリーズ刊行にあたって

　21世紀はquality of life（生活の質）の時代といわれるが，生活の質を維持するためには，感覚器を健康に保つことが非常に重要である．なかでも，人間は外界の情報の80％を視覚から得ているとされるし，ゲーテは「視覚は最も高尚な感覚である」（ゲーテ格言集）との言葉を残している．視覚を通じての情報収集の重要性は，現代文明社会・情報社会においてますます大きくなっている．

　眼科学は最も早くに専門分化した医学領域の一つであるが，近年，そのなかでも専門領域がさらに細分化し，新しいサブスペシャリティを加えてより多様化している．一方で，この数年間でもメディカル・エンジニアリング（医用工学）や眼光学・眼生理学・眼生化学研究の発展に伴って，新しい診断・測定器機や手術装置が次々に開発されたり，種々のレーザー治療，再生医療，分子標的療法など最新の技術を生かした治療法が導入されたりしている．まさにさまざまな叡智が結集してこそ，いまの眼科診療が成り立つといえる．

　こういった背景を踏まえて，眼科診療を担うこれからの医師のために，新シリーズ『専門医のための眼科診療クオリファイ』を企画した．増え続ける眼科学の知識を効率よく整理し，実際の日常診療に役立ててもらうことを目的としている．眼科専門医が知っておくべき知識をベースとして解説し，さらに関連した日本眼科学会専門医認定試験の過去問題を"カコモン読解"で解説している．専門医を目指す諸君には学習ツールとして，専門医や指導医には知識の確認とブラッシュアップのために，活用いただきたい．

　　　　　　　　　　　　　　　　　　　　　　　　大鹿　哲郎
　　　　　　　　　　　　　　　　　　　　　　　　大橋　裕一

序

　本シリーズは，日常臨床において遭遇することの多い疾患や治療，検査をテーマに掲げ，それぞれ巻立てで解説するものである．本巻も過去（第18回以降）の日本眼科学会専門医認定試験から項目に関連した問題を抽出し解説と模範解答を加えた"カコモン読解"が数多く盛り込まれ，これらから臨床時に起こる疑問や悩みなどにも回答が得られるという構成となっている．専門医を目指す医師にも理解されやすいように，見解の分かれる手術についてはあえて詳細に触れてはいないが，一般眼科医にとっても手術手技以前に知っておかなければならない知識が網羅されていると考える．

　本巻編集にあたり，断片的になりがちな知識や普段質問できない些細な悩みを，一般眼科診療のなかで沸き起こる疑問として置き換え，それを項目として筋立てていく方法をとった．当初は重い荷と感じたが，実際に項目をつくりはじめてみると編者としてわくわくとし，知識欲が満たされていくのが実感できたのは役得というしかない．ご執筆をお願いする際には，先生方の専門領域に特に配慮した．さすがに第一線で活躍されている先生方だけに，実際に集まった原稿を通読して，予想を上まわる内容の濃さと完成度の高さに圧倒された．

　外眼部の分野は，とかく敬遠されがちである．だが，理論を知れば知るほど興味深くなってくる．さらに治療を手がけるようになれば，さらに奥が深いことがわかるであろう．そこで，まず系統立てて理論を伝える情報源が必要と考えられる．本巻は，眼科専門医試験を受ける眼科医も対象としてはいるが，専門医にとっても興味の入り口である理論の理解の助けになるであろう．読者には，まず正しい理論を知っていただき，この分野を身近に感じてほしいものである．試験対策にとどまらず，クリニックでも傍らに置けるような使い方ができる内容を目指した．本書が，一般眼科医の先生，専門医を目指す先生のみならず，手術経験は浅いが外眼部治療に興味を持たれる先生方の一助となれば幸甚である．

2011年12月

北海道大学大学院医学研究科眼科学分野／助教

野田　実香

専門医のための眼科診療クオリファイ
10 ■ 眼付属器疾患とその病理
目次

1 臨床病理入門

組織診，細胞診	林　暢紹	2
病理所見を読み解く	加瀬　諭	12
ギムザ染色　カコモン読解　18 臨床 7　19 臨床 6　19 臨床 10	松本光希	18
特異的な染色／脂肪染色，トリプシン消化伸展標本　カコモン読解　18 臨床 2　21 一般 6	兒玉達夫	22
特異的な染色／ハンセル染色，パーカーインク KOH 法	松本光希	24
CQ 臨床病理は大変とっつきにくいですが，勉強のしかたを教えてください	向野利一郎	26
CQ 病理標本を提出するにあたり，固定方法や詳記のしかたについて注意点を教えてください	兒玉達夫，草竹兼司	29
CQ 病理医の立場から，検体を提出する眼科医に求めることを教えてください	木村徳宏，向井万起男	32

2 眼瞼

眼瞼の解剖　カコモン読解　18 一般 12　20 一般 10　20 臨床 2　21 臨床 47　22 臨床 9	高橋靖弘，柿崎裕彦	36
眼瞼ヘルペス　カコモン読解　20 臨床 9	赤沼正堂	42
霰粒腫・麦粒腫　カコモン読解　19 一般 26	小幡博人	46
眼瞼けいれん　カコモン読解　20 一般 26　20 一般 90	山上明子	52
CQ BOTOX® は，どの程度繰り返し投与していいのでしょうか？	三村　治	58
眼瞼下垂　カコモン読解　19 一般 25　19 臨床 29　21 臨床 35	根本裕次	61
CQ 小児の眼瞼下垂を手術するタイミングと術後の経過観察のしかたを教えてください	大庭正裕	75

カコモン読解　過去の日本眼科学会専門医認定試験から，項目に関連した問題を抽出し解説する"カコモン読解"がついています．（凡例：21 臨床 30 → 第 21 回臨床実地問題 30 問，19 一般 73 → 第 19 回一般問題 73 問）
試験問題は，日本眼科学会の許諾を得て引用転載しています．本書に掲載の模範解答は，実際の認定試験において正解とされたものとは異なる場合があります．ご了承ください．

CQ "クリニカル・クエスチョン"は，診断や治療を進めていくうえでの疑問や悩みについて，解決や決断に至るまでの考え方，アドバイスを解説する項目です．

| CQ | 眼瞼手術における炭酸ガスレーザーの利点と注意点を教えてください | 宮田信之,金原久治 | 78 |

上眼瞼皮膚弛緩症		兼森良和	81
眼瞼内反症		渡辺彰英	85
眼瞼外反症 カコモン読解 18 臨床 8		三戸秀哲	91
顔面神経麻痺		田邉美香	95
睫毛乱生		佐々木香る	100

| CQ | プロスタグランジン製剤点眼薬の副作用で睫毛が伸びるメカニズムを教えてください | 勝村宇博 | 104 |

眼瞼良性腫瘍 カコモン読解 21 臨床 2		髙村 浩	107
眼瞼悪性腫瘍 カコモン読解 19 一般 24　22 臨床 1　22 臨床 12		江口功一	117

CQ	外眼部手術に際して,抗血栓薬の服用を中止しますか?	田邉吉彦	125
CQ	外眼部の手術では,どのような消毒が必要でしょうか?	夏井 睦	127
CQ	外眼部手術に特有な器械や縫合糸について教えてください カコモン読解 19 一般 89　19 臨床 49	立松良之	129

3 涙道

涙道の解剖 カコモン読解 22 一般 3		後藤英樹,後藤 聡	136
涙道検査 カコモン読解 19 臨床 40		森寺威之	141
涙小管炎 カコモン読解 20 臨床 8		岩崎明美,宮久保純子	147
涙小管断裂		鹿嶋友敬	151
先天性涙道閉塞		中川 喬	157
涙嚢炎		永原 幸	162
涙管チューブ挿入術		井上 康	169
涙嚢鼻腔吻合術鼻外法		久保勝文	175
涙嚢鼻腔吻合術鼻内法		佐々木次壽	180

4 眼窩

眼窩の解剖 カコモン読解 19 一般 13　19 一般 14　20 臨床 50　21 一般 4　22 一般 1　22 一般 2		野田実香	186
単純 X 線		中村泰久	193
CT カコモン読解 19 臨床 43　21 臨床 25		尾山徳秀	200
MRI カコモン読解 20 一般 16		平岡孝浩	205
結膜下脂肪脱 カコモン読解 20 臨床 49		山田貴之	211
眼窩蜂巣炎		久保田敏信	213

眼窩炎症性疾患	金子博行	218
甲状腺眼症　カコモン読解　19 臨床 7　21 臨床 28	神前あい	223
眼窩吹き抜け骨折　カコモン読解　18 一般 77　19 臨床 28　21 一般 73　21 一般 83	出田真二	228
視神経管骨折	中尾雄三	239
内頸動脈海綿静脈洞瘻　カコモン読解　19 臨床 8	古田　実	243
眼窩腫瘍の診断	林　憲吾, 嘉鳥信忠	250
皮様嚢腫	今野公士	255
血管腫　カコモン読解　20 一般 21　20 臨床 5	後藤　浩	259
涙腺腫瘍　カコモン読解　18 臨床 3　21 臨床 8	大島浩一	264
神経系腫瘍　カコモン読解　18 臨床 4　22 一般 71	辻　英貴	271
リンパ腫　カコモン読解　20 一般 53　22 臨床 29	安積　淳	278
CQ　IgG 4 関連疾患とは，どのような疾患ですか？	高比良雅之	284
CQ　眼窩悪性腫瘍には，どのような臨床像がありますか？	柏木広哉	287
CQ　放射線治療や化学療法の腫瘍性疾患への適応を教えてください	鈴木茂伸	290
CQ　小児に特有な眼窩疾患について教えてください	八子恵子	295
CQ　片眼性の眼球突出を見たときに考える疾患と必要な検査を教えてください	小林めぐみ	301
副鼻腔疾患の眼窩進展　カコモン読解　21 臨床 9	國弘幸伸	303
脳外科疾患の眼窩進展　カコモン読解　20 臨床 26	吉田一成	310

文献*　315

索引　325

*"文献"は，各項目でとりあげられる引用文献，参考文献の一覧です．

編集者と執筆者の紹介

シリーズ総編集	大鹿　哲郎	筑波大学医学医療系眼科
	大橋　裕一	愛媛大学大学院医学系研究科視機能外科学分野（眼科学講座）
編集	野田　実香	北海道大学大学院医学研究科眼科学分野
執筆者 （執筆順）	林　　暢紹	須崎くろしお病院眼科／高知大学医学部眼科学教室
	加瀬　　諭	北海道大学大学院医学研究科眼科学分野
	松本　光希	NTT 西日本九州病院眼科
	兒玉　達夫	島根大学医学部眼科学講座
	向野利一郎	福岡歯科大学総合医学講座眼科学分野
	草竹　兼司	島根大学医学部皮膚科学講座
	木村　徳宏	慶應義塾大学医学部病理学教室
	向井万起男	慶應義塾大学病院病理診断部
	高橋　靖弘	愛知医科大学眼科学教室
	柿崎　裕彦	愛知医科大学眼科学教室
	赤沼　正堂	砂川市立病院眼科
	小幡　博人	自治医科大学眼科学講座
	山上　明子	井上眼科病院
	三村　　治	兵庫医科大学眼科学教室
	根本　裕次	帝京大学医学部眼科学講座
	大庭　正裕	札幌大庭眼科
	宮田　信之	岡田眼科
	金原　久治	岡田眼科
	兼森　良和	カネモリ眼科形成外科クリニック
	渡辺　彰英	京都府立医科大学大学院医学研究科視覚機能再生外科学（眼科学教室）
	三戸　秀哲	井出眼科
	田邉　美香	九州大学大学院医学研究院眼科学分野
	佐々木香る	出田眼科病院
	勝村　宇博	埼玉社会保険病院眼科
	髙村　　浩	公立置賜総合病院眼科
	江口　功一	江口眼科医院
	田邉　吉彦	タナベ眼科
	夏井　　睦	石岡第一病院傷の治療センター
	立松　良之	愛媛県立中央病院眼科
	後藤　英樹	後藤眼科／鶴見大学眼科
	後藤　　聡	東京慈恵会医科大学眼科
	森寺　威之	森寺眼科医院
	岩崎　明美	宮久保眼科／群馬大学大学院医学系研究科眼科学
	宮久保純子	宮久保眼科／群馬大学大学院医学系研究科眼科学
	鹿嶋　友敬	群馬大学医学部眼科学教室
	中川　　喬	医大前中川眼科
	永原　　幸	東京大学大学院医学系研究科眼科学
	井上　　康	眼科康誠会井上眼科
	久保　勝文	吹上眼科
	佐々木次壽	佐々木眼科

野田　実香	北海道大学大学院医学研究科眼科学分野
中村　泰久	北海道大学大学院医学研究科眼科学分野
尾山　徳秀	新潟大学大学院医歯学総合研究科視覚病態学分野
平岡　孝浩	筑波大学医学医療系眼科
山田　貴之	広島大学大学院医歯薬学総合研究科視覚病態学
久保田敏信	国立病院機構名古屋医療センター眼科
金子　博行	帝京大学医療技術学部視能矯正学科
神前　あい	オリンピア眼科病院
出田　真二	慶應義塾大学医学部眼科学教室
中尾　雄三	近畿大学医学部堺病院眼科
古田　実	福島県立医科大学医学部眼科学講座
林　憲吾	聖隷浜松病院眼形成眼窩外科
嘉鳥　信忠	聖隷浜松病院眼形成眼窩外科
今野　公士	杏林アイセンター
後藤　浩	東京医科大学眼科
大島　浩一	国立病院機構岡山医療センター眼科
辻　英貴	がん研有明病院眼科
安積　淳	神戸海星病院眼科
高比良雅之	金沢大学大学院医学系研究科眼科学
柏木　広哉	静岡県立静岡がんセンター眼科
鈴木　茂伸	国立がん研究センター中央病院眼腫瘍科
八子　恵子	北福島医療センター眼科
小林めぐみ	がん研有明病院眼科
國弘　幸伸	慶應義塾大学医学部耳鼻咽喉科学教室
吉田　一成	慶應義塾大学医学部脳神経外科学教室

1．臨床病理入門

組織診，細胞診

病理組織学的検査の意義と手技

　病理組織学的検査とは，生体の一部から摘出した未固定組織を，まずは肉眼所見で十分な把握と観察に始まり，引き続いての組織の固定，固定後の観察所見，切り出し，染色と続き，顕微鏡標本が作製され，これらを検鏡した病理医・眼病理医が，臨床情報との総合的評価のもとに病理組織学的診断を下していく過程を意味する．得られた病理組織学的診断によって，患者に対する治療方針が大きく左右されるので，その意義は臨床上きわめて大きい．

　一般に病理組織診断用に形態を観察するための組織片は，10〜15％緩衝ホルマリンで固定後にパラフィン包埋し，ヘマトキシリン-エオジン（hematoxylin-eosin；HE）染色標本を作製し，その所見を光学顕微鏡で検鏡し病理組織学的診断を行っている．さらに，HE染色標本による診断の確認，鑑別の補助診断や機能的・質的診断目的のために，必要に応じて特殊染色[*1]，酵素組織化学，免疫組織化学（蛍光抗体法，酵素抗体法），電子顕微鏡（電顕）観察法，免疫電顕，さらには，分子病理学的手法などを組み合わせて診断の確認・補助を行っている．

　本項では，病理診断の基本となる組織診と細胞診に関して，それぞれの基本となる染色，HE染色とパパニコロウ（Papanicolaou）染色をとりあげ，細胞診においての固定方法に関して総論的に概説する．

組織診─HE染色では何を観察しているか？

　組織診（病理組織学的検査）は，病理学的検査のうち，患者の病変部から採取された組織検体を主に光学顕微鏡で病理組織学的に検査する診断法で，組織標本として提出されるものには生検材料と手術材料があり，また術中迅速凍結診断検査も組織診に含まれる．

組織診（1）HE染色：HE染色は，塩基性色素のヘマトキシリン[*2]と酸性色素のエオジンによる二重染色で，組織標本に対する染色法

文献は p.315 参照.

[*1] **特殊染色とは？**
特異的な組織構成成分や細胞内外の特異的な物質を選択的に染め出す染色方法のことを意味し，PAS染色，Congo-Red染色など多数がある．

[*2] **ヘマトキシリン**
中米などに成育する豆科植物 *Hematoxylon campechianum* のチップを水で抽出した後，抽出乾燥物をエーテルで連続抽出した後，再結晶して製造された天然色素である．ヘマトキシリンは淡黄色の粉末で，水に溶けにくく，ぬるま湯やアルコールには溶けやすい性質を有している．このヘマトキシリン自体には染色性はないが，酸化するとヘマチンが生じ，初めて可視部に吸収をもつ色素となる（最大波長：ヘマトキシリンは292nm，ヘマチンは445nm）．ヘマトキシリンはOH基を有するのでわずかに生体部位と結合するが，その結合力は強くないので媒染剤（金属塩；Al^{3+}，Fe^{3+}など）を添加すると，ヘマチン中のOH基と金属イオンがイオン結合し，ヘマチン−媒染剤結合物を形成し，この結合物はヘマチンよりもさらに長波長側（560nm）に吸収極大をもつので，紫色を呈するのである．

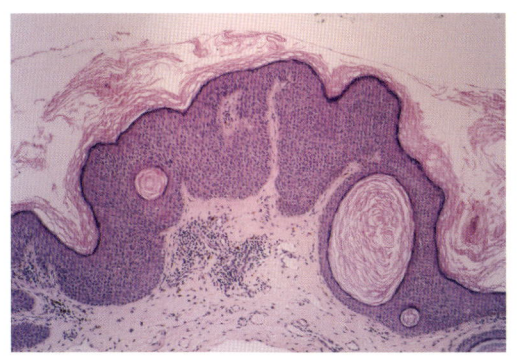

図1　HE 染色による眼瞼皮膚に生じた脂漏性角化症の病理所見（観察倍率 ×100）

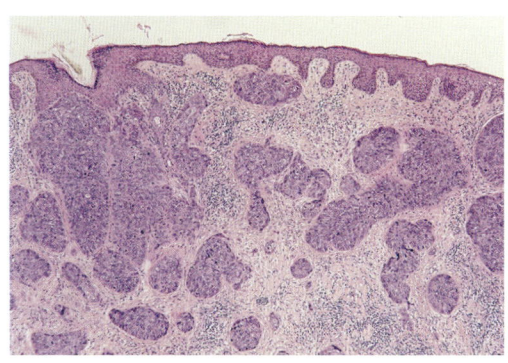

図2　HE 染色による眼瞼皮膚に生じた基底細胞癌の病理所見（観察倍率 ×62.5）
腫瘍性変化を認めない表皮に比較して，細胞質がやや青色調に染色され，また良性腫瘍性疾患である図1の腫瘍細胞と比較しても細胞質はより青色調に染色されている．

の基本中の基本の染色である．

染色の原理（1）ヘマトキシリン：ヘマトキシリンは，酸性溶液中でもマイナス荷電を示す酸性化学物質に結合する．細胞内でマイナスに荷電する酸の代表が，リン酸基を有する核酸（DNA）であるので，核が選択的に青紫色に染色される結果となる．また，細胞質にRNA すなわちリボソームが豊富な細胞（たとえば形質細胞）では，細胞質自体がヘマトキシリンの色調を呈して青っぽく染色される．同様に比較的リボソームの多い腫瘍細胞（たとえば癌細胞）では，正常細胞に比較して細胞質が青色調に染色されることが多い．さらに，マスト細胞や分泌顆粒が酸性に荷電する細胞も細胞質が青紫調に染色され，硫酸基を有する酸性ムコ多糖（コンドロイチン酸）成分の多くなった部分も青紫調に染色される結果となる．

染色の原理（2）エオジン：エオジン*³ はプラス荷電を呈する成分をピンク色に染色する．この際，酢酸を添加したエオジン染色液のpHが3付近であることがポイントとなるが，この条件では，蛋白質がプラスに荷電する．つまり，蛋白質が濃縮された構造物（特に塩基性アミノ酸が多い場合）に赤味が強くなるのである．膠原線維，筋原線維の豊富な筋肉，フィブリン塊，ヘモグロビンに満たされた赤血球が代表格で，細胞質は一般にピンク色に染色される．ミトコンドリアの多い細胞や塩基性（プラス）に荷電する顆粒を有する細胞（好酸球）は強く好酸性を呈する．

染色態度・色調：組織片は多彩な染色態度，色調を示しているが，HE 染色態度としては，表1の組織・細胞の染色態度を覚えておけば，生体のすべての組織標本に対応できる（図1,2）．

表1　HE 染色態度

細胞核，石灰部位	青紫色〜暗青紫色
細胞質，結合組織	淡紅色〜桃色
骨（非脱灰）	青紫色
骨（脱灰）	淡紅色
赤血球，好酸球	鮮紅色

＊3　エオジンY（eosin yellowish）
合成色素の一つの酸性色素で，アルコールに溶けにくく水によく溶ける．種類はいくつかあるが，エオジンYがよく使用される．エオジンの色はギリシア語の"eos"からきていて，赤い空の色を示している．酸性色素であるエオジンの色素分子は，水溶液中ではマイナスに荷電し，組織・細胞中のプラスに荷電している部分と結合するが，組織構成成分の蛋白質は等電点がやや低く，pH 3.5〜5.5 に帯電している部分が多い．氷酢酸などの酸を少量加えることにより，組織成分がプラスに荷電して，マイナスのエオジンとイオン結合することにより，蛋白成分を赤く染める結果となる．

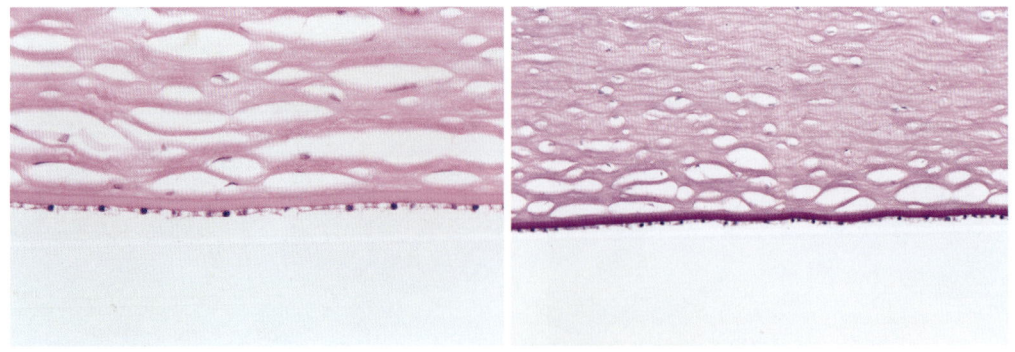

a. HE 染色（観察倍率 ×320）　　　　　　b. PAS 染色（観察倍率 ×200）

図3　角膜深部実質，Descemet 膜および角膜内皮細胞の病理所見
HE 染色（a）では，強拡大にすれば Descemet 膜がわかるが，PAS 染色（b）では角膜内皮細胞の基底膜からなる Descemet 膜をより簡単かつ明瞭に認識できる．

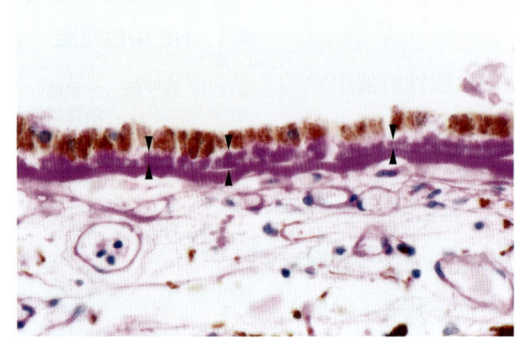

図4　網膜色素上皮と脈絡毛細血管板との間に沈着した basal lamina deposits（矢頭のあいだ）の病理所見（PAS 染色，観察倍率 ×640）

　また，すべての染色法に共通であるが，HE 染色後の検鏡前に，染まり上がり標本の染色態度を確認し，核の染色性，エオジンの色調を確認することは忘れてはいけない．また，染色標本の退色をできるだけ少なくするような標本作製が，標本を長持ちさせるために必要であるが，退色を防止する注意事項には表2の点があるので覚えておきたい．

組織診 (2) HE 染色以外の組織診での染色方法：PAS（periodic acid-Schiff）染色は，過ヨウ素酸（periodic acid）で糖鎖を特異的に酸化させ，糖鎖構造の存在を証明する染色法で，コラーゲン，粘液，基底膜，真菌などが紫がかった赤色（マゼンタ色）を呈し，糖蛋白の塊である膠原線維も薄く染色される．この PAS 染色は，眼球組織では基底膜の存在が明瞭となることから，眼病理学においては HE 染色とならび基本染色の一つであり，なじんでおきたい（図3, 4）．

　その他の一般染色としても多くの種類がある．眼科医，眼病理医が遭遇する可能性のある染色法を表3に列挙するが，その詳細，ま

表2　退色を防止するための注意事項

1. 換気のよい部屋で保存する
2. 良質なスライドグラスを使用する
3. ヘマトキシリンの色出しを十分にする
4. 特級キシロールを使用し，十分に透徹する
5. 良質な封入剤を使用する

表3 HE染色以外の一般的な染色法

1. Gram 染色	Gram 陽性菌を青く染色する
2. Grocott 染色	真菌類, 放線菌, *Nocardia*, *Pneumocystis carinii* を黒く染色する
3. Ziehl-Neelsen 染色 (抗酸菌染色)	抗酸菌を赤く染色する
4. Grimelius 染色 (好銀性染色)	内分泌顆粒を黒く染色する
5. Alcian blue 染色	酸性粘液およびムコ多糖類を青く染色する
6. Azan 染色	膠原線維を青く, 筋線維を赤く染める
7. Elastica van Gieson (EVG) 染色	膠原線維を赤く, 筋線維を黄色く, 弾性線維を黒く染色する
8. Congo-Red 染色	アミロイド線維を赤く染色し, 偏光顕微鏡観察で黄緑色調に輝いてみえる
9. Berlin blue 染色 (鉄染色)	三価の鉄, すなわち組織に沈着した血鉄素 (ヘモジデリン) を青色に染色する (赤血球のヘモグロビンや横紋筋のミオグロビンなどの二価の鉄は染色されない)
10. ズダン III 染色 (Sudan III)	中性脂肪を橙赤色に染色する
11. オイル赤 O 染色 (Oil red O)	中性脂肪を赤色〜赤橙色に染色する
12. ズダン黒 B 染色 (Sudan black B)	中性脂肪, 複合脂肪を黒く染色する

た, その他については専門書などを参照されたい.

組織化学:簡単にいえば組織学的構造の基盤において, どこに, 何が, どのようにあるかを問題とする病理学的検査方法の一つであるが, 組織化学は, 検出しようとする物質と, その検出方法により**表4**のように分類される.

表4のなかで, 酵素組織化学染色は, 病理を専門としない学会などで時に免疫染色のように扱われることもあるが, 免疫染色とは異なり, その本質は, 組織や細胞内のどの部位にどのような酵素がどの程度に存在しているか, 酵素の局在を可視化させる染色法である. 酵素そのものを直接にみることはできないので, 一定条件下のその酵素の基質を組織や細胞の酵素に作用させ, 酵素反応によって基質が分解して発生した分解物を不溶性の可視的な沈着物として補足する手段を用いた方法である.

一方, 現在の組織診において, 古典的な HE 染色と並び, なくてはならない染色法である, いわゆる免疫染色は, 免疫組織化学染色であるが, これは抗原に対する抗体活性をもった抗体蛋白質に, その抗体活性を失うことなく標識 (マーカー) して, 組織や細胞内に

表4 組織化学の分類

光学顕微鏡的組織化学
1. 無機, 有機物質の組織化学
2. 酵素組織化学
3. 免疫組織化学
4. オートラジオグラフィ (放射性元素の組織化学)
電子顕微鏡的組織化学
1. 透過電子顕微鏡による金属類の検出
2. オスミウム酸による脂肪滴の観察
3. 重金属塩を利用した酵素細胞組織化学
4. 重金属を結合させた抗体を使用した免疫組織化学

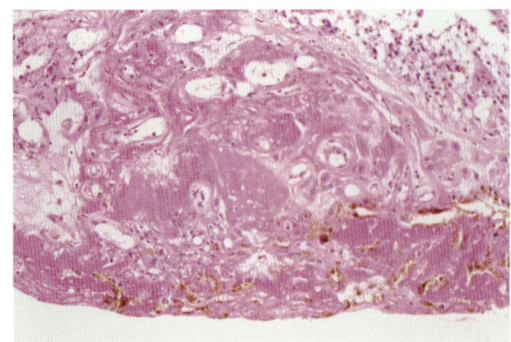

a. HE染色（観察倍率 ×200）

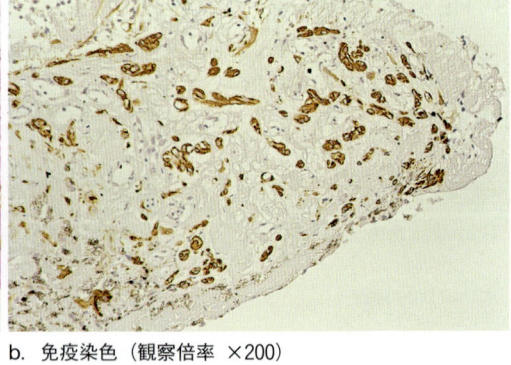

b. 免疫染色（観察倍率 ×200）

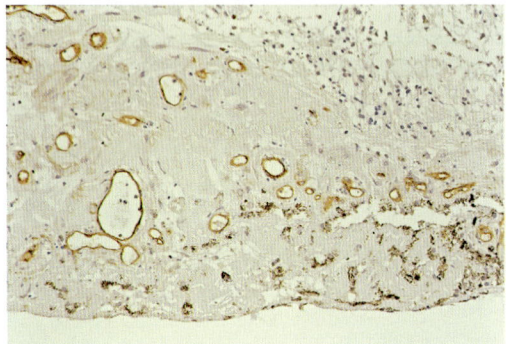

c. 免疫染色（観察倍率 ×200）

図5　手術摘出された網膜下脈絡膜新生血管膜の病理所見

抗 AE1/AE3（サイトケラチン）抗体（b）や抗 CD34 抗体（c）を用いた免疫染色により，新生血管膜には豊富な上皮性細胞（b）や血管（c）の存在が明瞭となり，その存在も再確認される．

存在する抗原物質と特異に反応して，その抗原の存在位置を標識位置から証明できることを使用した方法である（図5）．このマーカーに蛍光色素を利用した方法を蛍光抗体法，酵素を利用した方法を酵素抗体法と呼ぶ．また免疫染色には，目的とする抗原に直接，抗原抗体反応する抗体（一次抗体）に標識した方法を直接法といい，さらに反応特異性を高めるために一次抗体には標識せず，スライド上で抗原抗体反応（一次反応）させて免疫複合体をつくったのちに一次抗体に対する抗体（二次抗体）を標識させて，その抗体をさらに反応させて，目的抗原の存在を検出する方法を間接法と呼び，また二種の異なる標識を用いて二種の抗原を別々にマークして一つの標本で同時に検出する方法を二重染色法と呼んでいる．現在，組織診に利用できる抗体は多種多様であり，その詳細は専門書などを参照されたい．

細胞診

細胞診は組織診（病理組織学的検査）とともに，病理診断を構成する診断法の柱の一つであることは周知のことであり，病理診断は病変の最終診断つまり確定最終診断を受けもつ役割を担ってきた．

従来から，病理診断のうち，組織診は確定診断，細胞診は補助的診断と位置づけられてきたが，今日では，細胞診の手技として穿刺吸引細胞診が大きく導入され，少なくともその一部は確定診断として用いられてきている．

細胞診に使用する標本作製においては，組織診の標本と同様，良好な標本作製法が必須であり，検体採取，（塗抹）前処置，固定，染色の順に工程が適時行われる．本項では，そのなかで固定方法と染色方法について解説する．

細胞診（1）固定方法

細胞は生体から剥離・脱落したその瞬間から変性が始まり，自己融解して壊死に陥る．固定の目的は，これらの変性を停止させ，一定の細胞成分を凝固・沈殿させて細胞学的検索を行うのに鏡検しやすい状態にすることである．細胞診に使用される固定法はさまざまであるが，大別すると湿固定法と乾燥固定法の二種類がある．

湿固定法：パパニコロウ染色における最も基本的・原則的な固定法で，固定液は原法では95％エタノールとエーテルの等量混合液であったが，現在では95％エタノールの単独固定[*4]が標準となっており，固定時間は少なくとも10分以上は必要で，通常は30分固定でよいが，一昼夜固定が細胞の剥脱防止のためには推奨される．また保存用に未染標本を保管する場合には，固定液の蒸発を防止すれば半年近くまでは使用可能である．また，湿固定の一つとしてコーティング固定法（スプレー式，滴下式）がある．固定剤の主成分はイソプロピルアルコールとメタノールで，それにポリエチレングリコール（この保護膜形成により細胞が保持）を添加して，スプレー式コーティングを行う場合は，標本から15cmほど離して2回噴霧し，染色前に95％エタノールに約1分間浸漬する．コーティング法の利点としては，固定による標本からの細胞剥脱や流出が少なく，固定時のコンタミネーションの心配がなく，出張先で細胞診検体を固定する場合に適していることなどが挙げられる．しかし，粘度の乏しい液体状検体では，噴霧剤の表面張力により，塗抹した検体が標本上を移動して多数の水滴状に集まり，細胞成分の不均等と固定のムラが生じやすく，また，ギムザ染色には濃染傾向があり不適当である，などの欠点もある．

乾燥固定法：血液標本におけるギムザ染色に代表される染色法の場合の固定方法で，塗抹したら直ちに扇風機やドライヤーの冷風で急

[*4] 細胞診で主として使用される95％エタノール固定は，エタノールの脱水作用による凝固固定である．組織診に用いるホルマリンは，ホルムアルデヒドによる蛋白質とのメチレンブリッジ形成による蛋白質の安定化であり，エタノールの固定機序とは異なる．したがって，色素との結合性も異なった機序によるもので，パパニコロウ染色を目的とした場合にホルマリン固定をしたのでは染色態度が異なり，実際には核内構造の不鮮明化，細胞質の赤染傾向が生じる．染色目的に合った固定方法の選択が必要である．

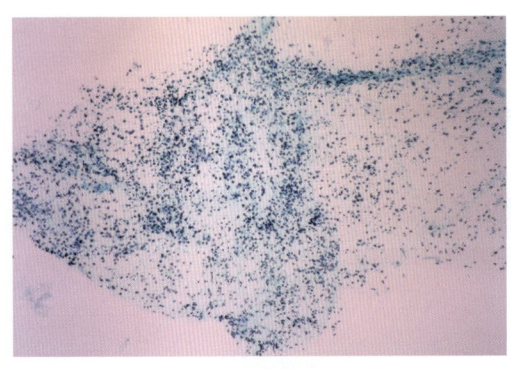

図6 原因不明のぶどう膜炎の症例の病理所見 (観察倍率 ×100)
硝子体手術により採取されミリポア法で処理された後パパニコロウ染色で観察．硝子体索に多数の細胞が認められる．

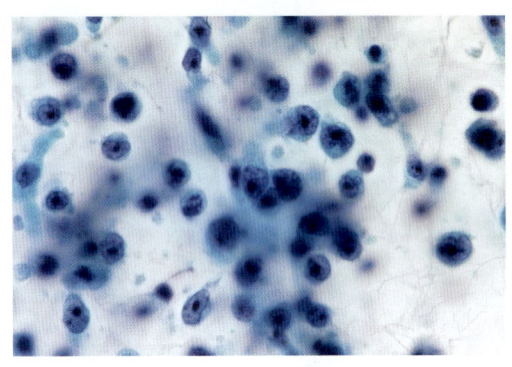

図7 原発性眼内悪性リンパ腫の症例の硝子体生検病理所見 (観察倍率 ×1,000)
パパニコロウ染色．大型の核小体を有し核膜も肥厚した異形腫瘍細胞を認める．

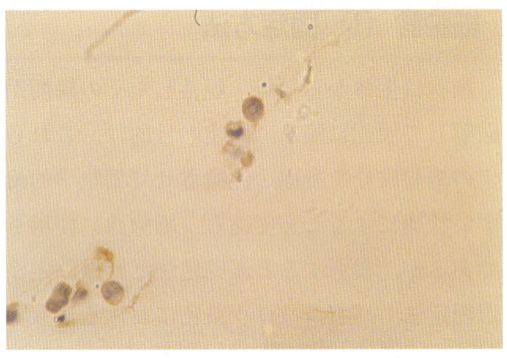

図8 原発性眼内悪性リンパ腫の症例の硝子体生検病理所見 (観察倍率 ×1,000)
細胞診における免疫染色．抗 L26 抗体（B 細胞のマーカー）で陽性となる硝子体滲出細胞．

速乾燥させることが大切である（医学生の検査実習で昔，試したことがある方法）．自然放置による乾燥は，ムラが生じ染色性の低下につながる．ペルオキシダーゼ染色や PAS 反応も，この乾燥固定方法が良好である．

細胞診（2）染色法

　細胞診のための染色法としては，パパニコロウ染色，ギムザ染色，PAS 染色，グリメリウス染色などが挙げられる．その代表であるパパニコロウ染色は，Papanicolaou が Shorr 染色を改良し，1940 年に腟塗抹標本染色として発表した染色法であり，その後，多くの改良法が編み出された細胞診染色の基本染色である．その利点・特徴としては，① クロマチンの染色性が良好で，核内の微細な構築が観察可能である，② 対比染色による細胞の種類識別，重積性のある細胞集塊の観察が可能であり，扁平上皮細胞の角化状態による染め分けができる（湿固定により重層扁平上皮細胞を信号機の色のように，黄色・赤色・緑色の 3 色に染め分けることができる），③ 粘液をあ

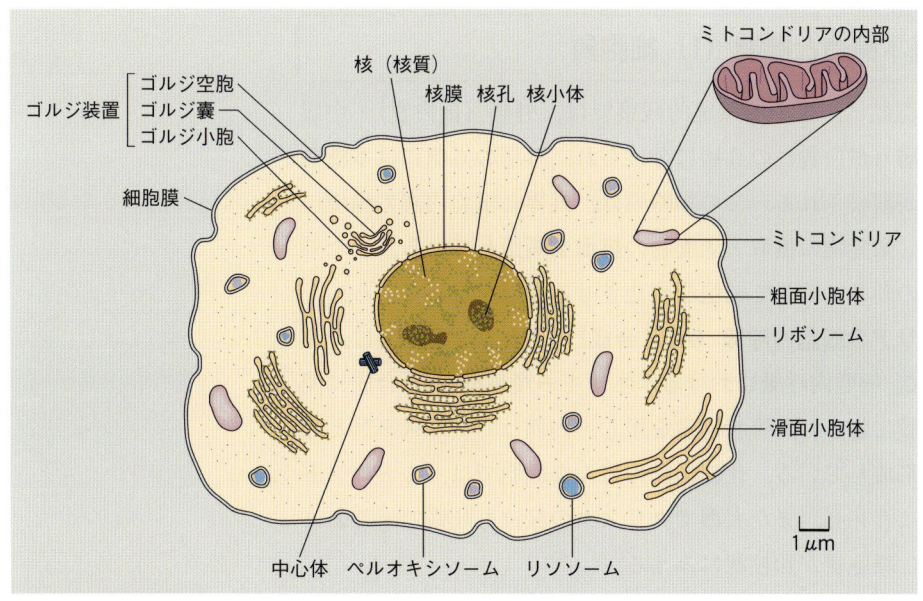

図9 細胞の模式図
(田村隆明:細胞の構造と機能・種類. 小島 至ら編. 看護のための最新医学講座 第31巻 医学と分子生物学. 東京:中山書店;2003. p.14.)

る程度染め分けることができる,などが挙げられる.本染色の原理は,オレンジG,エオジン,ライトグリーンの三種類の色素の95%アルコール溶液により,細胞質を透過性があるように染め分けるのが特徴の一つである[*5].その染色の工程は,手作業で行う場合と機械で行う場合に違いがあり,また機械の種類による違いがあることや,用いる染色液の種類や水洗に使用する水の状態,気温による影響などがあるため,各施設によりそれぞれの条件にあった工程で行われるのが実情である(図6,7,8).

細胞の基本構造と機能(図9)

細胞診は言葉のように細胞・細胞間・細胞周囲をみて診断につなげていくが,それを理解・応用するための基礎知識として,細胞の基本構造と機能を知っておくことは必須事項であり,それを理解しておくことは,細胞診に限らず組織診にも共通して,より深く疾患・病態を理解できると考える.

ヒトは約60兆個の細胞から成っているといわれており,細胞は生物体を構成する基本的な単位であり,"cell"とは"小さな部屋"を意味している.これらの細胞は,赤血球などの特殊な細胞以外は細胞質と核から構成されているのは周知のことである.また,核と細胞質を一緒にして原形質と呼称されている.

[*5] これらの色素の分子量は,オレンジG<エオジン<ライトグリーンの順に大きくなり,細胞構築の密な間隙には小分子量の色素が,構築の粗な間隙には大分子量・小分子量の色素が入り込んでいく.

細胞の基本構造と機能（1）細胞質

細胞膜：細胞膜は，電子顕微鏡的観察では，外層（蛋白質）・中層（脂質）・内層（蛋白質）の3層に分けられ，外層の外側には多糖類からなる層が観察される．この細胞膜は，外界と細胞内部の環境に差をつくり，栄養物の摂取・老廃物の排泄を調節している．また外部環境からの刺激に対して細胞を変化させる機能を有している．

ミトコンドリアの細胞内呼吸（ATP合成）：ミトコンドリアは，別名，糸粒体で，細胞内呼吸におけるエネルギー産生やATP合成に関与し，二重膜に包まれた管状構造を呈し，内側は"クリスタ"と呼ばれる襞を形成している．代謝活動の盛んな細胞では，ミトコンドリアが豊富に存在し，また大型でクリスタの発達も旺盛で，このような細胞では細胞質が顆粒状にみえる．

リボソームの蛋白合成：RNAと蛋白質からなり，蛋白合成に関与している．細胞内に独立してみられる遊離リボソームと，小胞体に付着した膜結合リボソームとがある．

小胞体（endoplasmic reticulum；ER）の蛋白合成，脂質代謝，ステロイドホルモン合成：リボソームの付着した粗面小胞体（rough ER；rER）と，リボソームが付着していない滑面小胞体（smooth ER；sER）がある．rERは形質細胞など蛋白合成の盛んな細胞にみられ，sERは脂質代謝やステロイドホルモン合成に関与している．

ゴルジ装置の分泌物の産生・蓄積・濃縮：電子顕微鏡的には，ゴルジ空胞，ゴルジ嚢，ゴルジ小胞の3種類の小胞形成の構造物で，核の周囲に存在し，分泌旺盛な腺細胞や形質細胞では，核上部のゴルジ野が光学顕微鏡観察でも確認される．機能的には分泌物の産生・蓄積・濃縮などに関与している．

リソソームの細胞内異物・老廃物の処理：リソソームは水解小体とも呼称され，膜に包まれた袋状の構造物で，加水分解酵素（酸性ホスファターゼが代表で，約40種類）を多く含有し，細胞外からとり込んだ異物や細胞内の老廃物の処理を行う．加水分解されずに残った異物は，残渣小体（residual body）と総称され，たとえば消耗色素であるリポフスチンなどがある．

細胞骨格蛋白の細胞の運動・形質保持：細胞内には，細胞の運動・形質保持（細胞の骨格・骨組み）に重要な役割を果たしている微小管や線維状構造物があり，細胞骨格蛋白と呼ばれている．大きさの順に，微小管，中間径フィラメント，マイクロフィラメントに分け

られ，免疫組織化学染色によりその存在を証明し，細胞の起源・分化を推定することが可能である（表5）．

細胞の基本構造と機能（2）核（核質）

核膜：核と細胞質の境界をなす外側核膜（外葉）と内側核膜（内葉）の2枚の膜からなり，この2枚の膜が融合した部分は核膜孔と呼ばれ，核形質と細胞形質の物質交換の重要な場所であり，ATPaseの活性が高い．核の辺縁は核縁と呼称され，核膜と同意語として使用されることもある．

クロマチンのDNAの合成・代謝：クロマチンは染色質とも呼ばれ，核質内に塩基性色素に濃染する異質クロマチンと，淡染する真正クロマチンがあり，後者はDNA合成（転写・複写）や代謝が活発な部分である．両者とも，DNAと塩基性蛋白のヒストンが結合してできたデオキシリボ核蛋白（DNP）からなり，光学顕微鏡的観察時にみられる核の網目状構造（核網）は前者の異質クロマチンの部分に相当する．両クロマチンは細胞活性の状態に応じて互いに交換されるといわれている．また，細胞分裂時には染色体を形成する．

核小体のRNAでの遺伝子情報の伝達：クロマチンに囲まれたエオジン好性の小円形構造物として核内に認められる．主としてRNAと蛋白質からなる複合体で，電子顕微鏡的には核小体糸と呼ばれる線維性部分と顆粒成分からなり，光学顕微鏡的には塩基性色素で染色され，通常では1個であるが，修復時の再生細胞では複数個みられる．また核小体の大きさと形は，悪性細胞（癌細胞）を判定するときに非常に重要な所見で，好酸性の円形核小体で周囲のクロマチンとの連結がみられない場合は，悪性細胞である可能性が高い．

（林　暢紹）

表5　細胞骨格蛋白の種類と機能

1. 微小管	多数のtublinと呼ばれる球状蛋白からなり，細胞に極性をもたらし細胞の形や運動を調節している．
2. 中間径フィラメント	ケラチン，ビメンチン，デスミン，ニューロフィラメント，グリアルフィラメントなどがあり，細胞の分化に大きく関与している．
3. マイクロフィラメント	筋肉収縮性蛋白であるアクチン，ミオシンが代表である．

病理所見を読み解く

専門医試験の傾向

　専門医試験では，毎年，眼病理に関する問題がわずかではあるが出題される．眼病理の領域においては主に病理組織学的所見と細胞学的所見，病理検査が出題される．眼病理の世界は実に広大であるため，専門医試験の対策に限って言及するなら，それに相当する効率のよい学習が必要と考える．実際，眼病理に関する出題は，細隙灯顕微鏡や眼底，各種画像検査などの臨床写真を組み合わせて，あるいは病理検査や組織写真の単独で出題される．前者の場合，眼科的所見を十分に理解していれば，病理学的所見の読解が不十分であっても，正答可能である．一方，後者の場合，眼病理学についての知識が不十分であれば，正答は困難である．本項では，主に後者の対策として述べたい．

病理所見を読み解く前に

　病理病態像を理解するには，まずは正常細胞像，組織像を理解することが必須である．これは，病理所見を読み解く作業を始める前に，頭に入れておかなくてはならない．眼科の教科書に記載されている眼部の正常組織構築の模式図などで，理解しておくとよい．実際，過去の専門医認定試験では，正常組織の問題もたびたび出題されている（図1，2）．次に組織細胞所見を読み解くには，病理細胞診，組織診とも，古典的ではあるが，見えた所見をスケッチすることがきわめて重要である*1．この作業により，正常組織や病理の形態を客観的に把握できるようになり，あわせて自分のわからない所見，疑問点を明らかにすることが可能である．スケッチをした後は，その構造が何かを追記していく．表現の方法は，必ずしも学術的なものでなくてもよい．スケッチが可能であるが，それを説明することができない場合には，書物をひも解き，確認せざるを得ない．正常組織の読解は，これらのスケッチした構造物が何であるか把握することから始まる．たとえば，上皮なのか，基底膜なのか，間質なら

*1 スケッチをする際には，眼底所見をカルテに記載するときのように，赤／青色鉛筆を使用するとよい．細胞でいえば，赤色鉛筆で細胞質，青色鉛筆で核を示すようにスケッチするのも一法である．メラニンなどの濃い色を描く場合には，通常の黒鉛筆を用いてもよい．この際，スケッチのうまい下手は関係ない．これは他人に示すべきものではないし，スケッチは組織写真を忠実に模写したものにする必要もない．したがって，その組織細胞写真の特徴を示すようにスケッチするのがよいであろう．

1. 臨床病理入門　13

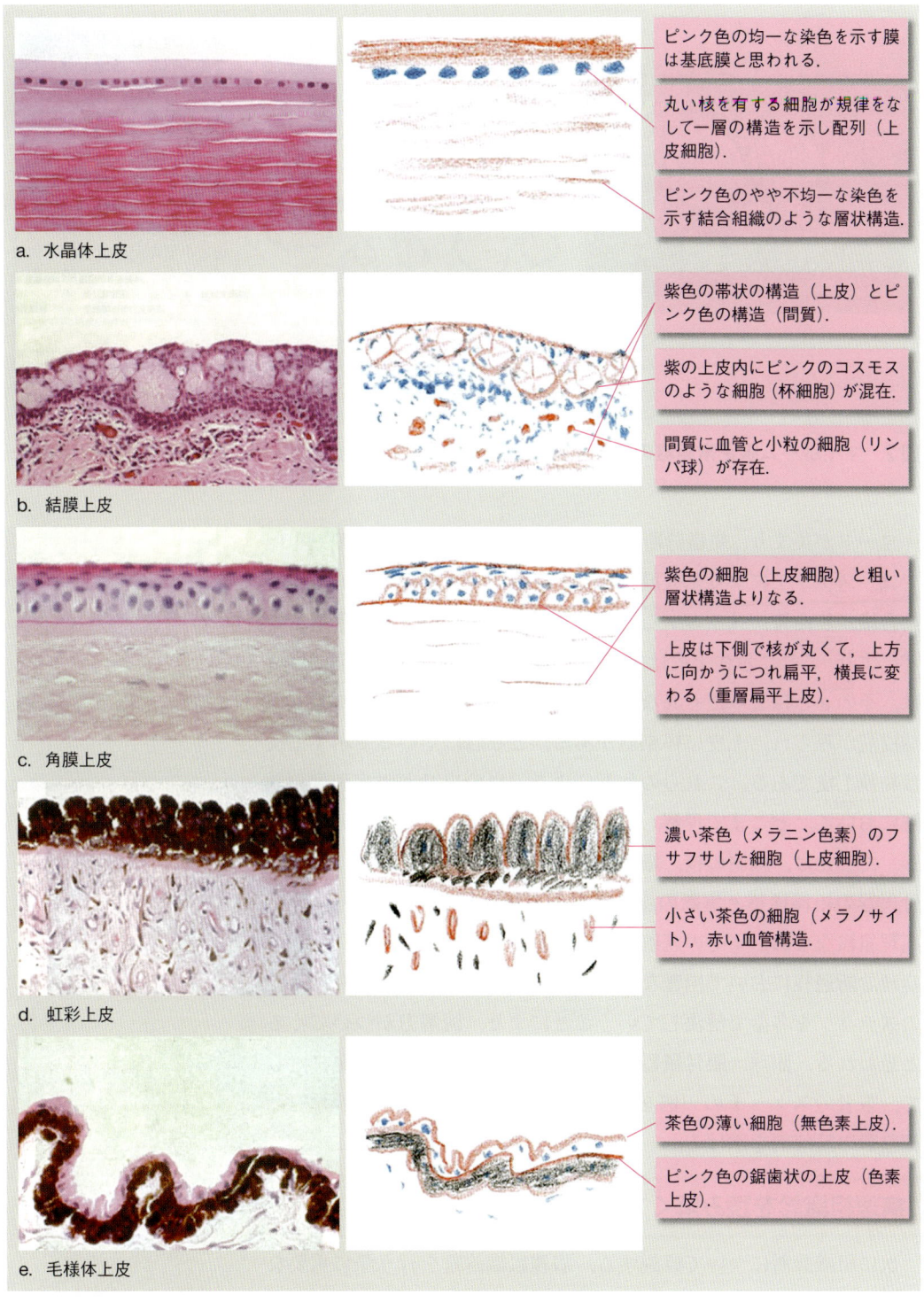

図1　正常組織の病理写真，スケッチ（写真：第19回　臨床実地問題2）

血管なのか，炎症細胞（リンパ球など）か，筋肉なのか，メラニンなのか，などを判断する．これにより，提示された正常組織像のキ

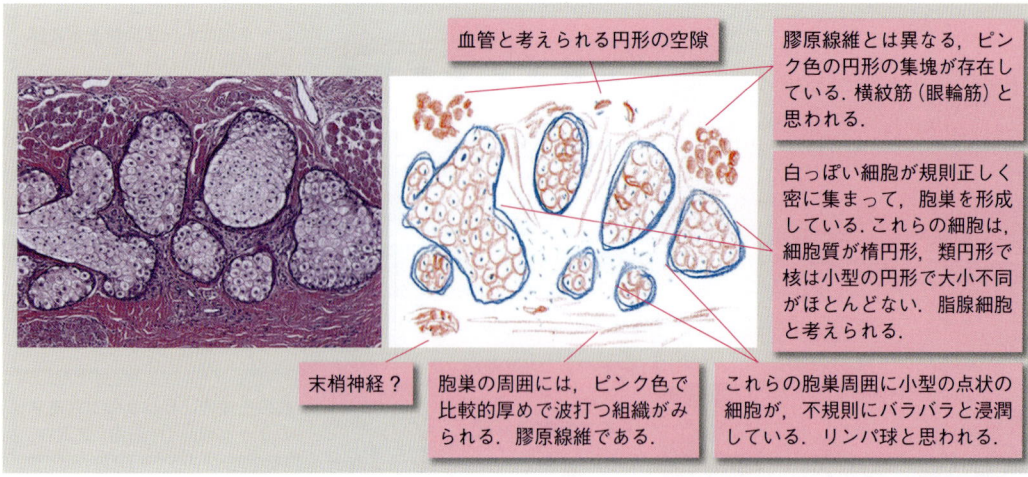

図2　マイボーム腺正常組織の病理写真，スケッチ（写真：第22回 臨床実地問題9）

ーワードが集まり，組織診断をすることができる．たとえば，**図1a**では，スケッチにより基底膜様構造と一層の上皮細胞の配列，粗な結合織，無血管，メラニンなし，のようなキーワードを収集することにより，ここに示す上皮は水晶体上皮ということになる．**図1b**では，そのaとはまったく異なり，正常にもかかわらず血管やリンパ球浸潤がみられ，上皮に杯細胞がある，となれば，ここで示す上皮は結膜上皮である．これらの作業により，自分自身が眼病理像の読解において，どこまで理解しているのか，推定することが可能である．たとえば，細胞の核，細胞質の相違がわからないのか，眼球や付属器の組織構築と実際の組織写真の対比が理解できていないか，病理組織ならおおよその読解ができるが診断が不可なのか，種々の病理診断過程において困難な局面を把握することになる．今後はそのステップを各論で解決していくことにより，読解力がついてくると思われる．眼球，眼付属器の正常組織に関する過去の出題に対して，筆者のスケッチの一例を**図1, 2**に示した．以下に病理組織診，細胞診の読解例を挙げる．

病理組織診を読み解く

次に組織診断について概説する．病理組織診断を行う際に重要な事項は，まず提示された組織が，どこから採取されたものか，臓器診断をすることである．そのためには，病理組織のプレパラートに正常組織が含まれている部を検索することが必要である．しかし，試験問題ではプレパラートを動かすことは不可能なので，実際はこ

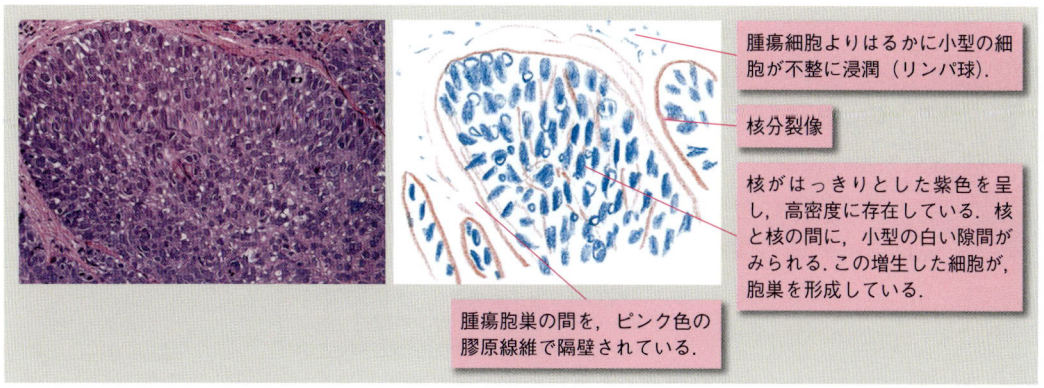

図3　眼瞼脂腺癌の病理写真，スケッチ（写真：第22回 臨床実地問題12）

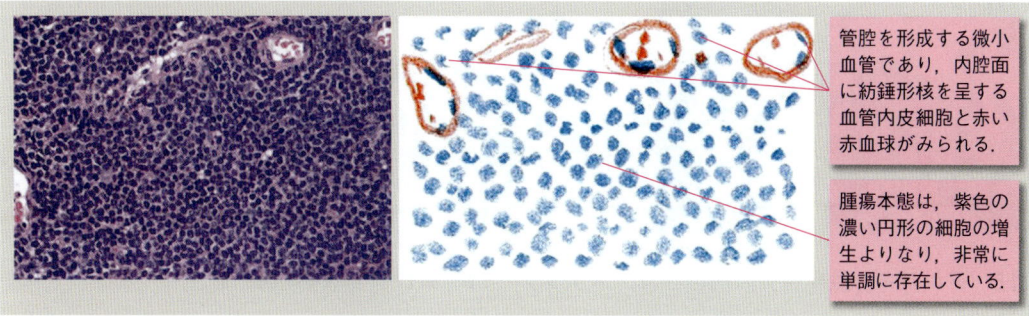

図4　結膜 MALT リンパ腫の病理写真，スケッチ（写真：第22回 臨床実地問題29）

の過程を省かざるを得ないことが多い．病理組織に関連する出題は，主として採取された組織のヘマトキシリン-エオジン（HE）染色の解釈である．特に悪性腫瘍と良性腫瘍，炎症，変性疾患が重要となる．悪性腫瘍については，まず眼瞼脂腺癌と結膜 MALT リンパ腫の病理像を把握しておきたい．頻出の眼瞼脂腺癌を例に，病理所見を読み解いてみる（図3）．眼瞼脂腺癌は，HE 染色では多数の細胞が一視野内にみられ，腫瘍細胞の細胞質に大小の空胞がみられるのが特徴である．もう一例，代表的な頻出の悪性腫瘍で，結膜 MALT リンパ腫を示す（図4）．この MALT リンパ腫のスケッチをすると，実に単調な作業になることに気づく．逆にこの単調さが，腫瘍細胞のモノクローナリティを体感している錯覚に陥るのは筆者だけであろうか．図3,4に悪性腫瘍の2例を示したが，両者から悪性腫瘍の病理像の特徴を最も簡単に説明すると，細胞密度が多いこと，紫色が濃いこと，同じような細胞の存在が挙げられる．これらについて，過去の出題された良性腫瘍の写真とも見比べていただきたい．既出の良性例であるサルコイドーシスに伴う結膜の肉芽腫を図5に示

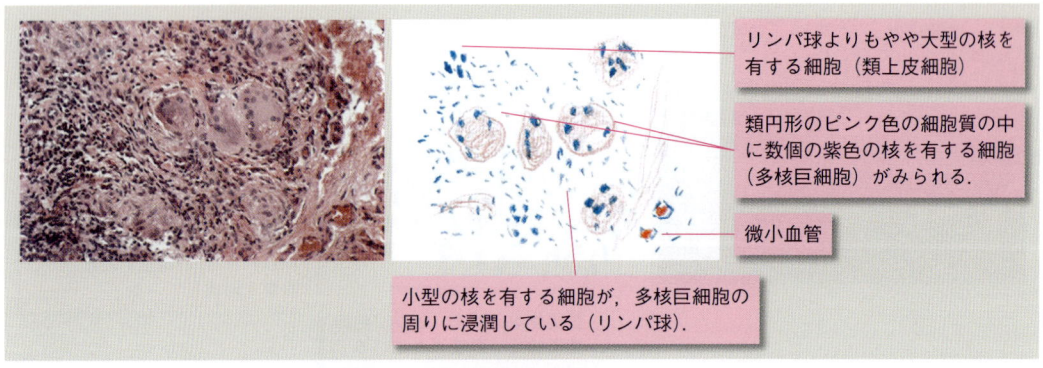

図5 サルコイドーシスに伴う結膜の肉芽腫の病理写真，スケッチ（写真：第17回 臨床実地問題43）

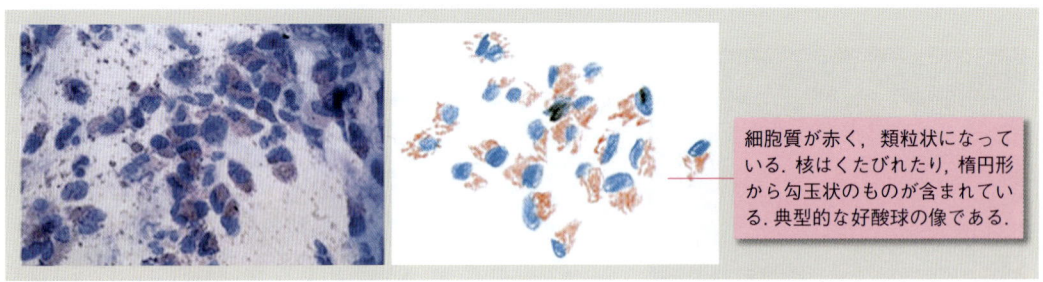

図6 アレルギー性結膜炎の病理写真，スケッチ（写真：第17回 臨床実地問題12）

す．前述の悪性腫瘍と異なり，種々の細胞浸潤がみられることが特徴である．本例ではリンパ球に加え，類上皮細胞，多核巨細胞の浸潤がみられる．

　以上より，スケッチを主体とした眼病理組織所見を読み解く例を挙げた．このほか，多くの既出問題をスケッチし，各自読解してみることをお奨めする．

病理細胞診を読み解く

　細胞診では主として，結膜，角膜，硝子体を対象とし，組織診断より得られる情報は限られるが，組織診より非浸襲的に検査を行うことが可能なことが多く，眼科臨床では非常に重要な検査の一つである．細胞診の読解も，前述のスケッチを用いた手法をお奨めしたい．図6に，専門医認定試験にとりあげられたアレルギー性結膜炎の擦過細胞診の写真を示した．典型的な好酸球が多数採取されている．この一題をスケッチすることにより，好酸球の形態を理解することができる．加えてもう一例を図7に示した．結膜の感染症で頻出する出題はクラミジア感染である．上皮細胞は細胞診上，核と細胞質を明瞭に確認することができ，炎症細胞より大きいことが判明

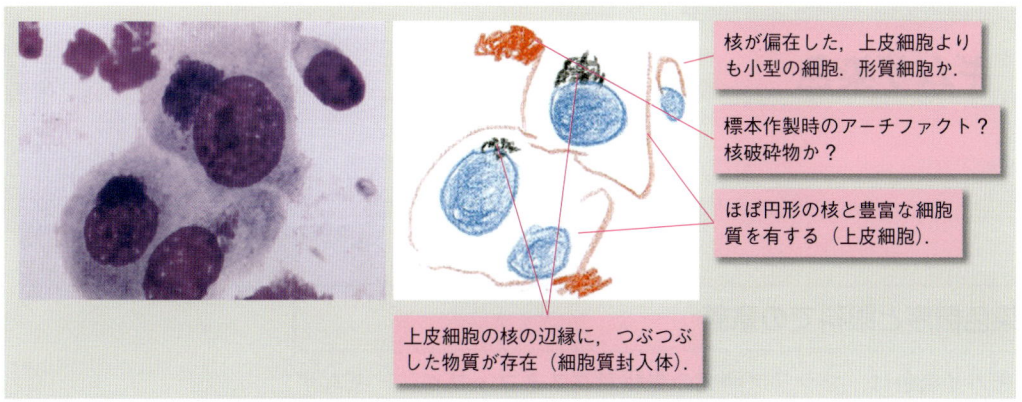

図7　クラミジア感染の病理写真，スケッチ（写真：第19回 臨床実地問題6）

する．組織でもみられた所見の裏づけにもなりえる．本例ではこの上皮細胞の核の周りに，細胞質内に点状の病変（封入体）がみられる．

　以上，代表的な細胞診の問題を2例紹介した．したがって，スケッチをすることは，ただ本の写真を眺めるだけでなく，手を動かすことにより脳を活性化し，種々の細胞の形態を把握する近道であると考える．また，組織診で行ったスケッチは当然に細胞診にも生きるし，逆もありえるのである．今後も多くの細胞診写真をスケッチして，自分の細胞像を会得していただきたい．

眼病理学は疾患の謎に迫る糸口

　眼病理学は眼科疾患の謎を垣間みることのできる学問であり，その資料は無限大であり，大いなるロマンがあるものである．眼病理の学習が試験のためだけでなく，今回の学習を通じて，眼科臨床にも適用できる眼病理の基礎を身につけてほしい．

（加瀬　諭）

ギムザ染色

染色機序と眼科での意義

　ギムザ染色は，マラリア研究の先駆者グスタフ・フォン・ギムザ（Gustav von Giemsa）によって，マラリア原虫の染色法として開発された．現在，血液標本染色法の一つでもあり，血液細胞の染色に優れる．

　ギムザ液はメチレンブルー（アズール B）とエオジンの混合液からなる．細胞には好塩基性物質（核の DNA，細胞質の RNA，アズール顆粒など）や好酸性物質（ヘモグロビン，好酸性顆粒など）があり，前者はメチレンブルー（アズール B）により青紫色に染まり，一方，後者はエオジンにより赤橙色に染まる．

　眼科領域では，結膜炎の眼脂や結膜擦過物に含まれる炎症細胞などの染色に適している．結膜炎に遭遇したとき，眼脂のギムザ染色で，炎症細胞がリンパ球優位であればウイルス性が考えられ，一方，好中球主体であれば細菌性かクラミジア性を疑う根拠になる．また，結膜上皮の細胞質内に封入体が見つかれば，クラミジア結膜炎と診断できる．

実際の染色法

　眼脂や結膜擦過物をスライドガラスに塗抹し，風乾後，メタノールにて 2～3 分固定し，直前に蒸留水 1 mL に対してギムザ液 1～2 滴の割合で混ぜ調製したギムザ染色液を滴下し，15～30 分染色させる．染色後，軽く水洗し自然乾燥させたのち，鏡検する．細胞成分の染色性は，表 1 のとおりである．ギムザ液は使用直前に希釈する．希釈したギムザ染色液を保存しておくと時間の経過とともにアズール B とエオジン Y が結合し，染色性が悪くなる．

　簡便法に Diff-Quik 法® がある．

表1　細胞成分の染色性

核	赤紫色
細胞質	青～淡青色
好酸性顆粒	赤色
好塩基性顆粒	紫青～青色
赤血球	桃赤色
細胞内封入体	青色

カコモン読解　第18回 臨床実地問題7

20歳の男性．右眼の結膜充血を主訴に来院した．右眼の塗抹標本写真を図に示す．考えられるのはどれか．

a 結膜薬傷
b 流行性角結膜炎
c アレルギー性結膜炎
d ブドウ球菌性結膜炎
e インフルエンザ菌性結膜炎

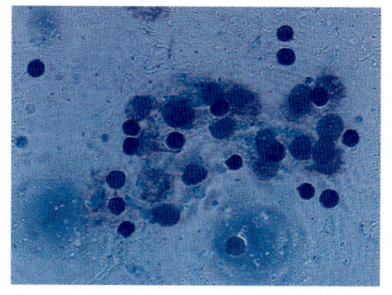

図（ギムザ染色）

解説　ギムザ染色はもともと，血球の染め分けに開発されたが，眼科領域では眼脂や結膜擦過塗抹標本の染色に用いられ，炎症細胞の鑑別，細胞内封入体，巨細胞の検出に有用である．このため，種々の結膜炎，特に，クラミジア結膜炎の補助診断として使われる．

本症例の眼脂の塗抹標本（ギムザ染色）では，円形のリンパ球と思われる炎症細胞が認められ，大半を占めている．細菌と思われる染色像ははっきりしない．通常，リンパ球主体の眼脂はウイルス性であり，一方，多核白血球（好中球）主体のときは細菌やクラミジアによる結膜炎を疑う．また，好酸球が認められればアレルギー性結膜炎を疑う．この場合，エオジン染色（ハンセル染色）を行うと，赤い顆粒をもった二分葉核の好酸球が検出しやすい．

模範解答　b

カコモン読解　第19回 臨床実地問題6

26歳の男性．右眼に多量の眼脂と結膜の充血浮腫とを訴えて来院した．結膜擦過塗抹標本写真を図に示す．考えられるのはどれか．

a 結膜薬傷
b 流行性角結膜炎
c クラミジア結膜炎
d ブドウ球菌結膜炎
e アレルギー性結膜炎

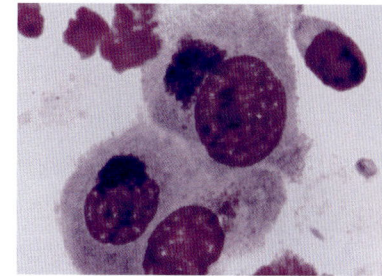

図（ギムザ染色）

解説 26歳の青年の右眼にみられた，多量の眼脂と結膜の充血浮腫の症例である．結膜擦過塗抹標本（ギムザ染色）では，結膜上皮の細胞質内に核に接するように好塩基性の封入体が認められる．これはProwazeck小体と呼ばれるクラミジア封入体（図1，矢印）である．細菌，リンパ球や好酸球ははっきりしない．

臨床所見の鑑別疾患として，淋菌性結膜炎が挙げられるが，その場合，眼脂塗抹標本で，ソラマメ型の双球菌が好中球に貪食された形あるいは遊離して認められる．結膜の大きく混濁した濾胞や融合した濾胞（堤防状），また，治療に反応しない流行性角結膜炎は，クラミジア結膜炎（成人封入体結膜炎）を念頭に置き，結膜擦過を行い，塗抹検査（ギムザ染色）を行ってみよう．

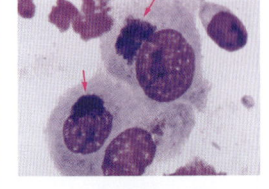

図1 "カコモン読解"解説図（第19回 臨床実地問題6）

模範解答 c

カコモン読解 第19回 臨床実地問題10

22歳の女性．2週間交換型のソフトコンタクトレンズを使用していたが，1週前から高度の充血と眼痛とを自覚して来院した．病巣部の塗抹標本写真を図Aに示す．最も考えられる所見は図Bのどれか．

a ⓐ   b ⓑ   c ⓒ   d ⓓ   e ⓔ

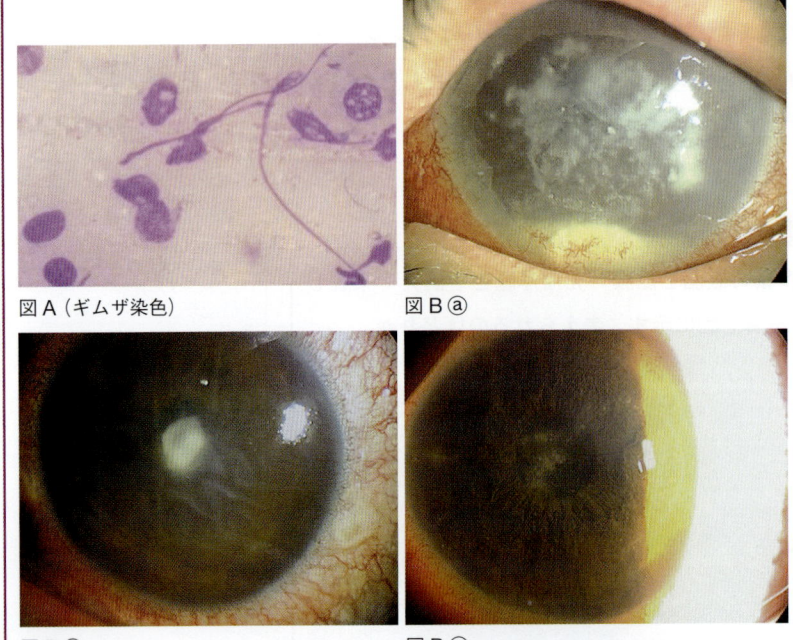

図A（ギムザ染色）　図Bⓐ
図Bⓑ　図Bⓒ

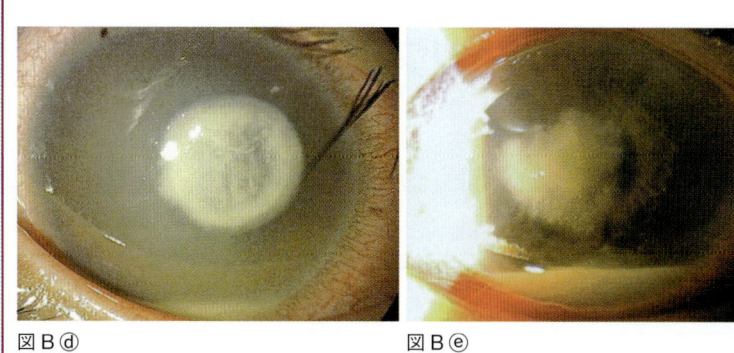

図B ⓓ　　　　　　　　　　図B ⓔ

[解説] 22歳の女性で2週間交換型のソフトコンタクトレンズ（SCL）装用中に，高度の充血と眼痛で発症し，1週間経過した症例である．SCL装用に関連した角膜炎の主たる起炎微生物は緑膿菌とアカントアメーバである．

　病変部の擦過塗抹標本では，細菌は認められず，単核球と内部が顆粒状を呈するアカントアメーバシストと思われる細胞が2〜3個，認められる．

　臨床所見の ⓐ は，広範な上皮欠損内部に多発性，不整形の混濁病変が認められ，酵母型真菌感染症が考えられる．

ⓑ は，角膜中央部に限局性膿瘍を伴った潰瘍を認め，Descemet膜皺襞を伴っている．グラム陽性球菌，たとえば，肺炎球菌や黄色ブドウ球菌による角膜炎を疑う．

ⓒ は，角膜中央部に偽樹枝状病変，さらに，9時方向や11時方向に放射状角膜神経炎を認め，アカントアメーバ角膜炎が考えられる．

ⓓ は，輪状膿瘍を伴った角膜潰瘍で，周囲角膜がすりガラス状混濁を呈している．緑膿菌性角膜炎の典型例と思われる．

ⓔ は，辺縁が不整，羽毛状で，輪状混濁とも娘病巣（衛星病巣）ともとれる病変を伴っており，主病変が隆起して見える．糸状型真菌による角膜炎を疑う．

[模範解答]　c

（松本光希）

特異的な染色／脂肪染色，トリプシン消化伸展標本

脂肪染色

染色原理：病理組織標本内の中性脂肪を染色する方法で，Sudan III 染色と oil red O（Sudan II）染色が繁用される．Sudan III，oil red O ともに疎水性色素であり，有機溶媒に溶けやすい[*1]．これらの染色液を組織切片に反応させると，色素が溶媒とともに脂肪組織に移行し着色する．細胞の背景染色にはヘマトキシリンなどを用い，水溶性封入剤で封入する．脂肪組織は有機溶媒に溶け出してしまうため，10％ホルマリン固定パラフィン包埋切片では脂肪染色ができない．病理組織提出時，病理部に凍結切片作製を依頼するとよい．

脂肪組織を Sudan III は橙黄色に（図1），oil red O は赤色に染める（図2）．oil red O 染色は Sudan III 染色より簡便で，短時間に微細な脂肪滴も染色できる利点がある．

トリプシン消化伸展標本

網膜の血管構造は 60 年以上前から研究されてきた．網膜血管構築の可視化にはさまざまな標本作製が試みられており，トリプシン消化伸展標本もその一法である[*2]．

何を観察しているのか：通常の網膜血管トリプシン消化伸展標本は，PAS-ヘマトキシリンを用いて染色される[*3]．エオジン染色を省

[*1] Sudan III はエタノール，oil red O はイソプロピルアルコールを溶媒とする染色液である．

[*2] Kuwabara-Cogan 法が頻用される[1]．眼球を 10％ホルマリンで固定後，網膜部分を切り出し，3％トリプシン緩衝液で，1〜3 時間 37℃で処理する．血管網を網膜組織から剥離後，スライドガラスにのせて染色する．

文献は p.315 参照．

[*3] 毛細血管の構成細胞は，血管内皮細胞，周皮細胞，血管内の血球成分である．ヘマトキシリンは好塩基性の細胞核を青紫色に染め，エオジンは好酸性の赤血球を赤く染める．PAS（periodic acid-Schiff）染色は多糖類に反応し，動脈壁を強赤染し，静脈壁と毛細血管壁を淡染する．

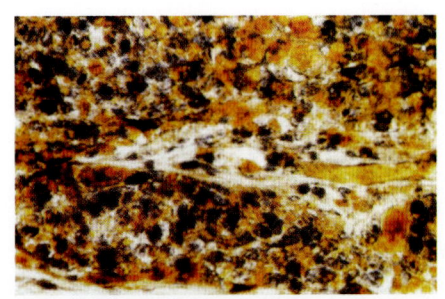

図1　脂腺癌の Sudan III 染色
（第 3 回臨床実地問題 15）

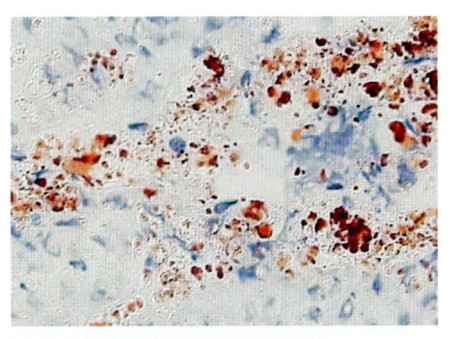

図2　脂腺癌の oil red O 染色
ヘマトキシリンで細胞核が青色に染まる．

くことで赤血球の染色性を抑え，毛細血管壁の形態と内皮細胞と周皮細胞の関係を詳細に把握することができる．

毛細血管において，内皮細胞はヘマトキシリンに淡染する楕円形で細長い核を有し，周皮細胞はヘマトキシリンで濃染する小型で球形の核を有する[*4]．周皮細胞は内皮細胞がつくる管腔壁を外側から包み込むようにして付着するので，毛細血管壁に隣接した核の隆起物として観察される．

[*4] 正常ヒト網膜毛細血管における細胞数は，内皮細胞：周皮細胞＝1：1である[2]．

カコモン読解　第18回　臨床実地問題2

網膜血管トリプシン消化伸展標本写真を図に示す．この病変が関与するのはどれか．3つ選べ．

a Coats 病
b 網膜剥離
c 糖尿病網膜症
d 高血圧網膜症
e 網膜動脈閉塞症

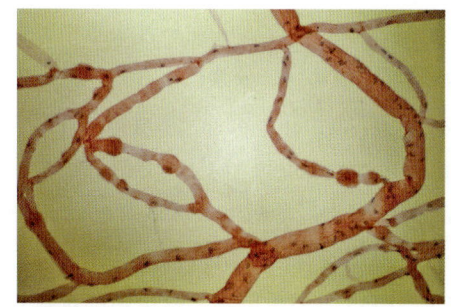
PAS 染色

解説　写真より毛細血管の口径不同と瘤状の拡張が観察される．糖尿病網膜症では，周皮細胞の消失と毛細血管瘤形成が有名である．Coats 病も毛細血管の拡張や毛細血管瘤がトリプシン消化伸展標本で証明されている．高血圧症では網膜動脈の狭細化がみられるが，高血圧網膜症の venous stasis retinopathy や網膜静脈閉塞症では，虚血性変化として毛細血管瘤を形成する[3]．

模範解答　a，c，d

カコモン読解　第21回　一般問題6

脂腺癌の病理診断に最も有用な染色はどれか．
a 鍍銀法　　b Giemsa 染色　　c H-E 染色
d oil red O 染色　　e PAS 染色

解説　脂肪染色（Sudan III 染色，oil red O 染色）は，脂腺癌（ほとんどマイボーム腺癌）との組み合わせでよく出題される．これまでの専門医認定試験では，脂腺癌の病理組織写真も頻出されている．鍍銀染色は細網線維を黒く染める．

模範解答　d

（兒玉達夫）

特異的な染色／ハンセル染色，パーカーインク KOH 法

ハンセル染色

ハンセル染色（Hansel）はエオジン（eosine）染色ともいわれ，好酸球を特異的に染める方法である．好酸球は細胞質内に赤く染まる顆粒（好酸性顆粒）を多数有しており，アレルギー性疾患や寄生虫感染において増加する．好酸球は通常，二分葉核をもち，種々の生理活性物質を有する．そのなかには major basic protein（MBP；主要塩基性蛋白），eosinophil cationic protein（ECP；好酸球塩基性蛋白），eosinophil peroxidase（EPO；好酸球ペルオシダーゼ）や eosinophil-derived neurotoxin（EDN；好酸球由来神経毒）が含まれ，このなかで，MBP，ECP，EPO は原生動物と蠕虫類に対して生物毒性を有し，神経系を働かせなくする．

ハンセル染色が有用な眼科疾患は，アレルギー性結膜炎（図1，2）や春季カタルなどで，眼脂が感染性なのか非感染（アレルギー）性なのか判別するときに有用である．

染色の実際：眼脂の塗抹標本を作製し，メタノールにて固定後，エオジノステイン®（鳥居薬品）を滴下して30〜45秒静置し，さらに蒸留水を滴下し，30秒間後にメタノール*1で洗浄後，鏡検する．対物レンズ10〜40倍，接眼レンズ10倍で観察する．

*1 メタノールでの脱色が過ぎると好中球でも細胞質がピンク色に染まることがあるが，好酸球のそれは鮮やかに赤く染まる大きめの顆粒が多数認められ，しかも，核が通常，二分葉を呈している．ちなみに好中球は3〜4以上の分葉核を有する．

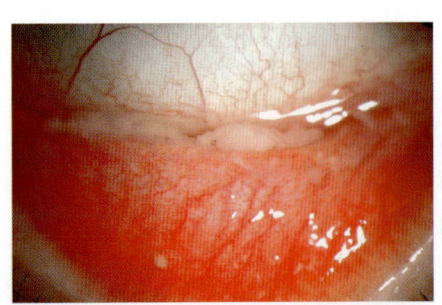

図1　アレルギー性結膜炎の臨床所見
粘液眼脂が認められる．

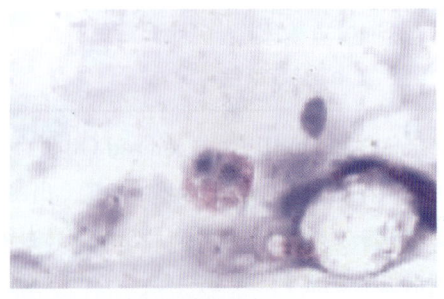

図2　ハンセル染色所見
赤く染まる（好酸性）顆粒を有する二分葉核の好酸球が認められる．

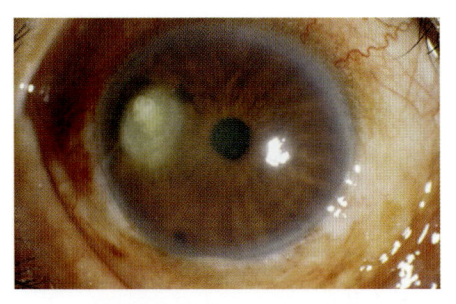

図3 角膜真菌症症例の臨床所見
右眼．角膜耳側寄りに，やや隆起した潰瘍病変が認められる．

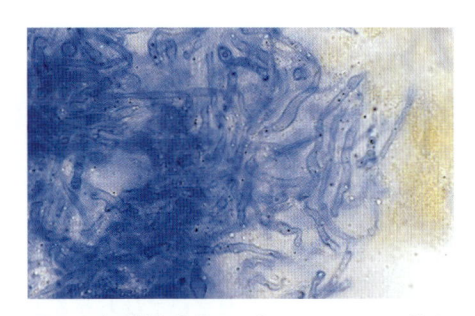

図4 角膜擦過物のパーカーKOH染色所見
多数の菌糸が認められる．

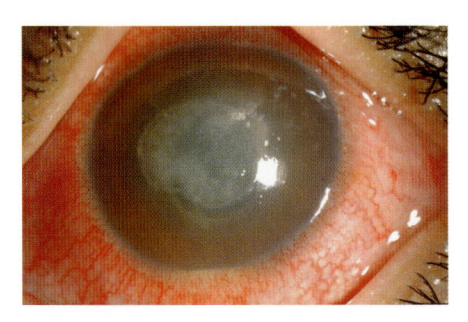

図5 アカントアメーバ角膜炎の臨床所見
個々の混濁が集合したような円板状潰瘍が認められる．

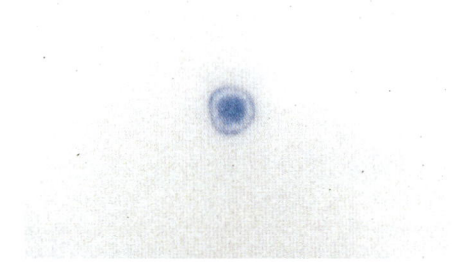

図6 角膜擦過物のパーカーインクKOH染色所見
二重壁をもったアメーバシストが認められる．

パーカーインクKOH法

　パーカーインクKOH法は，皮膚科領域で真菌の検出によく使用されるが，眼科領域では角膜真菌症（**図3, 4**）やアカントアメーバ角膜炎（**図5, 6**）の確定診断に有用である．水酸化カリウム（KOH）で角膜組織が融解されるため，パーカーインクの均一で微細な粒子が付着した真菌やアカントアメーバが検出しやすくなる．

染色液：パーカーインクKOH液は，10％KOH溶液9容に対してパーカーインク1容の割で混合したものである．現在，パーカーインクが入手困難なので代替品の開発が必要である．

実際の染色法：ゴルフ刀などを用いて角膜病変を擦過，あるいは切除（生検）したものをスライドガラスに塗抹し，パーカーインクKOH液を滴下し，カバーガラスを掛ける．標本が乾燥しないようモイストチャンバー（湿潤器）の中で静置させる．染色時間が長いほど，染色が進んで，真菌要素やアメーバシストが観察しやすくなる．鏡検は対物レンズ10～40倍，接眼レンズ10倍で観察する．

（松本光希）

クリニカル・クエスチョン

臨床病理は大変とっつきにくいですが，勉強のしかたを教えてください

Answer プレパラートだけ見ていてはわかるようになりません．必ず病歴を確認し，臨床写真，切り出し図と照らし合わせて低倍率から見ていきましょう．

プレパラートを見る前に

病理の勉強がしたいといって，いきなりプレパラートをもってきて「教えてっ！」という先生がいる．ある程度病理診断にかかわったことがあり，眼科標本を苦手にしているだけならばそれでもいいのだが，希望に燃えているが経験の浅い1，2年目の先生には，プレパラートだけで教えることは困難である．プレパラートを見る前には必ず臨床所見を再確認し，臨床診断（疑い診断）と病歴，そしてプレパラートにした標本の部位（切り出し図）を確認しよう．

臨床診断と病歴はとても大切[*1]

病理診断も外来診療と同じ思考過程を踏んでいると思われる．外来診療において，チラッと細隙灯顕微鏡で見ただけでわかる（パターン認識）疾患もあれば，病歴だけで診断のつく疾患や，最後の二択に病歴が重要になってくる疾患までいろいろある．

ここで実際にあった二つの症例を呈示する．答えを最初に出してしまうが，症例1はマイボーム腺癌で，症例2は霰粒腫である．

症例1：76歳，男性．3か月前に自覚し，2回切開するも再発した下眼瞼腫瘤．

症例2：25歳，女性．4か月前に自覚し，1回切開するも再発した下眼瞼腫瘤．

両者とも病悩期間は3か月と4か月でほとんど一緒で，切開して再発したのも一緒である．しかし，両者の年齢の違いから考える疾患が変わってくる．病歴だけでも症例1はマイボーム腺癌もしくは霰粒腫疑い，症例2は霰粒腫疑いである．25歳という年齢の情報でマイボーム腺癌は鑑別診断から消えていく．病歴を確認せずにプレパラートを見始めると，こんな大切な情報も逃してしまう．

[*1] ここでのポイント！病歴より鑑別診断をしてからプレパラートを見始める．

パターン認識[*2]

　病理診断のはじめは"絵合わせ"である．顕微鏡をのぞいて見えている像に似た写真を病理アトラスから探してくる．最近の眼病理の教科書は日本語＋カラーも増えてきているので，この"絵合わせ"も勉強しやすくなっている．

　このパターン認識のトレーニングを繰り返すことで，そのうち見てすぐ診断がつくようになっていく．眼病理の80％近くはこのパターン認識だけで片づくのではないだろうか．しかし，どうしても1：1対応のパターン認識から外れるものがある．特に悪性腫瘍ではこの"外れもの"が多くなる．通常のパターン認識で歯が立たないときには，似ているパーツを拾い上げていくことが大切である．拾い上げたパーツを組み合わせることによって診断がみえてくる．この組み合わせにはどうしても経験が必要になってくるが，すべてはやはりパターン認識から始まるのである．

[*2] ここでのポイント！
病理アトラスとの"絵合わせ"でパターン認識のトレーニングをする．

顕微鏡の倍率について[*3]

　病理組織の勉強を始めたばかりのころは，どうしても"細胞"に目が向いてしまいがちである．いきなり高倍率で顕微鏡をのぞき，"核小体がどうだ"，"N/C比がどうだ"などと考えてしまう．炎症性疾患においても，一つ一つの細胞を見ているとおかしく見える細胞が混じっている．最初から高倍率で観察すると，このおかしく見える細胞に引っ張られ診断を誤った方向に向けてしまう．たった一つの細胞に診断が引っ張られ，悪性と診断して不必要な追加治療をしてしまう可能性さえある．必ず低倍率で全体を見渡し，周囲への浸潤性があるかどうか，もしくは被膜で覆われた限局性かどうか，周囲組織の炎症細胞浸潤の程度はどうかなどを確認することが重要である．

　倍率による違いを見るために，先ほど病歴を示した症例で考えてみる（図1, 2）．両者とも核小体（矢印）が目立つ大型の細胞が観察される．診断に慣れてくるとこの写真だけで診断がつくのであるが，高倍率で細胞だけを見てしまうと，たった一つの共通項から診断を誤ってしまうことがある．図1がマイボーム腺癌，図2が霰粒腫である．

　今度は倍率を下げた写真である（図3, 4）．ここでは対物10倍の写真を出しているが，診断する場合はもっと低倍率でまず全体を見渡

[*3] ここでのポイント！
まず低倍率で全体を見渡す．

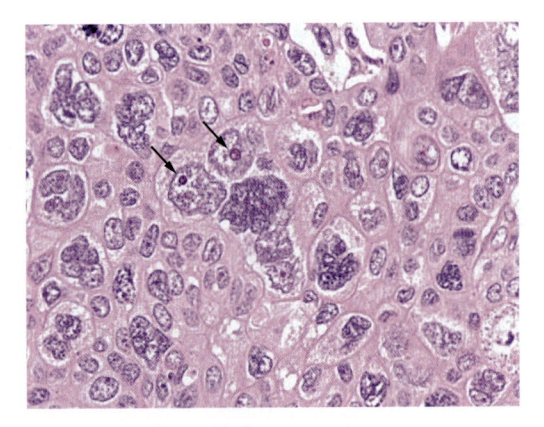

図1 マイボーム腺癌（対物レンズ ×40）
矢印：核小体の目立つ大型の細胞

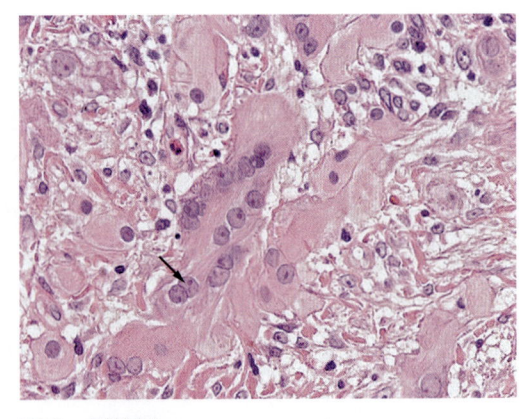

図2 霰粒腫（対物レンズ ×40）
矢印：核小体の目立つ大型の細胞

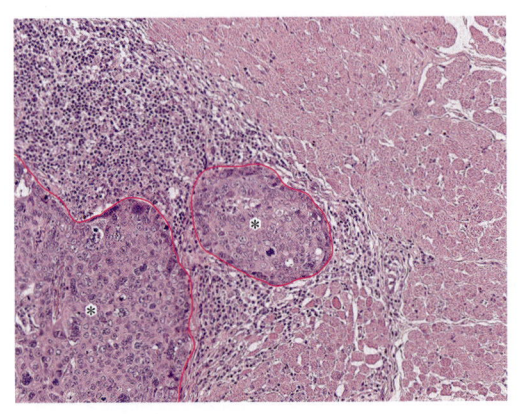

図3 マイボーム腺癌（対物レンズ ×10）
＊：核小体明瞭で異型の強い細胞集団の増殖（◯）

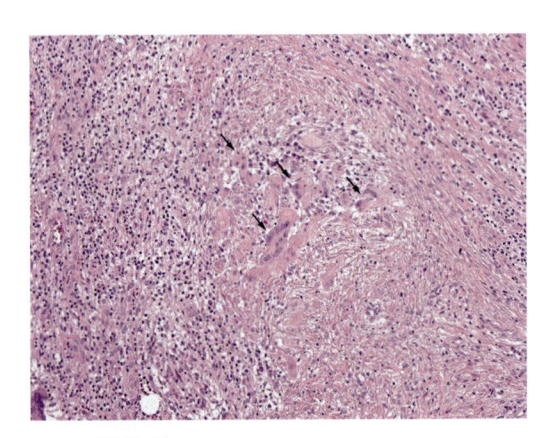

図4 霰粒腫（対物レンズ ×10）
矢印：図2で観察された核小体の目立つ大型の細胞

す．低倍率で見ると先ほどの高倍率とは違ったものが見えると思う．図3では図1に示す細胞の巣状もしくはシート状の増殖（＊），図4では図2に示す細胞が写真中央（矢印）に散見されるものの全体から見るとごく一部であり，炎症細胞や血管増生が主体であることがわかる．つまり，図3はマイボーム腺癌で，図4は霰粒腫である．低倍率では細胞を細かく観察することはできないが，その代わりに細胞集団の分布や組織構造がよくわかり診断の助けになってくれる．

眼病理診断に有用な教科書やウェブサイト[1-8]

文献は p.315 参照．

残念ながら，眼病理に特化した教科書やウェブサイトはまだまだ少ないのが現状である．特にウェブサイトに関しては，皮膚病理のサイトが充実しているためそちらを参考にしている．

（向野利一郎）

クリニカル・クエスチョン

病理標本を提出するにあたり，固定方法や詳記のしかたについて注意点を教えてください

Answer 眼病理組織の固定法と提出時の注意点は，病理検体の臨床診断や検査目的により異なります．検体量が少ないことが多いため，アーチファクトが生じないよう繊細かつ迅速に扱います．検体提出時は，病理医が切除部位を理解できる気配りが必要です．

アンサーへの鍵

全摘出を重視する腫瘍：上皮系悪性腫瘍や眼内悪性腫瘍は，病理診断の確定とともに全摘出が重要となる．涙腺多形腺腫や血管周皮腫のように，不完全切除では臨床的に悪性化する腫瘍も被膜ごと全摘出を要する．これらの腫瘍性病変は，切除断端における腫瘍細胞の有無を病理部が確認できるように検体を提出する．

1. 術中迅速診断を用いる方法：眼瞼腫瘍と結膜腫瘍は，deep margin とともに二次元方向の断端検索が必要となる．種々の腫瘍サイズを想定し，事前に大小さまざまなサイズの濾紙を滅菌しておくとよい[*1]．生理食塩水で浸した濾紙の上に摘出病変をのせ，病変が転がらないよう，ていねいに病理部へ提出する（図1）．濾紙を使うと結膜病変の原形保持にも有用である[1]．迅速診断では未固定凍結切片を作製するため，脂肪染色が可能である．脂腺系腫瘍が疑われる場合は，事前に病理部へ依頼する．

2. 永久標本で切除断端を確認する方法：術中に安全域をとり全摘出の自信がある場合は，直接10％ホルマリン固定液[*2]に入れ，標本の簡単なスケッチと解剖学的位置関係を記入した用紙とともに病理部へ提出する．検体の一部にピオクタニンを塗布したり，糸をか

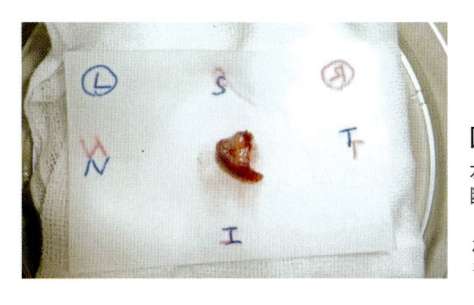

図1 滅菌濾紙と切除検体
左下眼瞼脂腺癌症例．術中迅速診断で耳側の切除断端に腫瘍が残存していたため，眼瞼を追加切除した．写真は追加切除した眼瞼組織を濾紙にのせたところ．

[*1] 大，中，小，数種類のサイズで濾紙を用意し，図1のように，N（鼻側），I（下方），T（耳側），S（上方）の書き込みをして滅菌する．濾紙の両面を利用できるよう，表裏でR（右眼用），L（左眼用）を記入する．記入用のペンは，赤青の色鉛筆やボールペンでよい．ボールペンはオートクレーブ後，図1のように滲む傾向あり．

[*2] 一般病院で常備されている組織固定液の多くは，10％ホルマリン液（3.7％ホルムアルデヒド水溶液，pH 6.0）である．抗原性保存の点から10％中性緩衝ホルマリンを頻用する人も多いが，やや形態保持力が劣る．摘出眼球は人工的網膜剥離が起きやすいため，固定力の強い1％グルタールアルデヒド・2.5％ホルマリン混合液を用いる．固定力を高めると抗原性が低下するという二律相反性がある．

文献は p.315 参照．

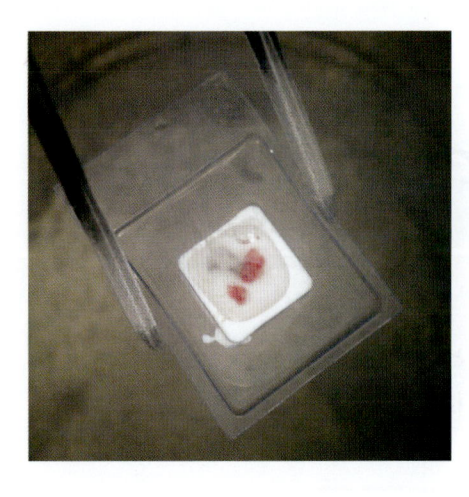

図2　悪性リンパ腫の凍結標本
摘出組織の一部は10％ホルマリンで固定し，一部は摘出後直ちにゲル状の凍結組織包埋剤（O.C.T.コンパウンド®，ティシュー・テック）で包埋後，液体窒素で凍結する．この凍結ブロックで凍結切片作製が可能となるほか，包埋したまま遺伝子再構成検査に提出可能である．検体量に余裕がある場合は−80℃で冷凍保管しておく．

けてオリエンテーションをわかりやすくする工夫もある[1]．必要に応じて眼科医が固定後の切り出しに立ちあう．

3．摘出眼球：12時付近の強膜に黒糸を縫着しておくとオリエンテーションをつけやすい．摘出後，眼外進展の有無をみるため渦静脈をつぶさないように眼球から切除し[2]，眼球と別々の容器で固定液に浸す*2．5分後，硝子体注射の要領で，眼球虚脱が改善する程度に毛様体扁平部から固定液を注入し，眼内からの固定も促す．毛様体扁平部に硝子体へ達する割を入れてもよい．

部分摘出で病理診断を重視する腫瘍：1．眼付属器リンパ腫：リンパ増殖性腫瘍は必ずしも全摘出をする必要はない．後療法のために病理診断の確定を最優先する．形態観察と免疫組織化学的検索目的のホルマリン固定用組織と，遺伝子再構成*3提出用の凍結組織（図2）の2検体は最低限確保する．フローサイトメトリーによる細胞表面抗原の検索や，染色体検査を予定する場合は，さらに未固定生細胞組織も確保する．

2．眼内リンパ腫：眼内リンパ腫とぶどう膜炎の鑑別目的で，硝子体生検を行う．硝子体手術で灌流開始前にポートから鈍針つき注射筒で硝子体液を採取するか，硝子体カッターで無灌流のままゲルを切除しながら採取する方法がある[3]．術後の灌流カセット内の硝子体切除液を回収し，遠心分離すると細胞量を確保できる．

良性腫瘍：嚢胞や翼状片など，明らかに良性と判断できる病変．乳頭腫，脂漏性角化症，血管腫，母斑など，良性と思われるが念のため悪性腫瘍を除外しておきたい病変．これらの病変には診断的緊急性がなく，固定液に入れて病理部に提出する．良性腫瘍でも断端陽性の場合は再発の可能性があるため，病理診断結果は必ず確認しておく．

*3 眼付属器リンパ腫のほとんどが，非Hodgkin B細胞性である．免疫染色の結果でB細胞性と判明すれば，JH領域をオーダーすると遺伝子再構成が検出されやすい．サザンブロットを行うため，1検査項目で組織提出量は最低でも250mg以上必要である．

学術研究用：術前に臨床診断が 100％ 確定しており，診断目的ではなく疾患の病因研究，学会発表用に切除・採取される病理組織がある．糖尿病網膜症の増殖組織，緑内障の線維柱帯といった非腫瘍性病変，極小組織の電子顕微鏡用標本などがこれにあたる．通常の病理検体と異なり，眼科医が試料作製を行うことになる．

アンサーからの一歩

　眼病理標本は，どの部位も非常に検体量が少量になりやすく，しばしば正確な病理診断を困難にする．個々の細胞は良性の顔をしていても，低倍率で腫瘍全体像を眺めると悪性の浸潤傾向を呈する腫瘍もあり，切除部位や摘出量によって診断結果が異なる場合がある．術後の視機能に及ぼす影響を最小限に抑えつつ，可能な限り検体量を稼ぐ必要がある．いずれの検査目的にしても，切除した病理組織全体が利用可能となるように，不用意に組織を把持して細胞を潰したり，乾燥させたりしないよう留意すべきである．

　最後に，病理診断のレポートが返ってきたら，プレパラートを借用して自分でも鏡検すべきである．実際の細隙灯所見と病理組織との照合を繰り返すことで，術前の臨床診断能力は向上する．

〔兒玉達夫，草竹兼司〕

クリニカル・クエスチョン

病理医の立場から，検体を提出する眼科医に求めることを教えてください

Answer 検体を提出する際には，臨床所見や臨床的に疑っている疾患名，鑑別診断など，十分な臨床情報を病理医に伝える必要があります．検体（組織）を適切に採取し固定することは，きれいな組織標本を得るうえで重要です．切除検体は，検体のオリエンテーションがわかるようにして提出します．病変の一部のみを見る生検では，診断の難しい疾患の場合に確定診断ができないこともあります．また，病理診断報告書は中間報告，最終報告，追加報告を含め，必ずすべてチェックし，不明な点があれば遠慮なく病理医にたずねることが大切です．

十分な臨床情報を伝える

　本巻の内容にそって，眼瞼腫瘍，眼窩腫瘍，涙腺腫瘍などが生検・切除検体として病理診断部門に提出される場合を想定して解説する．病理医のなかで，これらの臓器の病変を特に専門としている者はおそらく非常に少ないと思われる．したがって多くの場合，診断を担当する病理医は general pathologist として，これらの検体と向かい合うことになる．そこで，まず眼科医にお願いしたいのは，十分な臨床情報をわかりやすく病理医に伝えていただきたいということである．検体をどこから採取したのか，臨床所見・画像所見や経過はどうか，臨床的に疑っている疾患や鑑別診断は何か，などを診断依頼用紙に必ず記載していただきたい．これらの内容は，病理医が診断を考えていくうえで大変役に立つ．特に生検の場合，病理医が観察するのは病変のごく一部のみということになるので，病変全体の大きさや形状，周囲に対し浸潤性に発育しているかなどの情報が，組織所見と同じくらい重要な判断材料になる．これらの情報が欠けていたり誤っていると，病理診断がスムーズに進まなくなってしまう．

検体の扱い方

　次にお願いしたいのは，検体（組織）を適切に取り扱うことである．適切な病理診断は，細胞形態がきれいに保たれた組織標本があ

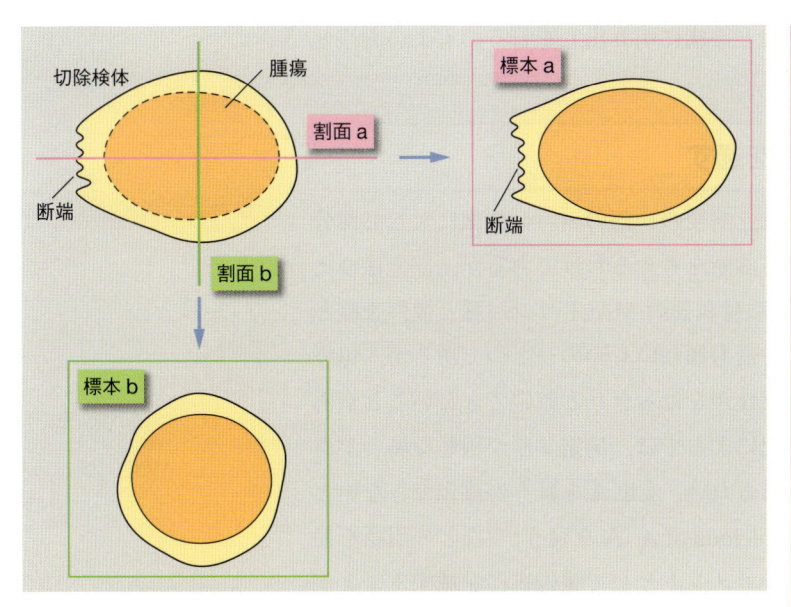

図1　切除検体の切り出しの方向と組織標本の関係
割面 a のように切り出すと，腫瘍と断端の位置関係の評価が可能な標本となるが（標本 a），割面 b のように切り出すと，その評価は困難となる（標本 b）．

ってこそ可能となる．採取時に組織をピンセットなどで強く挟んでつぶしてしまうと，細胞が変形・挫滅し，組織診断が困難となってしまう．悪性リンパ腫などのリンパ系の細胞は，特につぶれやすい傾向があるので注意が必要である．また，組織がホルマリンでよく固定されていることも非常に重要である．組織切片中での細胞の形態はホルマリン固定[*1]という化学反応（架橋反応）により保持されている．組織が適切に固定されていないと，免疫染色などの特殊染色もうまく染まらなくなってしまうことが多い．

検体のオリエンテーションの情報を伝える

ある程度の大きさのある切除検体では，検体のオリエンテーションの情報を病理医と共有することが大事である．病理医は固定後の検体に割を入れ，組織標本を作製する割面を選択する．この作業を"切り出し"と呼ぶ．どのような向きの割面をつくるかによって，組織標本から得られる情報の質が変わってくる．図1のような検体において，割面 a であれば標本上で腫瘍と断端の位置関係を容易に評価できるが，割面 b ではそれは困難となる．たとえば脂腺癌などの眼瞼腫瘍の切除検体であれば，検体の断端がどこで，どちら側が鼻側・耳側・結膜側なのか，といったオリエンテーションの情報を病理医に伝え，適切な切り出しを行えるようにしていただきたい．手

[*1] 時に，誤ってホルマリンではなく生理食塩水（生食）に入れてしまった検体が提出されることがあるが，当然ながら生食には固定作用がないので，生食に長時間浸った組織では細胞の形態が崩れ，正確な診断ができなくなる．

術を行った眼科医が病理医と一緒に切り出しを行うのもよい方法と思われる．

すべての報告書に目を通す

　前述のように，生検では，病変の一部のみ（全体像に対して部分像といえよう）を観察して診断を考えるわけであるが，部分像ゆえの限界もある．たとえば，眼付属器のMALTリンパ腫と慢性炎症との鑑別は生検診断のなかで最も難しいもののひとつであるが，免疫染色を駆使しても良性か悪性かをはっきりと確定できないことがある．このように疾患や状況によっては，確定診断が困難な場合がありうることを知っていただきたい．疾患Aを疑うが確定できないというとき，病理医は"suspicious of A（Aを疑う）"などの用語を使い，その判断内容の詳細をコメントとして報告書に記載することが多い．

　最後に，どんな検体であっても，病理診断報告書は必ず読んでいただきたい．そこには病理医の判断と，その根拠となる組織所見，場合によっては治療方針の提案が記載されているはずである．もし内容をよく理解できなかったり，臨床像と病理診断が乖離しているように思えたときは，遠慮なく病理医に問い合わせをしてディスカッションすることが大切であり，誤解を防ぐことにつながる．また，病理医がpreliminary report（中間報告）を書いた後に免疫染色などで詳細な検討を行い，final report（最終報告）やadditional report（追加報告）を記載することがあるので，眼科医は必ずすべての報告書をチェックし，"報告書を見忘れていた"ということのないようにお願いしたい．

〔木村徳宏，向井万起男〕

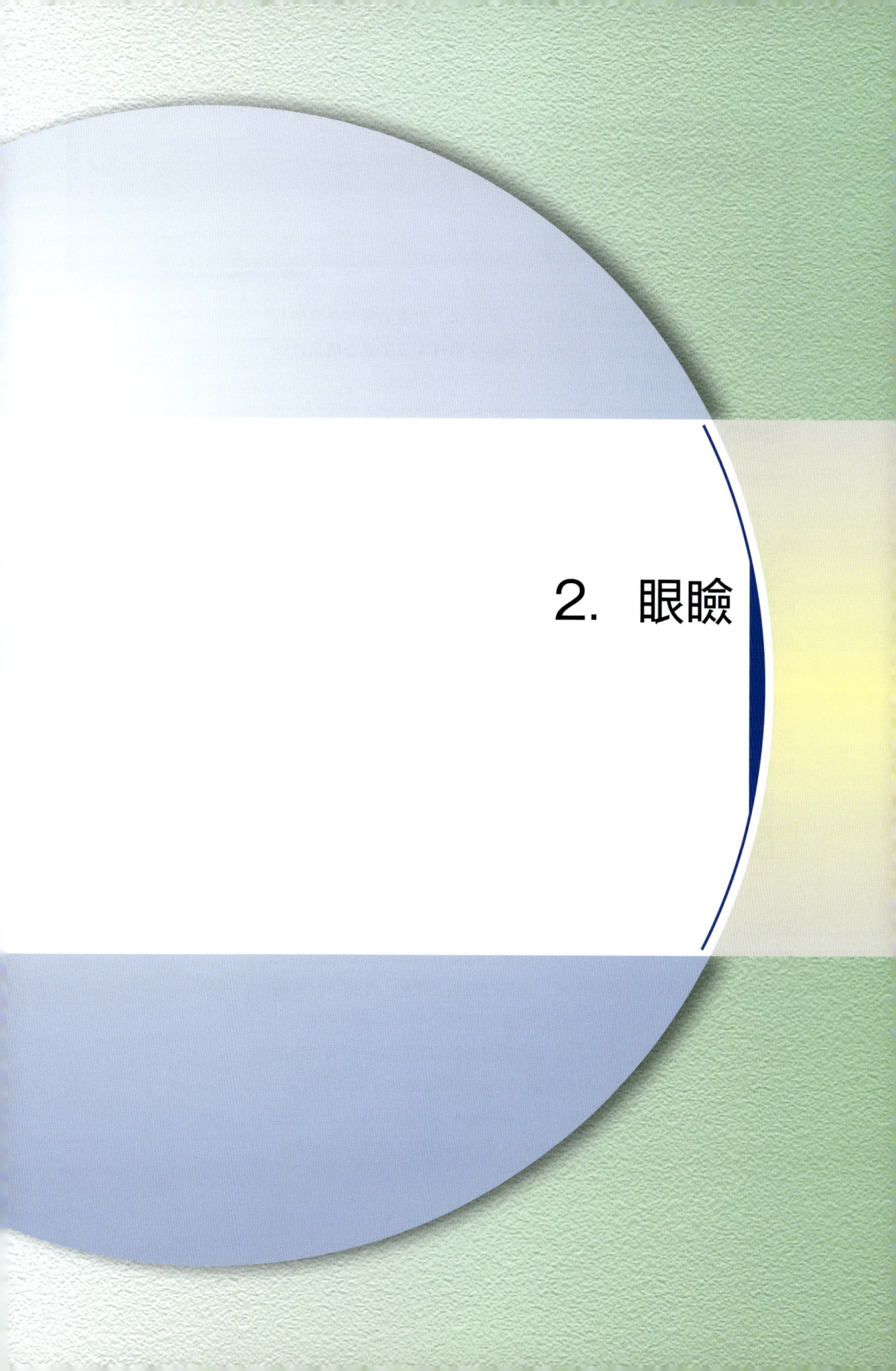

2. 眼瞼

眼瞼の解剖

　眼瞼疾患の診断および治療を行うためには，眼瞼の解剖を理解しておかなくてはならない．以下に，眼瞼を構成する主要な構造について，その概要を説明する．

眼輪筋

　眼輪筋は，ほかの表情筋同様に顔面神経支配の筋であり，瞼板前部，隔膜前部，眼窩部の三つの部位に分類される（図1）[1]．瞼板前部と隔膜前部は，おのおの瞼板および眼窩隔膜前面に位置し，眼窩部は眼窩骨の前面を走行する[1]．眼輪筋の起始は，内眼角腱および眼窩内側縁の骨膜である．内眼角腱は二層構造を有し，前層は瞼板前部眼輪筋の腱，後層は隔膜前部および眼窩部眼輪筋の筋腱移行部となる[2]．眼輪筋は瞼裂を取り囲むように走行し，内眼角腱で上下の筋線維が連絡する．以前は外側眼瞼縫線を介して上下眼輪筋が連絡すると考えられていたが，実際には外側眼瞼縫線は存在しない[3]．瞼板前部眼輪筋は主に瞬目時などの軽い閉瞼に関与し，隔膜前部および眼窩部眼輪筋は随意的な強い閉瞼に関係する．

文献は p.316 参照．

上眼瞼挙筋腱膜[4]

　上眼瞼挙筋腱膜は，Whitnall 靱帯のやや遠位部で上眼瞼挙筋から起始する（図2）．日本人では，上眼瞼挙筋腱膜は前層と後層の二層構造を有する．前層は厚い層で，瞼板上縁よりも上方で眼窩隔膜と眼輪筋下脂肪線維層に連続する．後層は前層と比較して薄く，瞼板下方1/3の部位に停止し，一部は眼輪筋線維の間を貫通し，皮下にも枝を伸ばす．開瞼の際に，挙筋腱膜前層が眼窩隔膜と眼輪筋下脂肪線維層を，後層が瞼板，瞼板前眼輪筋と皮膚をそれぞれ牽引する．また，上眼瞼挙筋腱膜は各層に平滑筋線維を含んでいるため（後層に多く，前層に少ない），牽引するそれぞれの組織の緊張を自律的に調節している可能性がある．

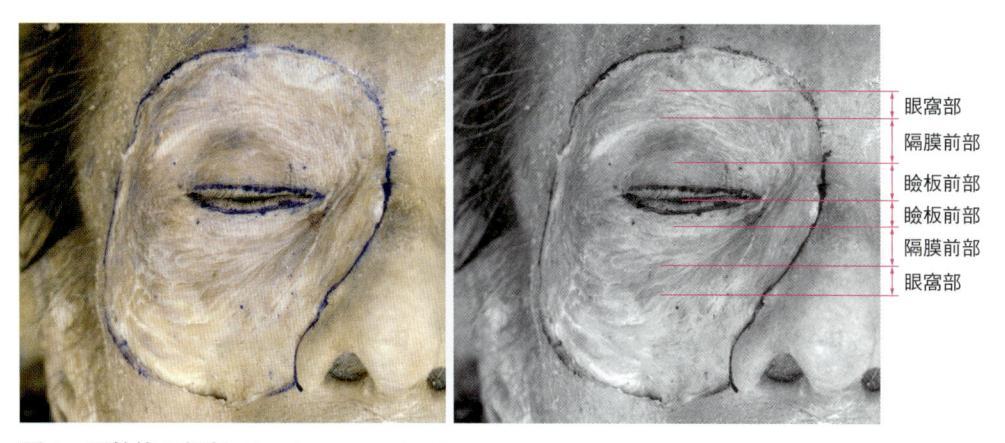

図1 眼輪筋の解剖（右眼窩を正面から観察）
眼輪筋は瞼縁側から順に，瞼板前部，隔膜前部，および眼窩部に分類される．外側眼瞼縫線は存在しない．

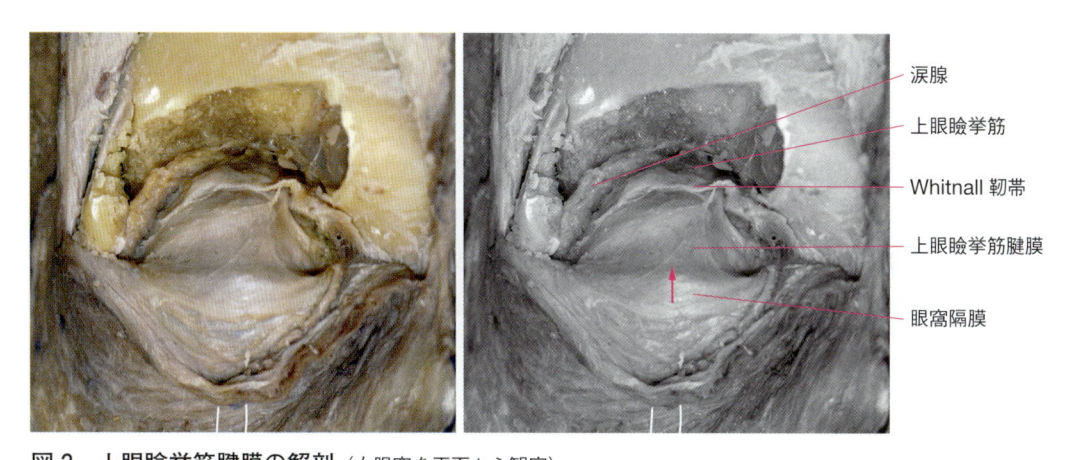

眼窩部
隔膜前部
瞼板前部
瞼板前部
隔膜前部
眼窩部

涙腺
上眼瞼挙筋
Whitnall 靭帯
上眼瞼挙筋腱膜
眼窩隔膜

図2 上眼瞼挙筋腱膜の解剖（右眼窩を正面から観察）
眼窩上壁および外側壁を一部除去し，眼窩隔膜は arcus marginalis から外した後，下方へ反転してある．上眼瞼挙筋腱膜は，Whitnall 靭帯のやや遠位部で上眼瞼挙筋から起始する．眼窩隔膜は上眼瞼挙筋腱膜に合流する（矢印）．

上眼瞼挙筋腱膜
Müller 筋
瞼板

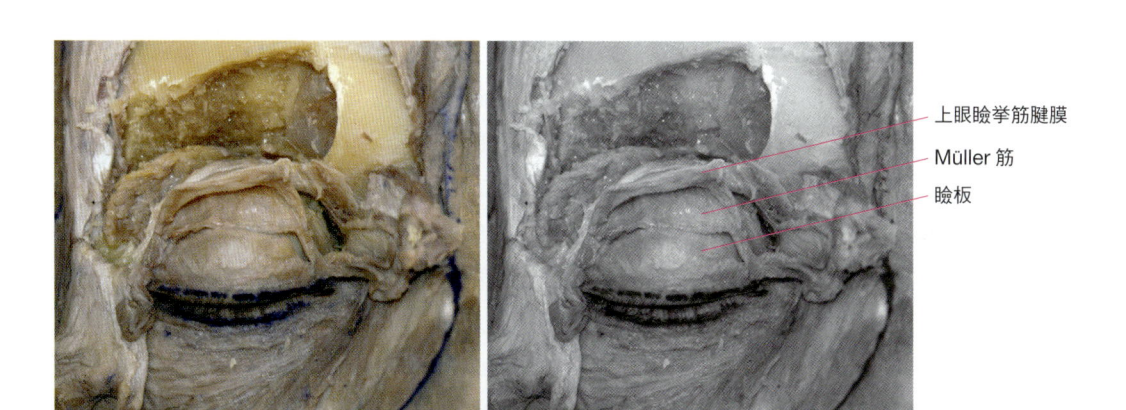

図3 Müller 筋の解剖（右眼窩を正面から観察）
眼窩上壁および外側壁を一部除去してある．Müller 筋は上眼瞼挙筋腱膜後層の後面に位置し，瞼板上縁に停止する．

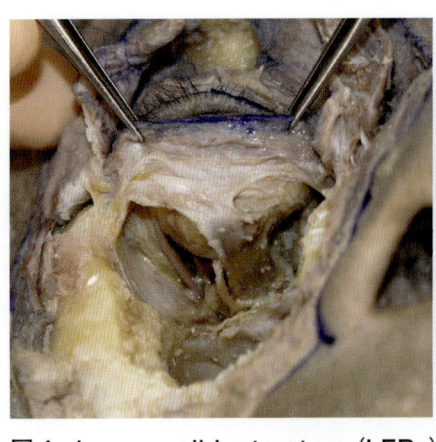

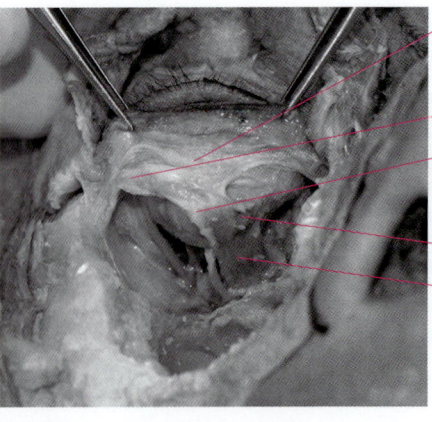

図4 lower eyelid retractors（LERs）の解剖（右眼窩を下方から観察）
眼窩下壁を一部除去してある．LERs は下直筋の筋膜を起始とし，下斜筋を包んだ後，Lockwood 靱帯に到達，さらに前上方へ走行する．下直筋から Lockwood 靱帯までを capsulopalpebral head，Lockwood 靱帯から停止部分までを capsulopalpebral fascia と定義される．

Müller 筋

　Müller 筋は交感神経支配の平滑筋で，上眼瞼挙筋腱膜と共同して上眼瞼を挙上する[4]．Müller 筋は上眼瞼挙筋下枝を起始とするが，一部では眼窩内平滑筋組織や上眼瞼挙筋後面から起こることもある[5,6]．停止は瞼板上縁である（図3）[4]．Müller 筋は上眼瞼に限局した組織ではなく，内・外直筋の pulley と連続しており，眼窩内の平滑筋ネットワークの一部を担っている[7]．Müller 筋は開瞼の際に瞼板を牽引する[4]．

lower eyelid retractors（LERs）[8]

　LERs は下眼瞼に存在する capsulopalpebral head（CPH），capsulopalpebral fascia（CPF），および，平滑筋線維で構成される複合組織である．LERs は下直筋の筋膜に起始し，下斜筋を前後から包んだ後，Lockwood 靱帯に至る（図4）．ここまでを CPH という．その後は CPF といわれ，結膜円蓋部，下瞼板下縁，および皮下に至るが，下結膜円蓋部付近で多量の平滑筋線維を含む．CPH や CPF は純粋な解剖学用語であり，また CPF は平滑筋線維を包含しない概念であるので，臨床上はこれらを統合した概念である LERs を使用するのが適切である．LERs は前層と後層から構成される．前層は Lockwood 靱帯から連続する層で，皮膚，眼輪筋を後下方に牽引する．後層は下瞼板を後下方に牽引する主力となる層で，下直筋の筋膜から連続し，平滑筋線維を含む．

眼窩隔膜

眼窩隔膜は眼瞼と眼窩を分ける線維性膜様組織である．眼窩隔膜は眼窩および顔面骨膜から起こる（arcus marginalis）[4, 8]．上眼瞼では，瞼板上縁より上方で上眼瞼挙筋腱膜と合流し[9]，下眼瞼では，瞼板下縁より下方でLERs前層と合流する[8]．日本人の上眼瞼において，眼窩隔膜と挙筋腱膜との合流部が瞼板上に位置するといわれてきたが，日本人においても白人同様に，合流部が瞼板上縁より上方に位置することがわかった[9]．しかし，日本人では眼窩脂肪が合流部を乗り越え，瞼板上まで下垂することもある[9]．

図で使用した解剖用屍体はすべて愛知医科大学解剖学講座に登録されており，その生前に教育，研究用に用いられるべく同意がなされており，ヘルシンキ宣言に従い人道的に扱われた．

カコモン読解　第18回　一般問題12

上眼瞼にある以下の組織のうち，瞼板上縁の高さで皮膚に最も近いのはどれか．

a Müller筋　　b 結膜　　c 眼輪筋　　d 眼窩隔膜
e 上眼瞼挙筋

解説　瞼板上縁レベルに存在する上眼瞼の組織は，皮膚側から順に，眼輪筋，上眼瞼挙筋腱膜後層，Müller筋，および結膜である．

模範解答　c

カコモン読解　第20回　一般問題10

上眼瞼のMüller筋で正しいのはどれか．2つ選べ．
a 平滑筋である．　　b 眼瞼挙上効果がある．
c 顔面神経支配である．　　d 副交感神経支配である．
e 瞼板の下縁に付着する．

解説　Müller筋は平滑筋であり，上眼瞼の挙上作用がある．交感神経支配であり，瞼板の上縁に停止する．起始は上眼瞼挙筋下枝であり，一部が眼窩内平滑筋組織や上眼瞼挙筋後面から起こることもある．

模範解答　a, b

カコモン読解 第20回 臨床実地問題2

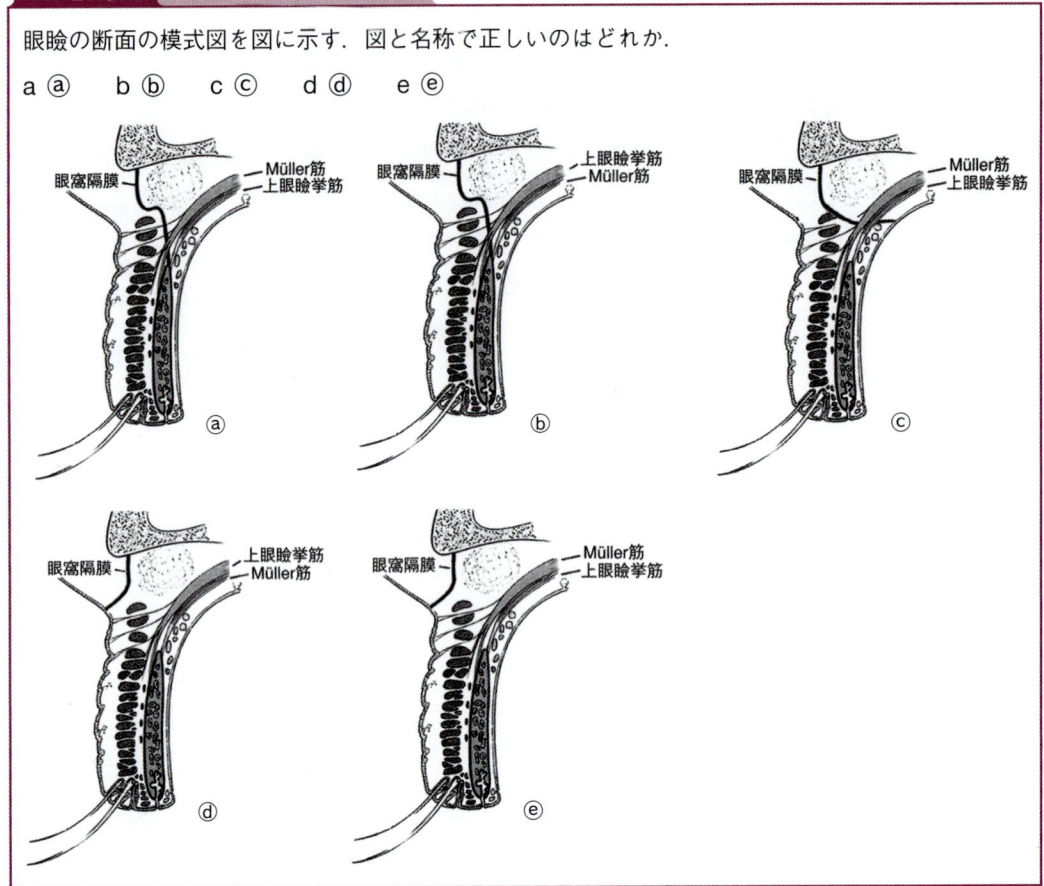

眼瞼の断面の模式図を図に示す．図と名称で正しいのはどれか．

a ⓐ　b ⓑ　c ⓒ　d ⓓ　e ⓔ

解説　上眼瞼挙筋腱膜とMüller筋との位置関係，および，眼窩隔膜と上眼瞼組織との関係を問う問題である．上眼瞼挙筋腱膜はMüller筋より皮膚側に位置する．眼窩隔膜は上眼瞼挙筋腱膜と合流し，その位置は瞼板上縁よりも上方にある．

模範解答　b

カコモン読解 第21回 臨床実地問題47

眼瞼下垂手術の術中写真を図に示す．矢印の組織はどれか．

a 腱膜
b 瞼板
c 結膜
d 皮下脂肪
e 上眼瞼挙筋筋膜

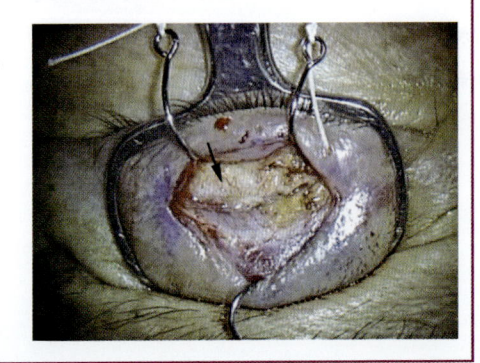

解説 図は surgeon's view で，挟瞼器で挟まれた上眼瞼を示している*1．睫毛側の鈎が皮膚および眼輪筋を牽引している．眼輪筋下には上眼瞼挙筋腱膜に覆われた瞼板が位置するが，図では挙筋腱膜*2 が剝離され，瞼板がその上縁まで露出している．以上より，矢印が示す組織は瞼板である．

模範解答 b

*1 Müller 筋下を瞼板上縁から上方に向かって剝離すると結膜が露出するが，その際，結膜を通して挟瞼器の金属板が透見できる．

*2 眼窩隔膜を切開し，挙筋腱膜前面を後上方に展開すると，横走する Whitnall 靱帯が確認でき，その下面から後方に上眼瞼挙筋が確認できる．

カコモン読解 第22回 臨床実地問題9

眼付属器の組織像を図に示す．正しいのはどれか．
a エクリン腺
b Meibom 腺
c Moll 腺
d Wolfring 腺
e Zeis 腺

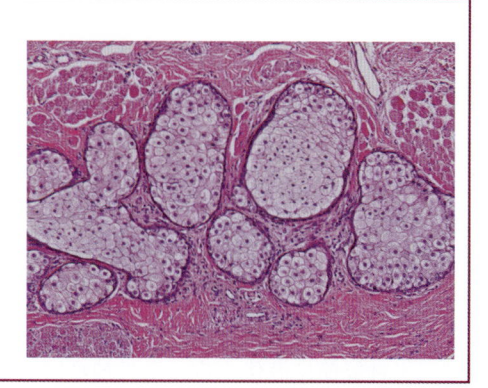

解説 組織像の中心には，基底膜で覆われた明るい胞体の腺細胞で構成される腺体，いわゆる脂腺が存在し，その周囲には密な線維組織と筋組織が確認できる．脂腺はホロクリン腺であり，その細胞体が脂肪滴で満たされると，細胞全体が崩壊し，それがそのまま分泌物として外部に放出される．

選択肢のうち，脂腺は Meibom 腺と Zeis 腺であるが，この像に一致するのは，Meibom 腺である．Meibom 腺は瞼板内（線維組織）に位置し，瞼板上および内には眼輪筋（筋組織）が存在する．Zeis 腺は毛根付近に存在するが，この像では毛根は確認できない．

a のエクリン腺は，腺細胞からその生成物を分泌し，通常，エクリン汗腺を指す．エクリン汗腺は口唇，亀頭，および包皮以外の全身に存在する．

c の Moll 腺は毛根付近に存在するアポクリン汗腺である．アポクリン腺とは前述のホロクリン腺とエクリン腺の中間的な様式で，細胞本体は崩壊せずに分泌物が細胞の本体からちぎれるように排出されるものを指す．

d の Wolfring 腺は瞼板上縁の瞼結膜に開口する副涙腺で，組織学的には主涙腺と同様である．

模範解答 b

（高橋靖弘，柿崎裕彦）

謝辞
本項で示した解剖標本の使用を許可していただいた，愛知医科大学解剖学講座 中野隆教授，浅本憲教授に感謝いたします．

眼瞼ヘルペス

原因ウイルス

　眼瞼ヘルペスは，眼瞼に生じる帯状ヘルペスまたは単純ヘルペスであり，それぞれ原因となるウイルスが異なる．帯状ヘルペスは水痘・帯状疱疹ウイルス（varicella-zoster virus；VZV），単純ヘルペスは単純ヘルペスウイルス（herpes simplex virus；HSV）が原因となる．

帯状ヘルペス

臨床像：水痘・帯状疱疹ウイルス（VZV）が原因となり，初感染時に水痘を発症し，水痘治癒後に三叉神経節に潜伏する．三叉神経は前顔部の知覚を支配する神経で，第1枝から第3枝までの三つの枝に分かれている．第1枝は前頭部・前額部・上眼瞼・鼻背部・鼻尖部を，第2枝は下眼瞼・頬部を，第3枝は下顎部を支配しており，加齢や病気などで免疫力が低下しウイルスの再活性化が起こると[1]*1三叉神経領域に有痛性の皮疹がみられ，眼部帯状ヘルペス（herpes zoster ophthalmicus）と呼ばれる．発症は中高年に多く，小児にはまれである．

　皮疹は三叉神経領域の左右どちらかの片側にみられ，皮膚の疼痛と紅斑がみられた後，中心臍窩を有する米粒大から指先大の水疱がみられ，膿疱，びらん，潰瘍を形成し痂皮化していく．経過中はさまざまな段階の皮疹が混在し（**図1, 2**），皮疹治癒後に瘢痕や帯状疱疹後神経痛を残すことがある．

　皮疹は三叉神経第1枝領域にみられることが多く，三叉神経第1枝から分枝する鼻毛様体神経が鼻や眼球，結膜にも分布しているため，鼻背部や鼻尖部に皮疹を認める場合には眼合併症の頻度が高くなる．これは，Hutchinsonの法則と呼ばれる（**図3**）．

眼合併症：皮疹と同側の眼瞼や結膜，強膜，虹彩，角膜，網膜，外眼筋などに多彩な眼症状を合併する．眼瞼の腫脹や発赤，結膜には充血や結膜炎の症状がみられる．また，強膜炎や上強膜炎，虹彩毛様体炎がみられ，眼圧の上昇を伴うことがある．角膜には，上皮型

文献はp.316参照．

*1 VZVに対する感染防御には，抗体反応による液性免疫よりも，VZV特異的な細胞性免疫が重要であると考えられ，糖尿病患者での帯状疱疹の発症率が高い原因として，VZV特異的細胞性免疫反応の低下が関与している可能性が報告されている．

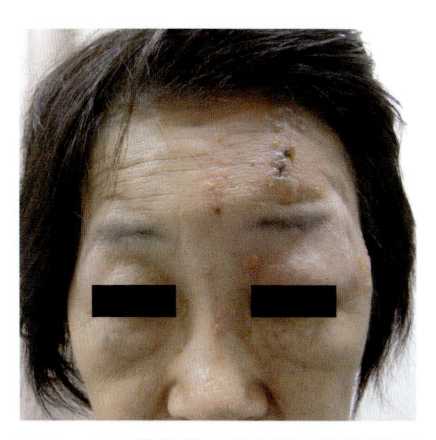

図1 三叉神経第1枝領域の眼部帯状ヘルペス
62歳, 女性. 左の三叉神経第1枝領域の前額部と上眼瞼に水疱を認める.

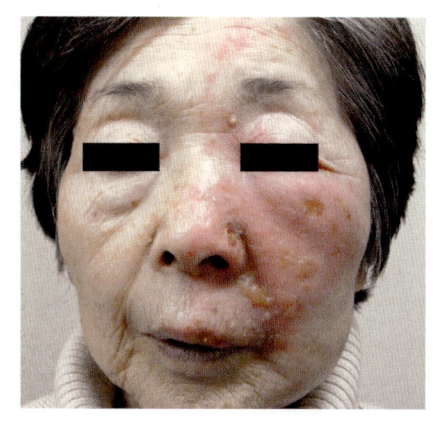

図2 三叉神経第1・2枝領域の眼部帯状ヘルペス
82歳, 女性. 主に左の三叉神経第2枝領域の下眼瞼と頬部に紅斑と水疱を認める. また, 三叉神経第1枝領域にも紅斑と水疱を認める.

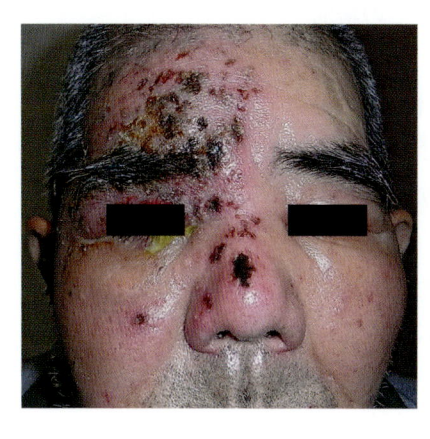

図3 Hutchinsonの法則
71歳, 男性. 右の三叉神経第1枝領域の眼部帯状ヘルペス. 鼻背部や鼻尖部に皮疹を認める場合, 眼症状の発現頻度が高くなる.

病変の偽樹枝状角膜炎*2 や実質型病変の円板状角膜炎などをみることがある. また頻度は多くないが, 網膜炎の発症や, 皮疹と同側の動眼神経麻痺, 滑車神経麻痺, 外転神経麻痺などがみられ外眼筋麻痺を生じることがある.

検査：VZVはウイルスの分離培養が難しいため, 水疱内容からのウイルス抗原の確認や, polymerase chain reaction (PCR) 法でのウイルスDNAの証明, 偽樹枝状角膜炎からはimpression cytologyを用いたウイルス抗原の検出[2] などが行われる. 血清学的検査では眼部帯状ヘルペス発症後1週間から6か月の間, 補体結合抗体価が上昇すると報告されている[3].

皮疹を伴わない眼部帯状ヘルペス：三叉神経領域に皮疹を伴わないが, 眼圧上昇や偽樹枝状角膜炎などの眼部帯状ヘルペスの症状がみられることがあり[4], 皮疹を伴わない無疱疹帯状疱疹 (zoster sine herpete；ZSH) に注意する必要がある.

[*2] 偽樹枝状角膜炎は, 単純ヘルペスウイルスによる樹枝状角膜炎に比べると, フルオレセインによる染色が弱く, 末端膨大部 (terminal bulb) がなく, 角膜表面からやや隆起しているなどの特徴をもつ.

単純ヘルペス

臨床像：単純ヘルペスウイルス（HSV）が原因となり，初感染時とその後の再発時に発症する．初感染の多くが乳幼児期や小児期までに起こり，その大部分が不顕性感染であるが，10％程度のものが顕性化してくる．発症は乳幼児や小児に多く，成人には少ない．

皮疹は中心臍窩を有する水疱で，三叉神経の支配領域とは無関係に分布する．片側の上下の眼瞼に発症することが多いが，両側の眼瞼に皮疹をみることもある．単純ヘルペスウイルスによる皮疹では眼部帯状ヘルペスのような激しい痛みがでることは少なく，約1～2週間で治癒していく．

眼局所には眼瞼の腫脹や発赤，濾胞性結膜炎の症状がみられ，耳前リンパ節腫脹を伴うことがあり，アデノウイルス結膜炎との鑑別も要する．

検査：水疱内容を用いたウイルスの分離培養や，酵素抗体法や蛍光抗体法でのウイルス抗原の確認，PCR法でのウイルスDNAの証明などが行われる．血清学的検査では急性期と回復期のペア血清を用いた抗体価の上昇が診断に有用である．

Kaposi水痘様発疹症：アトピー性皮膚炎患者は皮膚のバリア機能の低下や免疫能の変化のために，HSVによる水疱が全身に広がり重症化することがあり，Kaposi水痘様発疹症と呼ばれる．眼局所には樹枝状角膜炎や，角膜輪部から球結膜にかけての小円形びらん，結膜には濾胞性結膜炎などをみることがある[5]．

治療

眼瞼ヘルペスの治療は，抗ウイルス薬の全身および局所投与が基本になる．眼部帯状ヘルペスで皮疹が広範であったり眼症状が強い場合には，アシクロビルの点滴静注[*3]や，アシクロビルのプロドラッグであるバラシクロビルの内服[*4]による全身投与が行われる[6]．皮疹出現後の早期に抗ウイルス薬を投与しウイルス量を減らすことが皮疹の治癒や帯状疱疹後神経痛の抑制に重要であり，皮膚科との連携が大切になる．眼部帯状ヘルペスの皮疹が眼瞼縁まで広がり眼症状がみられる場合（**図4**）には，アシクロビル眼軟膏の局所投与が行われる．アシクロビル眼軟膏は偽樹枝状角膜炎にも効果が期待できる．また虹彩毛様体炎や強膜炎，角膜実質炎がみられるときにはステロイド点眼薬を用いたり，眼圧上昇を伴うときには緑内障点

[*3] 眼部帯状ヘルペスに対するアシクロビルの点滴静注は，5mg/kg/回を1日3回，1時間以上かけて行い，7日間投与される．

[*4] 眼部帯状ヘルペスに対するバラシクロビルの内服は1,000mg/回を1日3回，7日間投与される．

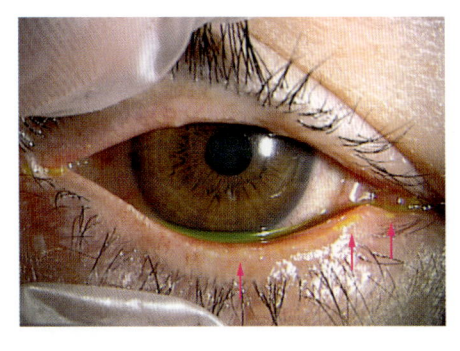

図4 眼瞼縁の皮疹
57歳，女性．右の眼部帯状ヘルペスがみられ，皮膚科からの紹介で眼科受診となった．結膜充血と眼瞼縁の皮疹がみられ（矢印），アシクロビル眼軟膏と抗菌薬の局所投与を行った．皮膚科ではアシクロビルの点滴静注が開始されていた．

眼薬が用いられる．

単純ヘルペスによる眼瞼ヘルペスの場合にも，アシクロビルやバラシクロビルの全身投与や，アシクロビル眼軟膏の局所投与が行われる．

また，帯状ヘルペスと単純ヘルペスのいずれの眼瞼ヘルペスにおいても，混合感染予防のために抗菌薬の局所投与を用いることがある．

カコモン読解　第20回 臨床実地問題9

40歳の男性．右眼の充血と眼瞼の発疹，腫脹，疼痛を訴えて来院した．アトピー皮膚炎の既往があり皮膚科に通院している．右眼外眼部写真と前眼部写真とを図A，Bに示す．
適切な治療はどれか．2つ選べ．

a アシクロビル眼軟膏点入　　b 副腎皮質ステロイド薬点眼　　c タクロリムス眼瞼塗布
d 副腎皮質ステロイド薬眼瞼塗布　　e アシクロビル内服

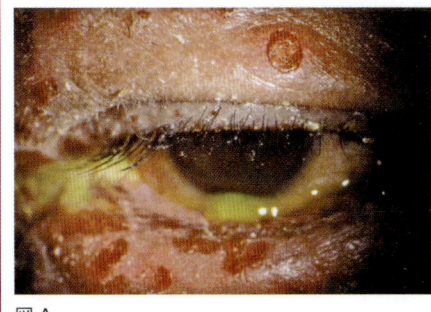

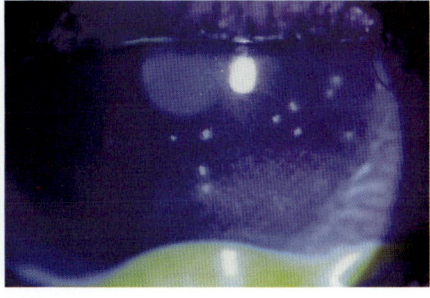

図A　　　　　　　　　　図B

解説　症例はアトピー性皮膚炎の既往があり，図Aでは充血と眼瞼の皮疹がみられる．皮疹は中心に臍窩を有する水疱であり，単純ヘルペスが重症化したKaposi水痘様発疹症と考えられる．図Bでは角膜輪部にフルオレセインに染まる上皮病変がみられる．治療には抗ウイルス薬の全身および局所投与が行われる．

模範解答　a, e

（赤沼正堂）

霰粒腫・麦粒腫

麦粒腫とは？

　麦粒腫（hordeolum, Sty）は，眼瞼に付属する腺組織の細菌感染症である．外麦粒腫（external hordeolum）とは，睫毛に付属する皮脂腺（Zeis腺）や汗腺（Moll腺）に感染が生じた場合で，いわば毛包炎である（**図1a**）．一方，内麦粒腫（internal hordeolum）とはMeibom腺に感染が生じた場合である（**図1b**）．

臨床像：通常，発赤，腫脹，疼痛，圧痛があり，内麦粒腫では進行すると膿点がみられる．

治療：麦粒腫は細菌感染症であるから，治療の基本は抗菌薬の投与である．腫脹の強い症例では，点眼薬や眼軟膏の局所投与だけではなく内服薬を併用する．穿刺あるいは切開して排膿という治療法もあるが，抗菌薬の投与が基本となる．

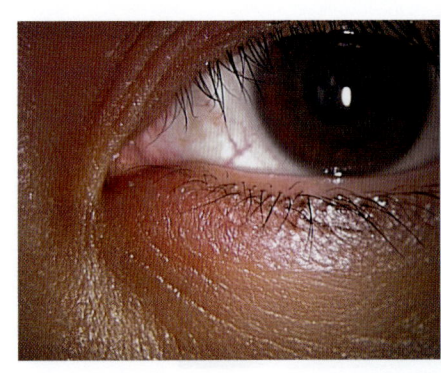

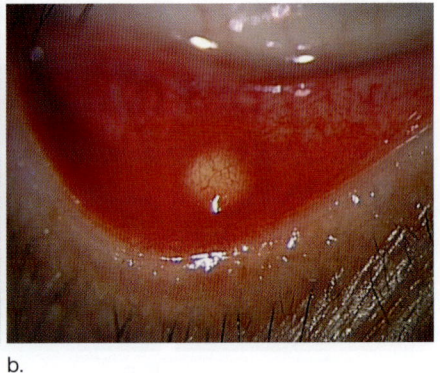

a.　　　　　　　　　　　　　　　　b.

図1　麦粒腫
a. 26歳，女性．外麦粒腫．睫毛の根部を中心とした発赤と腫脹を認める．
b. 59歳，男性．内麦粒腫．瞼結膜に白色の膿点と充血を認める．

霰粒腫とは？

　霰粒腫（chalazion）はMeibom腺の非感染性の慢性肉芽腫性炎症である*1．発症機序は不明であるが，Meibom腺の分泌物（主に脂質）が変性し，それが腺外の実質組織と異物反応を生じた肉芽腫性

*1 霰粒腫は囊胞である，あるいは霰粒腫には被膜があるという記載をみることがあるが，いずれも正しくない[1]．

文献は p.316 参照．

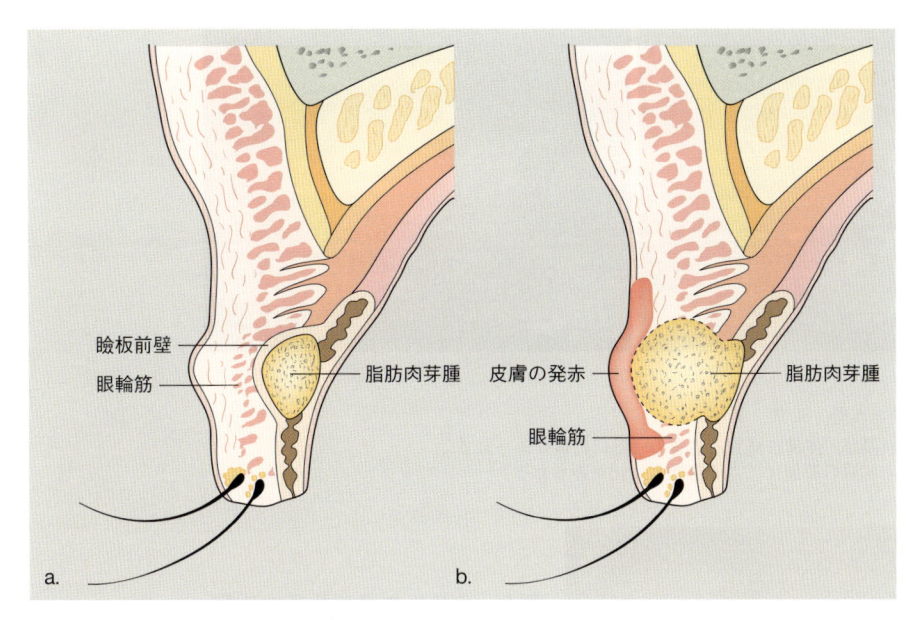

図2 霰粒腫の二つのタイプ
a. 限局型．脂肪肉芽腫が瞼板内に限局しているタイプ．
b. びまん型．脂肪肉芽腫が瞼板前面を破り，眼瞼前葉にまで及び皮膚が発赤しているタイプ．
（小幡博人：霰粒腫の病理と臨床．眼科 2005；47：87-90.）

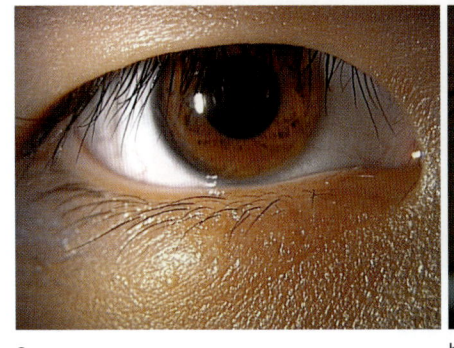

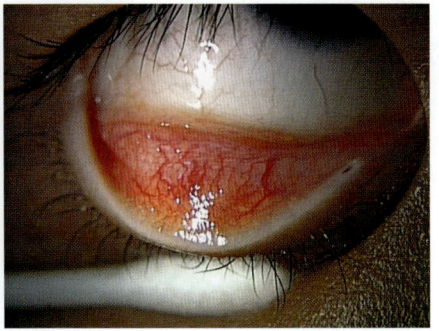

図3 霰粒腫（限局型，15歳，男性）
a. 瞼板内に限局している霰粒腫．皮膚に発赤はない．
b. 瞼結膜にも明らかな変化はない．

炎症，すなわち脂肪肉芽腫と考えられる．

二つの臨床像：霰粒腫はまず瞼板内に発生するが，瞼板内に限局しているものと，瞼板前面を破壊し，眼瞼前葉にまで炎症が及ぶものの二つのタイプがある（図2）[1,2]．前者を"限局型"，後者の進行した状態を"びまん型"と分類する．限局型の場合，発赤，疼痛，圧痛はなく，皮下に固い腫瘤として触知される（図3）．瞼結膜には明らかな変化がない．一方，びまん型は，眼瞼前葉に炎症が及ぶため，皮膚に発赤がある（図2，4）．瞼結膜にも充血や瞼板の菲薄化による

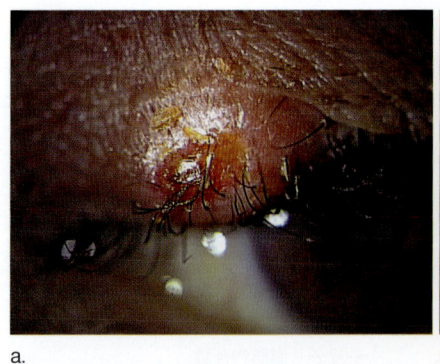

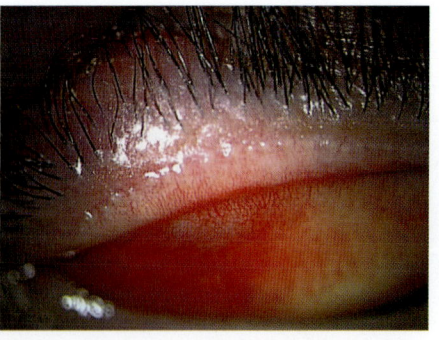

図4 霰粒腫（びまん型，62歳，男性）
a. 眼瞼前葉に炎症が及び，皮膚に発赤と皮膚の一部に自壊がみられる．
b. 瞼結膜は，充血と瞼板の菲薄化による色調の変化がみられる．

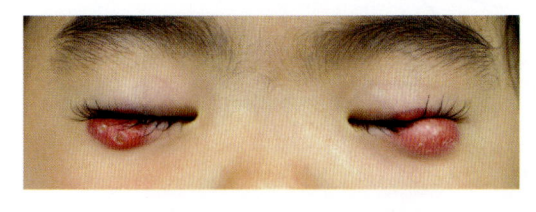

図5 多発し皮膚が発赤する霰粒腫
2歳，女児．皮膚に発赤がみられるびまん型である．

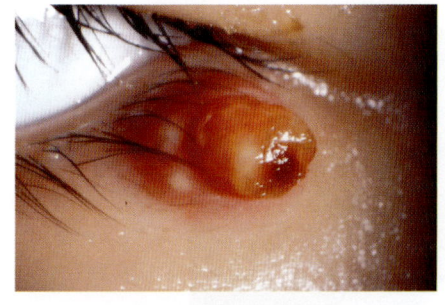

図6 霰粒腫の皮膚の自壊
6歳，男児．皮膚が自壊し，肉芽腫が露出した状態．

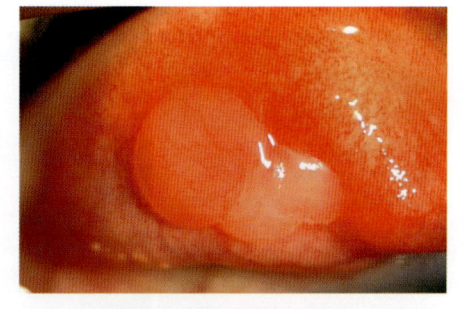

図7 霰粒腫が瞼結膜側に破裂して生じた肉芽組織

色調の変化がみられる．また，びまん型の場合は軽度の圧痛がある．小児の場合は，多発したり，びまん型に移行しやすく（図5），また，皮膚が自壊し，霰粒腫の本態である肉芽腫が露出することがある（図6）．霰粒腫は時に瞼結膜側に破裂し，ポリープ状の肉芽組織を生じることがある（図7）．

麦粒腫と霰粒腫の鑑別

麦粒腫と霰粒腫の両者の鑑別が困難な症例にしばしば遭遇する．その理由は，①霰粒腫が進行すると眼瞼皮膚が発赤し感染症のようにみえること，②霰粒腫は麦粒腫から生じることがある，③霰粒腫に二次的に感染が起こることがある，などである．②と③に関す

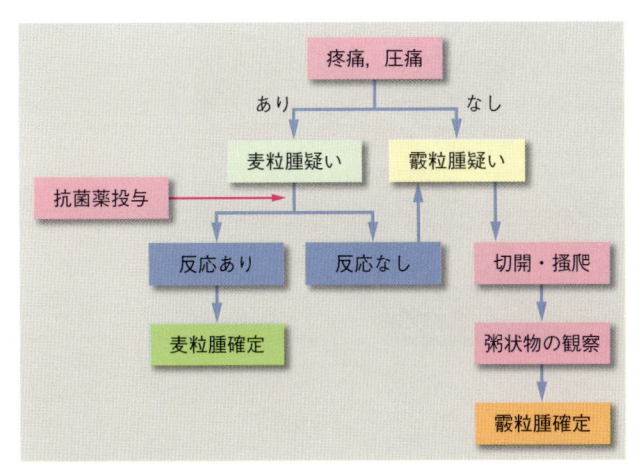

図8 麦粒腫と霰粒腫の鑑別フローチャート

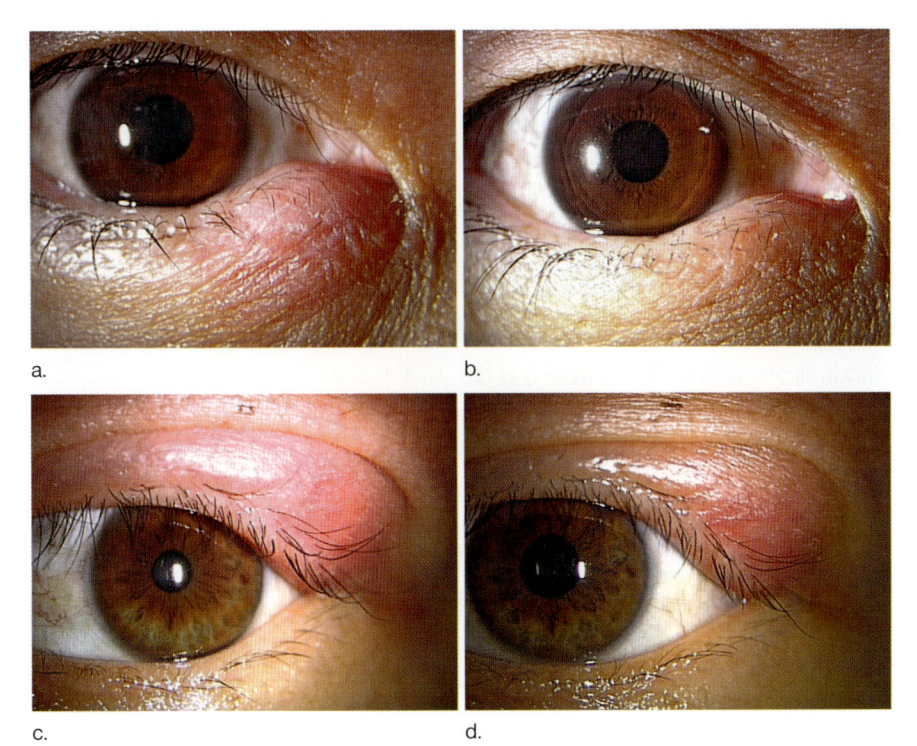

図9 麦粒腫と霰粒腫の抗菌薬に対する反応
臨床所見は類似するが,抗菌薬に反応した麦粒腫の例(a:治療前,b:治療後),抗菌薬に反応せず,しこりが残存し,霰粒腫と診断した例(c:治療前,d:治療後).

る確証はない.

　発赤と腫脹は両者にみられ,霰粒腫も皮膚に自壊すると膿点のようにみえることがあり鑑別点にならない.そこで,疼痛・圧痛の有無と抗菌薬に対する反応の有無という2点が鑑別点と考え,鑑別フローチャートを作成した(**図8**)[3].眼瞼皮膚の発赤,腫脹,圧痛があり臨床所見は類似しているが,抗菌薬に反応して麦粒腫と診断した

a.　　　　　　　　　　　　　　b.

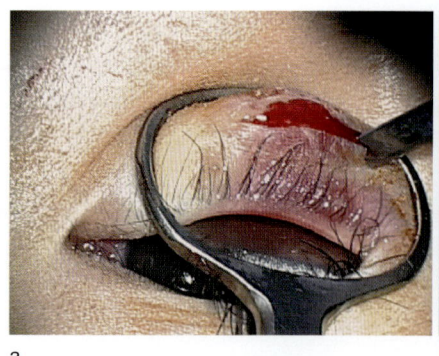

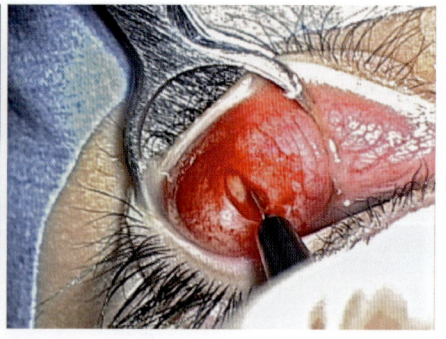

図10　経皮法（a）と経結膜法（b）
切開の方向が異なる．

例と，抗菌薬に反応せず霰粒腫と診断し，手術した例を**図9**に示す．

治療方針と手術適応

　霰粒腫であることが明らかな場合，本人に早期治療の希望があれば，手術治療の説明を行う．早期治療の希望がなければ，いつでも治療は可能であること，変化があった場合は再来してもらうこと，ごくまれに自然に縮小することなどを説明し，経過観察とする．

　麦粒腫と霰粒腫の鑑別がつかないときの治療方針は，いずれかの可能性であることを説明し，まず抗菌薬の点眼薬と内服薬3日分を処方する．1週間後再来してもらい，しこりが残るようであれば霰粒腫の可能性であることを説明し，手術治療の説明を行う．

　小児の場合で，手術が困難，あるいは手術以外の治療を希望された場合，後述するようなステロイド眼軟膏による治療も選択肢の一つである．

手術方法

　霰粒腫の治療の基本は手術である．方法は切開と搔爬であるが，経結膜と経皮の二つのアプローチがある．筆者は，瞼板内に限局していると考えられる場合は経結膜法で，眼瞼前葉に及ぶびまん型の場合は経皮法を選択している[4]．経結膜法の場合は瞼縁に垂直に切開を入れ，経皮法の場合は瞼縁と平行に切開を入れる（**図10**）．いずれのアプローチにしろ，鋭匙で十分に搔爬した後は，挟瞼器を外し，触診で腫瘤の取り残しがないかを確認する．霰粒腫の内容物は黄色の粥状物であるが，搔爬しても粥状物が出ずに，固い組織であった場合は病理検査に提出する．

ステロイド治療

霰粒腫は炎症性腫瘤であるからステロイドに反応して縮小する．ステロイドの局所注射という治療法は以前から知られているが，筆者は施行した経験がない．

眼瞼前葉に炎症が波及したびまん型や瞼縁にできた霰粒腫の場合，ステロイド軟膏の治療が有効な場合がある[3,4]．小児のみならず，成人でも処方する場合がある（図11）．具体的にはステロイドの眼軟膏（ネオメドロール EE 軟膏®，プレドニン眼軟膏® など）を1日2回眼瞼皮膚の隆起部に塗布する．この治療の短所は，縮小までに約1～3か月と時間がかかること，眼圧上昇の懸念があることである．

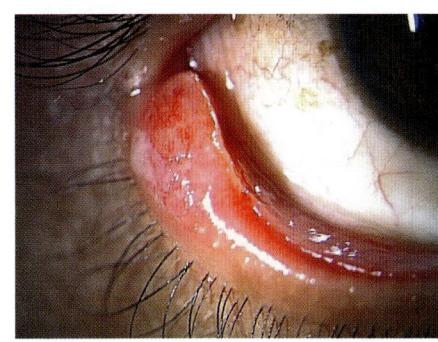

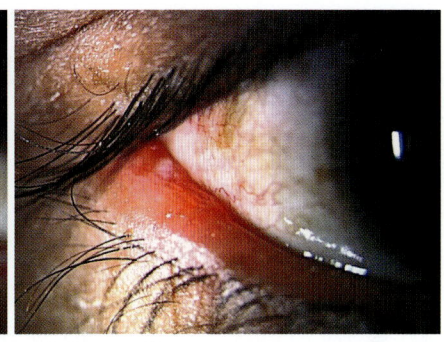

a. 治療前　　　　　　　　　　　　　b. 治療3か月後

図11　ステロイド軟膏による治療
19歳，男性．皮膚に発赤があるびまん型霰粒腫や瞼縁の霰粒腫の場合，ステロイドが奏効する．

カコモン読解　第19回　一般問題26

外麦粒腫が生じるのはどれか．2つ選べ．
a Krause 腺　　b Meibom 腺　　c Moll 腺　　d Wolfring 腺
e Zeis 腺

解説　Moll 腺は睫毛に付属する汗腺，Zeis 腺は睫毛に付属する脂腺である（図12）．Krause 腺と Wolfring 腺は結膜下にある副涙腺である．Meibom 腺は瞼板の中に存在する脂腺の一種である．外麦粒腫は，睫毛に付属する腺組織に感染が生じた状態であるので，答えは簡単であろう．

模範解答　c，e

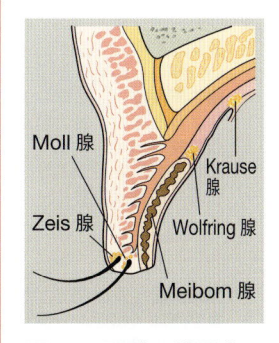

図12　眼瞼に付属する腺組織

（小幡博人）

眼瞼けいれん

臨床像

　眼瞼けいれんは，眼瞼周囲の筋（眼輪筋）に間欠性あるいは持続性の過度な収縮により不随意な閉瞼を生ずる局所ジストニア[*1]で，ほかの神経学的，眼科的異常が原因となっていないものと定義される[1]．診断名は眼瞼けいれんであるが，まぶたが"ピクピク"というけいれんではなく，その本態は中枢性の瞬目の制御異常（正常な瞬目ができない）であり，片側の眼瞼や顔面がピクピクする顔面けいれんとはまったく異なる疾患である．強い羞明やさまざまな眼および眼周囲の異常感覚（ごろごろ，しょぼしょぼ，痛いなど）を合併するなど臨床像はさまざまで，重症例では口輪筋や笑筋，咽頭，頸部筋まで及ぶジストニアがみられる．

　本症は本態性，薬物性，症候性に分けられ，本態性の場合，好発年齢は40歳以降が多く，男女比は1：2～2.5で女性に多い．40歳未満の若年発症例は薬物性（向精神薬や抗不安薬）が多く，また化学物質（シンナー，ガソリン，防蟻剤など）の曝露歴がみられるこ

[*1] ジストニア
中枢神経系の障害による不随意な持続的筋収縮にかかわる運動障害の総称．姿勢異常や全身あるいは身体の一部がねじれたり，硬直，けいれんといった症状が起こる．

文献は p.317 参照．

表1　眼瞼けいれん患者の症状，所見

自覚症状
1. 瞬目過多
2. 開瞼困難（眼を開いていられない，眼を閉じているのが楽など）
3. 異常な羞明（太陽がまぶしくてサングラスなしでは歩けない，家の中でもまぶしい，テレビの光がまぶしいなど）
4. 眼の不快感（しょぼしょぼ，ごろごろ，うっとうしい，重いなど）や痛み（やけるような痛み，眼の奥が痛いなど），流涙
5. 眼の乾燥感
6. 眼瞼下垂，片目つぶり
7. 頭痛，耳鳴り，肩こり，抑うつなど

他覚所見
1. 開瞼困難（重症例では開瞼の持続が困難）
2. 瞬目増加（初期から瞬目回数は増加する）
3. 鼻根部の横しわや眉間の深い縦しわ
4. 瞬目の際の眉毛の下降（瞬目とともに眉毛も大きく動く）
5. ほかの顔面筋の不随意運動（瞬目とともに口部および頬部の不随意運動を合併）
6. 知覚トリック（眉毛外側や側頭部，頬部など強く押さえると開瞼が可能になる）

表2 随意瞬目テスト

A：軽瞬（眉毛部を動かさないで，軽い歯切れのよいまばたきをしてみる）	
リズムよくできた	0点
眉毛部が動くなど強いまばたきしかできない	1点
ゆっくりリズムよいまばたきができず，細かく早くなってしまう	2点
まばたきそのものができず，目をつぶってしまう	3点
B：速瞬（できるだけ早くて軽いまばたきを10秒間してみる）	
10秒間に30回以上の軽いまばたきが，ほぼリズムよくできた	0点
途中でつかえたりして30回以上はできないが，だいたいできた	1点
リズムが乱れたり，強いまばたきが混入した	2点
早く軽いまばたきそのものができない	2点
C：強瞬（強く目を閉じ，すばやく開ける動作を10回してみる）	
できた	0点
すばやく開けられないことが1，2回あった	1点
開ける動作がゆっくりしかできなかったり，けいれん様の動きが混入した	2点
開けること自体に著しい困難があるか，10回連続できなかった	3点
0点　：眼瞼けいれんではなく，ごく軽度（重症度I） 1～2点：重症度II 3～4点：重症度III 5～7点：重症度IV 8点　：重症度V	

（若倉雅登：眼瞼ジストニア〈眼瞼けいれん〉の概念と診断．眼科 2008；50：895-901．）

とがある．わが国には少なくとも20万～30万人の患者がいると推測されているが，多くはドライアイ，眼精疲労，自律神経失調症などと診断され見逃されていることが多い．

　原因病巣としては視床，大脳基底核（線条体，黒質，淡蒼球，視床下核），補足運動野，視覚野，前部帯状回を含む神経回路内の多因子による伝達異常が存在するものと考えられている[2-4]．

診断

　眼瞼けいれんの自覚症状および他覚所見を表1に示す．

　診断は詳しい問診や随意瞬目テスト（表2）にて行う[5]．軽症・中等度の眼瞼けいれん症例では，しばしば眼瞼けいれんを疑って診療を行わないと見逃してしまうので，患者の自発的な訴えだけでなく，表1を参考に医師側から眼瞼けいれんに伴う症状を詳しく聞きだす

表3 眼瞼けいれん自己診断テスト

（　）まばたきが多い
（　）外に出ると，または屋内でもまぶしい
（　）眼を開いていられない（眼をつぶっていたい）
（　）眼が乾く，しょぼしょぼする，痛いなどいつも目のことが気になる
（　）人ごみで人やものにぶつかる，またはぶつかりそうになる
（　）電柱や立木，停車中の車などにぶつかったことがある
（　）戸外の太陽や風，階段の昇降が苦手で外出を控えている
（　）危険を感じるので，車や自転車の運転をしなくなった
（　）手を使って眼を開けなければならないときがある
（　）片目をつぶってしまう

○の数：0個　正常，1～2個　眼瞼けいれんの疑い，3個以上　眼瞼けいれん
（若倉雅登：眼瞼ジストニア〈眼瞼けいれん〉の概念と診断．眼科 2008；50：895-901．）

ことが大切である．眼瞼けいれんを疑った場合は，自己診断テスト（**表3**）を用いるのもよい[5]．

随意瞬目テストでは，随意瞬目（速瞬，軽瞬，強瞬）をさせた場合の不随意な瞬目，眼輪筋など眼周囲筋の不随意運動を誘発して診断する．診察室で検査道具も用いずに数秒間でできる簡易な検査ではあるが，眼瞼けいれんの診断には非常に有用な検査である．

眼瞼けいれんは自覚症状がドライアイと非常に類似していることが多く，また4割でドライアイを併発しているが[2,6,7]，前眼部所見の程度と比較し自覚症状の訴えが強く，また点眼など治療を行って前眼部所見が軽快しても，自覚症状が治療抵抗性であることも眼瞼けいれんを疑うきっかけとなる．また，角膜や中間透光体の異常では説明できない強い羞明（テレビがまぶしい，サングラスを装用しないとまぶしくて歩けない，自宅もカーテンを閉めて生活している，木漏れ日がまぶしく感じるなど）を伴う場合も眼瞼けいれんの診断のヒントとなり，また，しばしば眼周囲の知覚過敏による治療抵抗性の眼痛（眼の奥が痛い，眼所見では説明できないごろごろ，しょぼしょぼなどの痛み）の訴えが主訴である場合もある．

薬剤性の眼瞼けいれんの原因薬としては向精神薬，抗不安薬，抗パーキンソン薬，抗ヒスタミン薬があるが[8]，特にわが国で睡眠薬として頻用されているベンゾジアゼピン系，チエノジアゼピン系の抗不安薬の内服が眼瞼けいれんの発症および増悪に関与することが

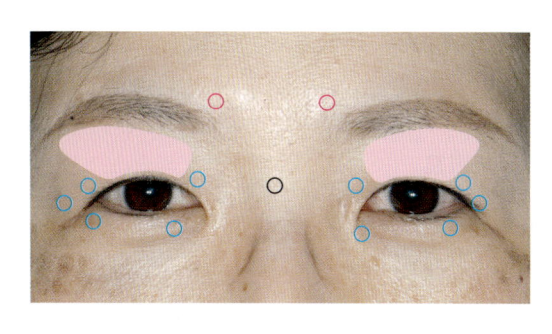

図1 ボツリヌス毒素投与部位
○：皺眉筋，○：鼻根筋，○：投与，■：投与を避ける．

あり[9]，必ず睡眠薬や安定剤の内服がないか確認しておく（一番軽い薬として内科医から処方されていることが多く，患者もそのような認識があるため患者側からの申告がない場合も多いので，必ず具体的に聴取する必要がある）．

治療

眼瞼けいれんの発症要因は，脳の基底核を含む中枢神経系の伝達異常と考えられているが，今のところ根治的治療はまだ開発されておらず，対症療法が中心となる．薬剤性が疑われる場合は，可能であれば他科との連携をとりながら原因薬剤の減量を行っていくと眼瞼けいれんが軽快する可能性がある．

ボツリヌス療法（A型ボツリヌス毒素注射）：眼瞼けいれんの治療の第一選択であり，ボツリヌス毒素投与[*2]により眼輪筋および眼周囲の筋力を低下させて開瞼を容易にする．投与部位は眼輪筋が一般的であるが，皺眉筋・眉根筋の投与も効果的[*3]であり，**図1**に示す部位に投与単位1か所につき1.25～2.5単位（最大5単位まで）を皮下に注射する．注射の効果は2，3日後から出現し1～3週でピークとなるが，神経筋接合部の再開通が生じるので3～4か月で効果消失する．副作用としては閉瞼不全による角膜障害，流涙，眼周囲の表情がつくりにくいなどの違和感などがあるが，注射後1～2週間に多くみられ，一過性で消失する．ボツリヌス療法[*4]は眼瞼けいれんの対処療法であるため根治には至らず，また，その効果は非常に満足な症例からわずかに効く程度までさまざまであり，約2割程度はボツリヌス療法無効例も存在する．投与単位を上げると必ずしも治療効果や効果持続時間が長くなるわけではなく，ボツリヌス治療の副作用ばかり目立つことにもあるので，注意が必要である．

内服療法：内服治療として抗けいれん薬（クロナゼパム：リボトリール®，カルバマゼピン：テグレトール®）や抗不安薬（ジアゼパム：セルシン®，ホリゾン®，エチゾラム：デパス®，ブロチゾラム：

[*2] **ボツリヌス毒素投与単位**
BOTOX®の投与単位は，1ボトルを溶かす生理食塩水の量を変えて1か所あたりの投与量を一定として投与単位を調節する場合と，1ボトルを溶かす生理食塩水の量を一定として，1か所あたりの投与量を調節することで投与単位を変える方法がある．
1か所あたり0.1 mL投与するとすると，BOTOX 50®の場合，生理食塩水4 mLで溶解すると1.25単位/0.1 mL，生理食塩水2 mLだと2.5単位/0.1 mL，生理食塩水1 mLだと5単位/0.1 mLとなる．
筆者は後者の方法をとっており，BOTOX 50®の場合は生理食塩水1 mLに溶き，1.25単位の場合は1か所あたり0.025 mL投与，2.5単位の場合は0.05 mL，5単位の場合は0.1 mL投与としている．溶解する生理食塩水の量を一定にすることで，投与単位の間違えを防止できることと，1か所あたりの投与量を少なくすることで痛みを軽減することができる．

[*3] 筆者は眼輪筋への投与に合わせて皺眉筋・眉根筋への投与も必ず行っている．

[*4] **BOTOX®**
治療は講習を受けた医師のみ施行が可能で，薬物が提供される仕組みになっている．講習はインターネットで受講が可能である．

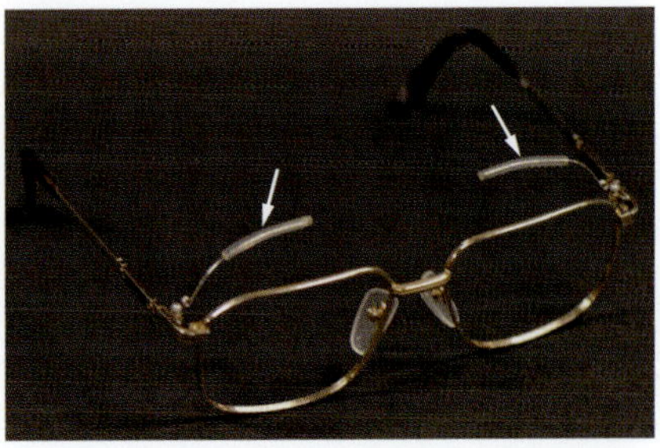

図2 クラッチ眼鏡
眼瞼けいれんの知覚トリックを利用して開瞼を補助する．クラッチ（矢印）を上眼瞼にあてて（ひっかけて）使用する．瞬目のコントロールも改善することが多い．

レンドルミン®）が従来用いられていたが，有効率は低いのであくまでも補助治療である[*5]．特にベンゾジアゼピン系，チエノジアゼパム系の抗不安薬は投与初期には一過性に症状の軽減がみられる場合があるものの，薬剤性の眼瞼けいれんを誘発することが知られており，筆者は用いていない．筆者はボツリヌス療法無効例や効果不良例にのみ内服治療を行っている．比較的効果は弱いが，副作用の少ない漢方薬（抑肝散）や抗コリン薬（トリヘキシフェニジル：アーテン®など）を使用しており，症状軽減に効果があることがある．アーテン®の投与量は1日量2～4mg程度で一時的な効果を現し，副作用として口渇，悪心，便秘，ふらつき，記憶障害などがある．また，ボツリヌス療法無効な眼瞼けいれんの異常感覚に対しては，選択的セロトニン取り込み阻害薬（SSRI）で異常感覚が軽減することがある．

クラッチ眼鏡や遮光眼鏡：眼瞼けいれん患者の多くが羞明を訴えるが，羞明の軽減目的には特に短波長をカットする遮光レンズを用いた遮光眼鏡を処方するとよい．また，眼鏡にクラッチ（上眼瞼をひっかけ上方へあげるワイヤーや鼻あてパッド）をつけ，眼瞼けいれんに特異的なトリック効果を利用して瞬目のコントロールをしやすくするクラッチ眼鏡（図2）も有効であり，遮光眼鏡と併用してクラッチをつける場合もある．

手術療法[10]：眼瞼けいれんの治療は前述の治療が主体であり，外科的な治療が第一選択とはならない．眼瞼けいれんに対する手術としては，眼瞼けいれんの併発症（眼瞼皮膚弛緩や眼瞼下垂，眉毛下垂や外眼角靱帯弛緩や下眼瞼内反）に対する手術と，ボツリヌス毒素治療が無効・禁忌となる場合のけいれん軽減目的の手術がある．

眼瞼けいれんによる併発症の手術としては眼瞼皮膚切除術，眼瞼挙筋短縮術，眉毛挙上固定術や，前頭筋前転術などを行うが，併発症に対する手術は眼瞼けいれんの根本的治療ではないため，一時的には自覚症状は軽快するが，長期的には症状が再燃しボツリヌス治

[*5] 眼瞼けいれん治療ガイドライン（日本眼科学会雑誌115巻 第7号掲載）に内服治療で用いられる薬剤や投与量について詳しく掲載されている．しかし，眼瞼けいれん治療の第一選択はボツリヌス療法であり，安易に内服治療を選択することは避ける必要がある．

療の継続が必要になる．また，眼瞼けいれん患者にはしばしば眼瞼周囲に知覚過敏が存在するため，術後の原因不明の疼痛や違和感が持続する可能性もあり，術前にきちんと説明しておく必要がある．

眼瞼けいれん軽減目的の手術に至る患者はきわめて少ないが，手術としては超選択的顔面神経切断術や閉瞼筋（眼輪筋）広範囲切除および部分切除などを行う．

カコモン読解 第20回 一般問題26

本態性眼瞼けいれんの症状はどれか．2つ選べ．
a 流涙　　b 眼脂　　c 羞明　　d 結膜充血　　e 開瞼困難

解説 眼瞼けいれんにはドライアイ，結膜弛緩，眼瞼下垂や眼瞼皮膚弛緩など，併発症を伴うことが多いのでさまざまな症状を呈するが，眼瞼けいれんの特徴的な症状としては中枢性の羞明と瞬目異常による開瞼困難の症状がある．

模範解答 c, e

カコモン読解 第20回 一般問題90

眼瞼けいれんでA型ボツリヌス毒素療法の標的となるのはどれか．
a 前頭筋　　b 眼輪筋　　c 瞼板筋　　d 上直筋　　e 上眼瞼挙筋

解説 眼瞼けいれんでは眼輪筋の異常収縮が生じて強い瞬目が生じているので，開瞼筋力を弱め開眼しやすくする目的でA型ボツリヌス毒素を眼輪筋に注射する．このとき，上眼瞼中央や眼の周囲を怖がって眼瞼縁から離して眉毛側に毒素を注射すると，上眼瞼挙筋に効いてしまい眼瞼下垂を起こす可能性があるので注意が必要である．

模範解答 b

（山上明子）

クリニカル・クエスチョン

BOTOX®は，どの程度繰り返し投与していいのでしょうか？

Answer 眼瞼けいれんに対して現在使用している投与量では抗毒素抗体の産生はみられず，何回反復投与しても差し支えありません．ただ，できるだけ不要な過剰投与は避け，注射間隔を長めに設定することも重要です．

クエスチョンの背景

A型ボツリヌス毒素（botulinum toxin type A；BTX-A）療法は長期間継続して行われることが多く，時間の経過とともにBTX-Aの治療効果が減弱し，やがては無効になる例が出現することがある．これは毒素蛋白に対する中和抗体産生によるもので，この抗体産生のリスクは，1回当たりの投与量，注射間隔，注射回数，累積投与量，毒素内の蛋白量などで規定される[1]．現時点で代替となるほかの毒素製剤がない（国内では近くNerbloc®[*1]が発売予定であるが，眼瞼けいれんには適応はない）以上，長期頻回投与例での抗体の検査と抗体産生のリスクを減少させることが必要である．

アンサーへの鍵

神経毒素内蛋白量と中和抗体：中和抗体の誘導が神経毒素内の蛋白量に依存する以上，毒素の精製を進め効力が同じでも含有蛋白量の少ない高力価製剤に変更すれば，抗体産生のリスクも減少する．そこで，BTX-A製剤製造各社においても，1バイアル当たりの神経毒素内蛋白量を減らす試みが行われている．具体的には，わが国で唯一眼瞼けいれん治療薬として認可されているBOTOX®注も，治験の段階で使用された製剤（original BOTOX®）から，1997年4月に

文献は p.317 参照．

[*1] **Nerbloc®**
海外ではNeurobloc®，またはMyobloc®と呼ばれている唯一のB型ボツリヌス毒素製剤．治験も終了しており2011年から2012年にかけて発売予定であるが，適応は痙性斜頸のみで眼瞼けいれんには適応はない．また，効果もA型毒素製剤より劣るとされている．

表1 新旧A型ボツリヌス毒素製剤での神経毒素内蛋白量とウサギでの中和抗体出現率

	DAS（マウスでの局所筋有効性）	ウサギでの中和抗体（8か月後）	神経毒素内蛋白量（/100単位）	特異性
original BOTOX®	同等	出現（8/9）	高濃度（25 ng）	低い
current BOTOX®	同等	まれ（1/9）	低濃度（6.5 ng）	高い

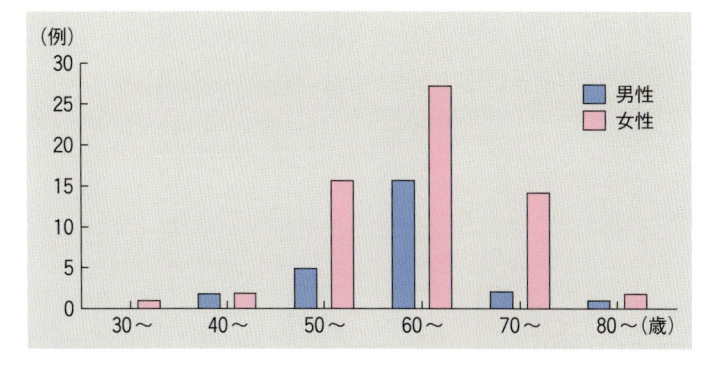

図1 兵庫医科大学病院で20回以上BTX-Aを注射した眼瞼けいれん患者の性別年齢分布
男女比は1対2.48で，男女とも60歳代が最多である．

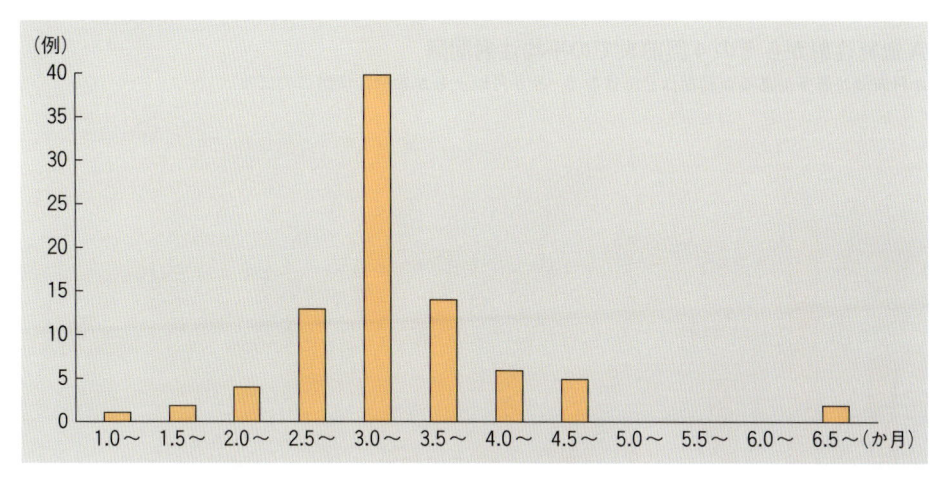

図2 BTX-A初回注射から5回目までの平均注射間隔
3か月以上3.5か月未満が最多で，5か月以上はほとんどみられない．

眼瞼けいれんに適応承認されたもの（current BOTOX®）への変更の際に1バイアル当たりの神経毒素内蛋白量は25 ngから6.5 ngまで改善され，ウサギでの中和抗体の発現も大きく減少した（**表1**）．さらに2000年7月以降現在に至るまで供給されている製剤では，さらに神経毒素内の蛋白量は約4.8 ngまで減少している．実際に筆者も累積投与量400単位以上の17例と，効果減弱を自覚した6例の計23例でmouse protection assay（MPA）法[*2]により中和抗体の有無を検査したが，いずれも陰性であった．現時点では国内では眼瞼けいれん，および片側顔面けいれんに対する長期投与でも抗体産生がみられた例は存在しない．

長期頻回投与例での反復注射の統計：1997年4月の保険収載以降すでに14年が経過した．その間に徐々に効果が減弱する例や，効果持続期間が短縮する例がみられるようになり，これらの症例では将来，反復注射が無効になる可能性も考えられた．そこで，兵庫医科大学病院眼科で20回以上のBTX-A療法を受けた87例（**図1**）の

[*2] **mouse protection assay（MPA）法**
患者血清を遠心分離し，マウス致死量の毒素とともにマウスに注入する方法．ほかにmouse diaphragm assay（MDA）法，免疫沈降法，簡便なものとしてテスト注射法がある．

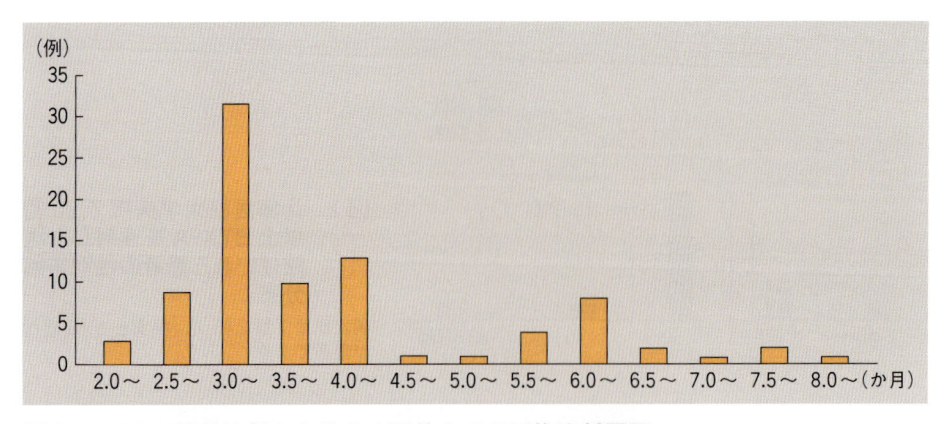

図3 BTX-A 最終注射からその4回前までの平均注射間隔
3か月以上3.5か月未満が最多であるが初期ほどではなく、5か月以上もかなりの例数にのぼる．

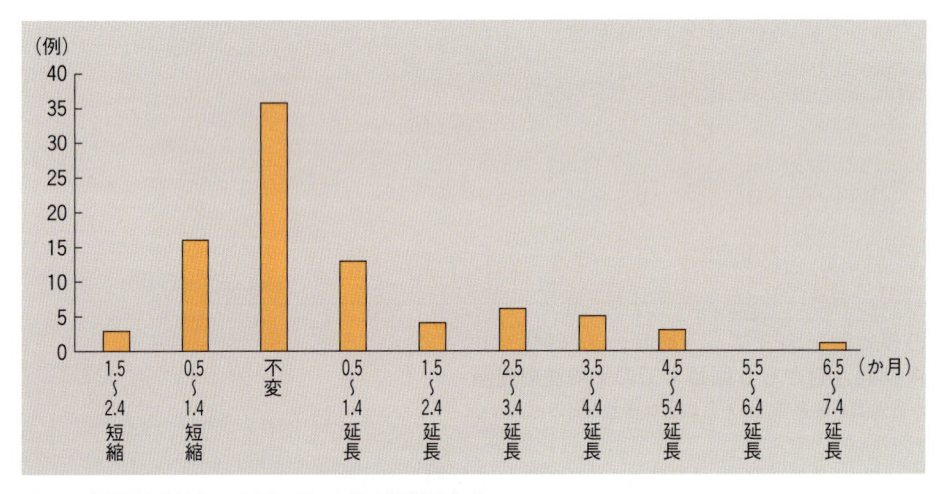

図4 頻回注射例の症例ごとの注射間隔変化
初期と最終とで変化がないものが多いが，症例数では延長するもののほうが短縮するものよりはるかに多い．

注射間隔（毒素有効期間）を調査した．最多注射回数は13年間に68回であり，60回以上の3例は現在もなお注射継続中である．これらの患者の初回から5回目の注射までの平均注射間隔（図2）と，最終注射からその4回前までの平均注射間隔（図3）を示した．さらに個々の症例ごとの注射間隔の変化（図4）も示す．これまで長期投与ではBTX-A注射効果が減弱し，効果持続期間も短縮する[2]とされてきたが，実際には効果持続期間が延長する例のほうが多いことが明らかになり，反復注射を持続してもなんら問題がないことが確認された．ただ，不要な注射や過剰な量の注射は合併症もより多く出現することから，できるだけ過剰投与は避け注射間隔を長めに設定すべきである．

（三村　治）

眼瞼下垂

眼瞼下垂とは

　上眼瞼を挙上する構造には，動眼神経と眼瞼挙筋，交感神経とMüller筋の二つの系統がある（図1）．眼瞼下垂は，これら神経・筋の障害により瞼縁が下がり，開瞼企図時の瞼裂垂直径（瞼裂幅，正常では9〜10mm）が小さくなる状態である．

分類と病態

　現在，眼瞼下垂の分類は多岐にわたる（図2）．先天性，後天性，加齢性などの年齢，外傷，コンタクトレンズなどの既往による分類もある．病態による分類では，動眼神経麻痺，重症筋無力症，筋の線維化，筋萎縮・ミオパチー，腱膜性下垂，その他がある．

　主な病態の模式図を図3に，手術時の挙筋腱膜の所見を図4に示す．動眼神経麻痺（図3a）では，眼瞼挙筋の弛緩により，穿通枝も弛緩，重瞼線が消失する．麻痺性斜視を生じ，時に散瞳を伴うこと

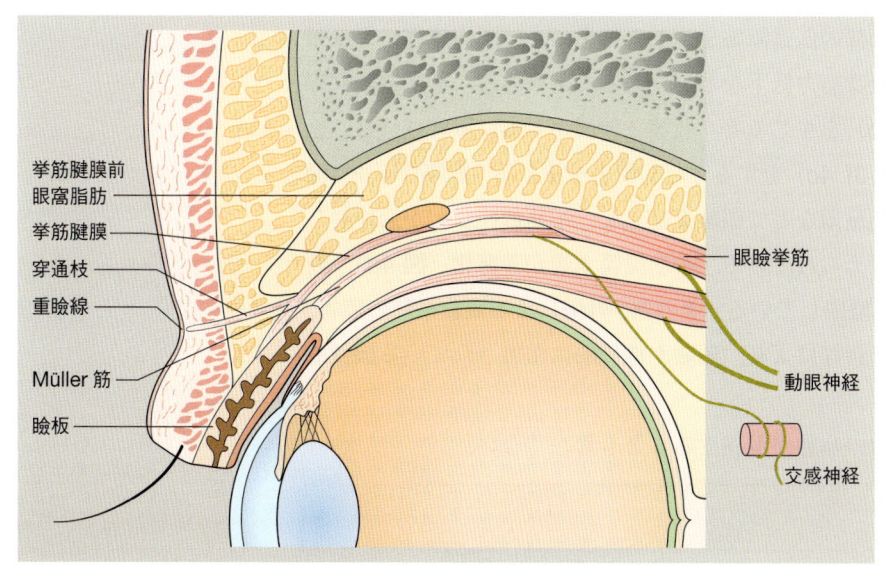

図1　眼瞼挙上にかかわる構造
眼瞼矢状断面と支配神経を示す模式図．

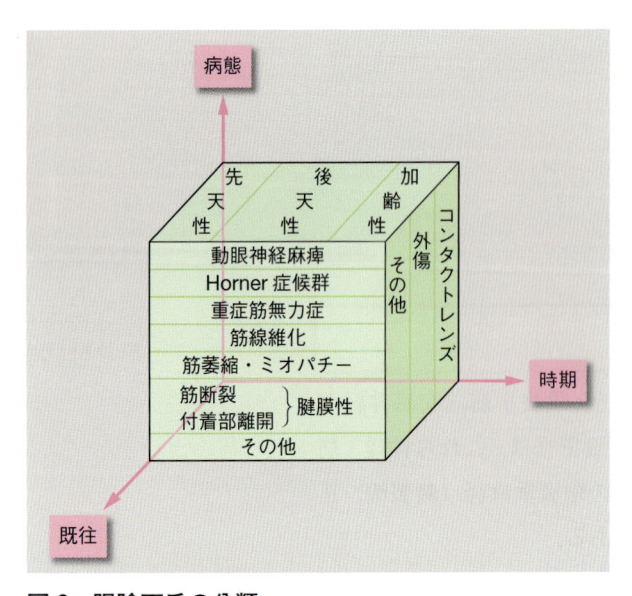

図2 眼瞼下垂の分類
時期，既往，病態などの分類が混在している．

もある．眼瞼挙筋がほかの神経により支配されると異常眼瞼運動を生じる（**図3b**）．代表例として，Marcus Gunn現象（三叉神経異常支配）がある．挙筋腱膜には著明な変化は生じない（**図4a**）．Horner症候群（交感神経麻痺，**図3c**）では，Müller筋は障害されているが挙筋腱膜は問題がない．このため，幅広い二重瞼と軽度下垂を生じ，縮瞳を伴う．重症筋無力症（**図3d**）は，神経筋接合部のアセチルコリン受容体（acetylcholine receptor；AChR）に対する抗体により，神経筋接合部の伝達障害を生じる疾患で，外眼筋障害による眼球運動障害，全身筋力低下なども生じることがある．挙筋腱膜が線維化（**図3e, 4b**）を生じると，収縮・伸展がともに障害される．筋自体が萎縮（**図3f, 4c**）をすると収縮障害を生じる．腱膜性下垂（**図3g**）は，指，開瞼器などで眼瞼を挙上し，挙筋腱膜などが過伸展して発生すると考えられている．挙筋腱膜末端が菲薄化（**図4d**），断裂，時に付着部離開している．その他，外傷による眼瞼挙筋の障害，炎症・腫瘍・骨折等により，開瞼が機械的に阻害されている機械的下垂などもある．

実際には複数の病態が混在することも珍しくない．

臨床像

下垂の程度は，正面視時の眼瞼縁と角膜，瞳孔との位置関係による（**図5**）．程度が強くなれば，明視困難，特に上方の視野狭窄，整

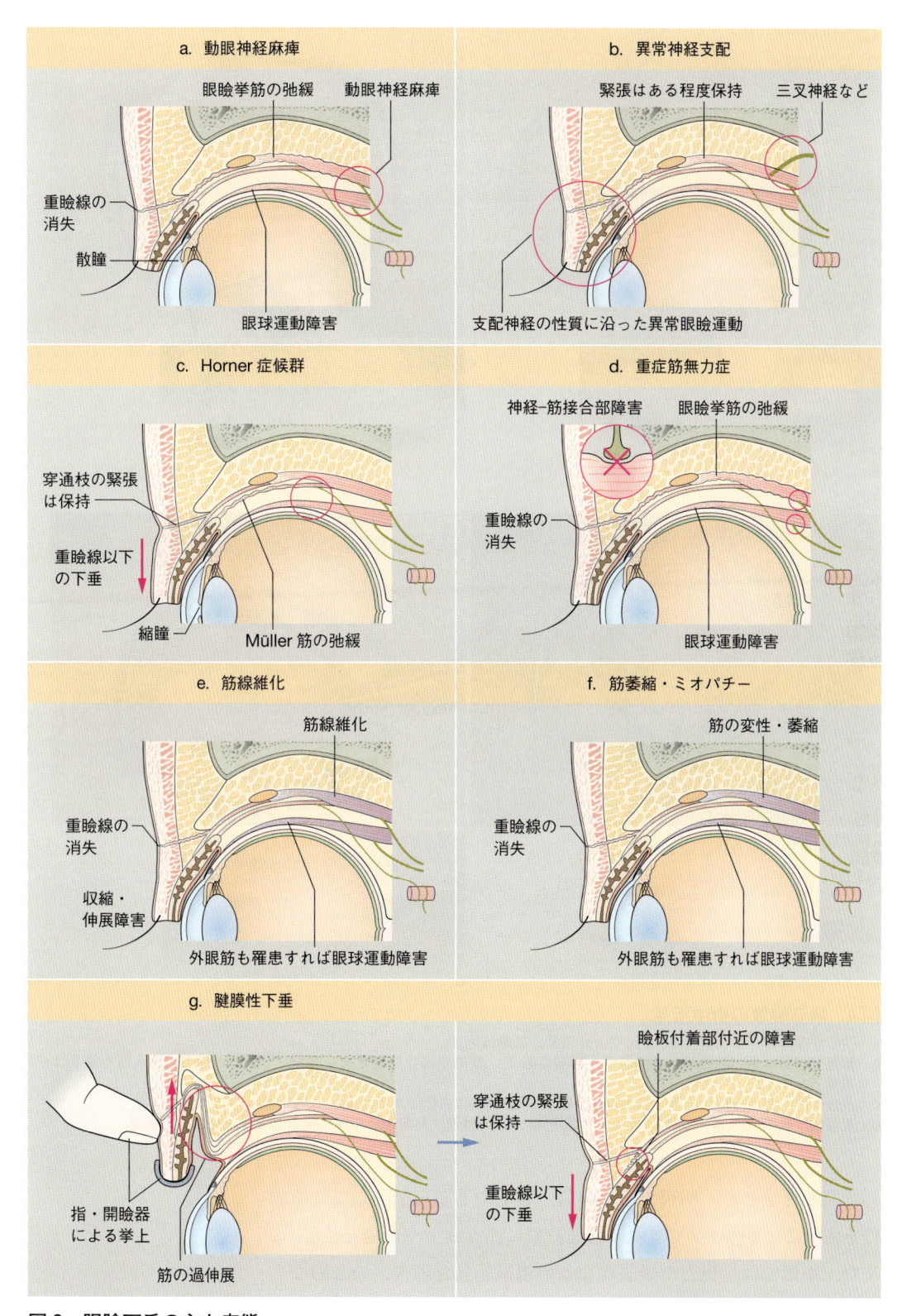

図3 眼瞼下垂の主な病態
実際には，複数の病態が混在することも珍しくない．

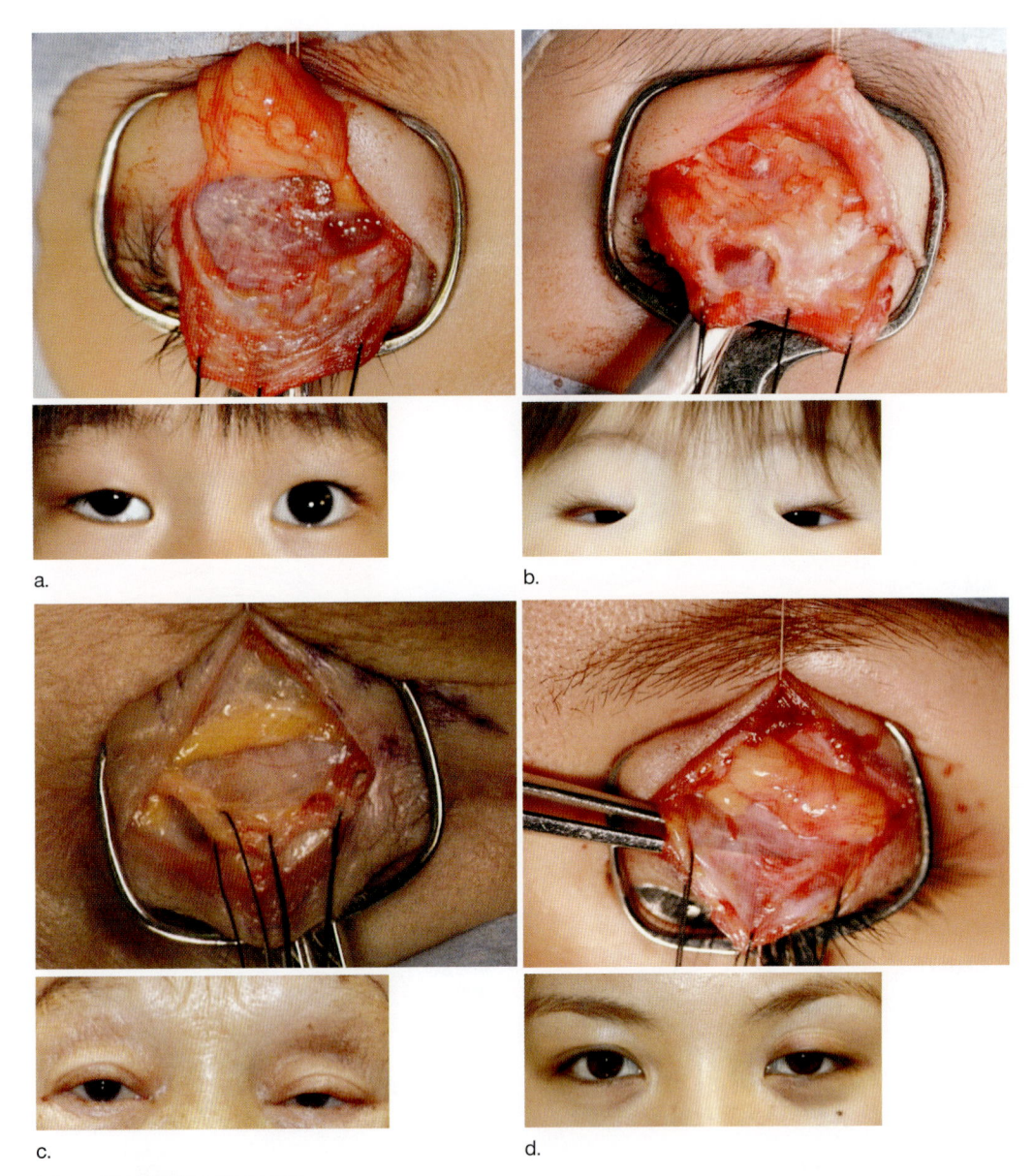

図4 挙筋腱膜の術中所見
a. 明らかな異常がない例（Marcus Gunn 現象．詳細は図9）．
b. 線維化が強い例（眼瞼縮小症候群例．詳細は図7）．挙筋腱膜は白色で厚く硬化している．後方に挿入した鑷子は透見できない．
c. 萎縮が強い例（加齢性下垂．詳細は図14a）．挙筋腱膜は白色であるが薄い．先端部は脂肪化している．
d. 腱膜性下垂例（24歳，女性．マスカラ常用例）．挙筋腱膜は菲薄化，後方に挿入した鑷子が透見できる．

容的問題を生じる．明視するために，眉毛や下顎を挙上して代償動作をすることが多いが，前頭筋収縮持続に伴う疲労や頭痛を生じる．また，小児では，視力や両眼視などの視機能発育障害，いじめなどの社会的問題を生じる場合がある．

単純先天下垂：眼瞼挙筋が単独に罹患する．片眼性，両眼性ともに

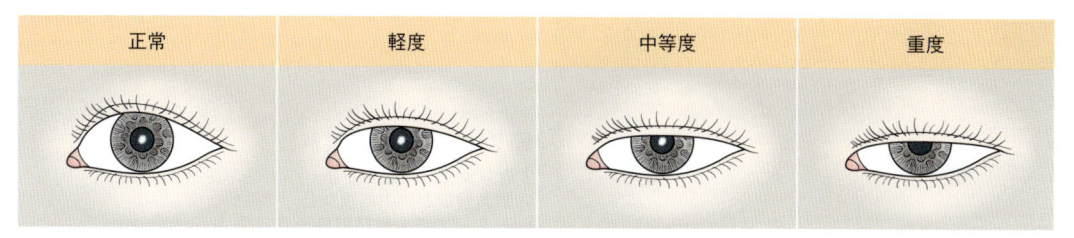

図5 眼瞼下垂の程度判定

坐位，眉毛を挙上しない状態で計測する．下垂の程度は，正面視時の上眼瞼縁と瞳孔との位置関係で判定する．上眼瞼縁は，軽度では瞳孔上縁より上，中等度では瞳孔中央より上，重度では瞳孔中央より下である．カメラのフラッシュ光の角膜反射を利用すると便利である．

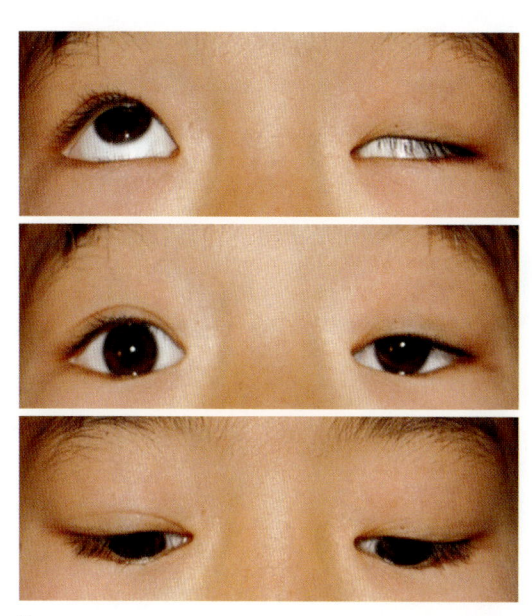

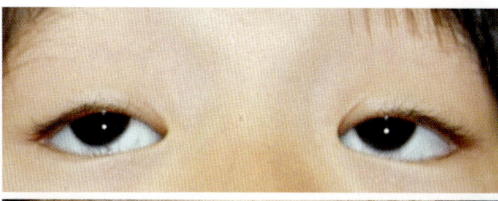

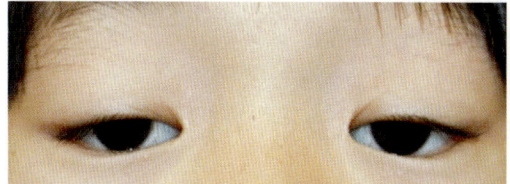

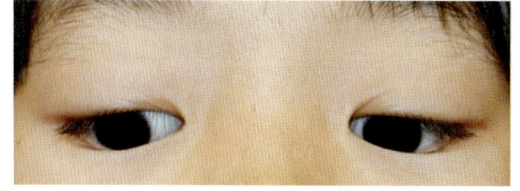

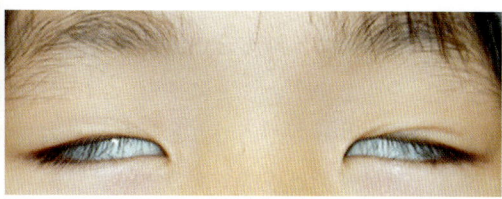

図6 単純先天下垂

a. 7歳，男児．左下垂．患側は，重瞼線が浅い．上方視時に強く下垂するようにみえるが，下方視時には消失するようにみえる．

b. 5歳，女児．両下垂．一重瞼である．瞼裂幅は上方視時から下方視時までほとんど変わらない．閉瞼時の兎眼もみられる．

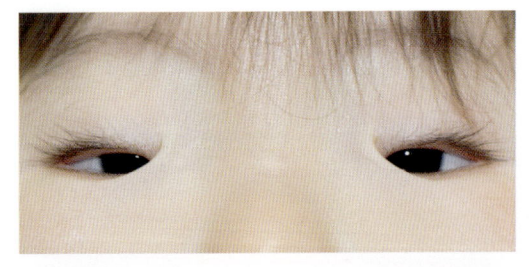

図7 眼瞼縮小症候群
2歳，女児．両眼の下垂，小眼瞼，逆内眼角贅皮と偽内斜視など，特徴的な顔貌を呈する．挙筋腱膜所見は図4b参照．

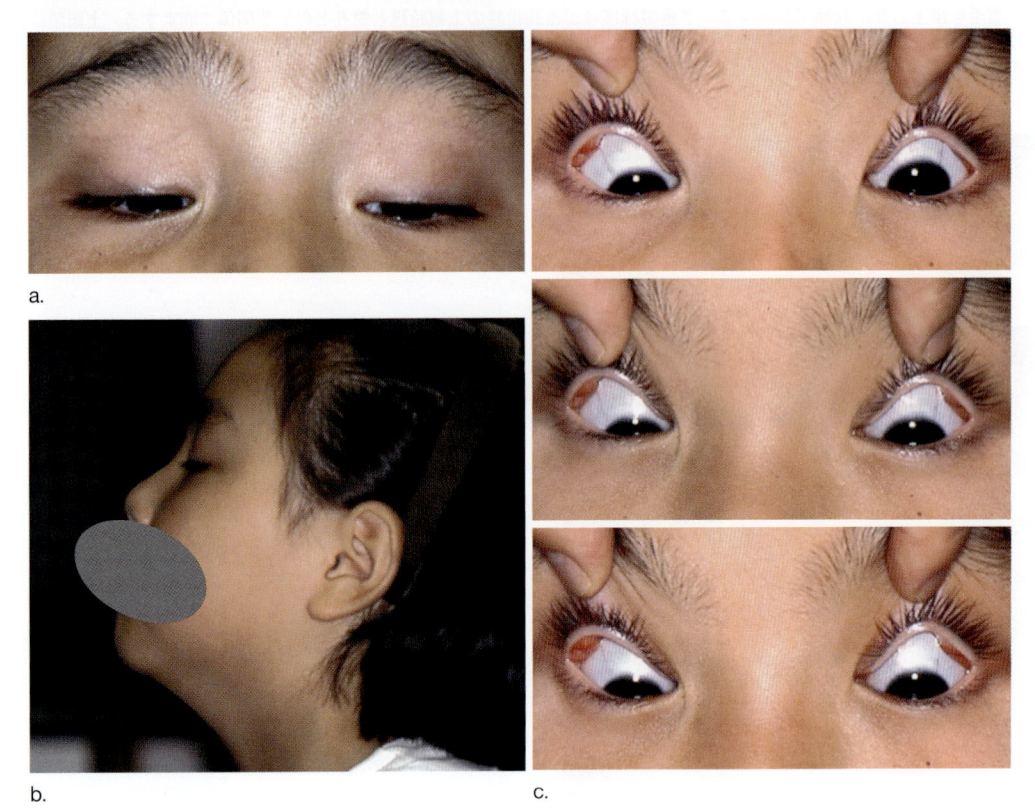

図8 general fibrosis syndrome
3歳，女児．a．重度の両眼性下垂．b．極端な顎挙げ頭位をとる．c．両眼は下方偏位固定している．

みられる（**図6**）．この下垂の特徴は，重瞼線の消失，眼瞼挙筋機能低下し上方視時の挙上障害と下方視時の眼瞼後退（狭い可動範囲），および兎眼を生じやすいことにある．これは，筋線維化により収縮・伸展ともに障害されるためである．乱視や斜視を合併することが多い．通常，眼球運動は正常である．

眼瞼縮小症候群：両側性下垂のほか，小眼瞼，逆内眼角贅皮[*1]による内眼角間距離の延長と偽内斜視，下涙点の耳側偏位，眉尻の広がりなど，特徴的な顔貌を呈する（**図7**）．下垂の特徴は単純下垂と同様である．乱視や斜視を合併することが多い．通常，眼球運動は正常である．孤発例と家族性（常染色体優性遺伝）を示す例とがある．

[*1] 逆内眼角贅皮
下眼瞼から上鼻側に伸びる皮膚・眼輪筋の皺襞．

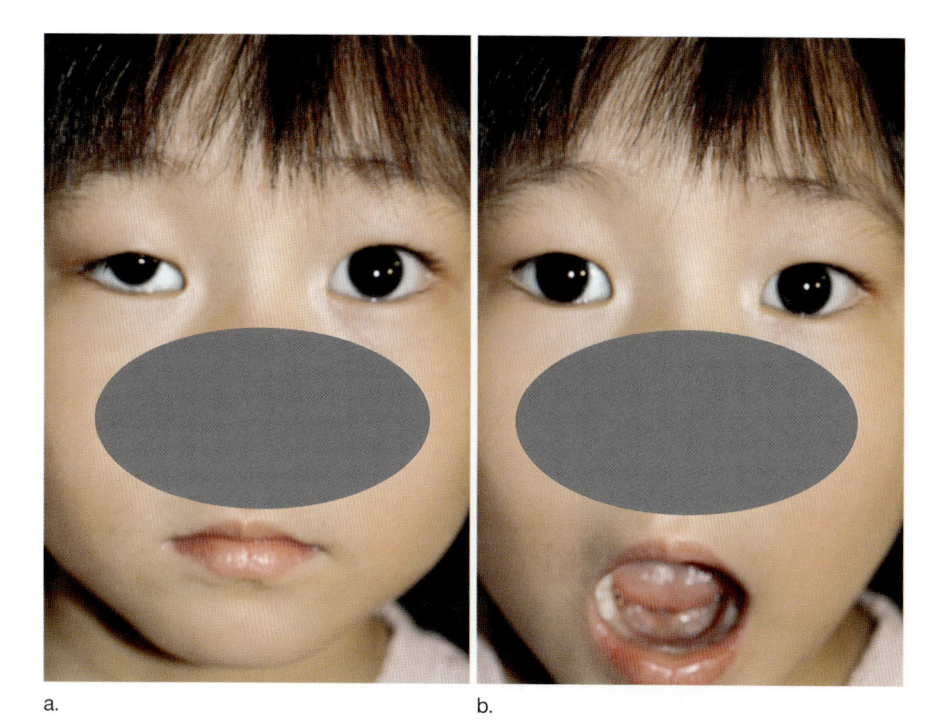

図9 Marcus Gunn 現象
3歳，女児．外斜視・交代性上斜位を合併している．
a. 安静時．
b. 開口時，眼瞼下垂が軽減する．挙筋腱膜所見は図 4a 参照．

先天外眼筋線維化症候群：線維化が眼瞼挙筋だけでなく外眼筋まで及んだ状態で，眼瞼下垂と眼球運動障害を生じる．片眼性，両眼性ともにある．両眼性で3筋以上の外眼筋が罹患しているものを general fibrosis syndrome と呼ぶ（図8）．下垂の特徴は単純下垂と同様である．通常，眼位は下方偏位で固定，上転不能となる．上転企図時に異常輻湊様眼球運動を生じる場合もある．特に左右眼で眼位ずれを生じている場合，弱視に至る場合が多い．孤発例と家族性（常染色体優性遺伝）を示す例とがある．

Marcus Gunn 現象：通常，片眼性である．安静時には，単純下垂に類似した状態であるが，開口・哺乳などの口部運動（三叉神経支配）に伴い異常開瞼運動を生じ，下垂が軽減する（図9）．時に，健側よりも大きく挙上したり，成長に伴い異常開瞼運動が軽減したりすることもある．通常，眼球運動は正常である．

動眼神経麻痺：麻痺神経と同側の眼瞼下垂，麻痺性斜視を生じ，時に散瞳を伴うこともある．下垂の性状は，重瞼線消失，眼瞼挙筋機能低下を示すが，眼瞼後退は生じない．麻痺性斜視は，通常，外斜視であるが（図10），動眼神経上枝麻痺であれば下斜視となる．中

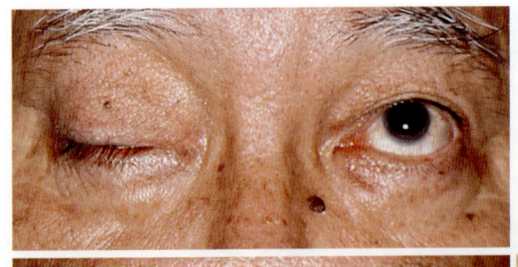

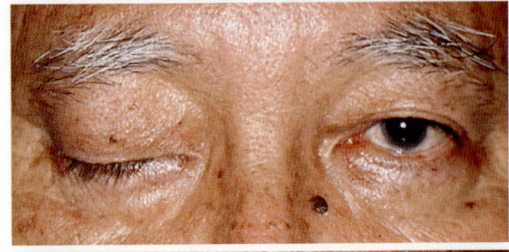

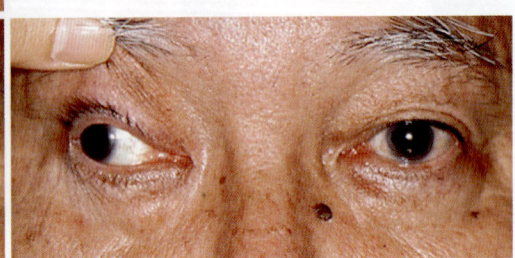

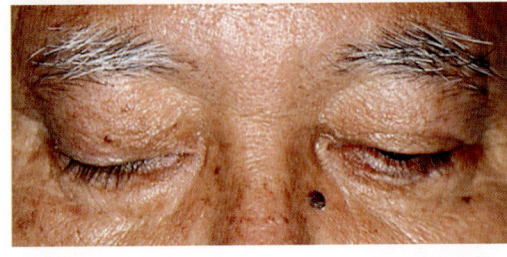

図10 動眼神経麻痺
66歳，男性．右下垂と外斜視が発症．右重度下垂，眼瞼挙筋機能は右0mm，左10mm．右眼麻痺性外斜視もある．

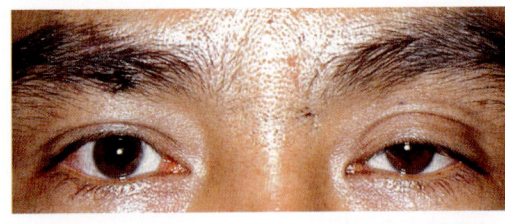

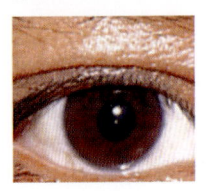

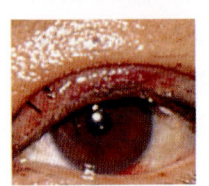

図11 Horner症候群
39歳，男性．手掌多汗症治療目的で左胸部交感神経切断術を受け，その直後から左眼瞼下垂が発症した．
a. 軽度の左下垂と幅広い二重瞼．
b. 左眼瞼挙筋短縮術後．左眼は縮瞳している．

脳内が病巣である場合（Weber症候群）は錐体路障害による反対側の片麻痺となり，内頸動脈-後交通動脈分岐部動脈瘤による場合は，くも膜下出血を併発し死亡に至る場合がある[*2]．

Horner症候群：幅広い二重瞼，下垂は軽度で，眼瞼挙筋機能に問題はない．縮瞳を伴う（**図11**）．塩酸フェニレフリン点眼に過敏反応し，眼瞼下垂が軽減する．

交感神経レベルにより，中枢性（視床下部〜胸髄側角），節前性

[*2] 動眼神経麻痺は眼瞼下垂のなかで，最初に否定しなければならない疾患である．特に，頭痛，散瞳を伴っている動眼神経麻痺は，くも膜下出血を生じている場合が多い．降圧を図りながら，直ちに脳外科に転送すること．

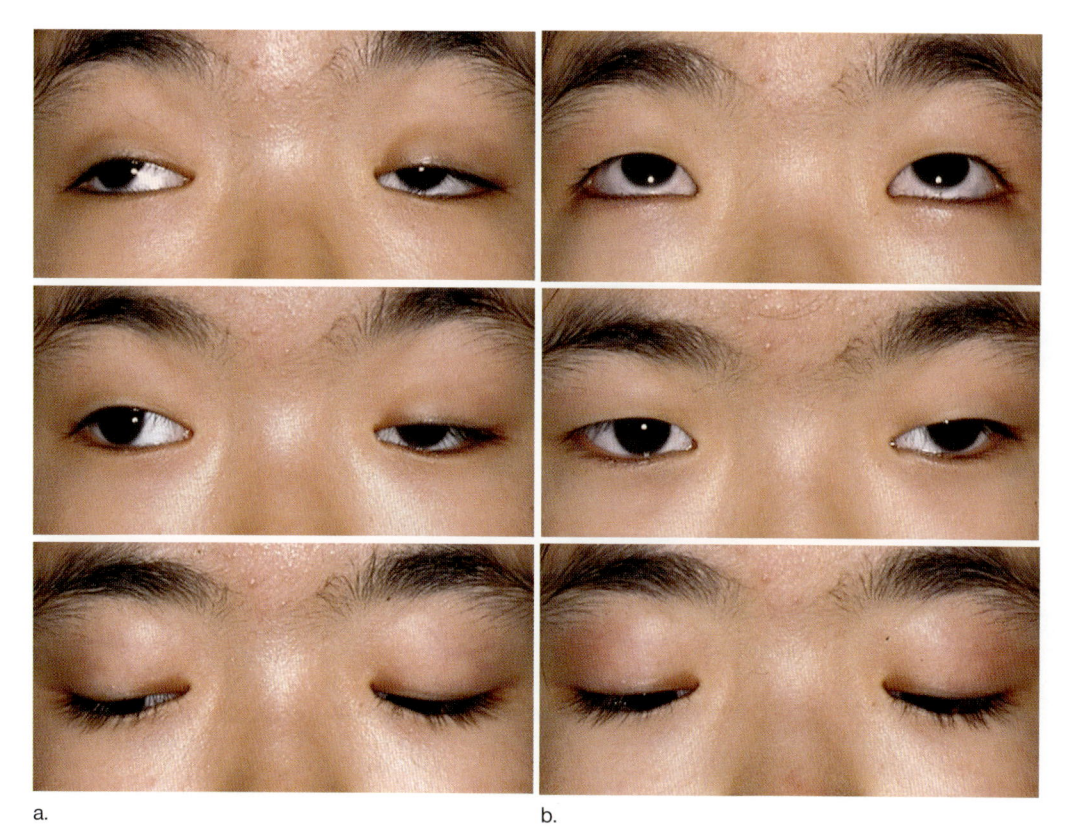

図12 重症筋無力症
14歳，女児．3年前から発生．
a. エドロホニウム静注前．左下垂，外斜視，両眼上転障害がある．
b. エドロホニウム静注後．下垂，眼位，眼球運動障害は軽減する．

（胸髄側角〜上頸神経節），節後性（上頸神経節〜末梢）と細分される．中枢性では脳幹部梗塞（Wallenberg症候群），節前性では肺先端部腫瘍（Pancoast腫瘍）などに伴うこともある[*3]．

重症筋無力症：片眼性と両眼性があり，下垂の性状は，重瞼線消失，眼瞼挙筋機能低下を示すが，眼瞼後退は生じない．下垂と眼球運動障害は，日内変動と易疲労性を示す．抗AChR抗体の活性は低温環境下では低下，逆に高温環境下では強化するため，症状は，冷たい飲食物，スキー場などで軽減，入浴などで悪化する．また，抗コリンエステラーゼ薬（エドロホニウム，ワゴスチグミン®）によるアセチルコリン分解抑制などで改善する（**図12**）．胸腺腫併発，全身筋力低下などを生じることもある．

ミオパチー：筋萎縮が徐々に生じる状態で，両眼性，進行性である．慢性進行性外眼筋麻痺が多い（**図13**）．下垂の性状は，重瞼線消失，眼瞼挙筋機能低下を示すが，眼瞼後退は生じない．下垂と眼球運動障害は日内変動せず，抗コリンエステラーゼ薬による改善もない．

[*3] 中枢性では交代性温痛覚低下と顔面発汗低下，節前性では顔面発汗低下などの症候を伴うことに注意する．

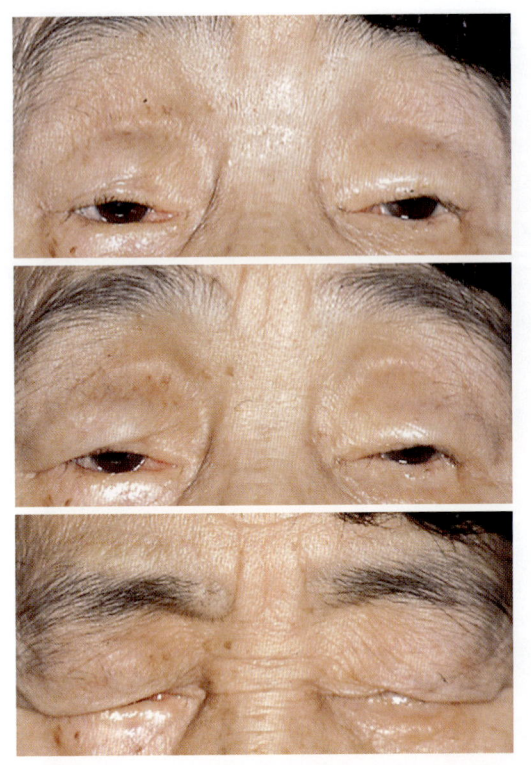

図13 ミオパチー
67歳，女性．17年前から徐々に悪化．両重度下垂で，重瞼線は消失している．上方視企図時，眉毛は挙上されるものの，眼球は上転できない．

a.

b.

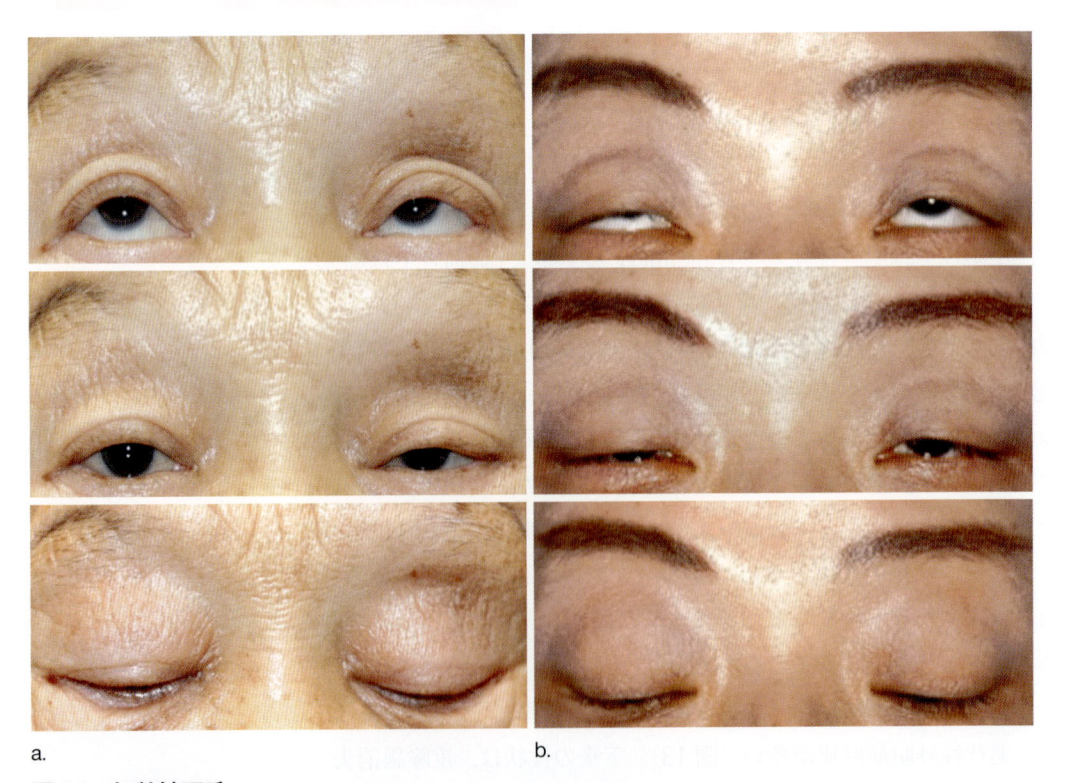

図14 加齢性下垂
a. 83歳，女性．右眼は中等度，左眼は重度．眼瞼挙筋機能は保たれている．
b. 71歳，女性．両眼とも重度．重度になるほど眼瞼挙筋機能や重瞼線がなくなる．しかし，眼球運動障害はない．

a.   b.

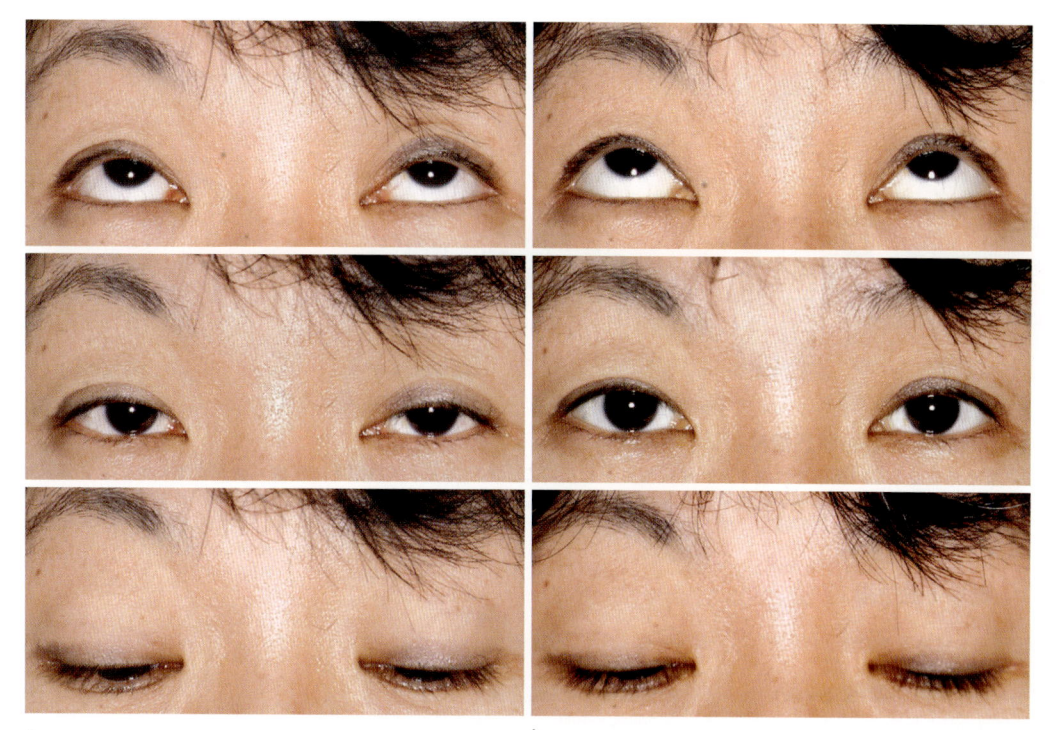

図 15　コンタクトレンズ性下垂
47 歳，女性．ハードコンタクトレンズを 25 年装用していた．
a. 塩酸フェニレフリン点眼前．幅広い重瞼線で，眼瞼挙筋機能は良好である．眼球運動障害はない．
b. 点眼 5 分後．眼瞼下垂は改善し，重瞼線も狭くなる．

加齢性下垂：筋萎縮が徐々に生じる状態で，両眼性，進行性である（図 14）．重瞼線，眼瞼挙筋機能および塩酸フェニレフリン点眼反応は，比較的軽度の場合は残存するが，重度になると消失する．眼瞼皮膚弛緩や眼瞼皮下脂肪ヘルニアの合併も多い．眼球運動障害は生じない．

コンタクトレンズ性下垂：コンタクトレンズ装用を長期に継続した眼に生じ，筋線維化，萎縮，腱膜菲薄など，多彩な病態を示す．幅広い重瞼線の眼瞼下垂で，眼瞼挙筋機能および塩酸フェニレフリン点眼反応は良好である（図 15）．類似の臨床像を示すのが，内眼術後下垂，マスカラ常用者にみられる下垂（図 4d）などである．

外傷性下垂・機械的下垂：外傷による眼瞼挙筋障害で，障害部位により臨床像は異なる．

診断

瞼裂幅，眼瞼挙筋機能を計測（図 16），下垂の程度判定をする（図 5）．皮膚弛緩などの偽下垂に注意する．二重瞼，眼位，眼球運動，

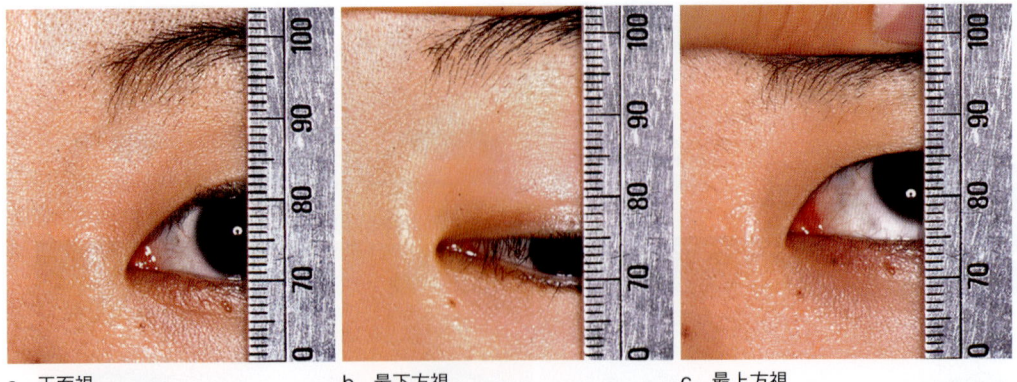

a. 正面視　　　　　　　　b. 最下方視　　　　　　　　c. 最上方視

図16　瞼裂幅と眼瞼挙筋機能計測
坐位，眉毛を挙上しない状態で計測する．瞼裂幅は正面視時の上眼瞼縁と下眼瞼縁との距離を計測する（a）．この場合，81−70＝11（mm）である．眼瞼挙筋機能は，眉毛を固定し，最下方視（b）から最上方視（c）までの上眼瞼縁の可動範囲を計測する．この場合，85−75＝10（mm）である．

表1　眼瞼下垂手術

挙上構造を短縮する方法	
眼瞼挙筋短縮術（眼瞼下垂一般）	瞼板切除術（軽度下垂）
経皮法；Berke法[1] 丸尾・久保田法[2] tack術 経結膜法；Blaskovics法[3] 経皮経結膜法；Putterman-Urist変法[4] など	Fasanella-Servat法[5]
前頭筋などの収縮力を利用する方法	
移植腱や人工物を用いた吊り上げ術であり，重度眼瞼下垂に主に用いられているが，Marcus Gunn現象治療に使用する場合もある．	

文献は p.317 参照．

瞳孔にも注意をする必要がある[*4]．塩酸フェニレフリン点眼試験（Horner症候群，コンタクトレンズ性下垂などの腱膜性下垂，加齢性下垂の初期などで陽性），重症筋無力症ではアイス（パック）による冷却試験，抗コリンエステラーゼ薬，血清抗AChR抗体，誘発筋電図（waning現象）などが特異的に陽性になる．

手術適応

眼瞼下垂の改善希望があれば，手術適応となる．手術待機可能な状態としては，先天下垂の弱視や眼位異常の徴候がない場合，重症筋無力症の抗コリンエステラーゼ薬に対する反応がある場合などである．眼瞼下垂手術は，挙上構造を短縮する方法と，前頭筋などの収縮力を利用する方法の二つに大別される．手術法を**表1**にまとめる．

[*4] とかく眼瞼下垂だけに目を向けがちだが，眼球運動および瞳孔の異常を伴う場合は，全身疾患や予後不良の疾患であることが多い．疑われる場合は，脳外科，神経内科などに直接紹介すべきである．

カコモン読解　第19回 一般問題25

眼瞼下垂の原因となるものはどれか．3つ選べ．
a Fisher症候群　　b Ramsay-Hunt症候群　　c 糖尿病
d 甲状腺機能低下症　　e コンタクトレンズ装用

解説　Fisher症候群は多発ニューロパチーの一つで，全外眼筋麻痺，小脳性運動失調，四肢深部反射消失を生じる．Ramsay-Hunt症候群は，外耳道ヘルペスと末梢性顔面神経麻痺の合併である．糖尿病は直接の下垂原因にはならないが，動眼神経麻痺を生じることはある．甲状腺機能低下症は，眼瞼粘液水腫による機械的下垂を生じる．コンタクトレンズは長期に装用継続した場合，眼瞼下垂を生じる．

模範解答　a, d, e（cもあながち，まちがいとはいえない．）

カコモン読解　第19回 臨床実地問題29

73歳の女性．1年前から右眼瞼下垂が始まり進行している．3か月前から左にもみられるため来院した．血圧下降薬を症状出現まで2種類服用していた．点眼前後の写真を図A，Bに示す．点眼薬はどれか．
a トロピカミド　　b 硫酸アトロピン　　c 塩酸ピロカルピン　　d 塩酸フェニレフリン
e プロスタグランジン

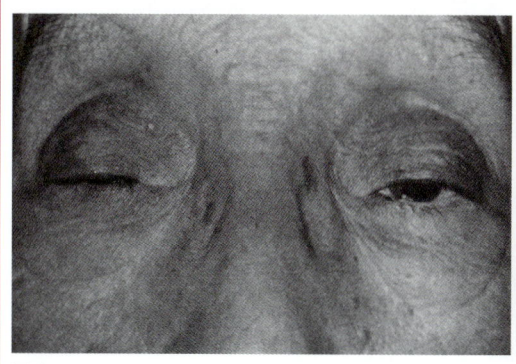

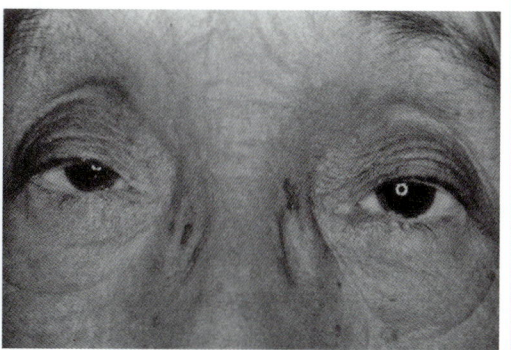

図A　　　　　　　　　図B

解説　病歴からは，加齢性下垂が疑われる．点眼前は両眼とも高度の眼瞼下垂で重瞼線も消失していたが，点眼後は眼瞼下垂は改善している．眼瞼挙上作用があるのは，塩酸フェニレフリンのみである．

模範解答　d

カコモン読解　第21回 臨床実地問題35

35歳の男性．2週前からの両眼瞼下垂を主訴に来院した．眼瞼下垂はパソコン作業中に増悪するという．左眼瞼の冷却前と冷却中（2分間）および冷却後の外眼部写真を図に示す．行うべき検査はどれか．2つ選べ．

a 頭部傾斜試験
b 平滑筋筋電図
c ボツリヌス毒素注射
d エドロホニウム塩化物静注試験
e 血清抗アセチルコリン受容体抗体

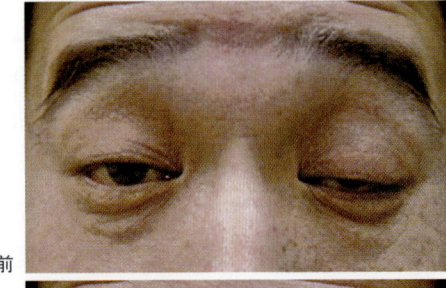

冷却前

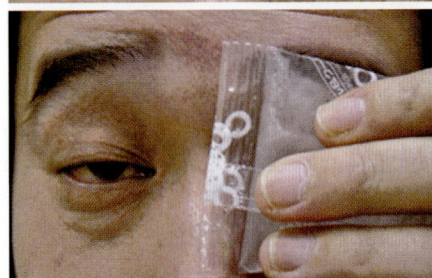

冷却中

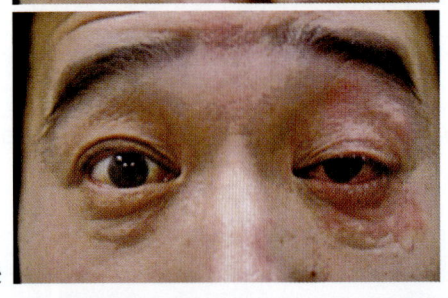

冷却後

解説　病歴では疲労時の悪化が述べられ，重症筋無力症が疑われる．図は，アイス（パック）試験を行い挙上しているため，重症筋無力症が考えられる（ただし，図にみられる，左眼の冷却で右眼も挙上する状態は納得できないが）．これだけで，診断はほぼ確定できるが，重症筋無力症の診断に必要な検査と考えれば，正解はdとeである．ほかに，誘発筋電図で，骨格筋（横紋筋）を持続収縮させ，疲労による漸減（waning）を認めることもある．平滑筋ではない．

頭部傾斜試験は，上斜筋麻痺などの診断に用いる．ボツリヌス毒素は，筋弛緩を強くさせるので，重症筋無力症の診断や治療には使用してはならない．

模範解答　d, e

（根本裕次）

クリニカル・クエスチョン

小児の眼瞼下垂を手術するタイミングと術後の経過観察のしかたを教えてください

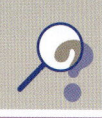

Answer 先天眼瞼下垂の手術は，通常 3 歳前後に行うことが多いのですが，高度の視性刺激遮断弱視を伴う可能性が高い場合は，1 歳前後でも施行します．術後の経過観察では兎眼による角膜障害に気をつけ，弱視・斜視などがあれば，視機能の管理も必要となります．また，この疾患は術前のインフォームド・コンセントも特に重要です．

手術のタイミングを決定する因子

小児の先天眼瞼下垂[*1]を手術するタイミングは，表 1 の因子について総合的に検討したうえで決定する．

1. 瞳孔領が見えているか：下垂の程度が強いと第 1 眼位で瞳孔領は見えなくなる（図 1）．この場合，たとえ顎上げがあっても強い視性刺激遮断弱視を生じる可能性が高い．眼瞼の大きな血管腫がある場合も瞳孔領が見えなくなるため，1 歳前後でも手術を検討する．逆に瞳孔領が明らかに見える場合は，通常手術を急ぐ必要はない．3，4 歳以降でよい．

2. 視力測定は可能か（弱視はないか）：通常の視力測定は 2 歳半ころから可能となる．小児眼瞼下垂における弱視の発生は 20％ 前後といわれているが，その弱視は眼瞼下垂自体によるものはわずかで，眼瞼下垂に伴う斜視や不同視によるものが多いとされている．瞳孔領が見えている眼瞼下垂（図 2）で弱視がある場合は，まず弱視治療（眼鏡処方・遮閉治療など）を行う．弱視がなくなったら，手術

[*1] 先天眼瞼下垂の分類

単純性下垂
（通常は片側性）

先天性眼筋麻痺

瞼裂縮小症候群[*3]
（通常は両側性，図 3）

Marcus Gunn 現象[*2]
（通常は片側性）

鑑別：斜視に伴う偽眼瞼下垂に注意（図 4）．

表 1　手術のタイミングを決定する因子

| 1. 瞳孔領が見えているか |
| 2. 視力測定は可能か（弱視はないか） |
| 3. 斜視の合併はないか |
| 4. ほかに眼疾患はないか |
| 5. 全身状態に問題はないか |

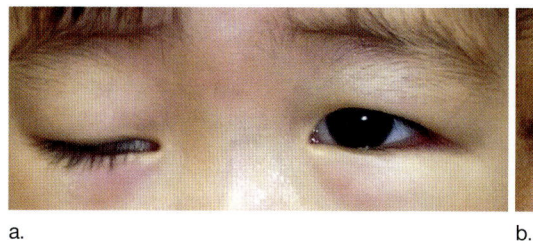

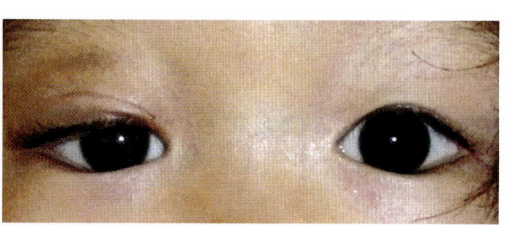

図 1　右先天眼瞼下垂（1 歳 6 か月，女児）
a. 右眼の瞳孔領がまったく見えない．
b. a と同時期に行った右挙筋短縮術の術後．術後は弱視治療を行う．その後は経過観察中．

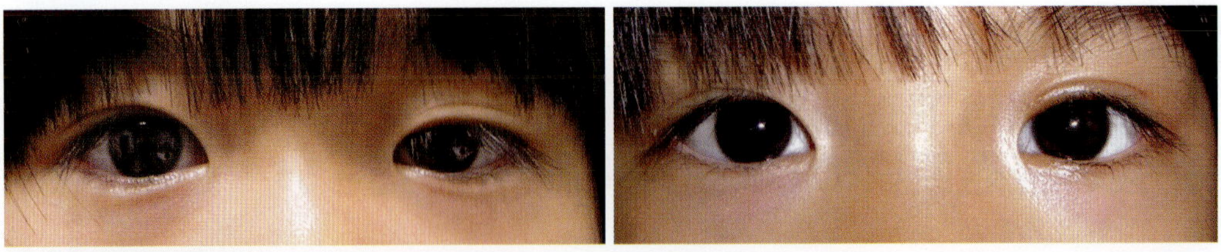

図2　左先天眼瞼下垂（3歳6か月，女児）
a. 左眼の瞳孔領が見える．
b. 弱視（軽度）治療後に左挙筋短縮術．左矯正視力は1.0．

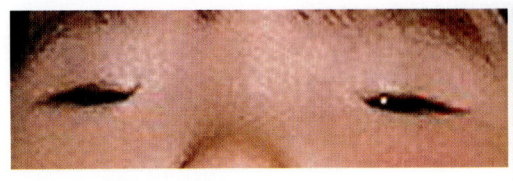

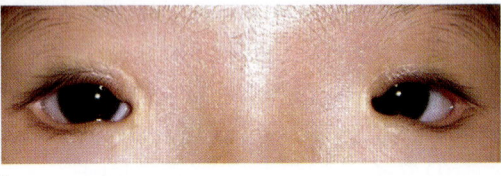

図3　瞼裂縮小症候群（生後6か月，男児）
a. 術前所見．
b. 生後1歳で両眼挙筋短縮術．6歳時では矯正視力は右0.7，左1.0．外斜視と両側の軽度交代性上斜位を認める．立体視は200″．

を検討する．

3. **斜視の合併はないか**：小児眼瞼下垂における斜視の発生は，20〜25％といわれている．斜視型は外斜視がいちばん多く，また交代性上斜位を伴うことも多い．斜視があっても下垂があるため詳細な斜視検査は小児の場合容易でないこともあり，下垂手術をしてから必要があれば後日，斜視手術を行う．

4. **ほかに眼疾患はないか**：内反症，眼瞼血管腫，Marcus Gunn現象*2，瞼裂縮小症候群（図3）*3などでは，眼瞼下垂を伴うことが多い．乳児ではまれではあるが，脳腫瘍による動眼神経麻痺により眼瞼下垂を生じている場合もあり，瞳孔，眼球運動の異常の有無も可能なかぎり検査する．また，下斜視に伴う偽眼瞼下垂にも注意する（図4）．

5. **全身状態に問題はないか**：小児の眼瞼下垂手術は全身麻酔下で施行することになる．したがって全身状態の把握が必要であるが，先天性の眼瞼下垂では先天性の心疾患を伴っていることが通常より5倍多い，という報告もあることから，術前に心疾患の有無について特に注意する必要があるかもしれない．

術後の経過観察について

兎眼による角膜障害の有無に注意！：小児の場合，兎眼はほぼ必発

*2 **Marcus Gunn現象**
先天眼瞼下垂で開口動作や顎を横に動かすと，同期的に開瞼する．眼瞼挙筋と三叉神経支配の外側翼突筋，開口筋との核〜核上性の異常連合が原因といわれている．多くは下垂手術を行う．

*3 **瞼裂縮小症候群**
先天下垂・眼瞼縮小・逆内眼贅皮を三徴とする先天性疾患．眼球運動制限はないが，斜視（外斜視や交代性上斜位など）を伴うこともある．下垂の程度が強い場合は視機能を考慮し，下垂手術を内眼角形成手術よりも優先して行う．

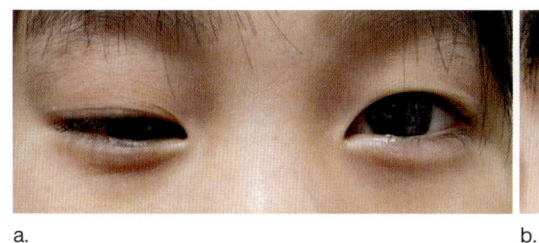

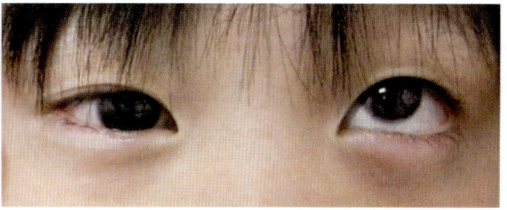

図4　偽眼瞼下垂（4歳，男児）
a．右眼の下斜視と下垂を認める．
b．上向きで右眼の上転制限を認めるが，下垂は消失する．

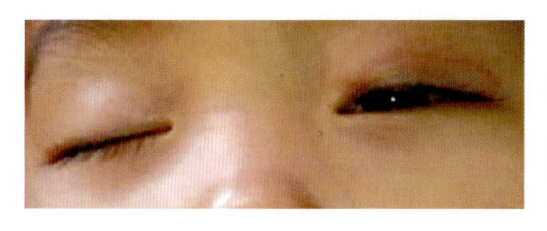

図5　左眼瞼下垂，術後（2歳，女児）
Bell現象は陽性であるが，就眠時は眼位が正位になっていることに注意．

するため，角膜障害を生じないように気をつけなければならない．術前にBell現象*4があっても，睡眠時には眼球が下転する場合（図5）があるので注意する．

弱視・斜視の治療：弱視がある場合は屈折矯正，遮閉治療などを開始する．斜視がある場合は立体視機能の管理も考慮し，斜視手術を早めに行うことが多い．

再手術について：低矯正の場合は視機能に影響がないかぎり，急ぐ必要はない．就学前を目安として再手術をする．小児の先天眼瞼下垂では過矯正はまれと思われるが，強い角膜障害を生じている場合は挙筋後転術を早めに行う．

*4 Bell現象
閉瞼時に眼球が上転，かつ軽度に外転する現象．

術前のインフォームド・コンセントが大切！

　手術のタイミング決定には，小児の家族とのインフォームド・コンセントも重要である．眼瞼下垂のある小児の家族は早い治療を求めるものである．しかし，上述したように早ければよいというものでもない．弱視がある場合や予想される場合は，弱視治療を手術に先立って優先すべきであることを理解してもらうことも重要である．一方，患者側の整容面でのニーズにいち早く応えることも医療の重要な側面でもあるので，小児の眼瞼下垂の場合は，やはり医師と患者側の相互理解が特に重要である．

（大庭正裕）

クリニカル・クエスチョン

眼瞼手術における炭酸ガスレーザーの利点と注意点を教えてください

Answer 炭酸ガスレーザー（CO_2 レーザー）は，切開と止血が同時にでき，出血の少ない術野を保てるなどの利点があります．その一方で，最小焦点となる距離を保つことが困難であることや，術中・術後の冷却，流れ弾や排煙にも注意しなければなりません．

利点

切開と止血が同時にできる：これまでの眼瞼手術では，切開にはメス，電気メス，高周波メスなどが使用され，止血にはバイポーラなどが使用されてきた．CO_2 レーザーは，この切開と止血とをハンドピースを前後に動かし照射部位との距離を調節することによって同時に行うことができる[1]．

鮮明な術野：出血の少ない鮮明な術野のもと解剖を一つ一つ確認しながら確実な手術ができるため，手術時間も短縮できる（図1, 2）．

注意点

非接触型レーザーメス：CO_2 レーザーはメスとは違い，接触して切るのではなく非接触でハンドピースを宙に浮かせて切るのが大きな違いである．ハンドピースのガイドの棒の先端で最小焦点になるの

文献は p.317 参照．

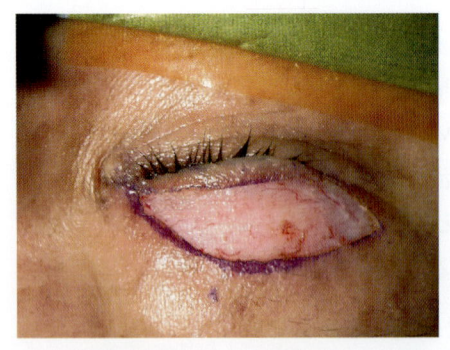

図1 眼瞼皮膚切除後の術野（眼瞼下垂手術の症例）
CO_2 レーザーによる切開では，出血が抑えられ鮮明な術野が確保できる．

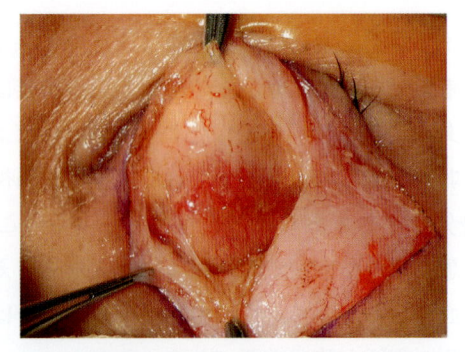

図2 瞼板とMüller筋を露出（眼瞼下垂手術の症例）
引き続き CO_2 レーザーを使用して挙筋腱膜を剥離する．

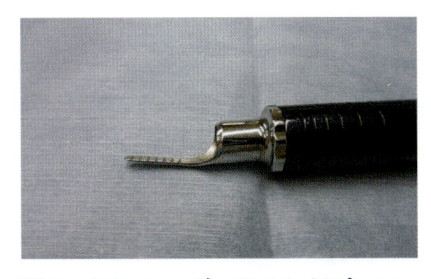

図3 CO_2 レーザーのハンドピース
レーザー照射の焦点位置は，赤いビーム光によってハンドピースのガイド棒先端に示される．

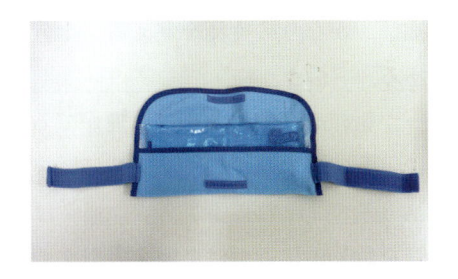

図4 アイマスク
術後には保冷剤を詰めたアイマスクを使用し，ガーゼをのせた上から冷やすように指導する．

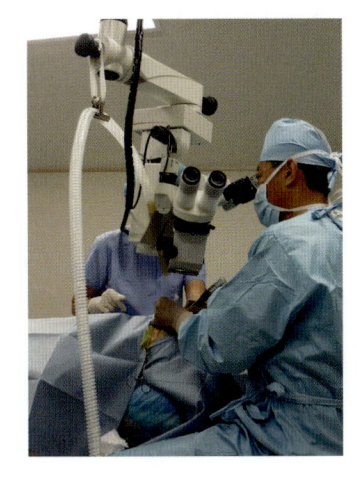

図5 吸引管を使用しての排煙
手術用顕微鏡に吸引管を取りつけ，術中に発生する煙を吸い込むことがないように排煙については十分に注意管理している．

で，この距離を絶えず保ちながら切っていく（図3）[2]．これが意外に困難である．CO_2 レーザーは平面を切るのは比較的容易だが，眼瞼のような曲面を切るのはすぐにはできないものである．しかし，いつもこの距離のことを考えながら繰り返し行っていると必ずできるようになる手技であり，白内障手術における超音波チップよりはるかに容易である．

冷やすことの重要性：CO_2 レーザーは組織を蒸散させるとき熱を出すので，術中，術後に冷やすことがとても重要である．冷たく湿ったガーゼを術中，切開または止血後にすぐにのせ，術後はガーゼの上から保冷剤でよく冷やすよう指導している（図4）．

流れ弾に注意：通称"流れ弾"といわれているが，本来の目標とはちがうところにレーザーが当たることがある．たとえば，上眼瞼の手術をしているときに下眼瞼や鼻にレーザーが当たったときなどのことである．これを防ぐには CO_2 レーザーの波長から水に吸収される性質を利用して，湿ったガーゼを術野の周りに敷きつめるのがよい．しかし，時に術者や助手の手に当たることもある．レーザーは

容易に手袋を突き抜け，かなりの疼痛を覚える．十分注意して施行することが肝要である．

排煙：CO_2 レーザーが組織を蒸散する際には煙がでる．皮膚科で腫瘍を蒸散したときに，その煙のなかのウイルスに感染して喉頭癌になったとの報告があり[3]，排煙の必要がある．通常は術者，助手以外の第三者が吸引管を数 cm に近づけて煙を吸引する．当院では顕微鏡に吸引管を取りつけて排煙している（**図5**）．

術野確保しやすい，待ち望まれたレーザーメス

以上の注意点に気をつけることができれば，CO_2 レーザーを使用した眼瞼手術においては，出血の多い術野で止血に手間取ることもなく鮮明な術野を維持しての手術が可能となる．待ち望まれたレーザーメスといわれるゆえんである．

（宮田信之，金原久治）

上眼瞼皮膚弛緩症

上眼瞼の解剖と皮膚弛緩症のしくみ

　上眼瞼は皮膚，筋肉や脂肪などさまざまな組織から成り立っているが，大きく前葉と後葉の二つに分けられる．前葉は皮膚と眼輪筋からなり，顔面神経支配により眼瞼を閉じる働きをする．瞼板とそれにつながる Müller 筋，眼瞼挙筋腱膜などは眼瞼の後葉であり，動眼神経，交感神経支配により眼瞼を挙上する働きをする．上眼瞼皮膚弛緩症は，前葉の組織である皮膚と眼輪筋が弛緩して瞼縁よりも下にさがってきた状態である．さらにさがってくると瞳孔にもかかるようになり，上方視野狭窄の原因になるので手術加療が必要になる．

二つの手術方法

　上眼瞼皮膚弛緩症の手術は重瞼線から切開して皮膚を切除する重瞼線切開皮膚切除法[1,2]が主であるが，眼瞼の皮膚が厚い症例では術後の皮膚の厚みが目立つようになる．そのような合併症を避けるために，眉の下から皮膚を切除する眉下皮膚切除法[3,4]という術式もある．瞼縁の自然な重瞼線を温存できる利点はあるものの，眉下に傷あとが残るという欠点がある．症例に応じて二つの術式を使い分ける必要がある（図1）．

文献は p.317 参照．

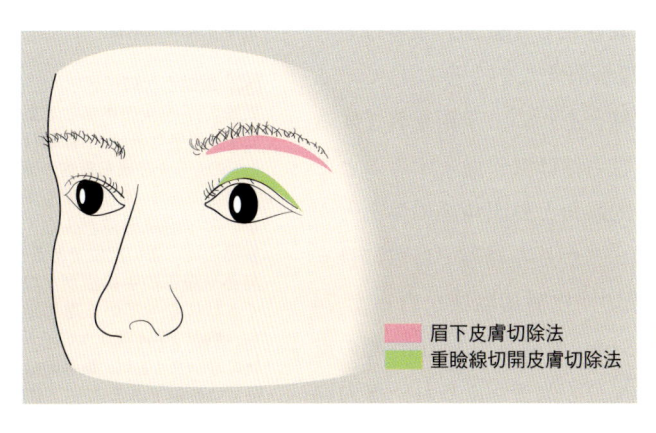

図1　上眼瞼皮膚弛緩症の二つの術式
上眼瞼皮膚弛緩症の手術には，眉下皮膚切除法と重瞼線切開皮膚切除法の二つの術式がある．

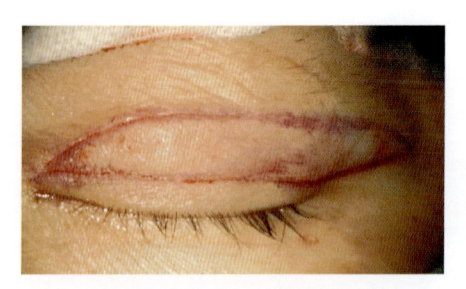

図2　重瞼線切開皮膚切除デザイン
上眼瞼の重瞼線から切開し，上方の余剰皮膚を切除する．

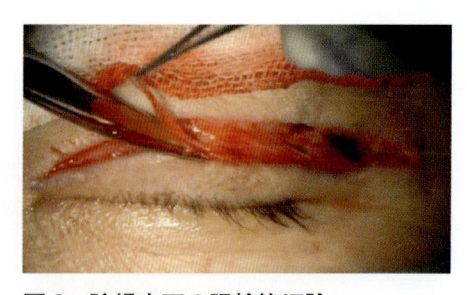

図3　瞼縁皮下の眼輪筋切除
瞼縁皮下の眼輪筋を切除することで，自然な重瞼線が形成される．

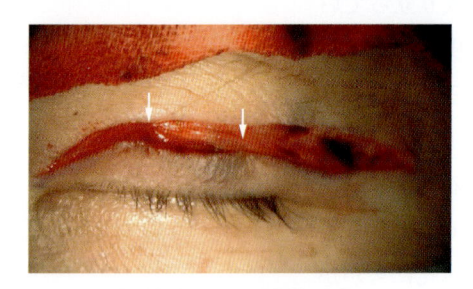

図4　埋没縫合による重瞼形成
さらに埋没縫合を追加することで，重瞼線の消失を予防する．

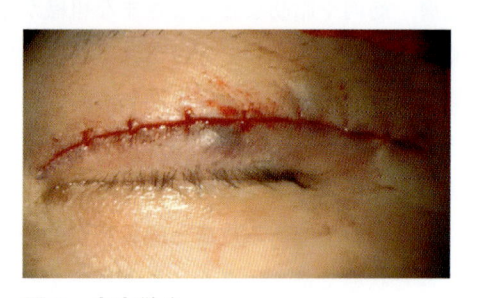

図5　皮膚縫合
最後に6-0ナイロン糸で皮膚縫合を行い，手術を終了する．

重瞼線切開皮膚切除法

　局所麻酔を行う前に，皮膚ペンで切除予定の皮膚をマーキングする（図2）．切開を始める重瞼線の高さは，細い重瞼線にする場合は4～5mmの高さ，幅のある重瞼線にする場合は7～8mmの高さにする．皮膚の切除幅であるが，加齢による皮膚弛緩症の場合，少なくとも7～8mm幅の皮膚切除が必要になる．多い場合は10～15mm幅の皮膚切除をすることもある[*1]．眼輪筋には筋膜が存在せず，直接，眼瞼皮下に入り込んでいるので皮膚切除時には眼輪筋も一緒に切除する．さらに瞼縁皮下の眼輪筋も少し切除しておくと，眉毛側の皮膚と段差が生じ自然な重瞼が形成される（図3）．筆者はさらに2か所ほど埋没縫合を行い，重瞼線が消えないようにしている（図4）．最後に6-0ナイロン糸で皮膚縫合を行い，手術を終了する（図5）．皮膚縫合時，瞼縁側は浅く，眉毛側は深く通糸することで段差をつけるようにしている．術後，内眼角と外眼角部の傷あとがしばらく赤く硬くなることもあるが，2～3か月の経過で自然に目立たなくなってくる[*2]．両眼瞼の重瞼線切開皮膚切除法を行った74歳，男性の症例を図6と図7に示す．5mmの高さで10mm幅の皮膚切除を行った．術後は自覚的に上方視野の改善がみられ，努力開

[*1] **皮切デザイン**
皮膚弛緩は外眼角のほうが多いので，皮切は外眼角よりも外まで伸ばしたほうがよい．皮切のデザインは文献によってさまざまだが，患者の眼瞼の皺線（wrinkle line）をよく観察して，それに沿うように皮切デザインを行うことが自然なeyelineをつくるうえで重要である．

[*2] **眼瞼とケロイド**
眼瞼の手術後の傷あとを気にする患者は多いが，眼瞼はヒトのからだで最も皮膚が薄い部位であり，真皮組織も少ないので瘢痕形成が少なく創傷治癒のよい部位である．胸部や腹部の手術痕がケロイド状になっている患者でも，眼瞼の手術痕がケロイド状になったことは，筆者の経験では皆無である．

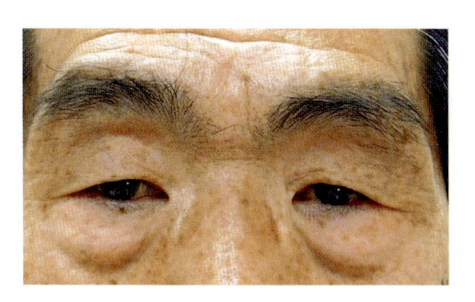

図6 重瞼線切開皮膚切除法術前
74歳，男性．上眼瞼皮膚弛緩症により，瞳孔の上方が隠れている．

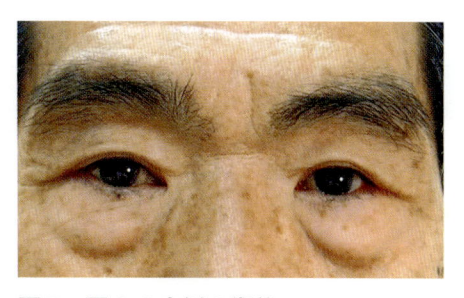

図7 図6の症例の術後
重瞼線切開皮膚切除により，十分な瞳孔領が確保されている．手術痕は重瞼線になっており，目立たない．

瞼も改善している．

眉下皮膚切除法

　眉下の皮膚切除幅は8～10mm程度とする．高度の上眼瞼皮膚弛緩症の場合は，眉下の皮膚切除のみでは切除量が不足するので，重瞼線切開からの皮膚切除も併用する必要がある．まずは眉毛の下，有毛部に少し入り込んだ部位に切開線をデザインする（図8）．内側は眉毛の内側縁を越えないようにするが，外側は眉毛の外側縁より外に伸ばす必要がある．皮膚と眼輪筋を一体として切除する（図9）．皮膚縫合の前に真皮埋没縫合を密に行い，創を寄せておくことが，術後の瘢痕を目立たなくするうえで重要である（図10）．最後に6-0ナイロン糸で皮膚縫合を行い，手術を終了する（図11）．右顔面神経麻痺に伴う右上眼瞼皮膚弛緩症に対して眉下皮膚切除法を行った82歳の女性の症例を図12と図13に示す．眉下皮膚切除術後1か月ではまだまだ術後の瘢痕が目立つが，術後3か月くらい経過すると白くなり，目立たなくなる．

眼瞼下垂と同時に皮膚切除する場合

　加齢性眼瞼下垂の場合は上眼瞼の皮膚弛緩も当然合併しているので，筆者はすべての例において挙筋短縮時には上眼瞼皮膚切除も同時に行っている[5]．もし，皮膚切除がされず，挙筋短縮のみが行われると，眼瞼の後葉があがり相対的に前葉の皮膚が垂れさがることになる．後日，皮膚切除を追加で行うことになる症例も多々出てくるので，同時に切除したほうが眼瞼下垂手術の満足度も上がる．

術式の難易度は高くないが，術前の患者説明は十分に

　上眼瞼皮膚弛緩症の手術は皮膚切除のみを行うものであるので，

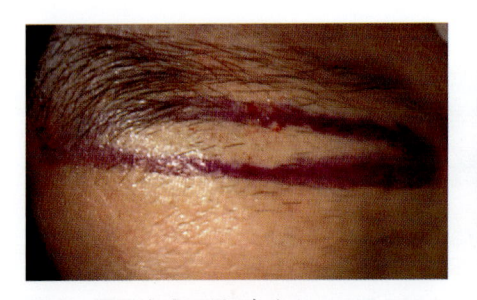

図8 眉下皮膚切除デザイン
眉毛の下,有毛部に少し入り込んだ部位に切開線をデザインする.

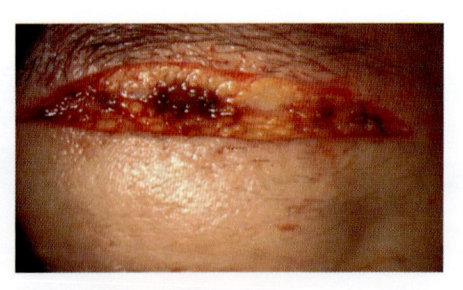

図9 皮膚と眼輪筋切除後
皮膚と眼輪筋を切除すると,創は皮膚の緊張により少し幅が広がる.

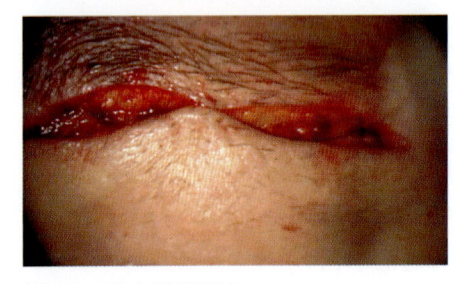

図10 真皮埋没縫合
皮膚縫合の前に真皮埋没縫合を密に行い,創を寄せておく.

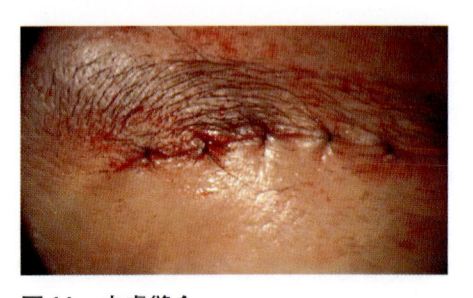

図11 皮膚縫合
最後に6-0ナイロン糸で皮膚縫合を行い,手術を終了する.

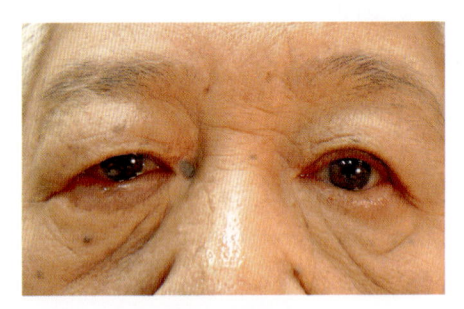

図12 眉下皮膚切除術前
82歳,女性.右顔面神経による右上眼瞼皮膚弛緩症を認める.

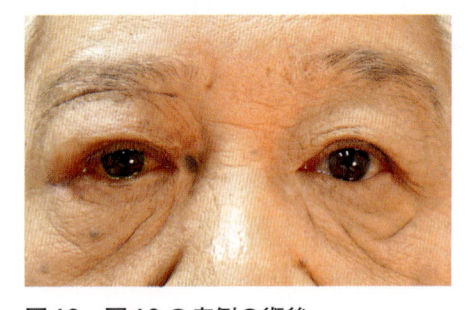

図13 図12の症例の術後
術後1か月の時点では右眉下の手術痕がまだ目立つが,3か月程度で目立たなくなる.右眼の本来の重瞼線が保たれている.

挙筋短縮術に比べると手術の難易度はそう高くない.皮膚弛緩の強い症例では,皮膚切除のみでも患者の自覚症状は劇的に改善し,患者の満足度も高い.眼瞼の手術を始める術者が最初に取り組む手術としてちょうどよい.ただ,整容的結果にこだわりが強い患者は術後さまざまなトラブルの原因になることがあるので,術前に術後の腫脹,瘢痕,違和感および左右差を生じる可能性については十分な説明をしておくべきである.

(兼森良和)

眼瞼内反症

分類

　眼瞼内反症とは，眼瞼自体もしくは睫毛の内反によって，眼表面に眼瞼皮膚や睫毛が接触した状態である．正確には狭義の眼瞼内反症（図1）と，睫毛内反症（図2）に分類される（表1）．狭義の眼瞼内反症（entropion）は，瞼板が眼表面側へ回旋し眼瞼そのものが内反し，眼瞼縁が眼表面側に向かって逆さまになっている状態で，加齢や瘢痕などが原因で起こる．加齢に伴う退行性眼瞼内反症は下眼瞼に多い．また，睫毛内反症（epiblepharon）は，瞼板の回旋はなく眼瞼縁の位置も正常であるが，眼瞼の皮膚に押された睫毛が眼表面へ向いている状態で，小児に多い．睫毛内反症も下眼瞼に多いが，上眼瞼でも重瞼のない場合によくみられる．

　また，眼瞼の前葉（皮膚，眼輪筋）と後葉（瞼板，瞼結膜，眼瞼挙筋または lower eyelid retractors）のバランスが内反症の病態に重要であり，病態に沿った手術治療をするためには，眼瞼の解剖に熟知しておく必要がある．

表1　内反症の分類

眼瞼内反症
眼瞼自体が内反した状態
高齢者に多い．ほとんどが下眼瞼
睫毛内反症
眼瞼の位置は正常であるが，眼瞼余剰皮膚によって睫毛が眼球方向へ押されている状態
小児に多い．下眼瞼＞上眼瞼

眼瞼内反症（1）退行性眼瞼内反症

病態，症状，診断のポイント：退行性眼瞼内反症（図1）は，高齢者の下眼瞼に多い疾患である．加齢に伴う眼瞼内反症を退行性眼瞼

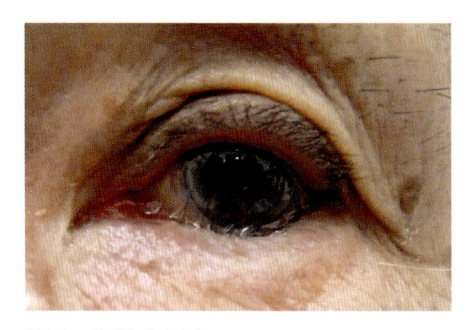

図1　眼瞼内反症（下眼瞼）
眼瞼が内旋し，眼表面に睫毛および眼瞼皮膚が接触している．

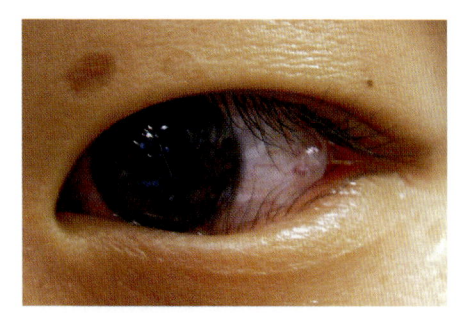

図2　睫毛内反症（上下眼瞼）
瞼板の位置は正常であるが，皮膚によって睫毛が内反し，眼表面に接触している．

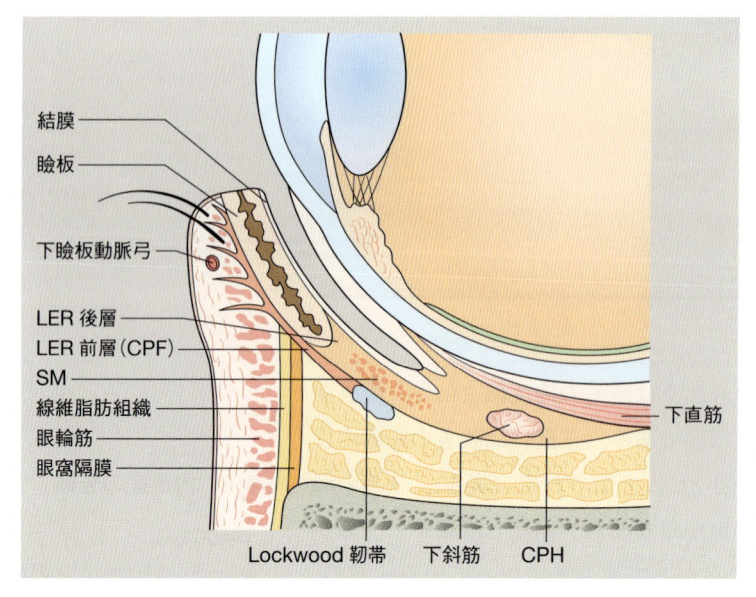

図3 下眼瞼の解剖
CPF：capsulopalpebral fascia
CPH：capsulopalpebral head
LER：lower eyelid retractors
SM：smooth muscle（平滑筋）

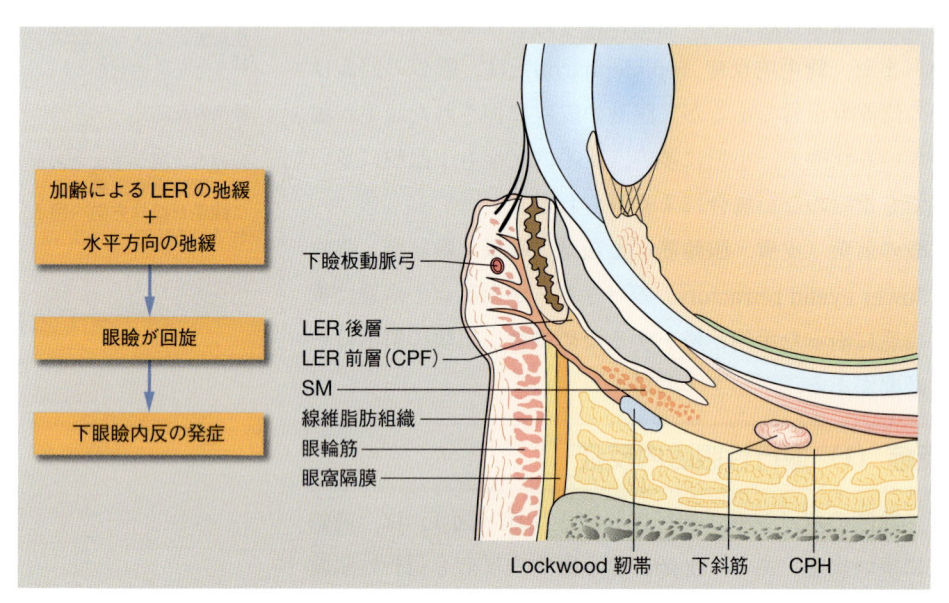

図4 退行性下眼瞼内反症の主な病態

内反症（involutional entropion）と呼び，lower eyelid retractors（LER）が加齢に伴い弛緩することが主な病態である．LERは，下眼瞼を引き，下方視時に視野を確保する役割をもつ capsulopalpebral fascia（CPF）および平滑筋を含む組織の総称である（**図3**）．LERの弛緩に，さらに水平方向の弛緩も加わることで眼瞼内反症が発症する（**図4**）．退行性眼瞼内反症では眼瞼自体が眼球側へ回旋し，眼瞼皮膚や睫毛が機械的に眼表面を刺激することで角膜びらんや点状表層角膜症を引き起こす．症状として，痛みや流涙などの角膜刺

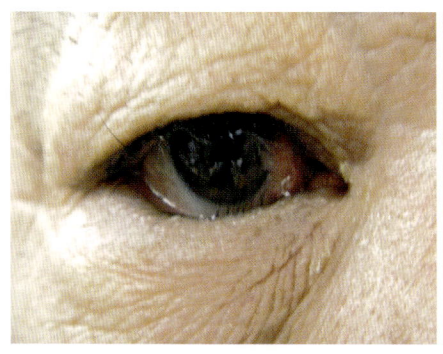

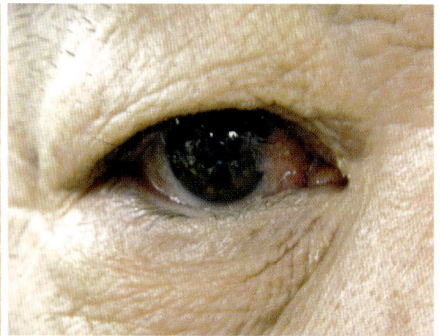

図5 退行性眼瞼内反症
a. 眼瞼内反により，眼瞼皮膚と睫毛が眼表面に接触している．
b. 下眼瞼を引いて眼瞼内反をなくすと，一時的に眼瞼は正常な位置に戻る．しかし，瞬目ですぐに内反は再発する．

激症状，羞明，充血，眼脂などがある．診断のポイントとしては，下眼瞼を下方へ引くと一時的に内反は改善するが，瞬目ですぐに再発するのが退行性眼瞼内反症の特徴である（図5）．

手術方法：退行性眼瞼内反症には自然軽快はないので，基本的には症状があり患者にそれを改善する希望があれば，すべて手術適応である．手術方法としては，数多くの術式が考案されており，すべてを列挙することは不可能であるが，弛緩したLERを剝離・前転して弛緩を是正し，眼瞼内反を矯正するJones変法（Kakizaki法）が最も再発の少ない術式である．LERを瞼板下縁から結膜側，眼窩隔膜側の両面で剝離し，弛緩のなくなるように軽く引き，瞼板下縁に縫着する．目安としては，まず4～5mm程度前転し，外反や瞼縁の不整があれば適宜前転量を変更する．解剖の図を上下逆さにしてみると，下眼瞼と上眼瞼（図6）は鏡像の関係にあることがわかる．下眼瞼内反症に対するJones変法（Kakizaki法，LERの短縮）は，上眼瞼の挙筋短縮術（aponeurosisとMüller筋の短縮）と手術の原理は同じである．退行性眼瞼内反症に対してよく行われている術式を表2に列挙する．

眼瞼内反症（2）瘢痕性眼瞼内反症

外傷や炎症のために眼瞼後葉が瘢痕拘縮を起こすことによって，瘢痕性眼瞼内反症が起こる．眼表面の化学外傷やStevens-Johnson症候群などの炎症性疾患では瞼結膜や瞼板が拘縮し小さくなることがあり，相対的に前葉が余剰となって生じる．上下眼瞼ともに生じ，後葉拘縮の程度によって内反症の重症度もさまざまである．

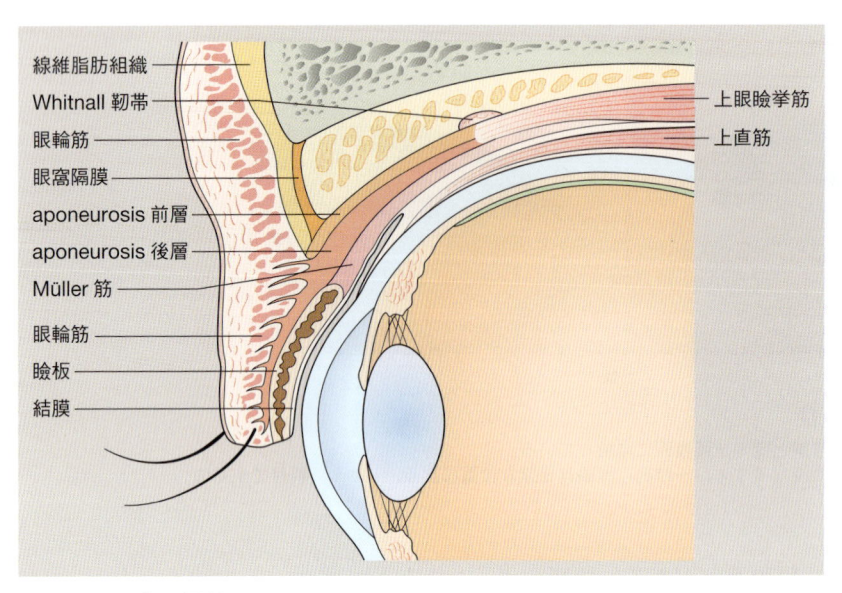

図6 上眼瞼の解剖

表2 退行性眼瞼内反症に対する主な術式

Jones 法	LER を前面のみ露出して 2, 3mm 瞼板へ tucking（縫着）する術式であり，Jones 変法のオリジナル術式．
Jones 変法（Kakizaki 法，図7）	LER を結膜側と眼窩隔膜側の両面から剥離し，瞼板へ前転固定する方法．最も再発の少ない術式である．図8に，図1症例の術後を示す．
通糸法	抗凝固薬を休薬できない症例や短時間で手術を終わらせる必要があるような症例に適しているが，再発がやや多い．通糸する方法や糸の種類なども数多く存在する術式．
Quickert 法	下眼瞼の水平方向の弛緩を全層切除で，縦方向の弛緩を LER の瞼板への固定で是正する術式．
Wheeler 法	下眼瞼睫毛下の眼輪筋を横方向に tucking することで眼輪筋の弛緩を是正する術式．
上記のほか，Wies 法，外反症に主に用いられる lateral tarsal strip 単独もしくは LER の瞼板固定との併用，耳介軟骨移植などがある．	

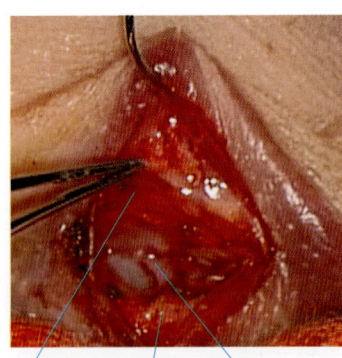

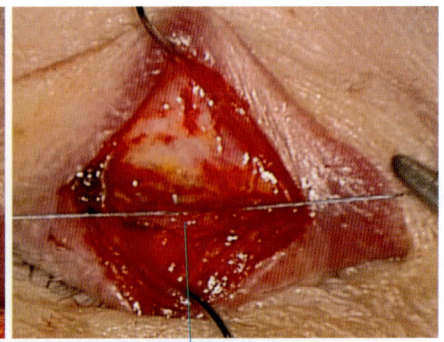

図7 Jones 変法（写真上：腹側，写真下：頭側）
LER：lower eyelid retractors

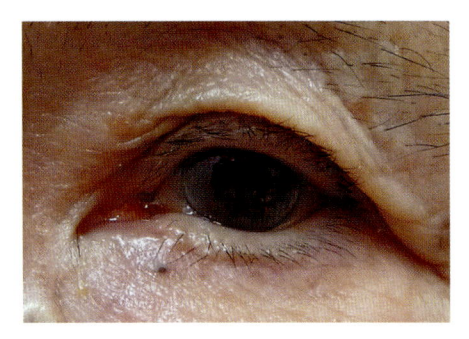

図8　図1症例の術後

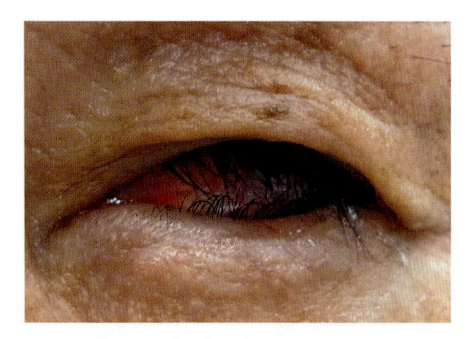

図9　瘢痕性内反症（左眼，上下眼瞼）

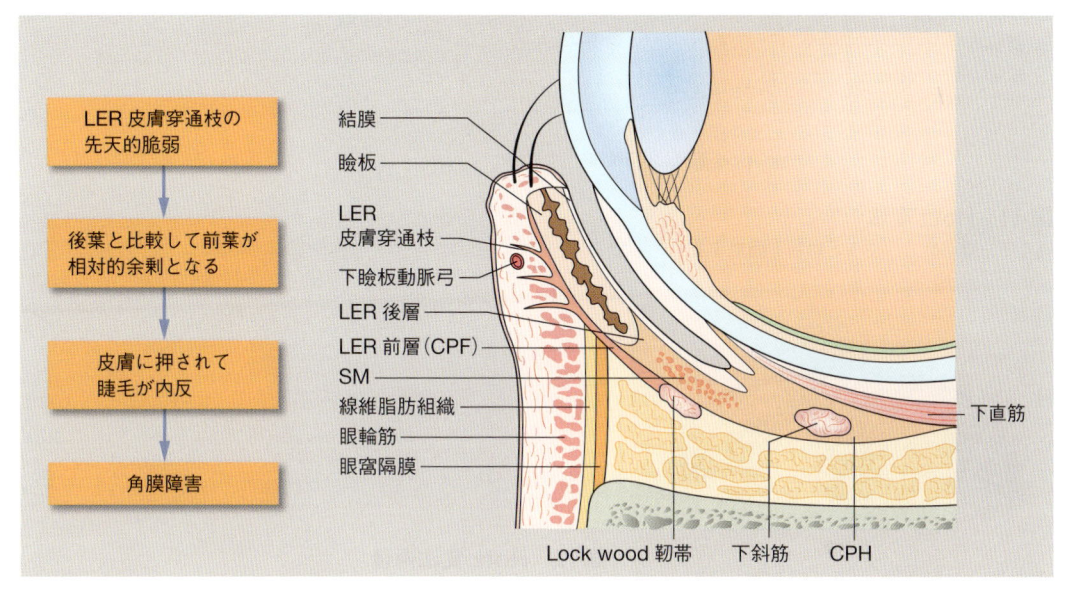

図10　睫毛内反症の主な病態

　図9に，左眼類天疱瘡による後葉拘縮により，上下の内反症を来たしている症例を示す．

　瘢痕性内反症の治療は，軽度から中等度のものにはHotz変法やlid splitなど前葉のreposition（整復）で睫毛の傾きを変えるが，重症の場合は拘縮した後葉をgraft（移植組織）で補う．硬口蓋粘膜や耳介軟骨，鼻中隔軟骨に口唇粘膜といった生体材料を用いることが多い．

睫毛内反症[*1]

　眼瞼の位置は正常であるが眼瞼余剰皮膚によって睫毛が眼球方向へ押されている状態であり，小児に多い．下眼瞼によくみられるが，上眼瞼にもしばしば見受けられる．病態としては，先天的なLERからの皮膚穿通枝の脆弱が示唆されている（図10）．症状はほかの内

[*1] **睫毛内反症と睫毛乱生症のちがい**
睫毛内反症と睫毛乱生症のちがいについて把握しておくことが重要である．睫毛乱生とは，眼瞼の回旋や余剰皮膚による睫毛偏位はないが，睫毛の向きが眼球方向に向かっているために眼表面と接触している状態である．乱生した睫毛を抜去することが基本的治療であるが，たびたび繰り返すようならば睫毛根切除，重症例では眼瞼の前葉と後葉を瞼縁から瞼板上で分割し，睫毛の生える位置をずらすlid split手術を行う．

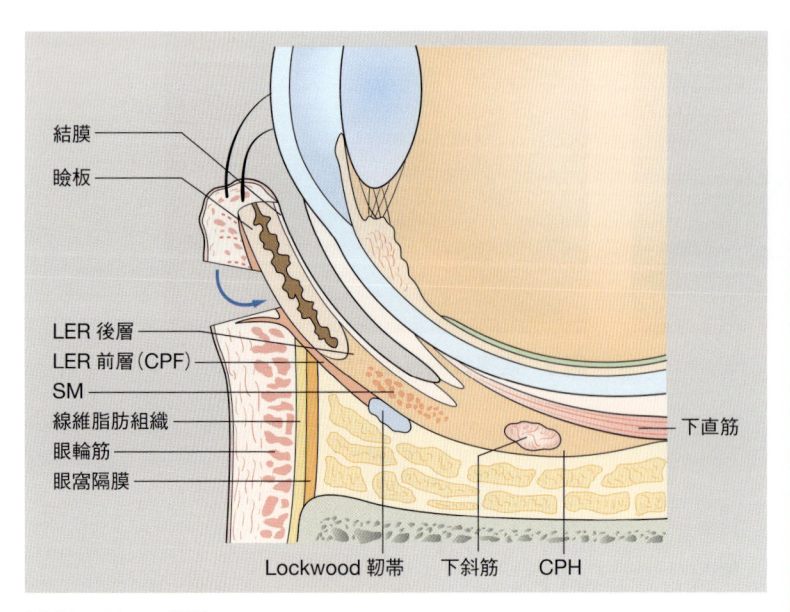

図 11 Hotz 変法
睫毛下皮膚切開し，皮下と瞼板を固定する．

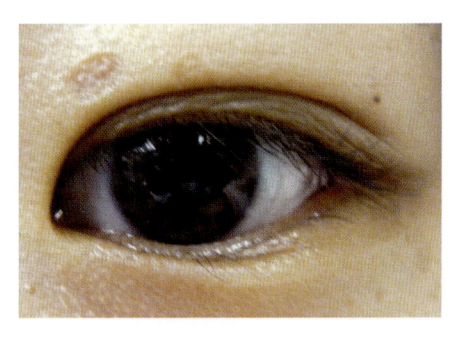

図 12 Hotz 変法術後
（図 2 の症例，上下眼瞼）

反症と同じく，睫毛が機械的に眼表面を刺激することによる角膜びらんや点状表層角膜症，羞明，充血，眼脂などがある．乳幼児の睫毛は比較的やわらかいために角膜上皮障害が軽度のことも多く，また，成長に伴う顔貌の変化とともに内反症の改善を認めることもあるため，経過観察可能な症例もある．しかし，強い角膜上皮障害や角膜混濁に伴う角膜乱視，弱視を認める場合は早期に手術が必要である．

睫毛内反症に対する手術は，皮下と瞼板もしくは瞼板上組織を糸で固定する方法（Hotz 変法，**図 11**）が，最も内反矯正効果が高い．術後は，上眼瞼では重瞼線，下眼瞼では睫毛下で作製した皮膚切開線が溝となり睫毛内反を改善させる効果をもつ（**図 12**）．また，通糸法や埋没法による重瞼（溝）形成術も施行されるが，切開法である Hotz 変法と比較すると再発率がやや高い．

（渡辺彰英）

眼瞼外反症

文献は p.318 参照.

分類と病態

　眼瞼の前葉と後葉は内眥と外眥の支持組織により牽引されているが，そのバランスが崩れると眼瞼外反症が生じうる．眼瞼外反症は退行性，顔面神経麻痺などによる麻痺性，瘢痕性などに分類される．通常，ほとんど下眼瞼にみられる．よくみられる退行性では主として内眥や外眥の支持組織の弛緩があり，麻痺性では瞼板だけが弛緩し延長する．瘢痕性では，前葉の垂直方向の収縮が強くなっている.

　いずれの眼瞼外反症でも，しばしば経過とともに lower eyelid retractors が弛緩することがあり，長期的には外反の程度が高度になってくることがある.

　眼瞼外反症になると流涙，乾燥感，角結膜障害，瞼結膜の充血や肥厚などがみられる．また整容面で問題になるので，患者の quality of life を著しく下げることがある（図 1a）.

診断

　下眼瞼外反症をみた場合，まず外傷や顔面神経麻痺の既往がないかの病歴を聴取し，眼瞼前葉の瘢痕がないか，眉毛下垂など顔面神経麻痺を疑う外観がないか観察する．ついで medial distraction test, lateral distraction test を行い，内眥と外眥の支持組織の弛緩がないか調べる（表 1）.

手術適応

　眼瞼前葉の瘢痕が原因であれば Z 形成[3] などを行い，牽引を解除する．顔面神経麻痺によるものであれば，瞼板が水平方向に延長しているので，Kuhnt-Szymanowski Smith 変法を選択する．内眥の支持組織の弛緩があり，medial ectropion が生じた場合は，lazy-T などで対応する．外眥の支持組織の弛緩がある場合は，lateral tarsal strip を行う.

表 1　弛緩している支持組織のチェック法

medial distraction test
下眼瞼を内側へ牽引．涙点が涙丘より内側へ牽引されたら，外眥の支持組織[1]の弛緩あり.

lateral distraction test
下眼瞼を外側へ牽引．涙点が半月ひだ外側端と角膜輪部内側の中央より外側へ牽引されたら，内眥の支持組織[2]の弛緩あり.

[1] 外眥の支持組織
- lateral canthal band
- lateral rectus capsulo-palpebral fascia

[2] 内眥の支持組織
- medial canthal tendon
- Horner 筋
- medial rectus capsulo-palpebral fascia

[3] は p.93 参照.

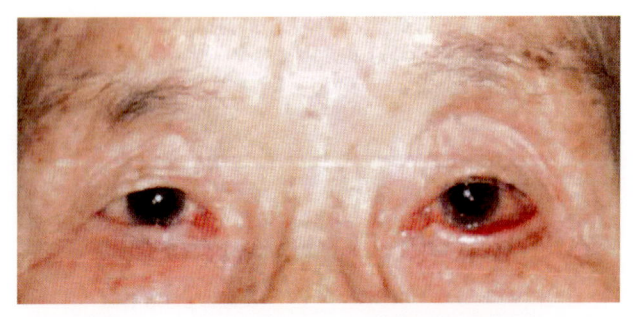

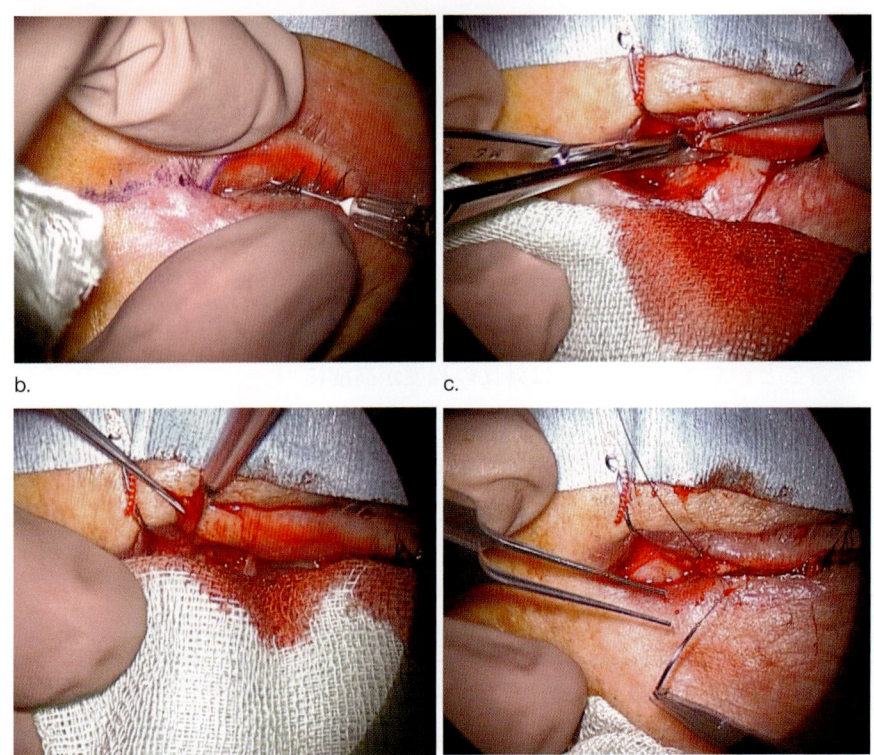

図1　左下退行性下眼瞼外反症例に対する lateral tarsal strip（85歳，女性）

a. 術前所見.
b. lateral tarsal strip ①：左下 lateral tarsal strip のデザイン（下方が術者側）．外眼角から外側へ 15mm と下眼瞼外側の gray line 後端を 7mm ピオクタニンでマーキングしている．写真は外側円蓋部結膜下に局所麻酔中の様子．
c. lateral tarsal strip ②：瞼板外側についている外眥の支持組織と，その下方にある Lockwood 靭帯を切断．
d. lateral tarsal strip ③：外側の瞼板結膜をメスなどでそぎ落とす．
e. lateral tarsal strip ④：瞼板外側に 5-0 程度のナイロン糸を掛けているところ．瞼板外側を外側眼窩縁後方 2mm くらいの骨膜へ直接縫合固定する．

手術法

Kuhnt-Szymanowski Smith 変法：下眼瞼の外側（外眼角から内側へ 8mm くらいの位置）をホームベース型の五角形に切除し水平

短縮する．1辺が5mmくらいの五角形であるが，弛緩が強いときはもう少し水平方向の切除量を増やす．

lazy-T：下涙点の4mm外側で眼瞼を水平短縮し，涙点下方の結膜と結膜下の組織を菱形に切除することで涙点形成をする．

lateral tarsal strip：外側の瞼板周囲につく組織を取ったり分けたりしてむき出しにし，外側眼窩縁の骨膜へ直接縫合固定することで外眥を水平短縮する方法である．

まず，外眼角から外側へ15mmと，下眼瞼外側のgray line後端*4を約7mmをピオクタニンでマーキングし，外側円蓋部結膜下と切開予定線付近の皮下に局所麻酔をする（図1b）．外側は皮膚切開後に眼角切開術（canthotomy）を行い，眼窩縁まで達する．下眼瞼外側のgray line後端を約7mm切開し，眼瞼の前葉と後葉を分ける．

瞼板外側についている外眥の支持組織と，その下方にあるLockwood靱帯を切断（図1c）し，瞼板下縁も約7mm切開する．その後，外側の瞼板を把持し，瞼板結膜と瞼縁のマイボーム腺開口部付近の粘膜をメスなどでそぎ落とし（図1d），瞼板外側につく上皮成分がない状態にする．瞼板外側端に5-0程度のナイロン糸を掛け（図1e），外側眼窩縁後方2mmくらいの骨膜へ直接縫合固定し，外眥の弛緩を修復する．後は，上下のgray lineを合わせながら閉創する．

*3 Z形成
二つの三角皮弁を交換することにより，術後三角皮弁を縦方向に延長する方法（横方向は短縮となる）．延長率は三角皮弁の角度で異なる．

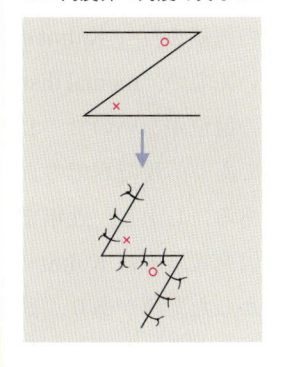

*4 gray line後端
眼瞼の前葉と後葉の境界．

カコモン読解 第18回 臨床実地問題8

67歳の男性．3年前から左下眼瞼が外反し，徐々に増強したため来院した．左眼角膜に軽度の点状表層角膜炎を認める．左眼前眼部写真を図に示す．外傷，顔面神経麻痺の既往はない．適切な治療はどれか．

a Hotz法
b Kuhnt-Szymanowski法
c 河本法
d 瞼板縫合術
e 瞼板延長術

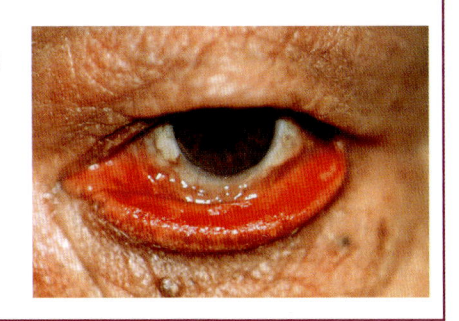

解説 症例は眼瞼前葉に瘢痕などなく，退行性下眼瞼外反症と考えられる．Hotz法，河本（こうもと）法は内反症に対する手術．瞼板縫合術（tarsorrhaphy）は閉瞼障害による兎眼に対して，上下眼瞼の瞼板を縫合するもの．通常，眼瞼の外側で瞼板縫合術を行う．

Kuhnt-Szymanowski 法は外反症の手術法の一つなので，おそらく出題者はこれを正解としたいものと考えられる．

　ただ，麻痺性でないため下眼瞼瞼板の水平方向の延長は考えにくい．そのため瞼板を含めて眼瞼を五角形に切除することで水平方向の短縮を行う Kuhnt-Szymanowski 法は，病態に即した治療法とはいえない．medial distraction test の所見がないが，下涙点の外側への偏位がないので，おそらく外眥の支持組織が弛緩したことが原因であり，現時点での正しい治療法は lateral tarsal strip procedure である．しかし，近年までわが国では下眼瞼外反症の場合は，その病因を考えずに Kuhnt-Szymanowski Smith 変法が行われることが多かった背景があり，試験が行われた 2006 年ころなら b と答えざるをえないかもしれない．

　なお，Kuhnt-Szymanowski 法は瞼板中央で水平短縮するが，Kuhnt-Szymanowski Smith 変法はそれを改良した方法で，やや外側で水平短縮を行う．

[模範解答]　b（試験が行われた 2006 年ころなら b．現在なら，lateral tarsal strip procedure がベターと思われる．）

（三戸秀哲）

顔面神経麻痺

文献は p.318 参照.

顔面神経麻痺の原因

末梢性顔面神経麻痺の原因は，Bell 麻痺 60%，Ramsay Hunt 症候群 15%，外傷性 6%，手術損傷性麻痺 5%，耳炎性麻痺 4% である．原因の 2/3 を占める Bell 麻痺と Ramsay Hunt 症候群の大部分は，早期診断と適切な治療により完治可能である．しかし，不幸にも適切な早期治療を受けられなかった症例では，不完全治癒で後遺症が残ることも少なくない．本項では，発症後早期の対応と，後遺症に対する眼形成手術に関して述べる．

発症後早期の対応

顔面神経麻痺の重症例においては神経変性が急速に進行するため，麻痺発症後数日以内の治療が予後を大きく左右する．したがって，病因と重症度に応じた早期治療の開始が重要である．

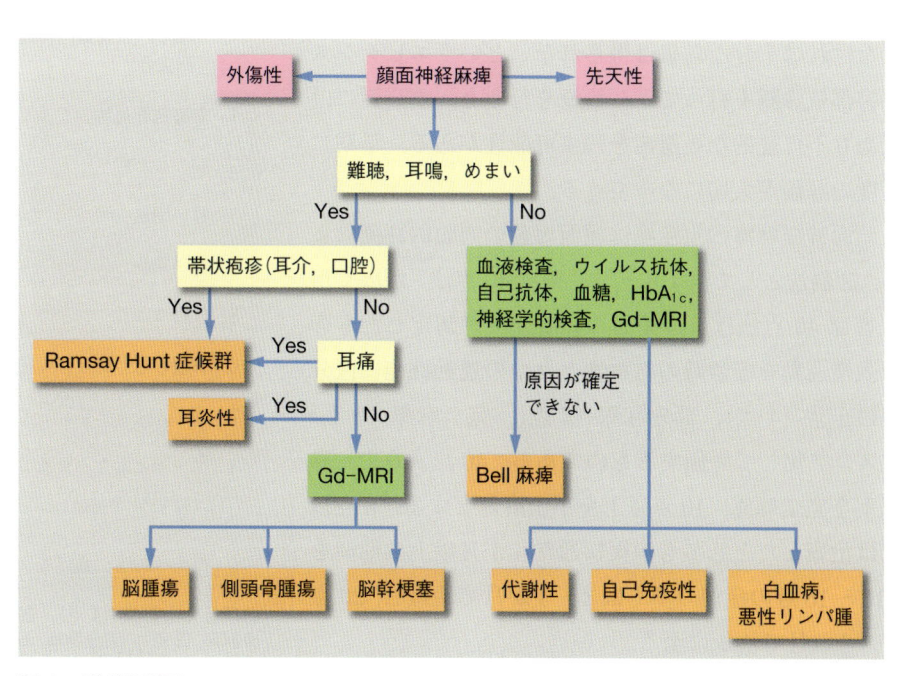

図1　診断手順

診断

原因疾患の診断：診断の手順を図1に示す．中枢性（核上性）顔面神経麻痺の場合には，額のしわ寄せや眉毛を動かすことが可能という特徴があり，また，ほとんどの場合で手足の麻痺など，顔面神経麻痺以外の症状も併発する．中枢性では，症状が重篤になりやすく治癒も困難である．一方，末梢性（核下性）では，前述したようにBell麻痺とRamsay Hunt症候群で病因の75％を占める．Bell麻痺は主病因が単純ヘルペスウイルス1型（herpes simplex virus type 1；HSV-1）であることが明らかになってきているが，依然として病因不明なものも含まれている．Ramsay Hunt症候群は水痘・帯状疱疹ウイルス（varicella-zoster virus；VZV）が病因で，耳介の帯状疱疹と難聴やめまいを特徴とする．Bell麻痺の約70％，Ramsay Hunt症候群では約30％が自然治癒するといわれている．

傷害部位診断：傷害部位診断には，神経興奮性検査（nerve excitability test；NET），electroneurography（ENoG），磁気刺激誘発筋電図，逆行性顔面神経誘発電位（antidromic facial nerve response；AFNR），瞬目反射（blink reflex；BR）などの耳鼻科的検査があるが，刺激部位でWaller変性[*1]が完成するのに7〜10日以上を要するため，ENoGやNETでは発症後7〜10日以降でないと正確な診断はできない．一方，抗ウイルス薬は3日以内に，ステロイドは5日以内に投与しなければ十分な効果は得られないというエビデンスがあるため，傷害部位診断を行ってから治療を行うと，重症例にはすでに手遅れであり不可逆的な後遺症を残す可能性がある．早期には次に示す重症度の評価が大切になってくる．

重症度の診断：顔面神経麻痺の重症度は顔面運動の肉眼的評価によって判断される．評価法として表1に示す"柳原40点法"が広く用いられている．柳原40点法は日本顔面神経研究会が制定したものであるが，顔面表情運動を安静時の対称性と九つの運動機能に区分して，おのおのに正常（4点），部分麻痺（2点），完全麻痺（0点）の点数をつけ，スコア化して評価するものである．40点満点で，麻痺スコア8点以下を完全麻痺，10点以上を不全麻痺とする．8点以下の完全麻痺では治癒したとしても回復に通常4か月以上の期間を必要とするが，10〜18点の症例の多くは3〜4か月で治癒し，20点以上では全例1〜2か月で治癒に至る．

[*1] **Waller変性**
神経損傷の程度は神経無動作，軸索断裂，神経断裂の3段階に分類される．軸索断裂や神経断裂の場合，その程度に応じて障害部位から神経末梢に向かって起こる神経変性のことをWaller変性という．Waller変性を起こした神経線維でも軸索断裂であれば再生するが，再生神経線維は過誤支配を来たし，病的共同運動やワニの涙などの後遺症を引き起こす．

表1 顔面運動採点法（柳原40点法）の項目（日本顔面神経研究会）

1. 安静時非対称
2. 額のしわ寄せ
3. 軽い閉瞼
4. 強い閉瞼
5. 片目つぶり
6. 鼻根のしわ寄せ
7. 頬をふくらます
8. イーっと歯をみせる
9. 口笛
10. 口をへの字に曲げる

各項目とも正常（4点），部分麻痺（2点），完全麻痺（0点），で採点し，合計40点満点中の点数で評価する．

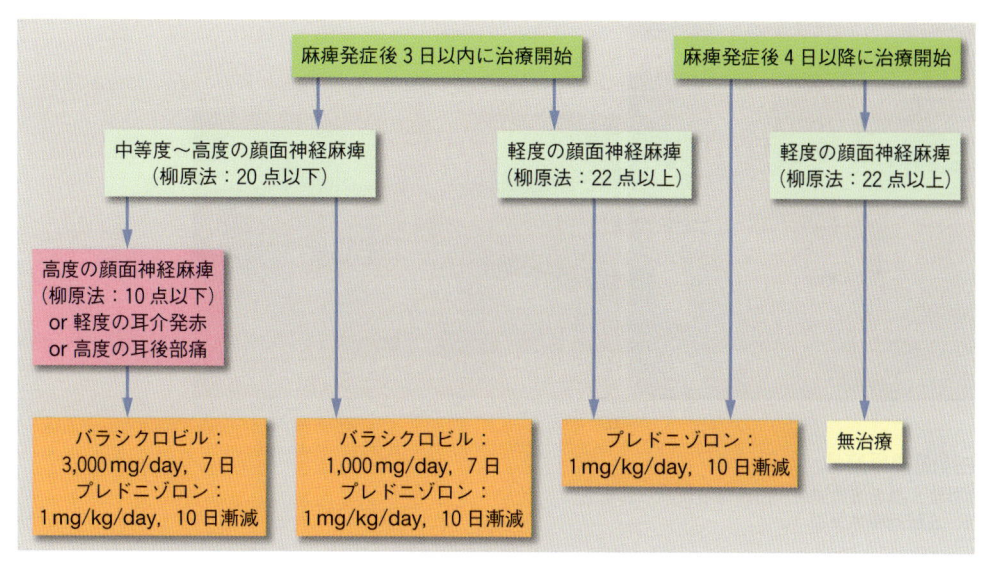

図2 Bell 麻痺治療開始時の治療法選択フローチャート

治療

ステロイドと抗ウイルス薬の併用内服投与を麻痺発症後早期に行う．図2に示す通り，発症後の日数や神経障害の程度，病因ウイルス，自然治癒の可能性を考慮し，患者個々の病態に応じた治療を行う．

柳原法 10 点以下で，NET が無反応，ENoG で 10％ 以下となれば，ステロイドパルス療法（メチルプレドニゾロン 1,000 mg×3 日間連続点滴静注）を考慮する必要がある．また，Bell 麻痺は 70％ が自然治癒する疾患であり，柳原法で 22 点以上の軽症例や，発症後 2 週以上経過した亜急性期ではステロイドが不要な場合が多い．

抗ウイルス薬に関しては，アシクロビルのプロドラッグであるバラシクロビルが一般的に用いられる．抗ウイルス薬は発症 3 日以内の早期でなければ有効性に乏しく，VZV 性では HSV 性より大量投与が必要である．バラシクロビルは通常，VZV 性で 3,000 mg/day，HSV-1 性で 1,000 mg/day 投与する．

後遺症に対する眼形成手術

顔面神経麻痺後遺症に対する観血的治療には，顔面神経減荷術，神経移植・吻合術，筋移行術などの動的再建術と，眉毛挙上術，上眼瞼皮膚切除などの静的再建術がある．動的再建術は眼科医には手の出しにくい領域であるが，眼の周囲の静的再建術，すなわち眼形

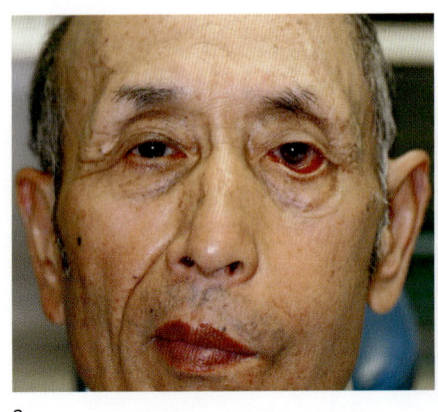

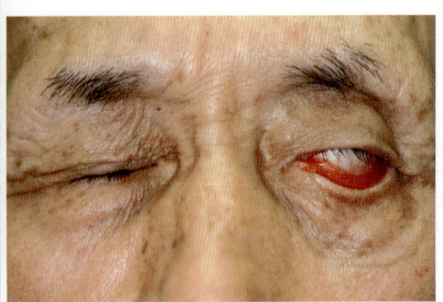

図3 左顔面神経麻痺
a. 下眼瞼外反，鼻唇溝の消失，口唇偏位がみられる．
b. 閉瞼時，左眼麻痺性兎眼．

成手術は，眼科医こそが行うべきである．

麻痺性兎眼に対する lid loading 法

　顔面神経麻痺では眼輪筋の収縮機能不全による閉瞼障害（麻痺性兎眼）を生じ，それにより乾燥性角結膜炎，角膜潰瘍などの機能的障害を惹起する．この麻痺性兎眼に対し，上眼瞼の Müller 筋と levator muscle aponeurosis[*2] の間に gold plate を移植し，その重量で閉瞼機能を向上させる方法が lid loading 法である．gold plate の重量は術前に重りを上眼瞼に貼付し，十分な開閉瞼機能に最適な重量をあらかじめ決定しておく．

眉毛下垂に対する眉毛挙上術

　末梢性顔面神経麻痺では，前頭筋の収縮機能不全による眉毛下垂が生じ，眉毛位置の非対称という整容的問題のみならず，開瞼障害，上方視野の狭窄という機能的問題が起こる．これに対して，眉毛上の皮膚を切除し，眉毛下組織を直接骨膜に固定する方法が direct brow lift 法である．眉毛側皮下，骨膜，頭側皮下を5-0ナイロン糸で固定する．術後，長期的にみると眉毛位置がさがってくることが多いため，術終了時は過矯正位を目指して手術を行う．

下眼瞼外反に対する軟骨移植併用下眼瞼形成術

　顔面神経麻痺では眼輪筋の収縮機能不全による下眼瞼下垂（外反）を生じ，これが麻痺性兎眼を増悪させる（図3）．外反が軽度のもの

[*2] levator muscle aponeurosis
一般的には上眼瞼挙筋腱膜と訳される．上眼瞼挙筋の上枝から起始し，前層と後層の二層を構成する．前層は眼窩隔膜と眼輪筋に連続し，後層は瞼板に付着する．

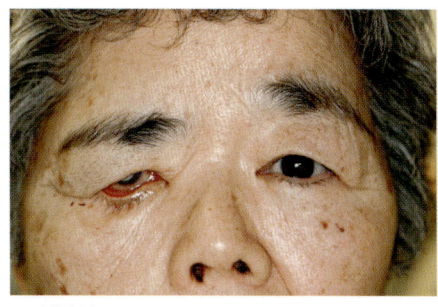

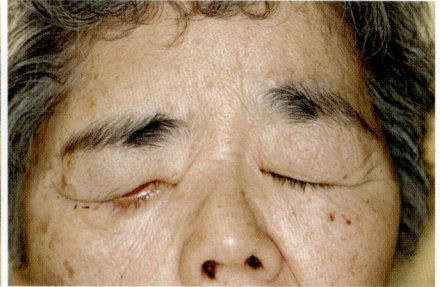

a. 開瞼時　　　　　　　　　　b. 閉瞼時

図4　右顔面神経麻痺の術前所見
眉毛下垂，麻痺性兎眼，下眼瞼外反を呈している．

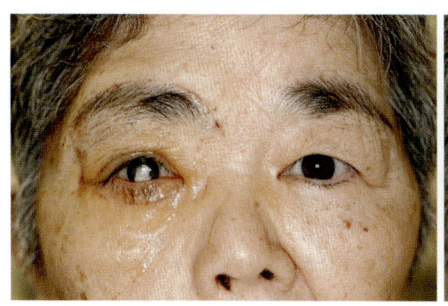

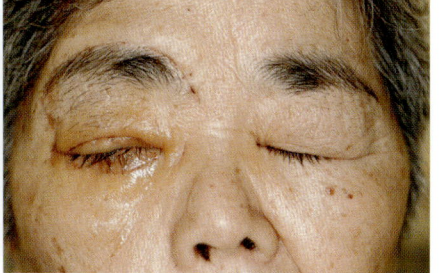

a. 開瞼時　　　　　　　　　　b. 閉瞼時

図5　右顔面神経麻痺の術後所見
右眉毛挙上術，gold plate を用いた lid loading 法，軟骨移植による下眼瞼外反症手術を行った．
（図3～5の写真提供：聖隷浜松病院眼形成眼窩外科　嘉鳥信忠先生．）

であれば，眼瞼を水平方向へ短縮しつりあげる lateral tarsal strip procedure や，Kuhnt-Szymanowski 法で治療可能であるが，重症例では耳介軟骨移植を用いた下眼瞼形成術が有用である．耳介軟骨鼻側は内側眼窩縁骨膜および MCT[*3] に固定し，耳側は眼窩縁内側の骨膜に固定する．耳介軟骨上縁は瞼板に，下縁は LERs[*4] に固定する．

　図4に右顔面神経麻痺の術前写真を示す．眉毛下垂，麻痺性兎眼，下眼瞼外反を呈している．右眼角膜は長年の兎眼の影響で混濁している．この症例に対し，前述した眉毛挙上術，gold plate を用いた lid loading 法，軟骨移植による下眼瞼外反症手術を行った．術後，右眼開閉瞼良好となり，整容的にも機能的にも満足が得られた（図5）．顔面神経麻痺で角膜潰瘍や角膜混濁などの重篤な合併症を来たす前に，眼表面の診察を行える眼科医こそが，兎眼矯正術を検討することが大切であると考える．

（田邉美香）

[*3] **MCT**
medial canthal tendon の略．内眥部を固定する構造で，前枝と後枝からなる．

[*4] **LERs**
lower eyelid retractors の略．下眼瞼牽引筋腱膜．

睫毛乱生

睫毛内反と睫毛乱生の違い

いずれも結果としては，睫毛が角膜に接し，患者の主訴として異物感があるが，病態の違いを認識する必要がある．睫毛内反は種々の原因により（本巻"睫毛内反症"の項目を参照）眼瞼そのものが内方へ回旋することであり，睫毛列全体が内方へ偏位する．睫毛列そのものの乱れは含まれない．一方，睫毛乱生は非炎症性疾患あるいは炎症性疾患により局所的に毛根あるいは睫毛皮膚貫通部の偏位や歪みを来たした状態である．したがって，睫毛皮膚貫通部は列をなさず，思い思いの方向を向いている．この睫毛乱生を内反と間違えて内反症手術を行うと，医原性外反を生じたり，角膜に接した乱生睫毛がそのまま残存したりするので注意が必要である．

睫毛を含む眼瞼の解剖

内反と乱生を区別するためには，まず眼瞼の解剖の理解が必須である（図1）．眼瞼縁には睫毛が並んでいる．睫毛根部にはZeis（ツァイス）腺（脂腺）とMoll（モール）腺（アポクリン腺）が付随して

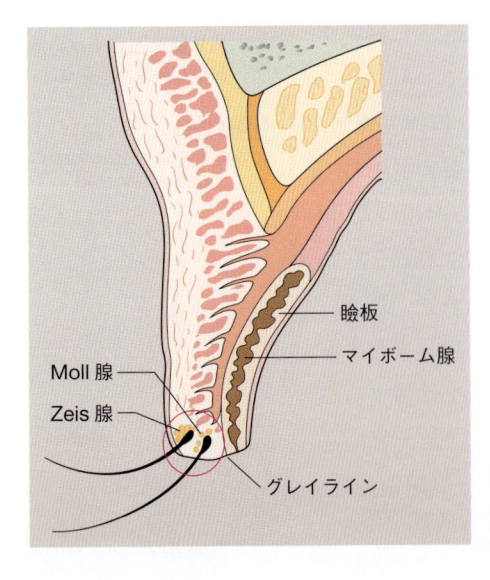

図1　眼瞼の解剖図
〇で囲んだ部の異常により，睫毛乱生が生じる．

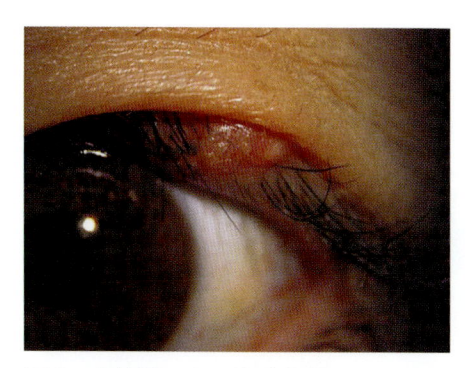

図2　麦粒腫による睫毛乱生（18歳，女性）

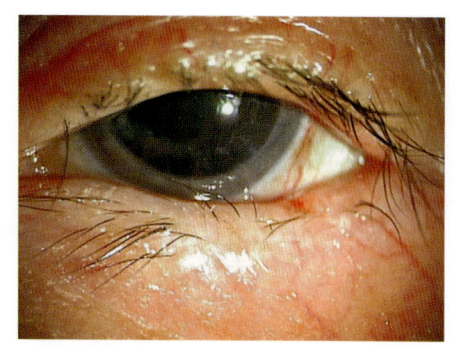

図3　ブドウ球菌性眼瞼炎により生じた睫毛乱生（85歳，男性）

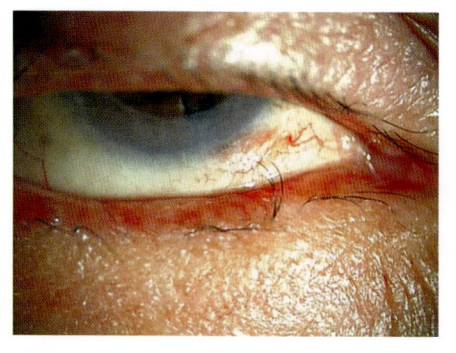

図4　ヘルペス性眼瞼炎後に生じた睫毛乱生（51歳，男性）

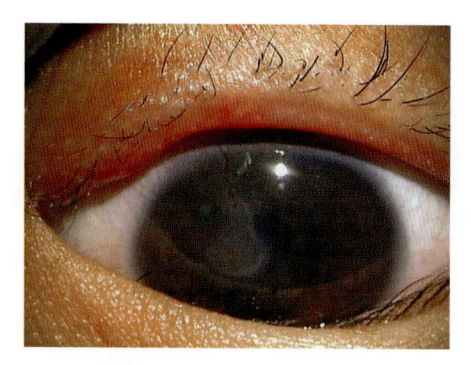

図5　閉塞性マイボーム腺梗塞により生じた睫毛乱生（23歳，女性）
内側よりに霰粒腫を認める．

いる．健常であれば，その眼球側にはマイボーム腺開口部が一列に並んでいる．睫毛列とマイボーム腺開口部例の間には，グレイライン（gray line）と呼ばれる部分がある．マイボーム腺開口部のさらに眼球側には，皮膚と粘膜の境目があり組織学的にmucocutaneous junctionをなしている．内反は瞼板を支持する組織の異常であることが多いが，睫毛乱生では瞼板位置には異常がなく，図1の赤丸で囲んだ睫毛を中心とする部分の異常である．

睫毛乱生を来たす基礎疾患

日頃の診療では睫毛乱生を何気なく抜去していることが多い．しかし，乱れて生えてくるには，やはりそこに何らかの理由が存在している．

睫毛根部あるいは皮膚貫通部に変形を来たすような炎症性疾患あるいは非炎症性疾患が，睫毛乱生の基礎疾患となる．炎症性疾患としては，麦粒腫（図2），化膿性霰粒腫のほか，眼瞼炎[*1]を来たす疾

[*1] 日常臨床において，睫毛乱生の原疾患としては，圧倒的に眼瞼炎によるものが多い．特に，いかなる点眼であれ頻回に点眼することで接触眼瞼皮膚炎を生じている場合が多い．さらに，眼瞼皮膚びらん部に二次的に細菌感染を合併することもある．このような眼瞼炎においては，まずは局所の安静すなわち投薬中止が必要である．睫毛乱生を伴う眼瞼皮膚炎を診察した場合，点眼の過度な使用状況の有無を確認するとともに，内服をうまく活用して治癒させることが肝要である．

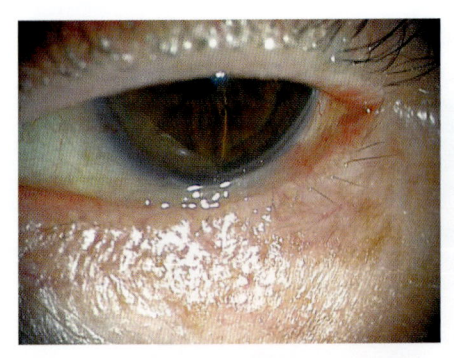

図6　結膜弛緩症（流涙）による眼瞼炎により生じた睫毛乱生（81歳，男性）

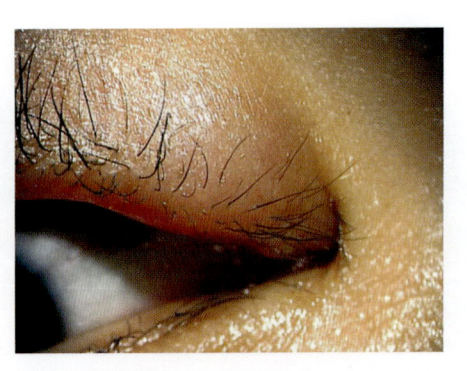

図7　霰粒腫による睫毛乱生（23歳，女性）

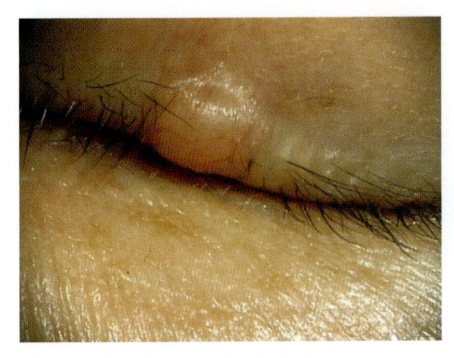

図8　脂腺癌による睫毛乱生（76歳，女性）
睫毛欠如を伴う．

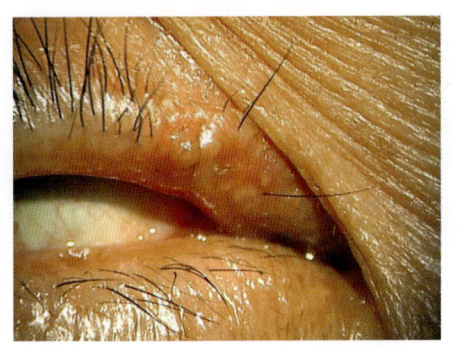

図9　neurofibrinoma による睫毛乱生（78歳，男性）

患（ブドウ球菌性眼瞼炎〈図3〉，ヘルペス性眼瞼炎〈図4〉，その他の細菌性眼瞼炎，マイボーム腺炎角膜上皮症〈図5〉*2）などが挙げられる．たとえば近年，高齢者結膜炎の起因菌では，キノロン耐性のブドウ球菌やコリネバクテリウム*3 などが多く[1-4]，最小発育阻止濃度（minimum inhibitory concentration；MIC）の低い点眼を頻回に自己使用し，接触皮膚炎を伴った高度の眼瞼縁炎を生じることが多い．また若年者では頻回交換型コンタクトレンズ使用により，霰粒腫を伴う閉塞型マイボーム腺炎によるマイボーム腺炎角膜上皮症を生じていることも多い[5,6]．上記以外に，結膜弛緩症による常時流涙で無菌性眼瞼炎を生じている場合にも起こりうる（図6）．このような眼瞼炎や眼瞼結膜炎では mucocutaneous junction が前方移動し，marginal entropion と呼ばれる．非炎症性疾患としては霰粒腫（図7）のほか，悪性を含む眼瞼腫瘍が挙げられる．基底細胞癌，脂腺癌（図8），その他の腫瘍（図9）や母斑でも生じる．悪性の場合は，睫毛乱生とともに睫毛脱落という形を呈しやすい．母斑では，母斑細胞の増殖により毛根が圧排されて乱生となる．

*2 マイボーム腺炎角膜上皮症
閉塞性のマイボーム腺炎を基礎として，腺付近に生息するアクネ菌やブドウ球菌（Propionibacterium acnes, Staphylococcus epidermidis など）による遅延型アレルギー反応により生じた角膜病変の総称．大きく分けて表層性角膜炎の形態と角膜フリクテンの形態をとるものがある．

*3 は p.103 参照．

文献は p.318 参照．

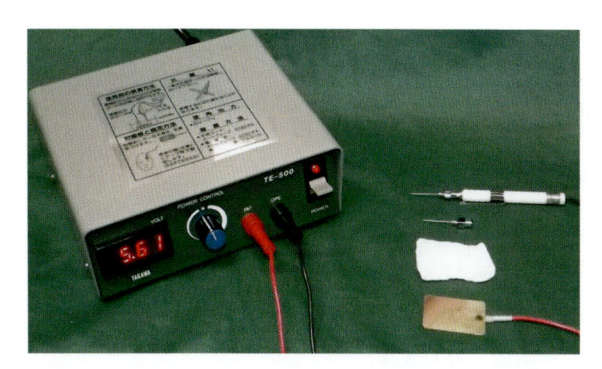

図 10　digital electrolyser（田川製作所）

> [!3] キノロン耐性コリネバクテリウム
> 従来，弱毒菌であるとされていたコリネバクテリウムが，結膜炎，眼瞼炎，角膜炎などを生じることが報告されている．さらに，日本人における結膜嚢常在菌のコリネバクテリウムでは，高率にキノロン耐性を獲得していることが知られている．

睫毛乱生の治療

主として治療対象となるのは，角膜に接して表層角膜炎を生じる場合や，角膜に対する慢性刺激で続発性アミロイドーシスを生じる場合などである．

1. 角膜に接している睫毛本数が少なければ，局所麻酔のうえ，電気分解を行う．digital electrolyser（図 10）などを用いて，睫毛根部を焼灼する．ただし，睫毛の成長にはサイクルがあり，数回の施行が必要である．
2. さらに乱生睫毛が多い場合には，毛根を含めて皮膚，皮下組織を局所的に楔状に切除する．
3. 眼瞼炎による marginal entropion が高度の場合は原疾患治療ののち，lid split を選択する．

（佐々木香る）

クリニカル・クエスチョン

プロスタグランジン製剤点眼薬の副作用で睫毛が伸びるメカニズムを教えてください

Answer プロスタグランジンには，休止期の毛包を成長期へと転化させる作用があります．そのため睫毛が伸び，色も濃くなります．

文献は p.318 参照．

睫毛とは

毛とそれを囲む組織である毛包は，あわせて毛器官と呼ばれ，ほぼ全身の皮膚に存在する．表皮の角質層が特殊に分化したものであり，ケラチンからなる．そのなかで，睫毛は哺乳類のみが有する体毛で，眼瞼縁の前方の皮膚（眼瞼前葉）から発毛し，ほかの睫毛と平行に伸長し，眼球を保護する役割をもつ[*1]．ヒトの上眼瞼には 90～160 本，下眼瞼には約 80 本の睫毛を有する．体毛のなかで直径が最も太く，最も色素が沈着している．

[*1] **睫毛の役割**
イヌ，ネコなど捕食動物は上眼瞼のみに睫毛を有し，ウシ，ウマなどの非捕食動物は上下眼瞼に睫毛を有している（図1）．非捕食動物は顔を下にして草を食べるため，地面から生えている草から眼球を保護するため上下眼瞼に睫毛を有し，捕食動物は顔を上げて獲物を捕獲するため上眼瞼のみに睫毛を有するという仮説が考えられている．

毛の分化と伸長

毛包は大きく分けると外側の結合組織，内毛根鞘，そして毛幹（毛）からなっている（図2）．細胞の一部は，成長期の早期に内毛根鞘へと分化する．内毛根鞘はとても固く，その内側を埋めるようにして毛幹に分化した細胞が上方に伸長していくため，内毛根鞘が毛幹（毛）の太さを決定づける．毛幹（毛）の長さは，成長期の長さによって決定する．

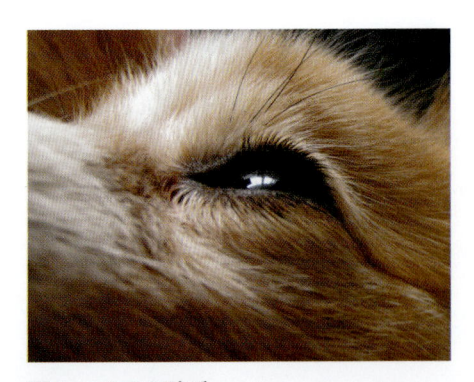

図1 イヌの睫毛
上眼瞼のみに有する．

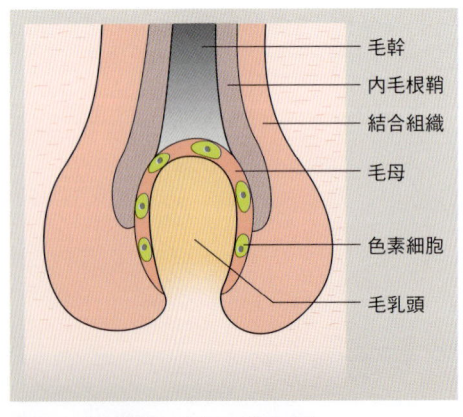

図2 成長期の毛包の断面図
毛幹／内毛根鞘／結合組織／毛母／色素細胞／毛乳頭

毛の生理的周期

　毛の生理的周期つまり毛周期は，ほかの器官にはみられない毛器官の特徴であるが，成長と退縮を繰り返す複雑なメカニズムのため，完全に解明されてはいないが，現在のところ"バルジ活性化説"が有力とされている．これは，幹細胞部位としての膨大部と毛乳頭の相互作用による on/off により毛周期がつくられてくるとする説で，毛周期を成長期，退行期，休止期に分ける．

成長期：毛の幹細胞は膨大部に存在し，成長期では，毛乳頭からのシグナルを受けた幹細胞は毛球部へ遊走する（図3の成長期初期）．毛球部は色素細胞，毛母，毛乳頭で構成されているが（図2），遊走した幹細胞は，毛母でおのおのへ増殖分化し，それぞれが成長する（図3の成長期初期，成長期，成長期後期）．成長期には色素細胞の分裂とメラニン合成が起こり，毛が着色する（図3の成長期，成長期後期）．成長期が終わるとメラニン合成も停止する．毛球部は成長期に下方へ伸長（downgrowth）する．成長期の後期には毛乳頭よりのシグナルが停止し，毛乳頭細胞以外の毛包の細胞のアポトーシスが起こり，退行期に移行する．

退行期：毛包は退縮しながら膨大部近くまで上昇し，休止期となる（図3の退行期）．

休止期：休止期では萎縮した棍毛となる（図3の休止期）．

　やがて再び毛乳頭が活性化されると，膨大部の幹細胞が活性化され，再び成長期に入り，新たな毛が形成され，棍毛は伸長する新しい毛に押し出されて脱落する．

プロスタグランジン製剤の睫毛に対する作用

数を増やす：睫毛はほかの体毛に比べ，休止期の毛包が多い（約50%）．毛包の数は胎生期に決定する．プロスタグランジン（PG）製剤は休止期の毛包を成長期へ転化させ，成長期の毛包の割合を増やすため，睫毛が増えたようにみえる．また，成長期を長くすることにより睫毛を伸長させ，また，毛包を大きくさせるため，毛幹（毛）も太くなる．

色を濃くする：毛母にある色素細胞によりメラニンが合成され，毛幹（毛）に運ばれる．色素の合成は成長期にのみ行われる．PGは色素細胞でメラニンが合成される際に使用されているチロシナーゼ酵素を刺激することにより，合成されるメラニンを増加させている

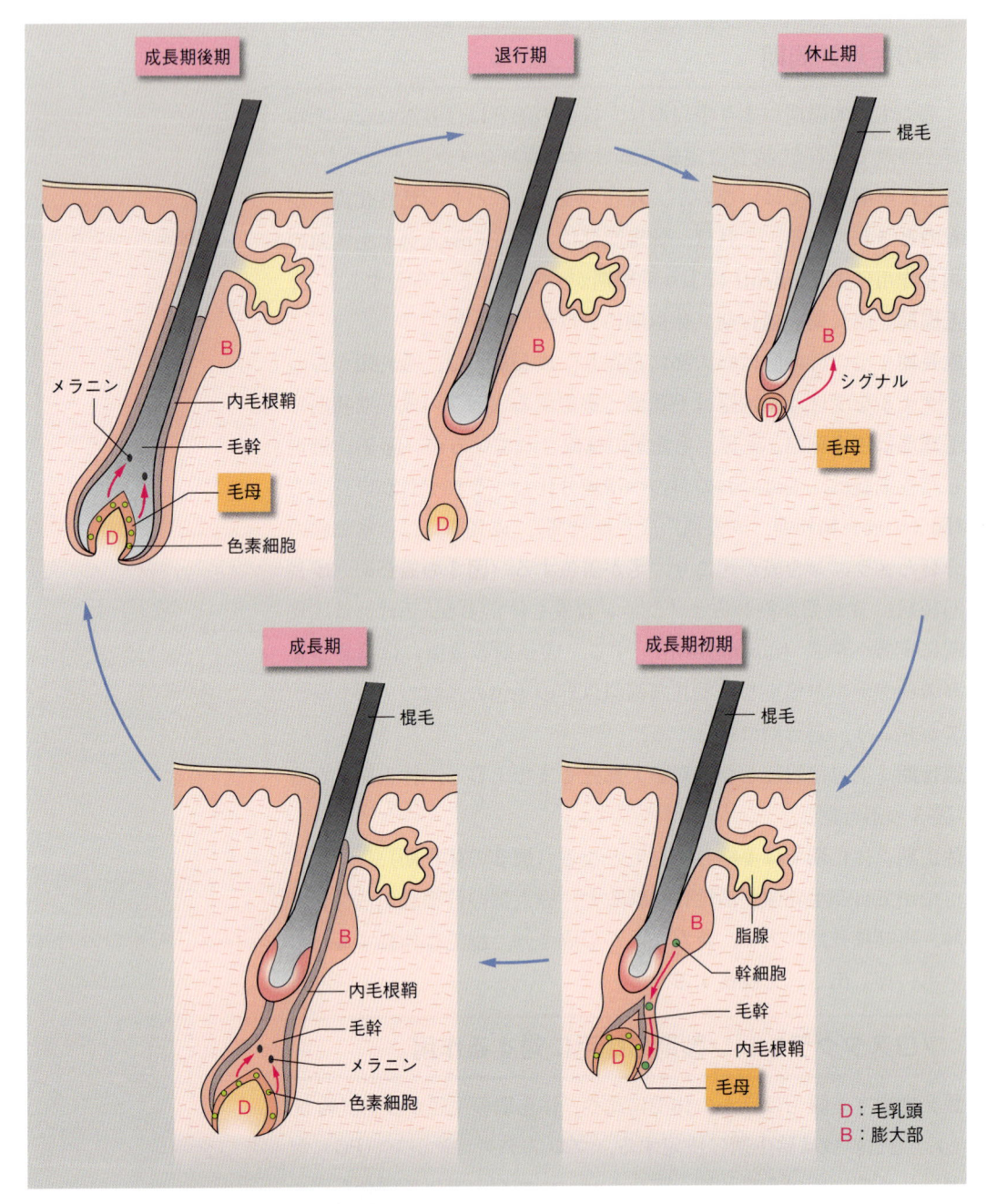

図3 バルジ活性化説における毛周期

ため，睫毛の色が濃くなる．色素細胞自体の数が変化しているわけではない．

（勝村宇博）

眼瞼良性腫瘍

疫学と分類

　眼瞼腫瘍では良性と悪性の比がおよそ3：1と良性腫瘍が多い．良性腫瘍としては，母斑と脂漏性角化症が最も多く，ほかに嚢腫，乳頭腫，血管腫などがみられる．母斑（nevus）には，母斑細胞由来のもの（母斑細胞性母斑；nevocellular nevus）とメラニン細胞（メラノサイト）由来のものがある．また，血管腫（hemangioma）には，先天性の毛細血管腫（イチゴ状血管腫）と，成人以降に発症する海綿状血管腫がある．

母斑　(1) 母斑細胞性母斑

臨床像：母斑細胞性母斑は，母斑細胞が増殖する部位によって表1の3種に分類される．母斑細胞は表皮に近いほどメラニン色素が豊富で，真皮深層に向かうほど色素が少なくなるので，表皮に近い接合部母斑は色素が濃く，真皮内母斑は色素が薄い．

　接合部母斑は若年者に多く，境界明瞭で扁平な腫瘤を形成する．さまざまな色素の量を示す複合母斑とともに，接合部母斑は悪性化することがある．

　母斑細胞性母斑のなかで最も多いのが真皮内母斑で，90％以上を占める．母斑細胞が真皮内で増殖して表皮を押し上げるため表皮が

表1　増殖する部位による母斑細胞性母斑

接合部（境界）母斑（junctional nevus）
皮膚の表層（表皮）に近い表皮下層部と表皮真皮境界部に限局して母斑細胞が増殖する
複合母斑（compound nevus）
表皮真皮境界部と真皮内の両方に母斑細胞が存在する
真皮内母斑（intradermal nevus）
皮膚の深層の真皮内にのみ母斑細胞が増殖する

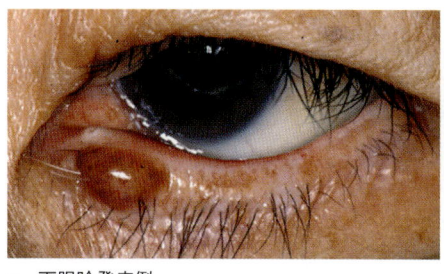

a．下眼瞼発症例 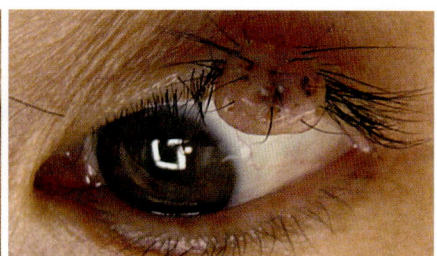　　　　　　　　　b．上眼瞼発症例

図1　母斑細胞性母斑
睫毛と瞼縁のあいだにドーム状に緊満した腫瘤がみられる．真皮内母斑であるので，黒色調の色素は薄い．表面には睫毛も生えている．
（図1a／高村　浩：特集：眼腫瘍の最前線．4．眼瞼腫瘍．眼科 2008；50：171-178．）

表皮

母斑細胞巣

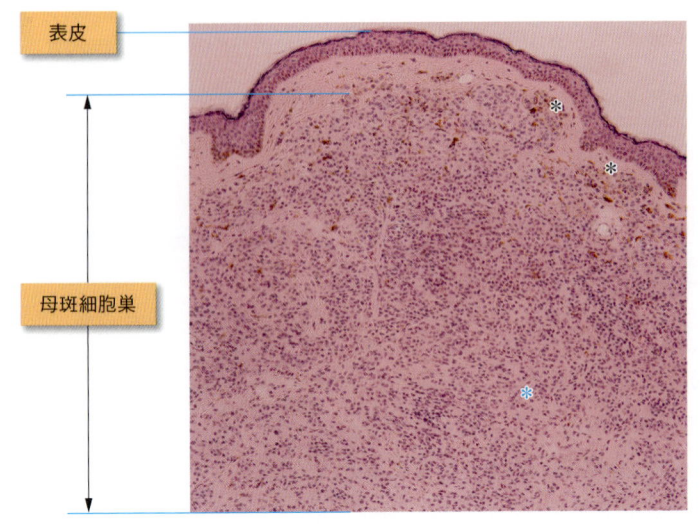

図2 母斑細胞性母斑の病理所見
小型で類円形の母斑細胞の塊が，正常な表皮を押し上げている．母斑細胞は，表皮近くでは細胞質内にメラニン色素が豊富にみられるが，深部に行くほど色素が少なくなり，細胞質は淡明である．
＊：メラニン色素が豊富
＊：メラニン色素が乏しい

ドーム状に隆起して緊満し，表面は"つるつる，てかてか"である．腫瘤に睫毛が生えていることもある．瞼縁ぎりぎりの部位，すなわち粘膜皮膚移行部と睫毛線の間に好発するのが特徴である（図1）[1]．真皮内母斑は成人に多く，活動性は低くて悪性化はほとんどない．母斑が瞼結膜に発生するのはきわめてまれで，瞼結膜に黒色調の病変をみた場合は悪性を考えたほうがよい．

診断：視診上，上記の特徴的な外観および発症部位から母斑細胞性母斑を疑う．確定診断としての病理検査では，母斑細胞巣が増殖して皮下から押し上げている像がみられる（図2）．

手術適応：腫瘤が増大して視力低下を来たしたり，整容的問題から患者が希望する場合などに摘出術を施行する．

治療：腫瘍の増殖速度は非常に緩徐であるので，基本的には経過を観察する．手術する場合は隆起部のみをそぎ落とすように切除（shaving）し，多くの場合は眼瞼形成など行わず，そのまま上皮化を待つ（open treatment）．

文献は p.319 参照．

母斑（2）メラニン細胞（メラノサイト）由来（真皮メラノサイト系母斑）

臨床像：メラニン産生能をもつ真皮メラノサイト（dermal melanocyte）が腫瘍化して生じる．そのなかで眼瞼に関与するのは三叉神経第1，2枝領域に生じる太田母斑（nevus of Ota）である．太田母斑は黄色人種の思春期女子に好発し，片側性に眼瞼，額，頬部などに淡青色〜褐色斑を呈する．約半数の症例に強膜や眼内にも色素沈

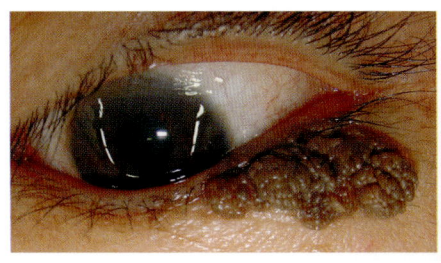

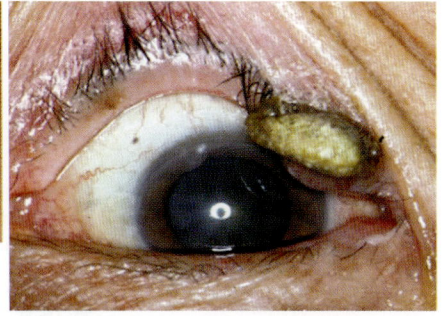

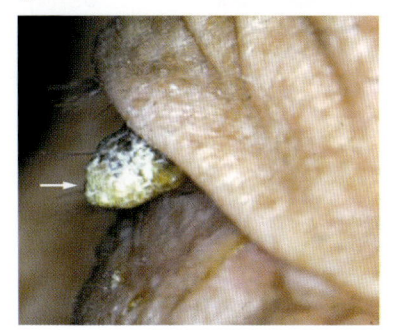

図 3 脂漏性角化症
a. 茶褐色で表面凹凸不整の腫瘍がみられる．境界は明瞭である．
b, c. 表面を覆う角質が増加すると光沢が失われ，白色調になる．その角化物でツノ状に尖り，皮角（矢印）を形成する．

着を来たす眼球メラノーシスがみられ，緑内障を来たすことがある．

診断：視診上，特徴的な外観から太田母斑を疑う．病理組織学的には真皮メラノサイトの増殖とメラニンの表皮基底層への沈着がみられる．

治療：悪性化はないが，自然消退もない．上・下眼瞼の病変に対してはQスイッチレーザー治療が著効する．緑内障を来たした場合には，緑内障に対する治療を行う．

脂漏性角化症（seborrheic keratosis），老人性疣贅（verruca senilis）[1]

臨床像：脂漏性角化症は老人性疣贅とも呼称し，高齢者の眼瞼および顔面に多く発症する．茶褐色～黒色で境界鮮明，表面は凹凸不整で，腫瘍は皮膚の表面に貼りついたように隆起する（**図 3a**）．柔らかくてもろく，潰瘍形成はない．また，表面は角質に覆われて無光沢であることが多い．角化物でツノ状に尖り，皮角（cutaneous horn）を形成することがある（**図 3b, c**）．瞼縁部には少なく，睫毛部かそれ以遠の眼瞼皮膚に好発する．

診断：視診上，特徴的な外観から脂漏性角化症を疑う．病理組織学的には表皮の基底細胞層，有棘細胞層および角化層のいずれもが増

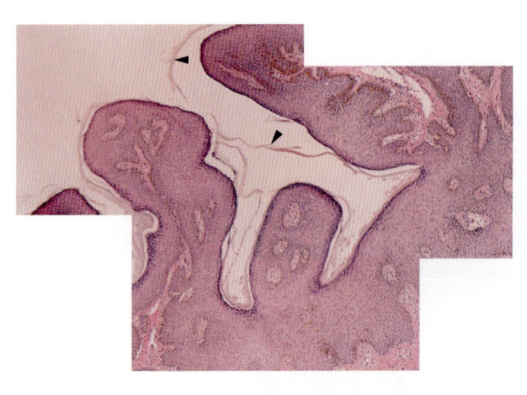

図4 脂漏性角化症の病理所見
表皮の基底細胞層が横方向に増殖して蛇行している．有棘細胞層や角化層も肥厚している（表皮の良性増殖）．腫瘍の表面に角化物（矢頭）がたまっている．

殖・肥厚している．表皮そのものが水平方向へ増殖・肥厚するため腫瘍表面は凹凸した外観を呈する（図4）．

手術適応：基本的に悪性化はないが，腫瘍が増大して視力低下を来たしたり，整容的問題から患者が希望する場合などに摘出術を施行する．

治療：手術はそぎ落とす（shaving）だけでは再発することがあるので，周囲の健常組織も含めて切除する．切除後はそのまま上皮化を待つこと（open treatment）が多いが，必要に応じて眼瞼形成を行う．

嚢腫（嚢胞）：類表皮嚢胞（epidermoid cyst），皮様嚢腫（dermoid cyst）[1,2]

臨床像：類表皮嚢胞や皮様嚢腫は，いずれも胎生期に胎生表皮が皮下に迷入・成長した分離腫（choristoma）で，幼少時より出現する．眼窩外側の頬骨・前頭骨の縫合線に好発するため，上眼瞼の耳側皮下（眉毛部の外側1/3）にみられることが多い．一部骨膜と癒着することがあるが，皮膚とは癒着しない．腫瘤は皮下にドーム状・半球状の隆起としてみられる．触診上，腫瘤は弾性硬で表面は平滑，圧痛はない．眼窩骨と癒合している場合は，可動性はない（図5a）．

診断：CTやMRI検査では境界鮮明な囊胞状の腫瘤として描出される（図5b, c）．特にMRIでは，被膜は鮮明にみられ，内容物は均一であったり，あるいは一部に不均一な部分が混在していたりする．摘出腫瘍は皮膜に包まれ，内容物は乳白色あるいは黒色調の泥状の表皮性角化産物で，その内容物に皮膚の付属器を含まないものを類表皮嚢胞，皮膚の付属器である毛嚢，毛髪や皮脂腺，さらに脂肪や平滑筋を含むものを皮様嚢腫という（図6）[*1]．

手術適応：臨床的に急激に増大することはないので，視機能や整容的に問題がなければ経過観察を行う．

[*1] 類表皮嚢胞および皮様嚢腫とは別に，手術，外傷，炎症などを契機に表皮の一部が皮下に迷入し成長した二次性の封入嚢腫（inclusion cyst）を表皮嚢胞（epidermalcyst）という．

2. 眼瞼　111

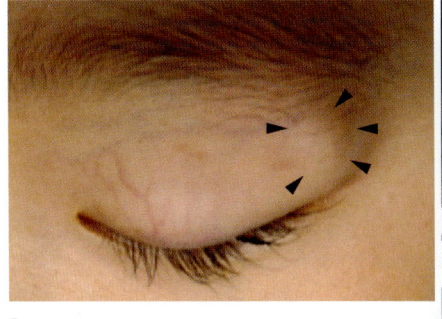

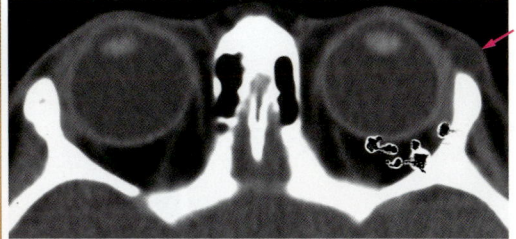

図5　皮様嚢腫（2歳, 男児）
a. 左の眉毛外側にドーム状の隆起がみられる（矢頭に囲まれた範囲）.
b, c. CT所見. 被膜をもつ嚢胞性病変が眼瞼皮下にみられる（矢印）.
（高村　浩：III. 眼窩腫瘍 2. 嚢腫様病変 1）表皮様嚢腫・類皮嚢腫. 後藤　浩ら編. 眼科プラクティス24 見た目が大事! 眼腫瘍. 東京：文光堂；2008. p.102-103.）

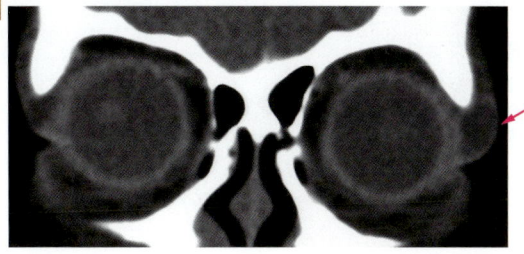

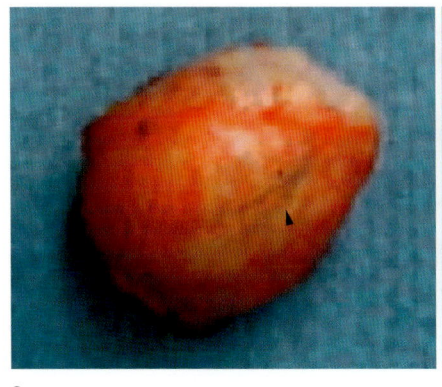

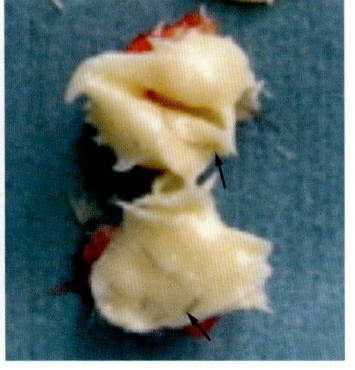

図6　摘出された皮様嚢腫
a. 腫瘍は被膜をもち, 表面は平滑である. 内部に毛髪が透けてみえる（矢頭）.
b. 内部は黄白色のクリーム状の内容物が充満し, 一部に毛髪が混在している（矢印）.
（高村　浩：III. 眼窩腫瘍 2. 嚢腫様病変 1）表皮様嚢腫・類皮嚢腫. 後藤　浩ら編. 眼科プラクティス24 見た目が大事! 眼腫瘍. 東京：文光堂；2008. p.102-103.）

治療：手術の際は, 皮膜を破らないように完全摘出を目指す. 皮膜が破れたら, 嚢胞の内壁をピオクタニンブルーなどで染色して, とり残しがないようにする.

乳頭腫 (papilloma)

臨床像：瞼結膜, 結膜円蓋部, 涙丘部に乳頭腫が好発する. カリフラワー状, 鶏冠状, 桑実状, イソギンチャクの触手状などと形容されるような表面凹凸で, 有茎性あるいは無茎性の隆起性病変で, それぞれの房状構造の中にループ状, 毛鞠様などと形容される血管が

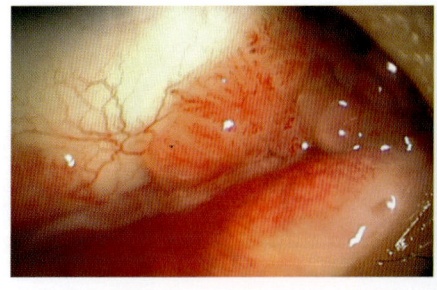

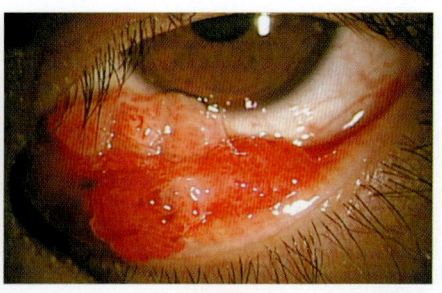

図7 乳頭腫
a. 結膜円蓋部から発生した乳頭腫.
b. 瞼結膜から発生し，著明に増大・隆起した乳頭腫.
a，bとも腫瘍は多房状に増殖し，各房内にループ様血管が増生している.

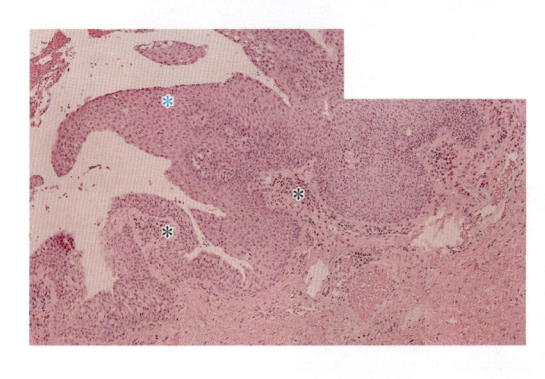

図8 乳頭腫の病理所見
肥厚した上皮が乳頭状を呈し（*），実質には血管に富んだ線維性結合組織（*）がみられる.

透見される（**図7**）．肉眼的に扁平上皮癌との鑑別が困難な場合があるが，扁平上皮癌ほど増殖速度は速くない．乳頭腫の発症にヒト乳頭腫ウイルス（ヒトパピローマウイルス；HPV）感染の関与が指摘されている．若年者に多いが，角結膜輪部に生じるものは高齢者に多い．

診断：病理組織学的には，乳頭状を呈する肥厚した上皮と血管に富んだ線維性結合組織からなる実質がみられる（**図8**）．

手術適応：扁平上皮癌との鑑別が重要なので，積極的な切除あるいは生検が必要と考えられる.

治療：手術は腫瘍を切除し，再発予防目的に冷凍凝固を追加する．さらに，残存した腫瘍に対してインターフェロンα-2bの点眼治療が有効とされている．

血管腫 (1) 毛細血管腫
(capillary hemangioma，イチゴ状血管腫)[1,3]

臨床像：先天性の眼瞼血管腫である毛細血管腫は，出生直後あるいは生後数週間で発症する．生後3〜6か月まで増大し，その後6〜7

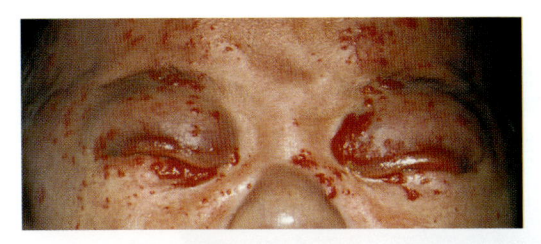

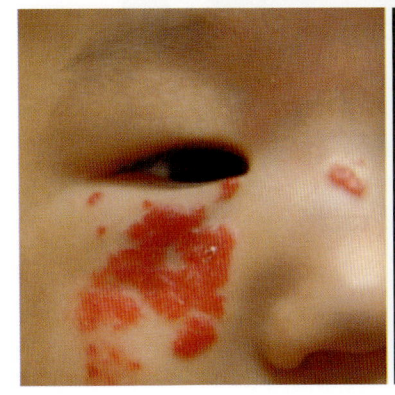

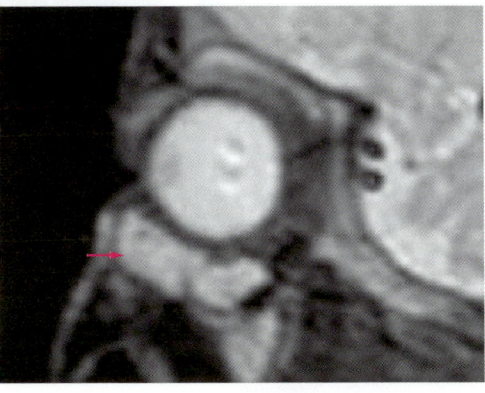

図9 皮膚表面に発症した毛細血管腫（イチゴ状血管腫）
a. 大小多数の赤色調で境界鮮明な血管腫がみられ，眼瞼が腫脹し，開瞼困難となっている．本症例は，ステロイド治療にて血管腫は完全に消失した．
b. 右の下眼瞼にイチゴ状血管腫がみられる．
c. bの症例のMRI所見．血管腫が眼窩内へ進展している（矢印）．本症例は，ステロイド治療にて血管腫は縮小した．
（高村　浩：I．眼瞼腫瘍 5．血管由来の腫瘍 1）先天性血管腫．後藤　浩ら編．眼科プラクティス 24 見た目が大事！眼腫瘍．東京：文光堂；2008. p.32-33.）

歳ころまでに大多数は自然寛解する．皮膚表面に発症するものは境界鮮明で赤色調の隆起を示し，その外観からイチゴ状血管腫（strawberry hemangioma）と呼ばれる（図9a, b）．腫瘍そのもの，あるいは腫瘍による眼瞼下垂のために視性遮断性弱視の恐れがある．イチゴ状血管腫は，しばしば眼窩内へ進展する（図9c）．皮下組織の深部に発症するものもあり，皮表から青紫～青黒色調にみえる（図10）．腫瘍による圧排のために斜視，眼球運動障害，眼球突出などを来たすことがある．

診断：視診上の外観から血管腫を疑う．病理組織学的には血管径が小さく，血管壁は1層の内皮細胞のみからなる毛細血管が多数集合してみられる（図11）．

手術適応：腫瘍の増大によって，斜視や弱視などの視機能障害を生じる恐れがある場合には，早期に腫瘍摘出を考慮する．

治療：7歳くらいまでに消退することが多いので，基本的には保存的に経過を観察する．非観血的にはレーザー照射，ステロイド全身

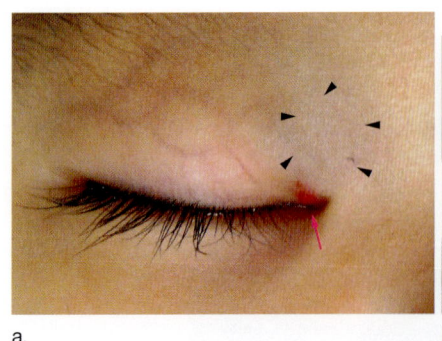

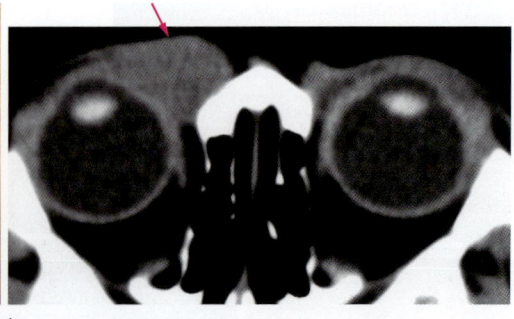

図10 皮下組織の深部に発症した毛細血管腫
a. 右の上眼瞼内側の皮下に血管腫があり,表面からは青黒くみえる（矢頭に囲まれた範囲）.内側の瞼縁は,血管腫の一部が皮膚表層に進展して赤くみえる（矢印）.
b. CT所見.右眼窩の内前方に病変がみられる（矢印）.
（高村 浩：I.眼瞼腫瘍 5.血管由来の腫瘍 1）先天性血管腫.後藤 浩ら編.眼科プラクティス24 見た目が大事！眼腫瘍.東京：文光堂；2008. p.32-33.）

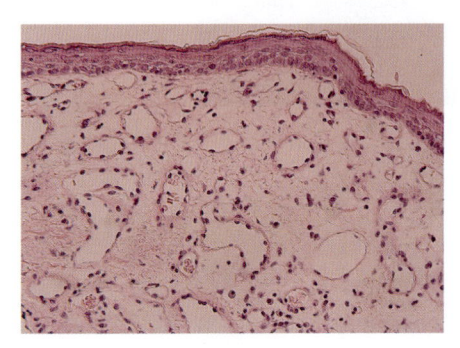

図11 毛細血管腫の病理所見
毛細血管程度の細い管腔の血管が密生している.血管の壁は,1層の内皮細胞と基底膜と線維成分からなる.

投与あるいは局所注入があるが,最近では,β遮断薬であるプロプラノロールが血管腫に著効を示すとされ頻用されている.手術では血管腫と周囲組織との境界が不鮮明なこともあるので,数回に分けて摘出することもある.

血管腫 (2) 海綿状血管腫 (cavernous hemangioma), 静脈性血管腫 (venous hemangioma)

臨床像：毛細血管より血管が大きく拡張している海綿状血管腫や静脈性血管腫は,皮下あるいは皮膚上に腫瘤を形成する.皮下の腫瘤は表皮上からは皮膚と同じ色,あるいは暗褐色にみえる（図12a, b）.皮膚上の腫瘤は赤褐色調で表面凹凸不整,内部の血管の一部が透見される（図12c）.進行,増大はほとんどみられない.

診断：病理組織学的に,海綿状血管腫は1層の扁平化した内皮細胞に覆われ,さまざまな大きさに拡張した血管の集簇がみられる（図13a）.静脈性血管腫では管腔壁の構造に1層の内皮細胞に平滑筋成分が加わり,正常の静脈に近づいている（図13b）.

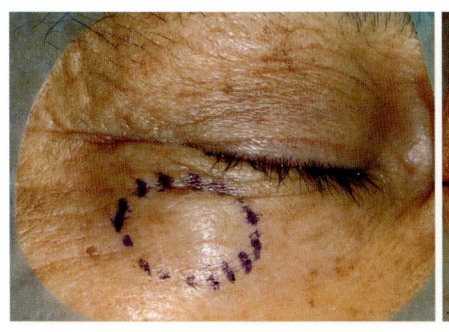

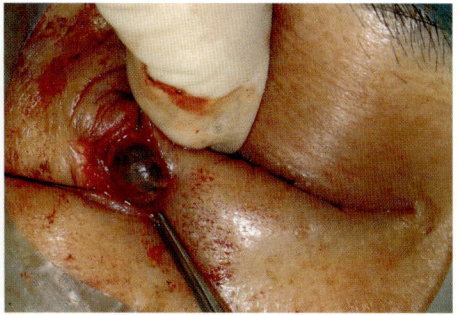

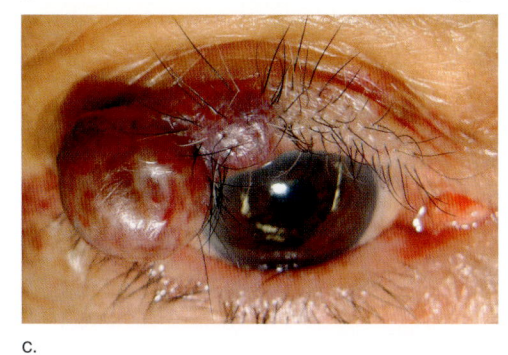

図12 海綿状血管腫と静脈性血管腫

a. 皮下に発症した海綿状血管腫．皮表からは色調の変化はない（ピオクタニンブルーでマーキングしている部位）．
b. aの手術時所見．暗褐色の腫瘤が摘出された．
c. 皮膚表面に発症した静脈性血管腫．腫瘤は赤褐色調で表面凹凸不整，内部の血管の一部が透見される．

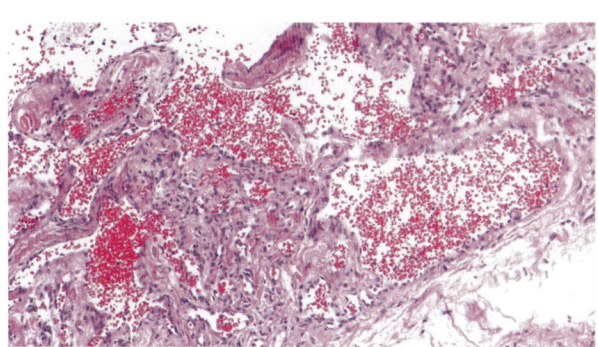

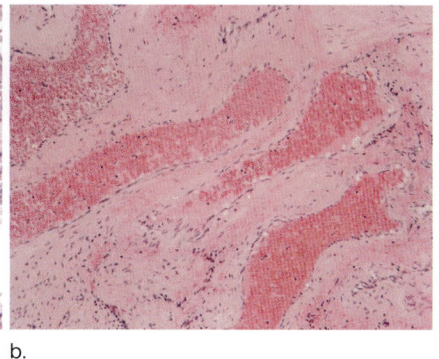

図13 海綿状血管腫と静脈性血管腫の病理所見

a. 海綿状血管腫．毛細血管腫よりも内腔が大きい血管が増生している．管壁は1層の内皮細胞と薄い結合織よりなり，明らかな筋層の発達はない．
b. 静脈性血管腫．管腔壁は1層の内皮細胞と平滑筋成分で構成され，血管の構造が発達し，正常の静脈に近づいている．

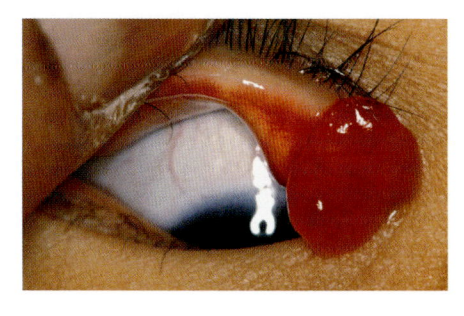

図14 瞼結膜から発症した化膿性肉芽腫

腫瘤は赤色調で表面平滑，易出血性である．

治療：自然治癒・退縮はないが，整容的あるいは機能的に問題がなければ経過観察とする．患者の希望があれば腫瘍摘出を行う．

血管腫 (3) その他のタイプ

ほかに化膿性肉芽腫（血管拡張性肉芽腫，図14）[*2]やSturge-Weber症候群[*3]など特殊な形態がある．

[*2] **化膿性肉芽腫（血管拡張性肉芽腫）**
毛細血管の増生がみられるため，病理組織学的には血管腫の一種とみなされている．炎症や外傷，手術後に発症することが多く，易出血性である[4]．

カコモン読解　第21回 臨床実地問題2

56歳の男性．10年前から左眼瞼の腫瘤に気付いていたが，最近目立ってきたため来院した．前眼部写真と組織像とを図A，Bに示す．考えられるのはどれか．
a メラノーシス　　b 色素性母斑　　c 基底細胞癌　　d 扁平上皮癌　　e 悪性リンパ腫

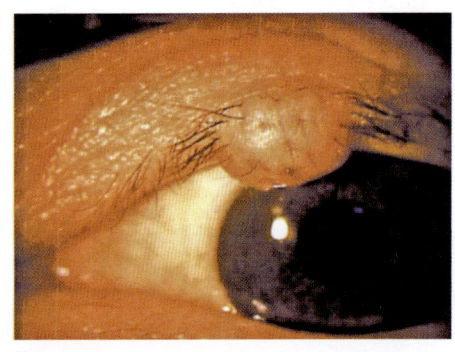

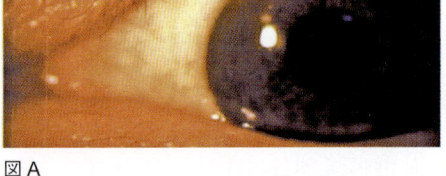

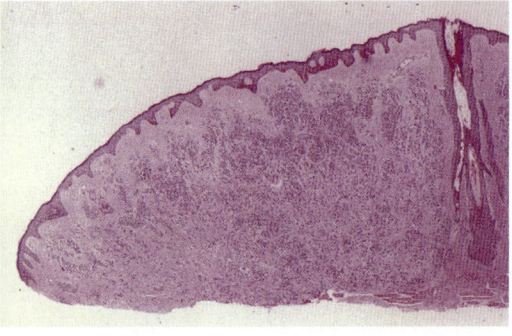

図A　　　　　　　　　　　　　　　図B（H-E染色）

解説　腫瘍が10年という長期間にわたり徐々に増大してきているという増殖速度からは，悪性度が強くて進行が速い扁平上皮癌や悪性リンパ腫は否定的である．扁平上皮癌は，表面凹凸不整で表皮もintactではない．皮膚T細胞性悪性リンパ腫が，眼瞼に発生することはまれである．低悪性度の基底細胞癌は長期間で徐々に増大することがあるが，高齢の女性の下眼瞼に多いとされることや，黒色の色素沈着や潰瘍形成などがないことから，本症例は否定的である．腫瘍表面に睫毛が生えていることからも良性腫瘍が考えられる．太田母斑などのメラノーシスは，色素沈着で本症例のように隆起するような腫瘤を形成することはない．色素性母斑（母斑細胞性母斑と同義）は，図Bの病理所見のように真皮内の母斑細胞の増殖によって図Aのようにドーム状に緊満し，瞼縁ぎりぎりの部位が好発部位である．

模範解答　b

[*3] **Sturge-Weber症候群**
母斑症のなかの血管母斑で，先天的な血管の異形成である．三叉神経領域のポートワイン様血管腫（単純性血管腫）と脳軟膜の血管腫を伴う．眼周囲のポートワイン様血管腫を伴う症例の約半数に，緑内障や脈絡膜血管腫が併発する．脳内の病変は，てんかんを来たす．ポートワイン様血管腫は，真皮中層の毛細血管の拡張，充血によるもので真の腫瘍ではなく，毛細血管壁の先天性脆弱によるとされている．自然治癒傾向はない．

（髙村　浩）

眼瞼悪性腫瘍

眼瞼に発生する腫瘍

　眼瞼に原発する悪性腫瘍の頻度はあまり高くはないが，眼科医が生涯においてまったく遭遇しないほど少なくはない．診療所でも数年で1～2例，一般病院で年に1～10例発見されてもおかしくはない頻度である．眼科医はともすると命にかかわる悪性腫瘍を専門外として軽視しがちだが，放置すれば死亡する癌を医師として見逃してはならない．

　眼瞼（部）腫瘍には眼瞼皮膚から発生する腫瘍，眼瞼結膜から発生する腫瘍，眼瞼付属器その他から発生する腫瘍があるが，初期には区別できても，ある程度進行した例では発生母地が特定できないものも多い．眼瞼部には悪性リンパ腫も多く発生するが，ここでは主に眼瞼に発生する三大癌"脂腺癌"，"基底細胞癌"，"扁平上皮癌"について解説し，まれではあるが，重要と思われる悪性黒色腫とMerkel細胞癌についても触れる．

脂腺癌（図1～4）

好発部位と疫学：眼瞼に存在する脂腺（マイボーム腺，Zeis腺）より発生する．眼瞼に発生する悪性腫瘍のなかでは頻度が高く，悪性

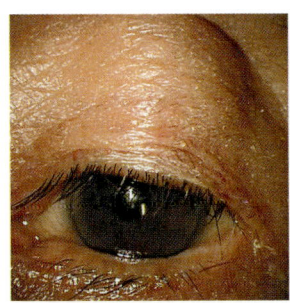

a. 外観　　　b. 上眼瞼の結膜部

図1　結膜側に突出した脂腺癌
黄色味を帯びたピンクの腫瘤となる．扁平上皮癌と比べ出血は少ない．

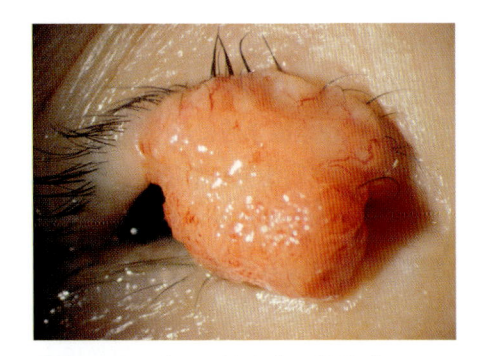

図2　マイボーム腺由来の脂腺癌
肉眼的には霰粒腫に類似するが，瞼板を越えて縦方向に拡大する傾向にあり，結膜の所見も霰粒腫と異なる．

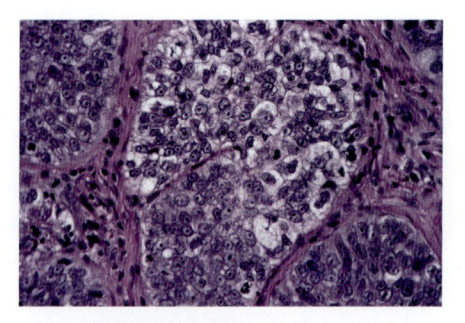

図3　脂腺癌の病理像
胞体の明るい大きめの腫瘍細胞が胞巣状，浸潤性に増殖する．脂肪をもった細胞が多ければHE染色でも診断は容易だが，そうでない場合も多く，扁平上皮癌との鑑別が必要となることもある．

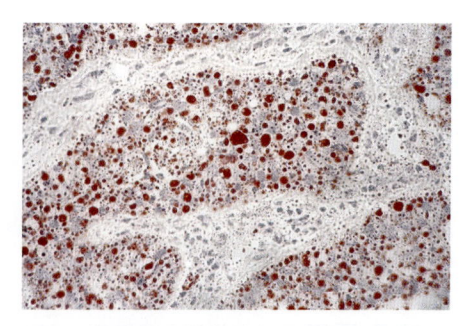

図4　脂腺癌の脂肪染色像
腫瘍細胞内の脂肪が染色される．鑑別診断には役にたつが，パラフィン包埋してしまうと脂肪染色は不可能となるため，切除組織を残しておく必要がある．

度も比較的高い．癌年齢の霰粒腫をみたら脂腺癌を一度は疑う必要がある．

臨床像：通常，眼瞼内の無痛性の球状の腫瘤として発見されることが多く，見た目は"霰粒腫"に類似する．結膜の所見により鑑別できる場合がほとんどなので，霰粒腫をみたら眼瞼を翻転して結膜側をよく観察する必要がある．睫毛は早期には消退しないので，睫毛があるからといって癌を否定できない．50歳以上の癌年齢における発生が多いが，網膜芽細胞腫の二次癌として発生することもあり，若年での発症もみられる．Zeis腺やマイボーム腺開口部付近から発生した場合は瞼縁付近に突出する腫瘤を形成し，見た目はピンク色で扁平上皮癌に類似することもある．また，まれに結膜・皮膚上を這うように浸潤するpagetoid spreadを呈することもあり，その場合は遷延する結膜炎や眼瞼炎様の所見となり，専門家でも診断に苦慮する場合があり，病理組織診断が必要となる．

病理像：典型例では胞体内に脂質をもった核異型を伴う明るい細胞が浸潤性に増殖する．胞体内の脂質は腫瘍により差があり，HE（ヘマトキシリン-エオジン）染色標本ではまったく確認できない場合もあり，病理組織学的に扁平上皮癌との鑑別が困難なこともある[*1]．その場合は脂肪染色や電子顕微鏡による観察，adipophilin抗体による特殊染色が参考になる．

治療：手術による全摘出が原則である．安全域は5mm以上を必要とする場合が多いが，小さなものでは3mmで十分な場合もある．いずれにしても切断端の病理組織検索が必要である．10mmを超える脂腺癌はリンパ節転移を生じる可能性が高く，付属リンパ節（耳周囲・顎下リンパ節群）には十分注意が必要である．5年生存率は

[*1] 一般病理医は脂腺癌になじみが薄く，HE標本のみでは脂腺癌が扁平上皮癌と診断される場合も多い．眼瞼内に腫瘤を形成した腫瘍を生検ないし摘出し扁平上皮癌と病理診断されたら，念のため脂腺癌ではないことを確認するべきである．

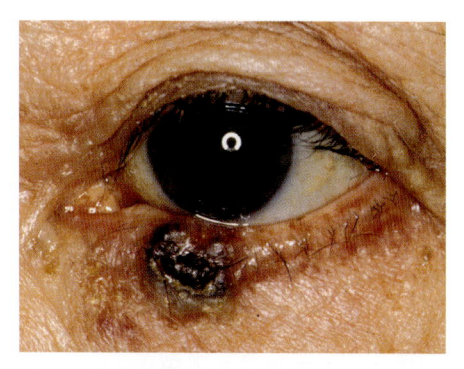

図5 基底細胞癌の肉眼所見
肉眼所見は特徴的で，ドーナツ状に隆起した腫瘍で中央に浅い潰瘍をもつことが多い．隆起の頂点には顆粒状の茶褐色の部分が認められるが，腫瘍全体が黒いものもある．腫瘍部分は比較的早期に睫毛の脱落が生じる．

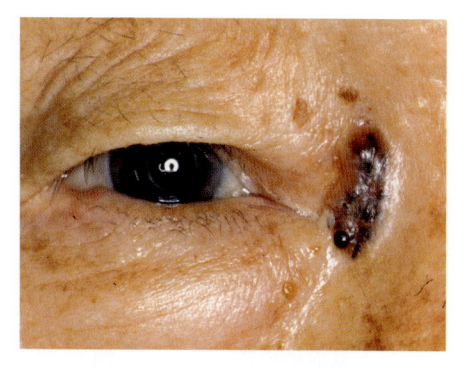

図6 内眼角に生じた基底細胞癌
内眼角部も好発部位で，やや縦長の黒い丘状の隆起が輪状に並び，徐々に拡大していく．この部位は骨膜浸潤も早く，切除には注意が必要である．

70％以上あるが，死亡する症例は肺など主要臓器への転移例であり，原因の多くが診断の遅れ，初期治療の不適切と考えられるため眼科医はこのことを肝に命ずる必要がある．

基底細胞癌（図5～9）

好発部位と疫学：全身皮膚のどこにも発生するが，眼瞼では下眼瞼睫毛部付近に好発する．頻度は，脂腺癌と同程度とする国内統計が多い．年齢は，脂腺癌に比べ高齢者が多い．悪性度は低く，転移することはごくまれである．しかし，放置すれば浸潤性に拡大し，さらに頭蓋内に浸潤し死亡する例がある．

臨床像：ごく小さいうちは瞼縁付近の黒褐色の小隆起として認められる．次第に拡大し中心に小潰瘍をもつドーナツ状になる．ほとんどの腫瘍は色素をもち，びまん性に黒いものもあるが，多くは顆粒状である．悪性黒色腫のような真っ黒になることはごくまれで，通常は褐色に近い．拡大につれ周囲は不整となり花びら状となる場合も多い．一見，腫瘍とみえる部分の外側に，正常にみえる皮膚をかぶった裾ともいうべき部分をもつことが多いのも特徴である．まれに腫瘤を形成せず，浅い潰瘍と浸潤のみの形態をとることもある．腫瘍部の睫毛は，早期に消退する．

病理像：表皮基底細胞類似の腫瘍細胞が胞巣状に増殖して，胞巣の辺縁は有名な柵状配列（pallisading）を呈する．分裂像は比較的まれ．時に毛根への分化や脂腺分化を示す場合があり，その場合は皮膚付属器癌や脂腺癌との鑑別を要する．

治療：手術治療が確実だが，冷凍凝固療法が行われる場合がある．

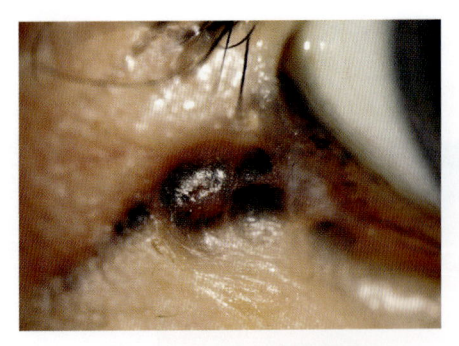

図7 外眼角に生じた基底細胞癌
比較的まれだが，黒い丘状の腫瘤が線状に並ぶことが多い．拡大すれば，やはり輪状になっていく．

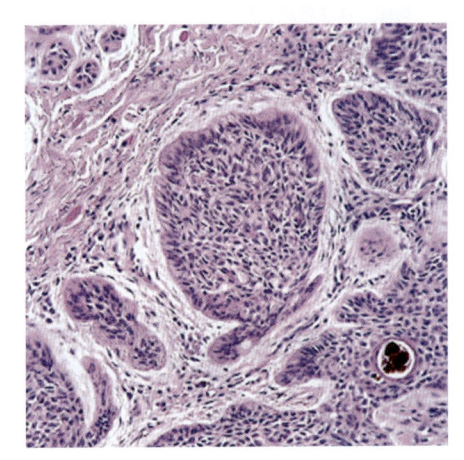

図8 浸潤型（硬化型・モルフェア型〈morphea form〉）の基底細胞癌
腫瘤を形成せず，中央の小さな潰瘍と浸潤性の腫瘍からなる．よくみると正常皮膚と色調が異なるが，浸潤範囲の特定は臨床所見からは困難である．手術中の迅速病理診断で確認する．

図9 基底細胞癌の病理像
病理像も特徴的で，表皮基底細胞類似の腫瘍細胞が胞巣状ないし柵状に増殖し，辺縁部に腫瘍細胞の柵状配列（pallisading）がみられる．核分裂像は比較的少ない．

手術する場合の安全域は2～3mmで十分なことが多いが，当然，断端検索は必要である．冷凍凝固術は一見表面が治癒したようにみえて，その下で浸潤性に深く進展する場合があるため，特に眼窩骨に近いところの発生では深さの確認を十分注意して治療に当たり，経過観察も慎重にする必要がある．

扁平上皮癌[*2]（図10～12）

発癌経緯：正常皮膚から発生することはほとんどなく，眼瞼にできる場合は皮膚粘膜（結膜）移行部から発生するか，結膜に発生した扁平上皮癌が皮膚に浸潤する場合とがある．日光角化症，放射線角化症を母体に発生する場合がある．

臨床像：皮膚に発生した場合，皮膚の潰瘍や異常な角化を伴い，周囲に浸潤性に進行し不整で複雑な外観を有することもある．皮膚結膜移行部に生じた場合は瞼縁の浅い潰瘍に周囲の硬化を伴いながらびまん性に浸潤する例や，ピンク色でキノコ状に突出する例がみら

[*2] 皮膚科領域では，皮膚に生じた扁平上皮癌は"有棘細胞癌"と呼ばれる．"基底細胞癌"と対比した命名である．"扁平上皮癌"は消化管粘膜由来のものに命名されたものであり，本来は粘膜悪性腫瘍であるが，眼瞼では皮膚結膜どちらに発生しても扁平上皮癌と呼ばれている．皮膚由来か結膜由来か，判断の難しい例が多いからであろう．

2. 眼瞼　121

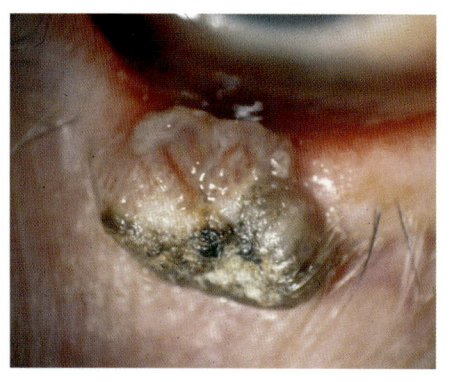

図10　扁平上皮癌
肉眼的にピンク色のカリフラワーのように表面不整で腫瘍内血管が豊富である．角化と滲出物，出血により多彩な所見を呈することが多い．基底細胞癌と異なり，基本的に色素はないか，少ない．

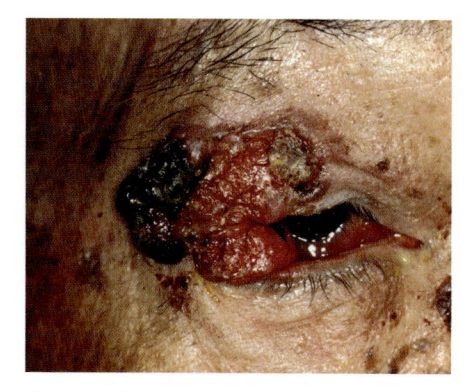

図11　外眼角に発生し放置されて進行した扁平上皮癌
易出血性となる．

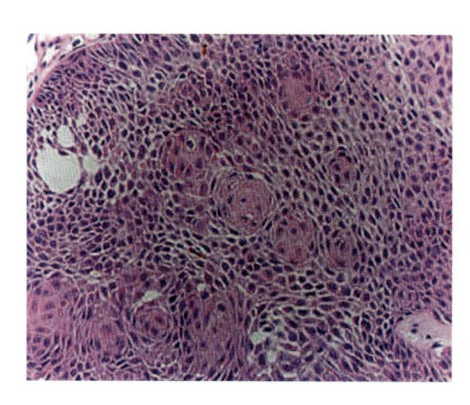

図12　扁平上皮癌の病理像
極性を失い，異型性のある胞体の広い有棘細胞類似の細胞が浸潤性に増殖し，一部角化を伴うが，結膜由来では角化を伴わない場合も多い．

れる．結膜に発生した場合はピンク色のカリフラワー状となることが多く，いずれの場合も出血を伴うことも多い．色素は，通常ないことが多い．

病理像：有棘細胞の無秩序な増殖と周囲組織への浸潤が認められる．角化上皮由来の場合は角化が認められることが多く，その多くは異常角化[*3]である．結膜由来でも角化が認められることもある．

治療：手術的全切除を原則とする．安全域は5mmは必要であることが多い．腫瘍径や浸潤の範囲により冷凍凝固術・放射線療法の適応となることもある．

Merkel細胞癌（図13, 14）

まれな腫瘍ではあるが，悪性度が高く急速に進行するため注意が必要な悪性腫瘍である．高齢者の眼瞼に急速に増大する赤い腫瘍をみたら，この癌を疑う必要がある．赤くみえることが特徴ではあるが，これは腫瘍内血管による赤さであり，腫瘍自体の特性ではないので

[*3] **異常角化**
錯角化，過角化，個細胞角化をいう．

錯角化
濃縮した核を有したまま角化したもの

過角化
角質層が肥厚したもの

個細胞角化
本来角化しない表皮層内に孤発した角化

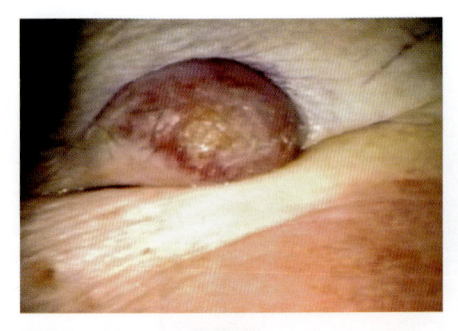

図 13　Merkel 細胞癌
高齢者の眼瞼にピンク～赤色の辺縁の不明瞭な腫瘤として生じる．急速に増大するので，診断は速やかに行う必要がある．

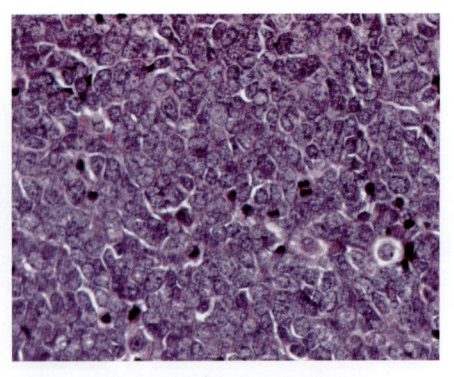

図 14　Merkel 細胞癌の病理像
神経細胞を思わせる小球状細胞が密に増殖する．特殊染色により，神経細胞マーカーが陽性となる．NSE, chromognain などの神経内分泌系細胞および cytokeratin 上皮系細胞マーカーが陽性となることが多い．

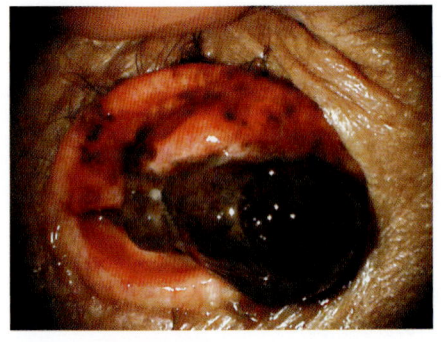

図 15　悪性黒色腫
結膜メラノーシスを母体として，眼瞼結膜からの発生が多い．まっ黒の結膜隆起をみたら，悪性黒色腫と考えて間違いない．易出血性で，血性流涙で発見されることもある．

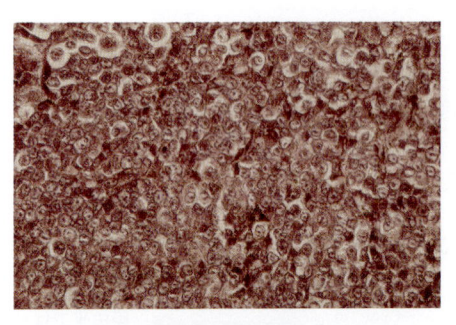

図 16　悪性黒色腫の病理像
褐色の色素を胞体内にもち，巨大な核小体を有する核異形の強い腫瘍細胞が密に増殖する．胞体の広い類上皮様の細胞や紡錘形の細胞からなる．核分裂像も著明である．

赤くないからといって否定はできない．急速に増殖するため，疑ったら早急に生検し治療に移らなければならない．手術的全切除が必要であるが，放射線感受性も高く，放射線療法で治癒した報告もある．

悪性黒色腫（図 15, 16）

　眼瞼には，まれな悪性腫瘍である．眼瞼皮膚からも発生するが，結膜からの発生のほうが多い．皮膚に発生した場合，予後はきわめて不良で，6 か月から 1 年で全身転移を来たし死に至る例が多い．結膜発生では皮膚発生に比べ予後は比較的良好だが，それでも不良なことに変わりはない．初期には黒い不整なシミ状の所見から隆起し，皮膚・結膜に突出する腫瘍となる．小さなうちは表面は平滑だが，大きくなると不整となる．易出血性であり，出血により発見されることもある．眼瞼皮膚・結膜に少しでも隆起した黒色の腫瘍をみたら，

まずこの癌を疑う．治療は生検で確認した後，速やかに手術的全摘出するのが原則だが，完全切除されても予後が変わらない例も多く，視機能を優先し整容的に局所管理を主目的とした治療になることもある．QOV（quality of vision）を低下させない程度に可及的に切除し，インターフェロンβの局注で管理するのも選択肢の一つである．

> **カコモン読解** 第19回 一般問題24
>
> 眼瞼腫瘍で最も生命予後がよいのはどれか．
> a 脂腺癌　　b 緑色腫　　c 悪性黒色腫　　d 横紋筋肉腫
> e 基底細胞癌

解説　名称に惑わされないことである．"癌"は悪性だが，"腫"は良性では決してない．悪性黒色腫，横紋筋肉腫の予後が不良であることは学生時代の知識で知っているであろう．脂腺癌も眼科医にとっては当然知っていなければならない癌で，眼瞼にできる腫瘍のなかでは予後不良の部類に入る．もしかすると緑色腫は聞き慣れない腫瘍かもしれない．知らなければ迷うところだが，白血病の腫瘤形成型であるとわかれば自ずと解答はでる．基底細胞癌は転移はごくまれで，眼瞼悪性腫瘍のなかでは予後は良好である．といっても，もちろん放置してはならない．

模範解答　e

> **カコモン読解** 第22回 臨床実地問題1
>
> 57歳の男性．8年前に右上眼瞼耳側縁に腫瘤があるのに気付いた．その後徐々に大きくなってきたため，切除を希望して来院した．前眼部写真と組織像を図A，B，Cに示す．診断はどれか．
> a 乳頭腫　　b 悪性黒色腫　　c 基底細胞癌　　d 扁平上皮癌　　e 脂漏性角化症
>
> 図A 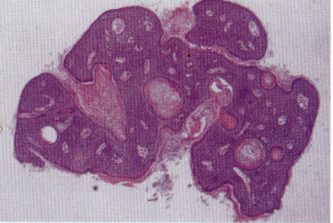　　　　　　　　図B（H-E染色） 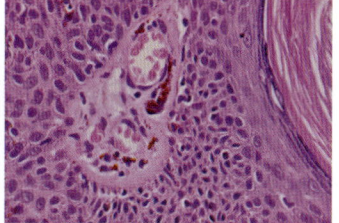　　　　　　図C（H-E染色） 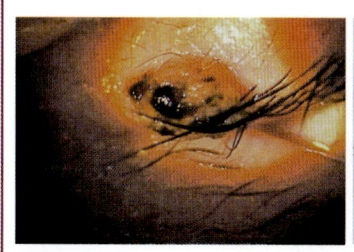

解説　眼瞼皮膚にできた腫瘍を鑑別する問題である．まず，最初に"8年前"，"徐々に"がポイントである．通常，"悪性腫瘍"で8

年前に発生した腫瘍がこの大きさであることはまずない．前眼部写真のみでも大まかな鑑別は可能．特徴は，角化を伴ったごつごつした表面と一部黒色であることであろう．睫毛の状態は，この写真からは判断しづらいが正常にみえる．確定診断は病理像が読めるかにかかっている．病理像は，かなり特徴的で上皮細胞の方向性（強拡大で左から右に向かって角化している）は保たれており，細胞分裂像はない．腫瘍細胞には色素顆粒はなく，血管周囲にのみ存在する．過角化を伴う上皮性の良性腫瘍ということで診断は決まる．

【模範解答】 e

カコモン読解 第22回 臨床実地問題12

67歳の男性．2か月前から下眼瞼に腫瘤があり，徐々に大きくなってきたため来院した．前眼部写真と試験切除標本の組織像を図A，Bに示す．適切な治療はどれか．
a 温罨法　　b 切開掻爬　　c 広範囲切除　　d 外用抗菌薬　　e 副腎皮質ステロイド外用薬

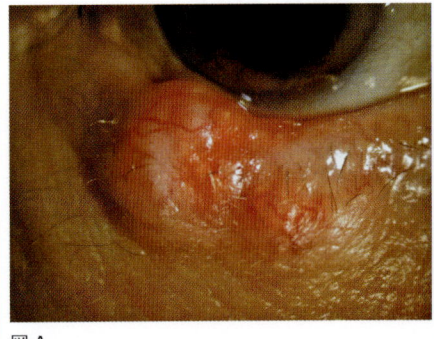

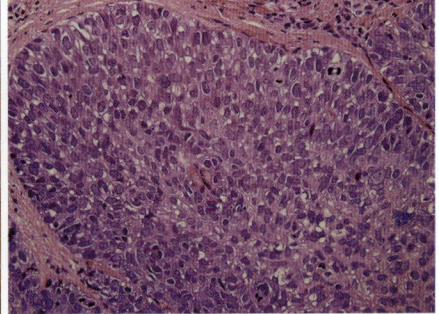

図A　　　　　　　　　　　　図B（H-E染色）

【解説】　下眼瞼にできた腫瘤が"（悪性）腫瘍"なのか，"炎症"なのかを判断する問題である．"悪性腫瘍"であれば，選択肢のなかで治療法は，cの広範囲切除しかない．前眼部写真からは鑑別の情報は少ない．あえていえば睫毛が減少していることと，血管が病巣表面に累々とある割には発赤など炎症所見が少ないことである．判断は，組織像が読めるかどうかにかかっている．炎症ならば炎症細胞が主体となる．急性炎症に伴う好中球，亜急性・慢性炎症に伴うリンパ球・単球類が腫瘤組織の主体であるかどうかをみる．この病理像では上皮様の細胞が胞巣状に集簇しており，細胞分裂像が認められる．これらから"炎症"ではなく"腫瘍"であるといえる．

【模範解答】 c

（江口功一）

クリニカル・クエスチョン

外眼部手術に際して，抗血栓薬の服用を中止しますか？

Answer 眼瞼は非常に血管の多いところですので，眼瞼の手術の際は出血が多くなります．それに眼瞼の手術では機能のみの問題ではなく，外観も重要です．そのため，なるべく出血は避けたいところです．一方，眼瞼の手術は生命への危険はありませんが，抗血栓薬の中止は致命的な結果を招くことがあります．そのため，主治医と相談のうえ，中止できる場合にはできるだけ中止していただくという方針をとっています．また，各抗凝固薬の休薬期間[1]から判断して，中止期間も必ずあらかじめ主治医の了承を得るようにしています．もちろん，主治医が中止は危険であると判断してきた場合は，服用させたまま手術をするしかありません．

文献は p.319 参照．

クエスチョンの背景

眼瞼は血行の豊富なところである．そのため出血が多い．ところが，眼科医は一般に止血操作に慣れていないので，大量の出血には戸惑うことが多い．出血を予防，ないしは少なくする手段，および出血したとき，どう対処するかははなはだ重要である．

アンサーへの鍵

筆者の出血対処の戦略を以下にまとめる．出血への対処は，まず予防から始まる．

1. **予防**：出血を予防するための最も簡単な手段は，エピネフリンの使用である．具体的には，局所麻酔の場合，エピネフリン入りの1％リドカインを使用する．ちなみにそのエピネフリンの濃度は10万倍希釈である（2％リドカインでは8万倍）．全身麻酔下では，10万倍希釈のエピネフリンを局所へ注射する．エピネフリンなど，あってもなくても大差ないと思っている医師もいるようだが，それは注射してすぐの切開した状態を比較するからである．エピネフリンを有効にするためには，注射後5〜10分間の間隔を置かなければいけない[2]．なぜならエピネフリンは遅効性で効果を現すには，数分の時間が必要だからである．一方，リドカインは速効性で，血管拡張作用もある．そのため，注射後すぐには，リドカインの作用で血

管は拡張した状態であり，まだ収縮していない．これではエピネフリンを使用した意味がなくなるからである*1．

2．器具：次に鍵となるのは，手術器具である．霰粒腫のような小さな切開の場合，挟瞼器を利用する[3]．大きな切開を要する場合，炭酸ガスレーザーメスでの切開は出血を大幅に少なくしてくれる．ただし，これはどこにでもある器具ではない．次いで高周波メスも出血を軽減できる．こちらは総合病院ならほとんどの病院にあるので，それを使用すればよい．個人病院ではそうした設備のないところが多いので止血をするしかない．

ただ，レーザーメスにしても高周波メスにしても火傷をつくることになるので，傷痕はどうしてもメスより目立つ．そのため，まず浅く表皮のみをメスで切開し，それからレーザーメスなり高周波メスなりを使うのがよい．それに Stallard は悪性腫瘍の場合，電気メスを使ったほうが通常のメスより腫瘍の転移が少ないといっている[4]．そのため，悪性腫瘍ではレーザーメスや高周波メスを積極的に使ったほうがよいと思う．

3．止血：止血は，結紮とジアテルミー凝固が代表的な方法である．しかし，眼瞼では結紮が必要となるような大きな血管はほとんどなく，ジアテルミー凝固で十分対応できる．教科書[4]によっては，内眼角部の眼角動静脈は，太くて結紮しないと止血できないことがあると書いてあるが，筆者の経験では眼角動静脈でも凝固止血できなかった経験はない．ほとんどの超音波白内障手術装置には，ジアテルミー機能がついているので，それを利用してもよいし，総合病院なら，外科などで使う電気メスの凝固装置を利用できる．炭酸ガスレーザーなら焦点ずれにして照射すれば止血できる．高周波メスなら切開から凝固に切り替えればよい．ユニポーラ凝固は，出血点を鉗子で挟み，出血を抑えて凝固できるので便利だが，助手が必要である．バイポーラ凝固は，ひとりで手術するときは便利だが，出血がひどいと凝固が困難である．その場合は，そこをエピネフリンとオキシドール*2に浸した小ガーゼで3分ほど圧迫すると出血が止まるか弱まるので，そこで凝固する[4]．

4．術後処理：術直後は，まだエピネフリンが効いていて出血は少ないが，しばらくしてエピネフリンの効果がなくなると，血管が開いて出血してくる．そのため，手術が終われば圧迫包帯して術後出血を抑えることが大切である．

（田邉吉彦）

＊1 ただ，手術の準備が終わって，リドカインを注射してぼんやり待つのは，大変でなかなか間がもたない．それを解決するには，注射をしてから手洗いをするとよい．筆者は，原則としてリドカイン（もしくは10万倍エピネフリン）を注射をしてから手洗いをしている．

＊2 オキシドールは耳鼻科でよく使われるが，止血に加え消毒も兼ねるのでもっと利用されてよい薬剤である．

クリニカル・クエスチョン

外眼部の手術では，どのような消毒が必要でしょうか？

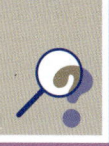

Answer 手術部位の消毒は不要であり，その根拠は次のとおりです．

1. 皮膚上の感染起炎菌は，物理的洗浄で除去できる．
2. 消毒薬で細菌は死滅しない．
3. 細菌は創感染発症の必要条件だが，十分条件ではない．
4. 消毒薬に組織障害性がある．

1. 皮膚上の細菌は，洗浄のみで除去できる

　皮膚上の細菌は，大きく皮膚常在菌[*1]と通過菌に分けることができる．皮膚常在菌で最も数が多い *Propionibacterium* 属と，通過菌で最も一般的な黄色ブドウ球菌（*Staphylococcus aureus*）を比較したのが表1である．皮膚常在菌は皮膚の上でしか増殖できない嫌気性菌であり，人体への病原性をもたないが，通過菌は皮膚以外を生活の場とする好気性菌で時に病原性を有する[1]．すなわち，手術後の創感染を防ぐためのターゲットは常在菌ではなく通過菌であり，通過菌を除去できれば感染予防となるわけである．

　一般に，皮膚常在菌の生息場所は皮膚表層の角質内（＝嫌気性環境）であり，一方の通過菌は角質表面（＝好気性環境）に付着していて，酸素濃度と皮脂の有無によりすみ分けをしている．したがって，手術部位の皮膚の通過菌を除去するためには，皮膚を十分な量の水でよく洗うだけでよいということになる．通過菌と皮膚表面の結合は弱く，洗浄で切り離せるからである．ちなみに洗浄する水は滅菌水である必要はなく，水道水で十分である．水道水から病原菌

[*1] **皮膚常在菌**
病原菌の多くは中性〜アルカリ性環境を好むが，皮膚常在菌は皮脂を分解する過程でプロピオン酸などの酸性物質を分泌し，その結果，皮膚は弱酸性になり病原菌が定着・侵入できなくなる．

文献は p.319 参照．

表1　皮膚常在菌と通過菌の比較

	皮膚常在菌 （*Propionibacterium* 属）	通過菌 （*Staphylococcus aureus*）
栄養源	皮脂のみ	皮脂以外
分裂の至適 pH	pH＝5.5	pH＝7.0
酸素に対して	嫌気性菌 （⇒酸素があると分裂ストップ）	好気性菌 （⇒酸素がないと分裂ストップ）
人体への病原性	なし	あり
生息部位	角質内部・毛孔	角質の表面

は検出されないからである．

2. 消毒薬で細菌は死滅しない

　消毒薬は，基本的に酸化作用や還元作用などで蛋白質を変性させる薬剤である．そのため，生きた細胞に消毒薬を接触させると細胞膜が変性し，細胞は死滅するわけである．しかし，細菌は細胞膜の外側を細胞壁が取り囲んでいる構造をしているが，細胞壁はプロテオグリカンという糖蛋白の強固な重合体であり，基本的に一部の水溶性物質しか通さず，脂溶性物質は通さない．したがって細胞壁は消毒薬に対する防御壁となり，消毒薬の細胞膜破壊を防いでいることになる．

　細菌は環境の変化により急速に"Viable But NonCulturable (VBNC)[*2]"という状態に変化し，培養できない状態になり分裂がストップする[2]．すなわち，VBNCになると見掛け上，細菌数はゼロになってしまうが，これは一時的な現象であって，環境が元に戻ればまた培養できる状態になり増殖を再開する．

　たとえば，大腸菌は生理食塩水中に入れただけでVBNCになって培養しても検出できなくなるが[3]，だからといって生理食塩水に殺菌作用があるわけではなく，見掛け上細菌がいなくなっただけである．従来いわれている"消毒薬による殺菌効果"とは，消毒薬によりVBNCになったものを殺菌したと誤解したものであろう．

3. 細菌は創感染発症の必要条件だが，十分条件ではない

　創感染に関する実験では，創に感染起炎菌とともに感染源（異物，壊死組織，血腫など）が存在する場合にのみ創感染が起こり，細菌単独では感染が起きないことは生物学的事実である．すなわち，感染起炎菌がいても感染源がなければ感染が起きないことになり，創感染予防には細菌の排除より感染源の除去が効果的である．

4. 消毒薬に組織障害性がある

　健常な皮膚の消毒はあまり問題を起こさないが，傷のある皮膚を消毒すると消毒薬の蛋白質変性作用が皮膚細胞を破壊する．そのため，消毒を繰り返すと傷は次第に深くなり，深部組織への細菌侵入のルートをつくることになる．すなわち，消毒薬は人体に対しては破壊効果しかない薬剤である．

（夏井　睦）

[*2] **VBNC**
自然環境の細菌のほとんどが，VBNC状態で培養できないというのが細菌学の常識．自然界の細菌は，飢餓状態のために休眠状態である．また，寒天培地という人工環境で分裂できない細菌も多数存在する．

クリニカル・クエスチョン

外眼部手術に特有な器械や縫合糸について教えてください

Answer 手術器械は，眼瞼手術のセットを基本とし，涙道手術，眼窩手術ではそれぞれ必要な器械をプラスします．縫合糸は，組織反応の強い絹糸以外の材質のものを使用します．

眼瞼手術に使用する器械

眼瞼下垂や内反症，外反症手術など眼瞼手術に使用する手術器械のセットの一例を図1に示す．眼瞼皮膚の消毒後ドレーピングを行うが，眼瞼の手術では左右を見比べることができるように，両側の眼瞼が術野に出るようにすることが望ましい．手術のデザインは必

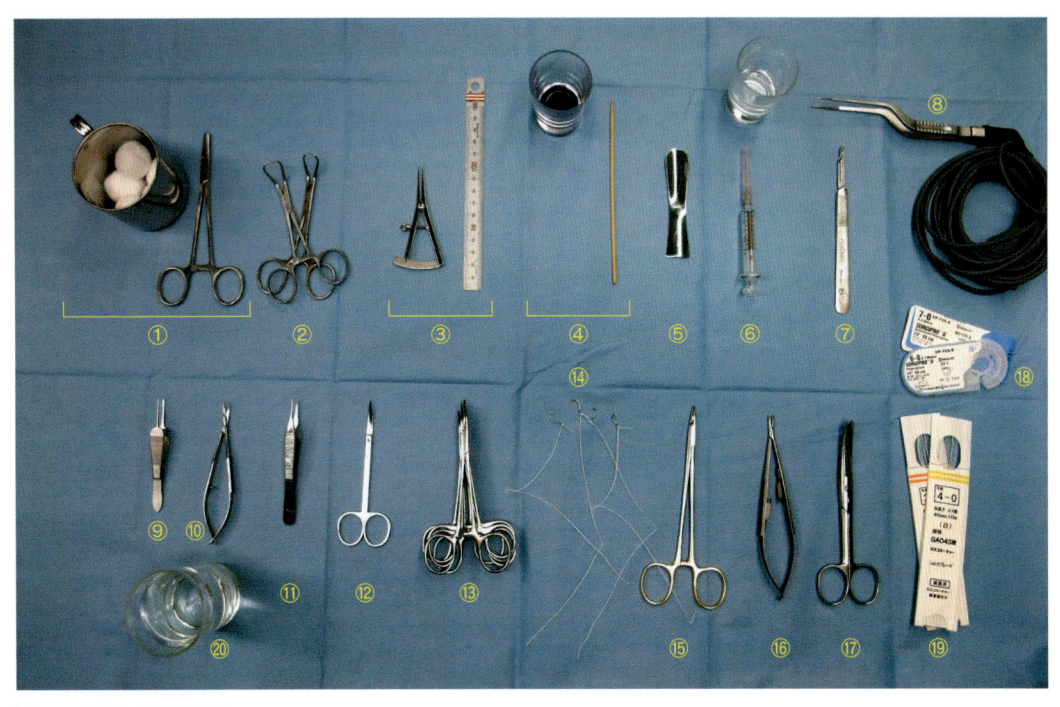

図1 眼瞼手術器械セット
① 消毒用綿球と消毒鉗子
② オイフ鉗子
③ キャリパー，スケール
④ ピオクタニンと竹串
⑤ 角板
⑥ 麻酔薬と注射器，27G 針
⑦ メス柄と No.15 c メス
⑧ バイオネット型バイポーラー鑷子
⑨ ポーフィック氏有鉤鑷子
⑩ スプリングハンドル剪刀
⑪ ソープ氏無鉤鑷子
⑫ 眼科用剪刀（曲）
⑬ ペアン鉗子（曲）
⑭ 中村式釣針型開創鉤と 2-0 絹糸
⑮ ヘガール氏持針器（丸針，支持糸）
⑯ カストロヴィエホ氏持針器
⑰ クーパー剪刀
⑱ ポリプロピレン糸 6-0，7-0
⑲ 絹糸 2-0，4-0（支持糸）
⑳ 生理食塩水

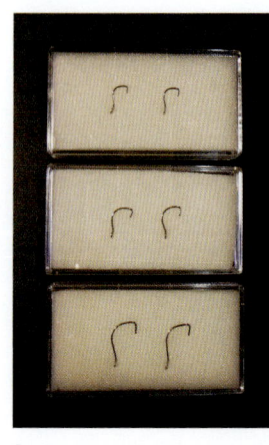

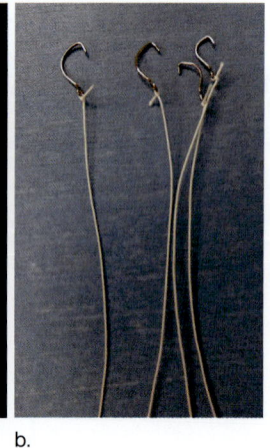

図2 中村式釣針型開創鈎
a. 釣針型開創鈎（通称つりばり鈎，上から小，中，大）．
b. 絹糸を結びつけて使用する．

要に応じてスケールやキャリパーで計測し，皮膚ペンあるいはピオクタニンを用いて行う．局所麻酔には27Gかそれより細い針を使用するが，その際，眼球保護のため角板を使用すると安心である．皮膚切開にはNo.15かNo.15cのメス（円刃刀）を用い，眼輪筋を鈍的に分ける操作には眼科用剪刀（曲）を用いる．止血は有鈎鑷子で術野を展開しながらガーゼで血液をぬぐい，バイポーラー鑷子で丹念に出血点をはさんで凝固止血する．白内障などの内眼手術と異なり出血量が多いので，バイポーラー鑷子は形成外科や脳神経外科手術で使用されるタイプのものを用いるとよい（**図1**）．施設によっては切開と止血，剝離操作のために炭酸ガスレーザーや高周波ラジオ波メスが使用されるが，通常の切開，止血，剝離の手技を十分に習熟してからでないと手痛い目に遭うことを銘記されたい．

開創には，中村式釣針型開創鈎（以下，つりばり鈎）の使用をお奨めする（**図2**）．これは眼瞼手術のみならず，眼形成外科手術全般において特に有用かつ不可欠な器械であると考える．このつりばり鈎に絹糸を結紮したもので創を展開しペアン鉗子で固定して使用するのであるが，通常の眼瞼手術には小あるいは中サイズのつりばり鈎を2～4個用いることが多い．それはすなわち，2～4か所をそれぞれ独立した方向と強さで牽引し開創することができるということを意味する．

眼輪筋と眼窩隔膜の間やMüller筋と結膜の間など，剝離の操作は有鈎鑷子とスプリングハンドル剪刀を用いて行う．有鈎鑷子はポーフィック氏など，ある程度長くて鈎の部分が小さいものが扱いやすい．組織の剝離のコツは，スプリングハンドル剪刀の閉じる（切る）操作よりも，むしろ開く操作を意識的に用いることである．

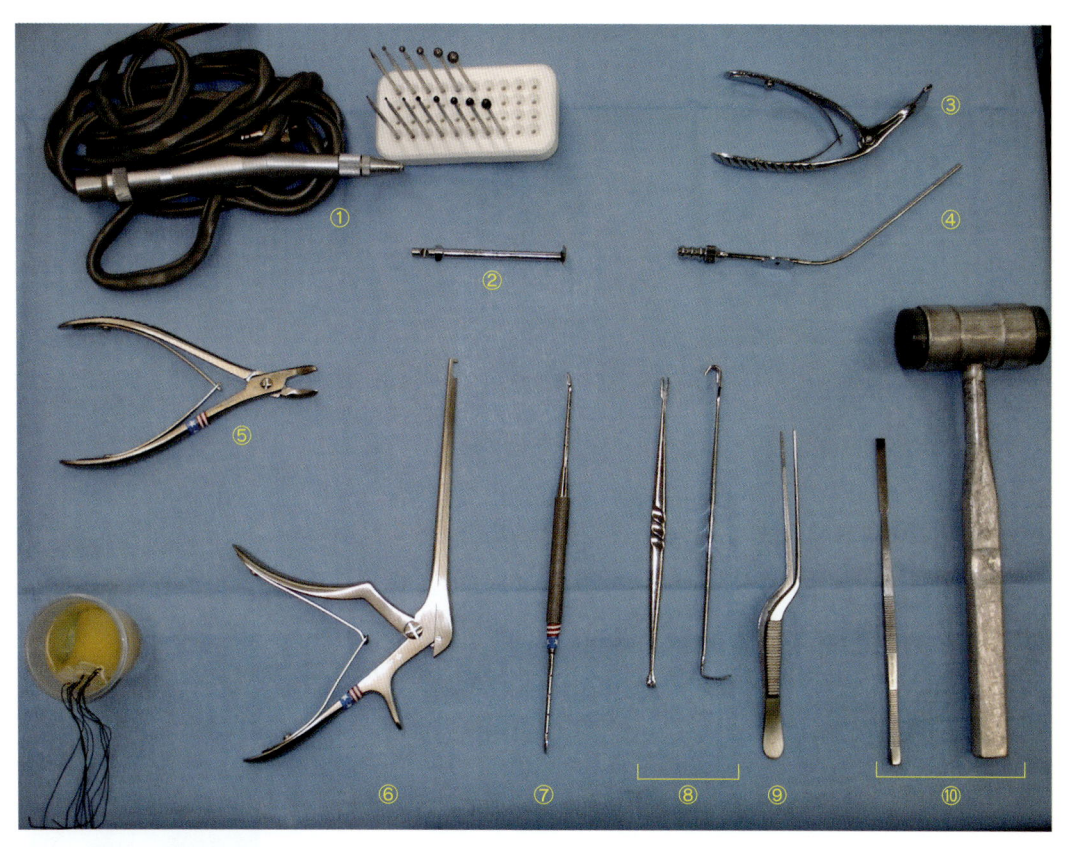

図3 涙道，眼窩手術器械
① ドリル（図5参照）
② bone saw（図6参照）
③ 鼻鏡
④ 吸引嘴管
⑤ リューエル氏骨鉗子
⑥ ケリソン骨パンチ
⑦ 骨膜剥離子
⑧ 二爪鉤，三爪鉤
⑨ 耳鼻科鑷子
⑩ ノミとハンマー

　たとえば，眼瞼挙筋短縮術において挙筋腱膜とMüller筋を一緒に前転して瞼板に固定する際などに使用する縫合糸は，6-0のモノフィラメントの非吸収糸が用いられることが多いようであり，その材質はポリプロピレンやポリエステル，ナイロンなどである．絹糸は組織反応が強いので支持糸以外の目的には使用しない．皮膚の縫合には6-0や7-0のモノフィラメントの非吸収糸が用いられることが多い[*1]．

涙道，眼窩手術に使用する器械

　上記の眼瞼手術のセットを基本として，それに適宜必要なものを追加する（図3）．組織の剥離には形成剪刀が有用である．また吸引嘴管が必要である．深い術野では視野を妨げないように，バイオネット型のバイポーラーや鑷子，マイクロ用剪刀などが必要となる．

[*1] 編み糸（縒り糸）と張力
同じ太さ，材質の糸では編み糸のほうがモノフィラメント糸より張力が強いような印象を受けるが，あるメーカーにポリエステル糸での測定値を確認したところ，ほぼ同等とのことであった．

図4　ベンシーツ®

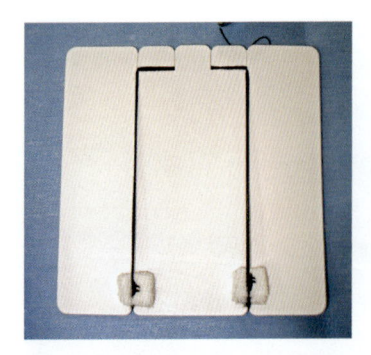

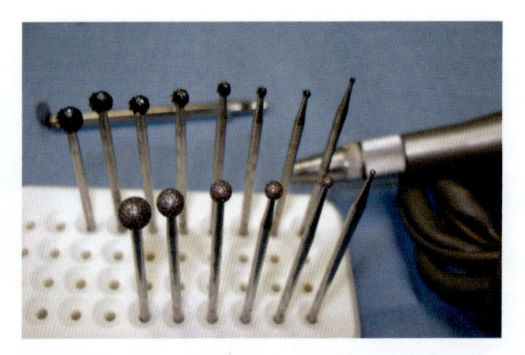

図5　ドリル（cutting bar と diamond bar）

また，眼窩腫瘍を把持する際にはクライオプローブを用いることもある．眼窩手術において特に有用かつ不可欠なものとして，ベンシーツ®などの脳外科手術用パッドがある（図4）．吸引の際の組織の保護や剥離操作，剥離が済んだ部位のスペーサーなど多くの目的で使用される．骨膜を切開し骨から剥離するには，骨膜剥離子が必要である（図3）．涙嚢鼻腔吻合術で骨を削除する際には，ドリルが使用されることが多いが（図5），時にノミとハンマーも使用される．骨削部周辺の処理にはリューエル氏骨鉗子やケリソン骨パンチなどの彫骨器が有用である（図3）．Krönlein（クレーンライン）手術で眼窩縁の骨を切ってはずす際には，bone saw（図6）とノミ，ハンマーが使用される．骨膜縫合には5-0のモノフィラメントの非吸収糸が用いられることが多い．眼窩手術のように術野が深い手術では，眼科用手術顕微鏡ではなく自由度の高い手術用顕微鏡が必須である．また，涙道手術では鼻内視鏡や涙道内視鏡が適宜使用される[*2]．

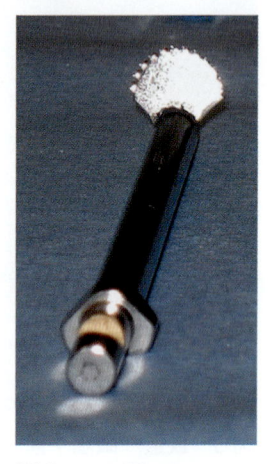

図6　oscillating bone saw

[*2] 涙道内視鏡は，涙道疾患の診療において非常に有用で徐々に普及しつつあるが，折れやすいのとコストが高いのが最大の欠点である．この点が改善されれば，もっと広く普及するのではないかと思われる．

カコモン読解　第19回　一般問題89

眼瞼皮膚消毒に用いるポビドンヨード液の適切な濃度はどれか．
a 0.1%　　b 1.0%　　c 3.0%　　d 5.0%　　e 10.0%

解説　眼瞼皮膚消毒にイソジン®液を用いる場合，通常は原液で使用すると思われる．イソジン®液のポビドンヨードの濃度は10%である．いわゆる重箱問題か．蛇足だが，著者は眼瞼の手術を含む眼形成外科手術において，眼瞼皮膚消毒は0.02%のクロルヘキシジングルコン酸塩（ステリクロンW液0.02®など）を用いている．これは本来，結膜囊の洗浄，消毒に用いられる濃度である．したがって，瞼縁までしっかりと清拭することができるので重宝している．

模範解答　e

カコモン読解　第19回 臨床実地問題49

手術器具を図に示す．正しいのはどれか．

a 眼科曲剪刀　　b 曲がり鉗子　　c 視神経剪刀
d クーパー剪刀　　e 強彎角膜剪刀

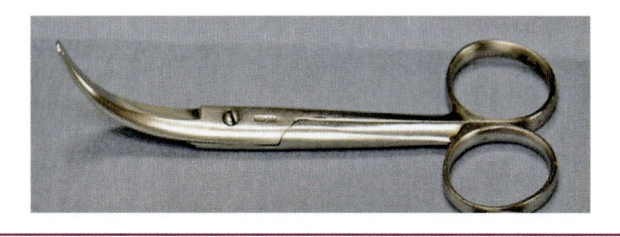

解説　aの眼科曲剪刀，bの曲がり鉗子（ペアン鉗子など）は，前述のように眼形成外科手術でも使用する器械．cの視神経剪刀はアイバンクの依頼で眼球摘出を施行する際に使用した先生方も多いはず．図から一目瞭然に解答が得られる楽勝問題である．

模範解答　c

（立松良之）

3. 涙道

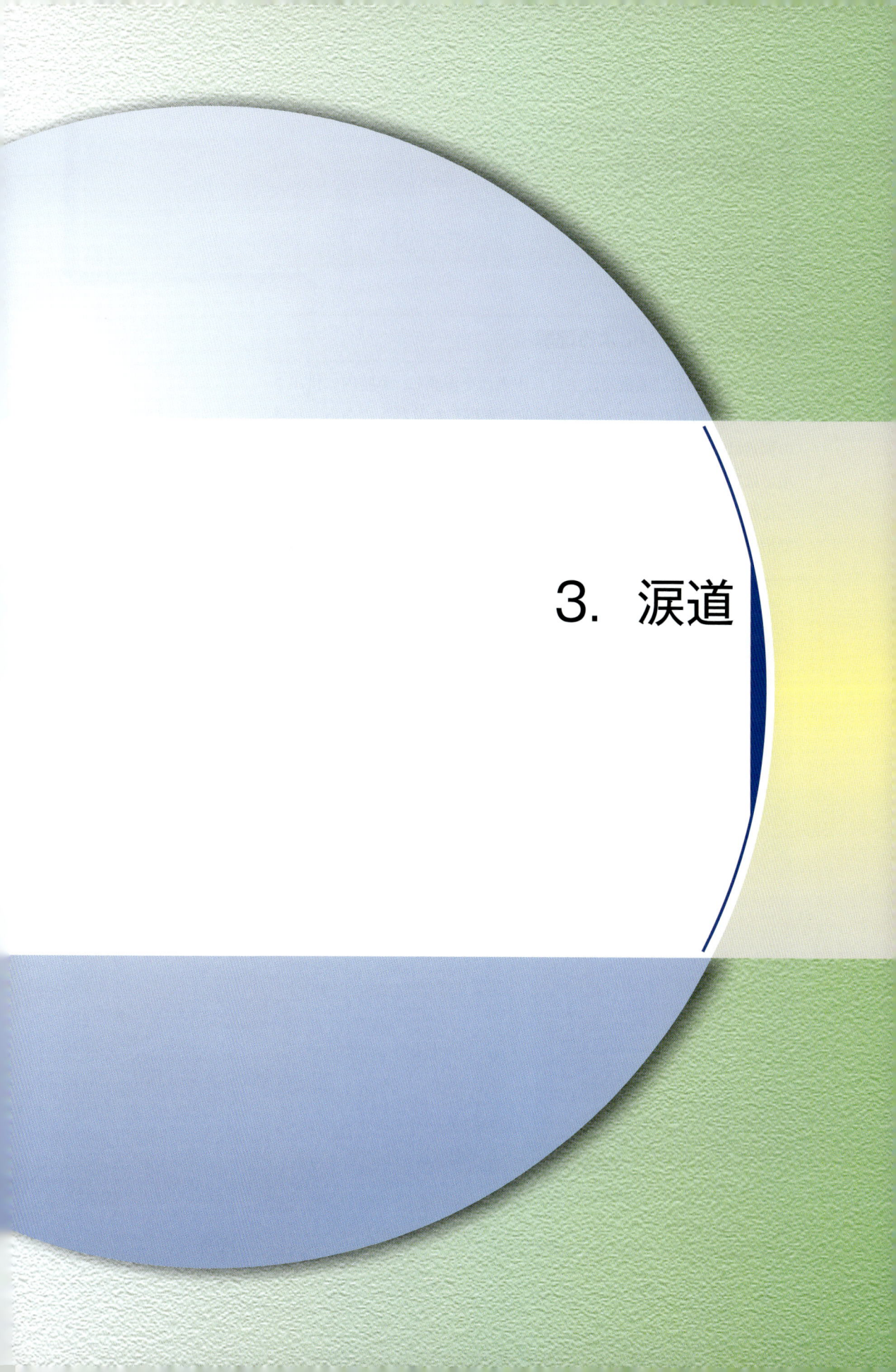

涙道の解剖

定義とイメージによる理解

　涙道の定義は，"涙液が産生され眼表面を湿潤し，鼻腔内に排出されるまでの導涙経路すべてを包括的に表現した言葉"である．狭義の涙道は，"眼表面以降，鼻腔までの涙液の排出経路"を示す．この項では狭義の涙道について扱う．

　この分野での重要な疾患に涙道閉塞症があり，近年は涙道内視鏡で治療されるが，涙道構造に関しては，皮膚表面からの view（盲目

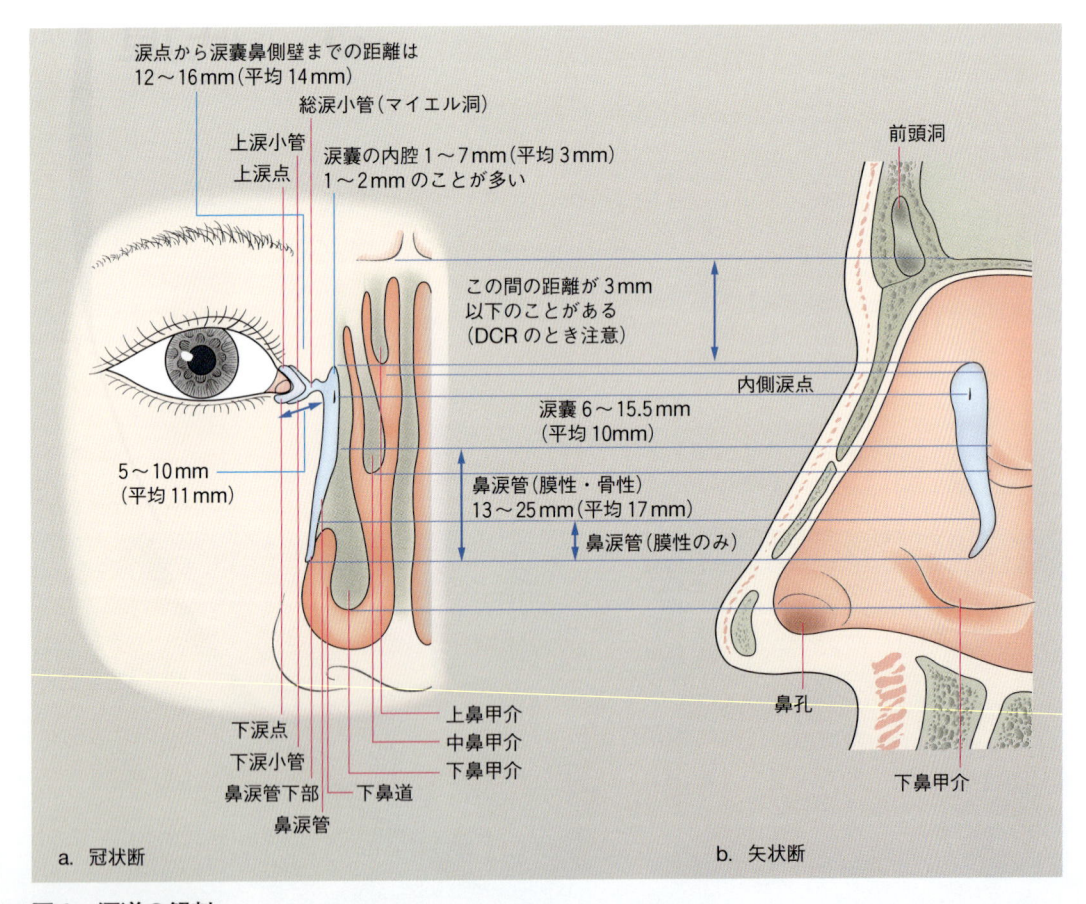

図1　涙道の解剖
DCR：dacryocystorhinostomy（涙嚢鼻腔吻合術）

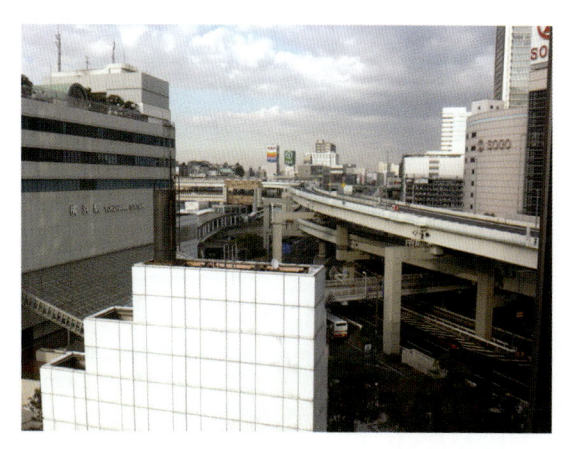

図2　横浜駅東口の首都高速金港ジャンクション

首都高速横浜線金港ジャンクション上り．このように俯瞰すると左手が三ツ沢方面，右手が鶴見方面など非常にわかりやすいが，ドライビングviewだけではこのように全体的に俯瞰できない．付近の風景は車で走っているときと，歩いているとき，電車からみるとき，イメージはまったく違うが，すべてを立体的に構築してイメージすべきである．涙道も皮膚側，涙道内，鼻腔からのviewを立体的に構築してイメージするとよい．

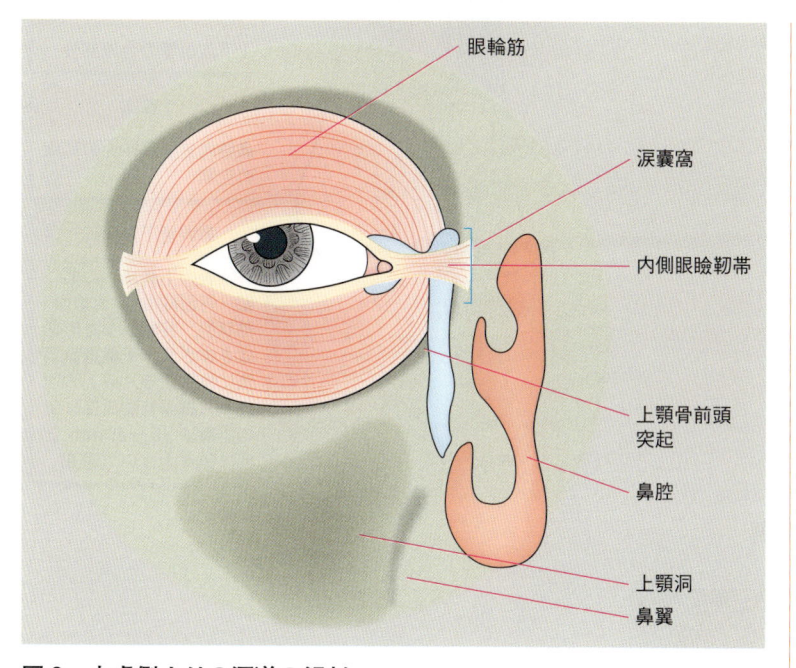

図3　皮膚側よりの涙道の解剖

的ブジーでも必要），涙道内view（涙道内視鏡），鼻腔内view（鼻内視鏡）を組み合わせてイメージを構築すべきである（**図1, 2**）．したがって，涙道の解剖を学ぶには，結膜，眼瞼，顔面皮膚軟組織，鼻腔，副鼻腔，眼窩骨，顔面の神経，顔面の血管の解剖も同時に学ばなければならない．

涙道の解剖

皮膚側からの解剖を**図3**に示す．涙点，上下眼瞼，内側眼瞼靱帯（medial canthal tendon；MCT），上顎骨前頭突起，鼻翼，鼻腔，副鼻腔などの位置関係を示す．指で触って覚えるとよい．総涙小管は

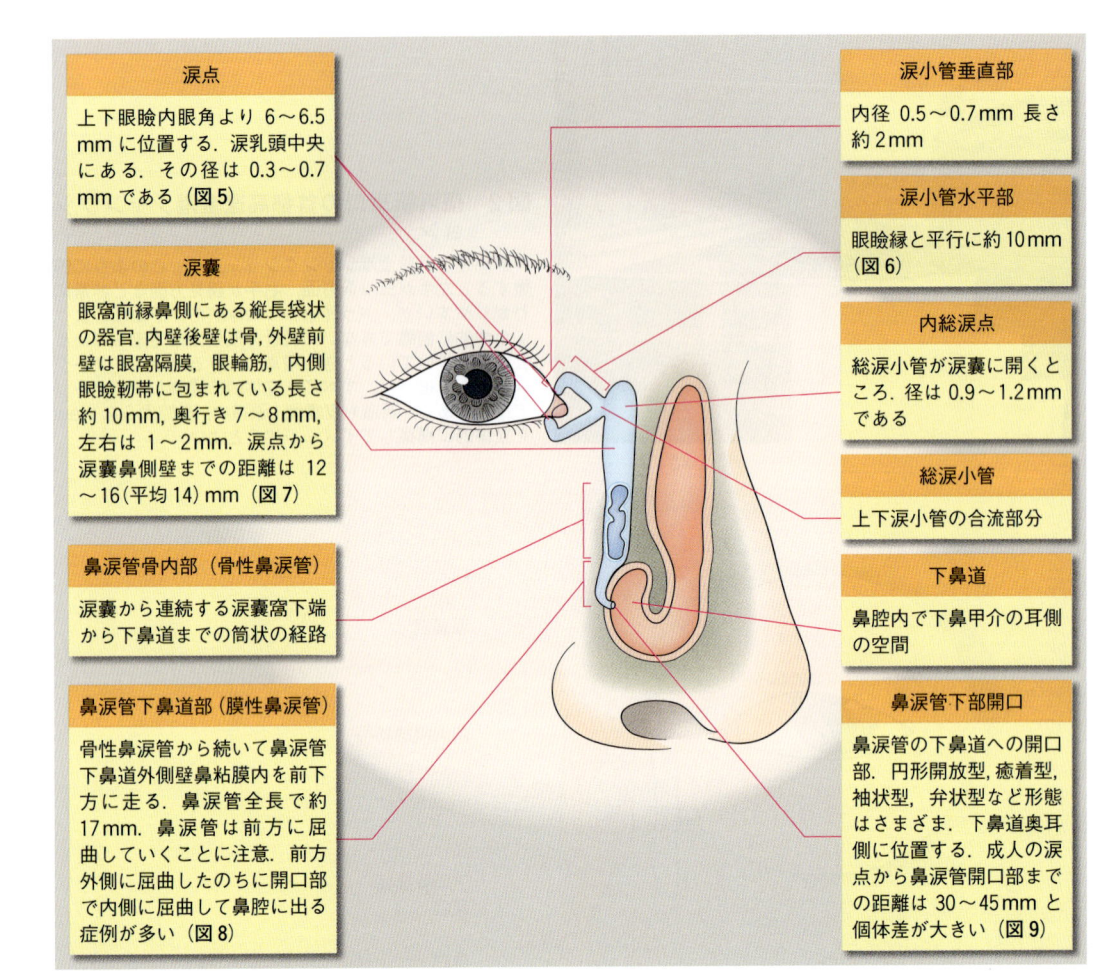

涙点
上下眼瞼内眼角より 6〜6.5 mm に位置する．涙乳頭中央にある．その径は 0.3〜0.7 mm である（図5）

涙嚢
眼窩前縁鼻側にある縦長袋状の器官．内壁後壁は骨，外壁前壁は眼窩隔膜，眼輪筋，内側眼瞼靱帯に包まれている長さ約 10 mm，奥行き 7〜8 mm，左右は 1〜2 mm．涙点から涙嚢鼻側壁までの距離は 12〜16（平均14）mm（図7）

鼻涙管骨内部（骨性鼻涙管）
涙嚢から連続する涙嚢窩下端から下鼻道までの筒状の経路

鼻涙管下鼻道部（膜性鼻涙管）
骨性鼻涙管から続いて鼻涙管下鼻道外側壁鼻粘膜内を前下方に走る．鼻涙管全長で約 17 mm．鼻涙管は前方に屈曲していくことに注意．前方外側に屈曲したのちに開口部で内側に屈曲して鼻腔に出る症例が多い（図8）

涙小管垂直部
内径 0.5〜0.7 mm 長さ約 2 mm

涙小管水平部
眼瞼縁と平行に約 10 mm（図6）

内総涙点
総涙小管が涙嚢に開くところ．径は 0.9〜1.2 mm である

総涙小管
上下涙小管の合流部分

下鼻道
鼻腔内で下鼻甲介の耳側の空間

鼻涙管下部開口
鼻涙管の下鼻道への開口部．円形開放型，癒着型，袖状型，弁状型など形態はさまざま．下鼻道奥耳側に位置する．成人の涙点から鼻涙管開口部までの距離は 30〜45 mm と個体差が大きい（図9）

図4 正面からの涙道の解剖

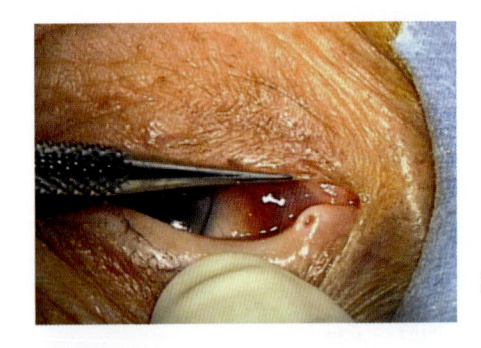

図5 涙点（写真上が患者の足側）

内側眼瞼靱帯の後方に位置することに注意する．さらに，正面からの解剖を図4に示す．

眼窩（図10）

眼窩を構成する骨は前頭骨，頬骨，上顎骨，涙骨，篩骨，蝶形骨，口蓋骨である．涙嚢窩から鼻腔へ向かう鼻涙管は上顎骨および涙骨

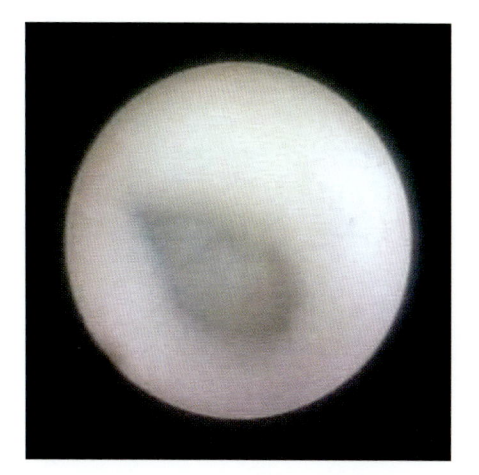

図6 涙小管内腔の涙道内視鏡画像
涙小管内腔は白っぽい色調を呈する.

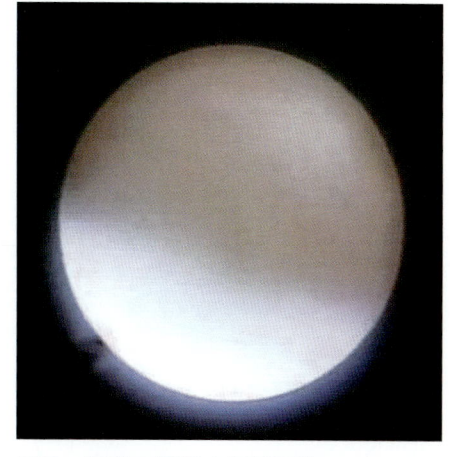

図7 涙囊の涙道内視鏡画像
涙小管を抜けて涙囊に入る瞬間. 涙囊粘膜壁（上方, 奥）は, 涙小管壁（下方）に比べてピンク色を呈している.

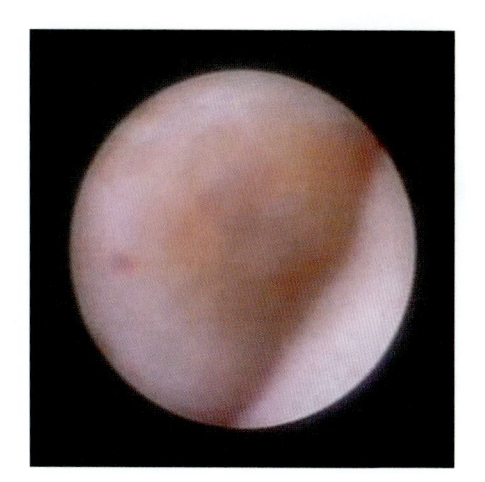

図8 鼻涙管内腔の涙道内視鏡画像
涙道内でどこにいるかわからなくなったら皮膚側, 鼻腔側より確認するくせをつける.

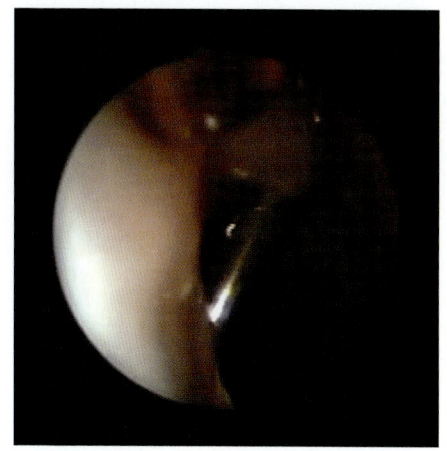

図9 鼻涙管の下鼻道開口部の鼻内視鏡画像
開口部より涙道内視鏡が出ている. 画像12時は吸引管.

よりなる骨の孔（骨性鼻涙管）を通る.

> **カコモン読解** 第22回 一般問題3
>
> 涙囊・鼻涙管で正しいのはどれか.
> a 鼻涙管は中鼻道に開口する.
> b 涙囊の長さは約20mmである.
> c 涙液の一部は鼻涙管で吸収される.
> d 骨性鼻涙管は涙骨と篩骨から構成される.
> e 涙囊・鼻涙管の上皮は重層扁平上皮である.

図10 眼窩の解剖

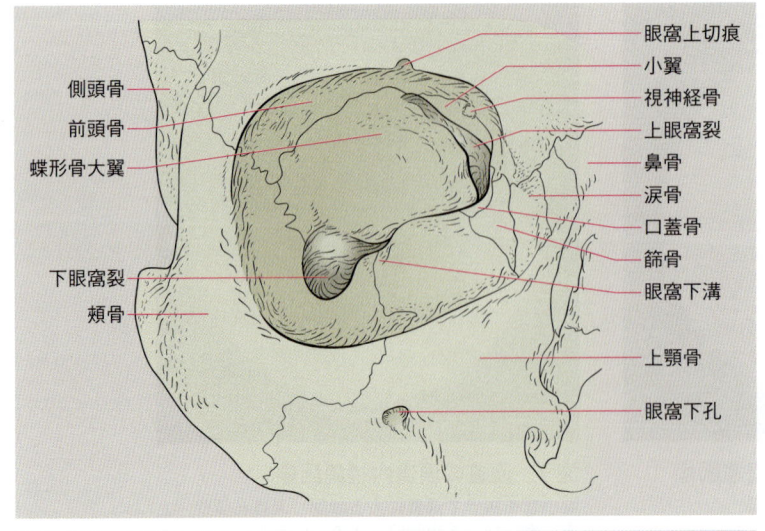

a. 眼窩を構成する骨

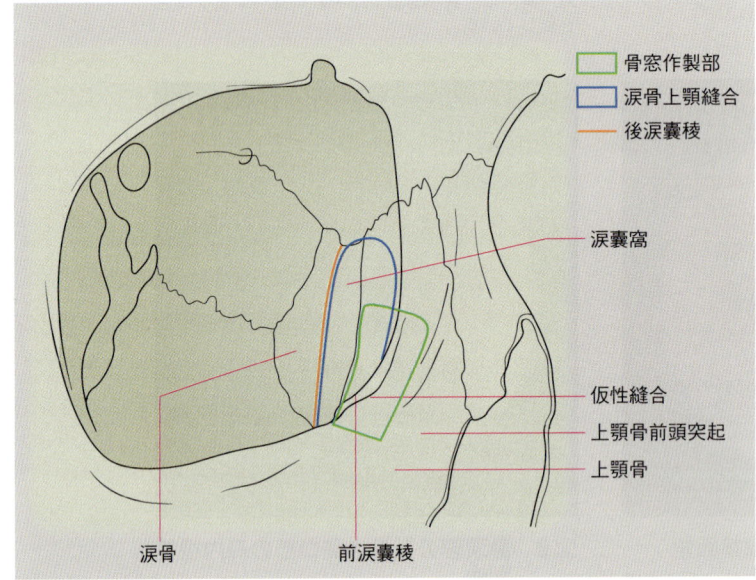

b. DCR骨窓作製にかかわる眼窩骨

解説 a. ×．下鼻道である．

b. ×．平均10 mmである．

c. ○．涙液は涙道に90％排出され，残りの10％が空気中に蒸発する．涙道に排出された涙液のうち90％は鼻涙管で吸収され，残り10％が鼻腔へ排出される．

d. ×．涙骨と上顎骨．

e. ×．涙嚢鼻涙管は多列円柱上皮と杯細胞．

模範解答 c

（後藤英樹，後藤　聡）

涙道検査

涙道検査の流れ

　流涙を訴える患者に対して，その診断をつけるために行う検査が涙道検査であるが，その代表として涙道洗浄，涙道造影，涙道内視鏡検査がある．涙道閉塞はその閉塞部位により，涙点閉鎖，涙小管閉塞，鼻涙管閉塞に分かれる（**図1**）．涙小管閉塞は水平部の閉塞と総涙小管閉塞に分かれ，予後を左右する．また，涙小管炎，外傷として涙小管断裂がある．鼻涙管閉塞では，その上部の涙囊に炎症が起こり膿が貯留する涙囊炎を高率に併発する．**表1**に検査の流れを示す．

涙道洗浄

　涙道洗浄は涙点より生理食塩水を注射器にて注入し，涙道の閉塞の有無を調べる検査である．涙道洗浄はどこの施設でもできる簡易で有用な検査であり，ポイントは，閉塞の有無，逆流と眼脂の有無をみることである．種々の洗浄針（**図2**）があるが，ある程度長さのある洗浄針[*1]を用いることでブジーの役割を兼ねることができる[1]．

[*1] 涙管洗浄針には，直針，曲針，一段針，二段針，バンガーター針，マッキンタイア針などがある．二段針は先が細いので小さな涙点でも挿入できるが，細いために抵抗が強く閉塞や狭窄がわかりづらい．したがって，涙点が小さいときは涙点拡張針にて涙点を拡張したあと，一段針などを用いるのが望ましい．

文献は p.319 参照．

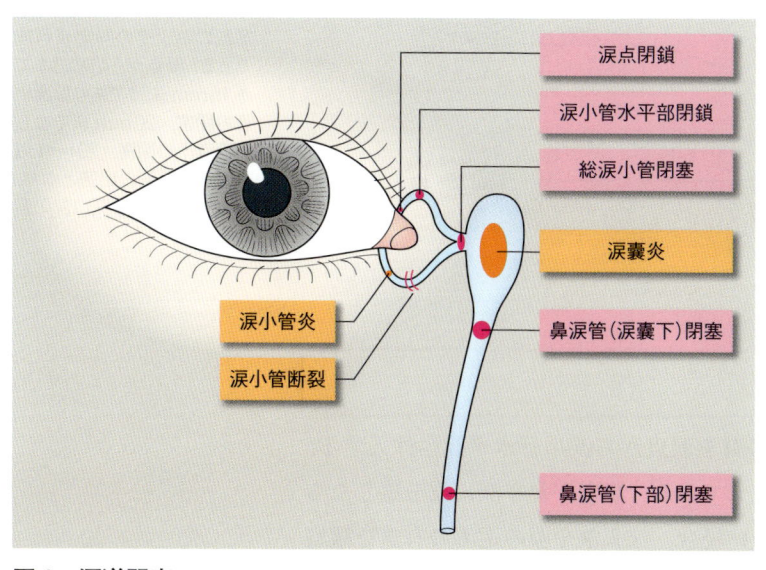

図1　涙道閉塞

表1　涙道検査の流れ

1. 問診	まず流涙の訴えがある場合，いつからか，両眼なのか，眼脂はあるのかなどを聞く．
2. 視診	（除外診断）分泌過多の原因となる疾患，睫毛乱生，角膜びらん，結膜炎，結膜結石などのないことを確認する．腫瘍病変による隆起，眼球偏位，眼球運動にも注意する．
3. 視診	スリットランプにて診察．結膜充血，結膜弛緩，涙点の性状，位置などを診る．眼脂があれば細菌培養を行う．
4. 流涙の定量	涙三角（tear meniscus height；TMH）を観察する（正常値0.2 mm以下）．また，涙液分泌量検査として，Schirmer試験，10秒濾紙法などがある．
5. 涙道洗浄	涙点より生理食塩水を流し，通水の有無，上下交通の有無，眼脂の有無を診る．
6. 涙管ブジー	ブジーを閉塞部まで挿入し同定する．
7. 涙嚢造影	造影剤を注入し閉塞部を同定する．CTも有用である．
8. 涙道内視鏡，鼻内視鏡検査	涙道の内腔，閉塞部，鼻涙管の開口部を観察する．

曲針（二段針）	
曲針（一段針）	
バンガーター針	
目盛りつきバンガーター針（保手浜森寺氏涙管カニューラ）*2	
マッキンタイア針	

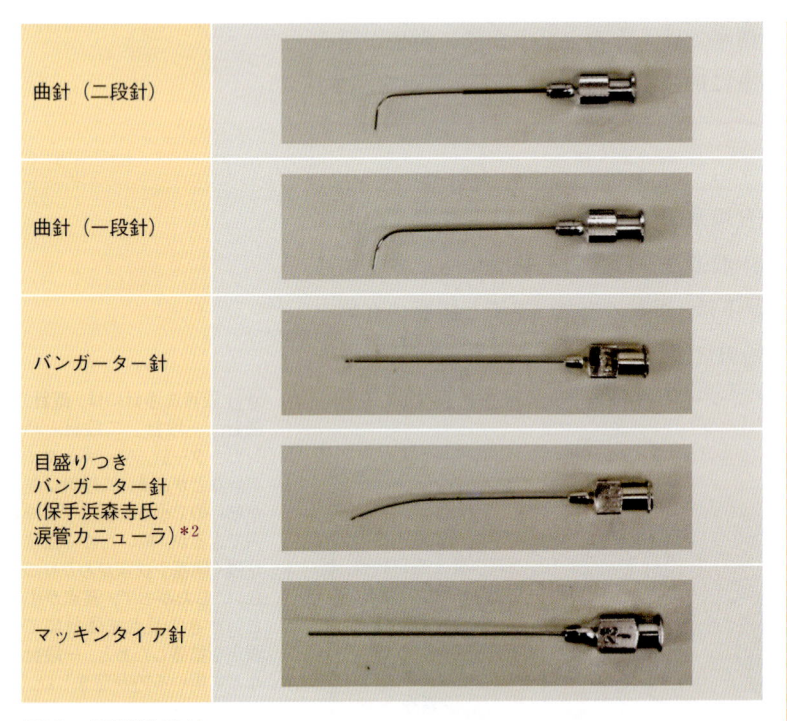

図2　涙道洗浄針

[*2] 目盛りつきバンガーター針（保手浜森寺氏涙管カニューラ）は，先端から15, 20, 30 mmに目盛りがついており，洗浄すると同時に閉塞部のおよその同定が可能である．涙点から閉塞部までが15 mm未満であれば涙小管の閉塞，20 mmまでなら涙嚢直下の閉塞，20 mm以上なら鼻涙管の閉塞となり，30 mmは鼻涙管開口部の目安である．

処置の手順

点眼麻酔を施行し，洗浄針を涙点から涙小管水平部へ挿入する．この時点で一度，液を注入してみる．患者が鼻や喉に液を感じたら通水陽性である．通水がない場合，注入液や膿の逆流の有無を観察し，バンガーター針ではそのまま涙嚢方向へ針を進めて涙嚢内壁の

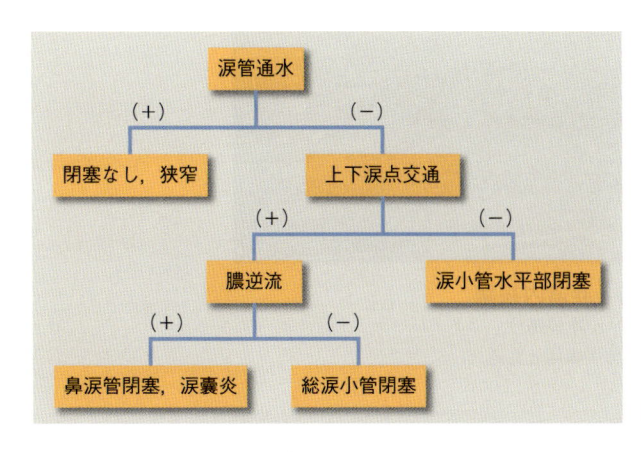

図3 閉塞部の同定までの流れ

骨に当たる感触を確認する．この感触がなければ涙小管内の閉塞が疑われる．閉塞がなければシリンジを90°回転して垂直に立て，鼻涙管方向へ針を進め液を注入する．涙小管閉塞，鼻涙管閉塞は涙道洗浄における通水の有無，上下涙小管の交通の有無によって同定できる．すなわち，洗浄にて通過障害があるかどうか，なければ閉塞なし（かろうじてあれば狭窄），通過障害があり上下涙小管の交通がなければ涙小管水平部の閉塞，上下涙小管の交通があれば総涙小管より先の閉塞，さらに膿の逆流がなければ総涙小管の閉塞，逆流があれば鼻涙管閉塞，涙嚢炎が疑われる（**図3**）．初診時は，左右上下の涙点から行うようにする．涙点閉鎖はスリットランプで診断できるが，洗浄針や拡張針を当ててみて入らないことを確認する．

涙嚢造影[*3]

涙嚢造影は，涙道に造影剤を注入し鼻涙管閉塞の有無やその位置を調べるものである．通水がなく，涙道のどこかで閉塞が疑われる場合，あるいは，通水はあるが逆流もあるときに涙嚢造影を行う．造影剤には，水性と油性がある．

点眼麻酔を行い，注入の際は，涙道洗浄の要領で造影剤を原則的に上涙点から針を挿入する．できるだけ閉塞部まで挿入して造影剤を注入する．注入後，速やかに頭部X線撮影（正面，側面）を行う（**図4**）．まず，涙道閉塞がなければ造影剤は口腔まで達している．鼻涙管の閉塞であれば，造影剤は鼻涙管で途絶えている．涙嚢下の閉塞であれば涙嚢までが描出される．総涙小管までの閉塞ではほとんど造影されない．鼻涙管の狭窄（涙嚢下が多い）では，造影剤は口腔まで達しているが狭窄より上部の鼻涙管（涙嚢）が拡張して描出される．また，涙嚢内に涙石や腫瘍があればfilling defectとして描

[*3] 涙嚢造影の画像はわれわれ医師にとって有用であるが，患者や家族に示すことで詰まっていることをみせることができ，手術の必要性を説明するのにも役立つ．筆者の場合，おおまかには総涙小管閉塞は涙管チューブ挿入術，涙嚢炎・鼻涙管閉塞は涙嚢鼻腔吻合術の適応としている．

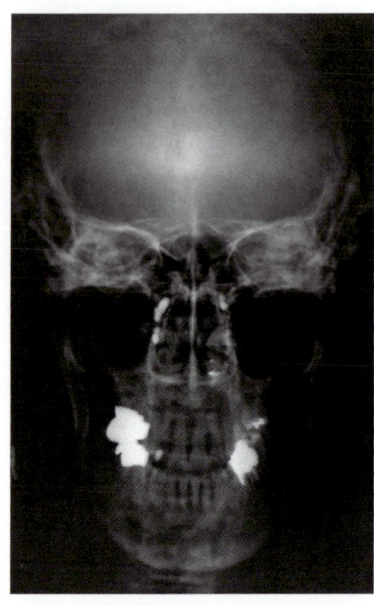

図4 涙道造影
右眼（図左側）は鼻涙管の完全閉塞，涙嚢下に狭窄を認める．左眼（図右側）は涙嚢下の狭窄（不完全閉塞）で，造影剤は口腔まで達している．

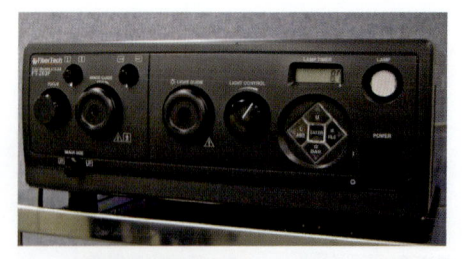

図5 涙道内視鏡
（本体部分，ファイバーテック）
硝子体手術用と共通．

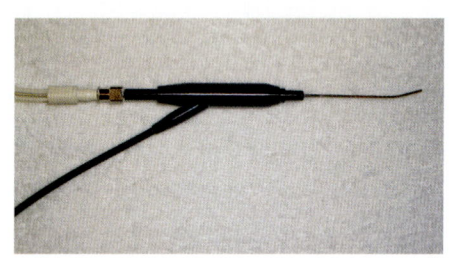

図6 涙道内視鏡プローブ
延長チューブをつないだポートから生理食塩水を注入し，涙道を膨らませながら観察できる．

出されることがあり，術式選択の参考になる．さらに，涙道だけでなく，副鼻腔の所見，前頭洞，篩骨洞，上顎洞の大きさ，副鼻腔炎の有無，鼻中隔彎曲症の有無，手術の既往などを確認することが術前の貴重な情報となる[2]．

涙道内視鏡検査

　涙道は皮下でみえないため，涙道閉塞の診断や治療は盲目的に行われてきたが，涙道内視鏡の開発により，涙道の内腔を直接観察できるようになった[3]．涙道内視鏡（**図5**）は27°に弯曲したプローブ（外径0.9mm，**図6**）内にファイバーと通水チャネルが内蔵されており，生理食塩水を注入して涙道を膨らませながら観察できるようになっている．

検査としての涙道内視鏡

　涙道内視鏡により閉塞部が直接確認できる．内視鏡を挿入していき，涙小管の粘膜を確認する．涙小管は血管がなく光沢のある白い内壁（**図7**）が特徴である．涙小管，総涙小管に閉塞があると，窪み（ディンプル；dimple）を認める（**図8**）．閉塞がなければそのまま内視鏡を進め，水平方向から垂直方向へ回転させ涙嚢へ進める．

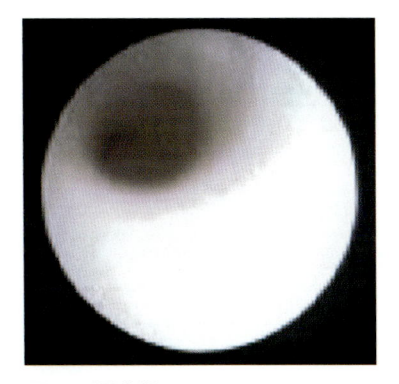

図7 涙小管
光沢ある内壁.

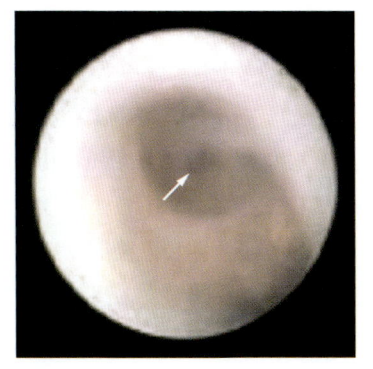

図8 総涙小管の閉塞
窪み（ディンプル）を認める.

涙嚢に入ると内壁に血管がみられ粘膜も少し赤みを帯びる．鼻涙管は同様の粘膜でいくつかの襞がみられ，前方へ屈曲していることが多い．鼻涙管の閉塞でも同様の窪みを認めるが，鼻涙管閉塞の場合涙嚢炎を合併することが多く，膿の陰になり見にくいことがある．閉塞の好発部位は涙嚢下と開口部付近であるが，閉塞がなければ前方に暗い出口が見え，それが鼻涙管の開口部である．

閉塞部を直接診ることができるようになり，完全に閉塞しているのか，狭窄なのかの確定診断ができる．また，涙嚢や鼻涙管粘膜の腫脹や損傷，出血，涙石などが観察でき，涙小管炎においては，涙小管内の菌塊を直接観察することで確定診断ができる．

カコモン読解　第19回　臨床実地問題40

80歳の女性．左眼の流涙を主訴に来院した．涙道造影写真を図に示す．造影後，症状がやや改善した．適切な処置はどれか．

a 涙点形成術
b 涙点プラグ挿入術
c シリコーンチューブ留置術
d 涙嚢摘出術
e 涙嚢鼻腔吻合術

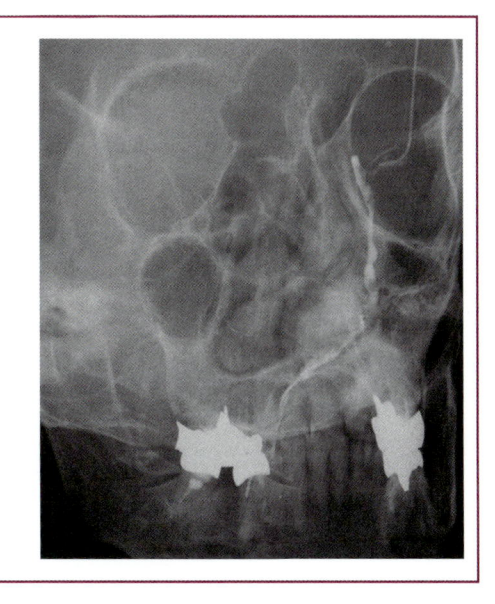

解説 問題文をみると，患者の訴えはやや改善したが流涙があることである．問題の涙道造影のポイントは，多少凹凸のある鼻涙管が造影され，造影剤が口腔まで達していること．すなわち，診断は鼻涙管狭窄である．よって，選択肢のaは涙点閉鎖の術式，bはドライアイの治療，なのでこの二つではない．dの涙摘は涙嚢に腫瘍があるときや，涙嚢炎とドライアイが合併し術後ドライアイの増悪が懸念されるときに行う術式であるが，問題文の患者には特にドライアイの訴えはなく，この術式は適当でない．狭窄で流涙が改善していることから，まずeの涙嚢鼻腔吻合術ではなく，侵襲の少ないcのシリコーンチューブ留置術が選ばれる．

模範解答 c

（森寺威之）

涙小管炎

臨症像

患者は片眼性の眼脂，充血などを主訴に受診することが多い．抗生物質の点眼を使用すると眼脂は少し減るものの完治せず，点眼中止で悪化する"難治性慢性結膜炎"として数年間経過していることもある．中高年に多い．流涙を伴う症例と伴わない症例がある．

診断

細隙灯顕微鏡検査：瞼結膜の全体的な発赤と，小型の乳頭増殖を伴う結膜炎がある（**図1**）．結膜の小型乳頭増殖はリンパ球が主体であり[1,2]，慢性結膜炎の所見である．

結膜炎をみたら，涙点を観察することが重要である．涙小管炎があるなら涙点は充血，拡大，隆起，開大など特徴的所見を呈し，涙点のなかに膿や菌石がみえることもある（**図2**）．涙点からポリープが突出していることもある（**図3**）．診断のポイントを**表1**に示す[3]．

涙小管炎を疑ったら，点眼麻酔下に綿棒などを眼瞼結膜側に入れ，皮膚側においた指とはさむようにして，涙小管水平部から涙点に向けて押す（**図4**）．涙点から膿や菌石（**図5**）が排出されれば涙小管炎と考える．

涙管洗浄：涙管洗浄では，膿や菌石が涙点から逆流してくる．通水

文献は p.319 参照．

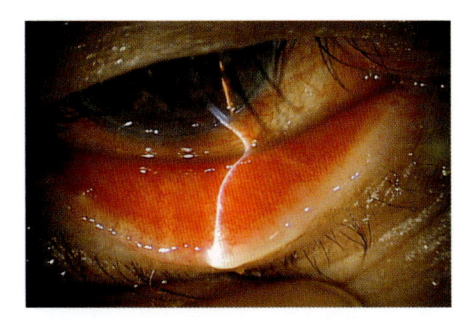

図1　右上涙小管炎（75歳，男性）
眼瞼結膜が発赤し，小型の乳頭増殖がある．

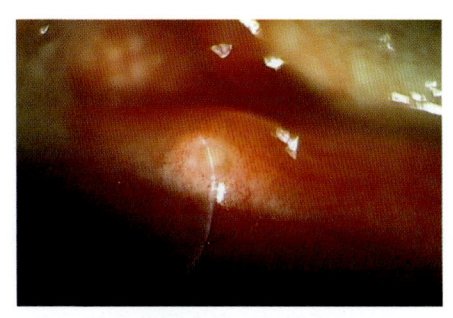

図2　左下涙小管炎（75歳，女性）
涙点の発赤，開大があり，その中心に膿がみえる．

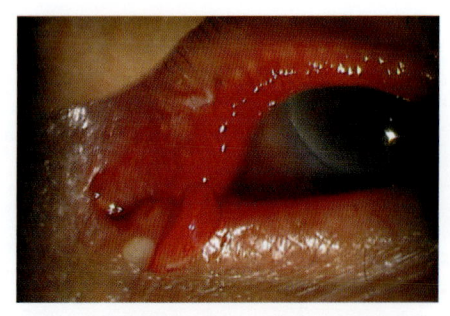

図3　左上下涙小管炎（89歳，女性）
上涙点から大きなポリープが突出している．

表1　涙小管炎診断のポイント

1.	片眼性の難治性結膜炎
2.	40歳以上の女性に好発
3.	涙点の拡大，腫脹，涙小管の拡張
4.	眼瞼結膜の肥厚，充血，大量の粘液膿性眼脂，涙小管部の硬結

（亀山和子ら：放線菌による涙小管炎の臨床所見．あたらしい眼科 1990；7：1783-1786．）

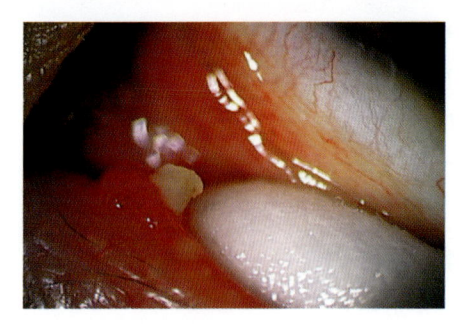

図4　左下涙小管炎（41歳，男性）
発赤，隆起した涙点を綿棒で圧迫すると，菌石が圧出される．

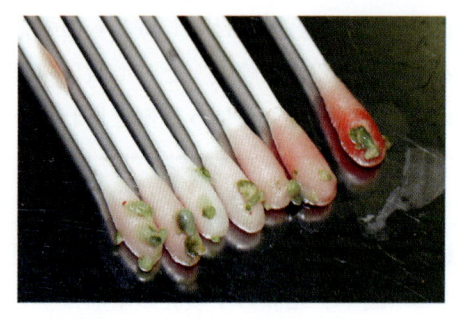

図5　綿棒に付着した緑色の菌石
ほかに黄色，茶色などのものもある．

できる症例と，総涙小閉塞や鼻涙管閉塞を合併していて通水しない症例がある．上下いずれかの洗浄だけでは容易に通水してしまい，菌石がでてこないことがあるので，上下の涙点からおのおの通水し，綿棒などで圧迫してみることが重要である．涙小管は菌石がたまり，拡張していることが多い．そのため，涙管洗浄針を涙小管内で広範囲に動かすことができ，ざらざらとした菌石の感触がわかることがある．また，涙小管粘膜が炎症を起こしているため，出血しやすいという特徴があり，通常の涙管洗浄で出血があるときは涙小管炎を疑ってみる必要がある．

病理組織診，培養：涙小管炎の原因は主に放線菌[*1]，カンジダ，アスペルギルスであり，緑膿菌，インフルエンザ菌，肺炎双球菌，ブドウ球菌，単純ヘルペスウイルス，水痘・帯状疱疹ウイルスなども報告がある[4]．放線菌と真菌では涙小管内に菌石をつくる．菌石がでたときはホルマリンで固定して病理組織診を依頼するか，スライドガラス上でつぶして，病理細胞診を行う．涙小管炎の原因として多い放線菌の菌石の病理組織写真を図6，7に示す．放線菌はグラム染色陽性の真正細菌で，真菌と比べ非常に細い菌糸をもっているの

[*1] **放線菌**
グラム陽性の細菌で，細胞が菌糸を形成する．菌糸の幅は1μm以下である．嫌気性菌で口腔内に多く存在し，ドルーゼ（Druse）と呼ばれる菌塊を形成する．

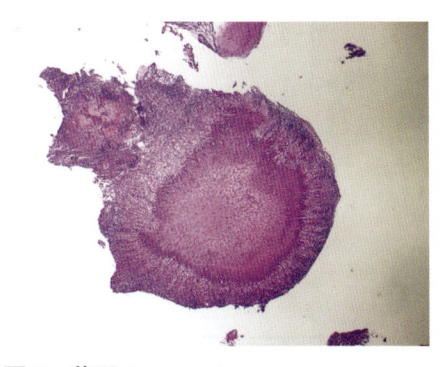

図6 菌石（グラム染色，×4）
中心に放線菌の菌塊があり，周辺を好中球がとり囲んでいる．

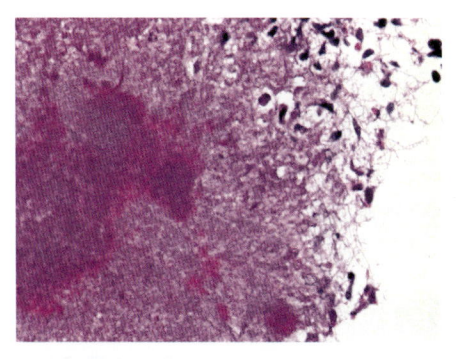

図7 菌石（グラム染色，×40）
グラム陽性の，細い菌糸が放線菌である．

が特徴である．

採取した膿は，一般培養および嫌気性培養を行う．真菌を疑うときは真菌用の培地を使用する．薬剤耐性菌も含む複数の菌が培養されることが多い．

手術

適応：涙小管炎は点眼加療だけでは治らない．細隙灯顕微鏡所見や涙管洗浄などで涙小管炎を疑ったら，手術による治療が必要である．

手術の実際：滑車下神経ブロックと涙道内麻酔を併用する．涙点拡張または涙点鼻側切開[*2]を行うと，菌石をだしやすくなる．綿棒で圧迫したり，挟瞼器ではさむなどして，できるだけ菌石を圧出する．また，涙点から鋭匙などを入れ，涙小管掻爬を行い，菌石を取り除くが，できるだけ周囲組織を傷つけないように行う．菌石の取り残しをしないように気をつける．涙道内視鏡がある場合は，菌石の取り残しがないかチェックするのに有用である[5]．しかし，涙道内視鏡で観察できない部分（涙点から入って近い部分）もあるので注意を要する．また，シース[6]で菌石を下鼻道まで落とすことも可能である．

涙道内視鏡でみると，涙小管粘膜はポリープや発赤の強い粘膜であることが多く，掻爬中に涙小管粘膜を傷つけ，涙小管粘膜の癒着を生じる可能性がある．また涙小管炎の原因には涙道の狭窄もあると考えられることから，基本的には涙管チューブを挿入する．出血など生じず，涙小管粘膜を傷つけずに掻爬でき，通水もよい場合は，チューブ挿入をしなくても問題ない．

術後：抗生物質の内服（3日分）と点眼を使う．涙管洗浄は眼脂が

[*2] **涙点鼻側切開**
涙管チューブ挿入時などの涙点切開は，涙点から耳側に切開することが多い．涙小管炎では鼻側（涙小管側）に切開することで，涙小管を開き，作業しやすくする．鋭のメスを，涙点から垂直に1～1.5mm挿入し，涙小管を1～3mm程度切開する．

減るまでは1週間に1回程度,減ってきたら2週間に1回程度行う.チューブは2か月程度で抜去するが,チューブ挿入中から結膜炎は改善してくる.眼脂や結膜炎が治らないときは,菌石の取り残しやチューブの誤挿入が考えられるので,再度菌石を取りだすか,涙道の専門の医師に紹介する.

カコモン読解 第20回 臨床実地問題8

74歳の女性.1年前から左眼の上涙点周囲の腫脹と粘性分泌物を自覚し,近医にて抗菌薬の点眼を処方されていた.1か月前から同部位の腫脹が増悪したため来院した.前眼部写真と分泌物の塗抹標本写真とを図A,Bに示す.診断はどれか.

a 涙小管炎　　b 慢性涙嚢炎　　c 鼻涙管閉塞症　　d 脂腺癌　　e 扁平上皮癌

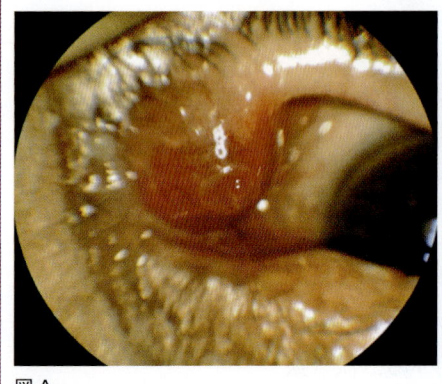

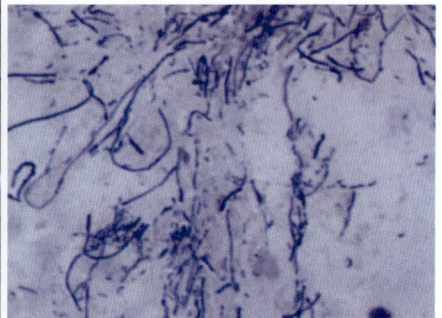

図A　　　　　　　　　図B（H-E染色）

【解説】 前眼部写真（図A）では,左上涙点が隆起,発赤している.また,涙点から少量の膿を伴うポリープがあるようにみえる.涙小管炎の典型的所見である.塗抹標本（図B）では,ヘマトキシリン陽性で,細胞から構成される多数の管状の菌糸がある.

【模範解答】 a

（岩崎明美,宮久保純子）

涙小管断裂

構造理解の重要性

　涙小管断裂は外力を起因として，涙小管とその周囲の組織の断裂が起こることを指す．これらの外傷の原因は刃物のようなもので鋭利に切断された創から，フック状のものに引っかけて引きちぎれたり，旋盤によって細かく裁断されてしまっていたり，犬に咬まれたり，熊に引っかかれたり，電柱に衝突して鈍的に挫滅したりとさまざまである．

　手術にあたって最も重要なことは，さまざまな機序によってさまざまな状態の創になっているため，涙小管や皮膚，眼輪筋といった構造物の位置関係を的確に把握することである．この把握が不十分であると，涙小管を発見できないばかりか，眼瞼の形状自体を修復することが困難になる．的確な修復がされずに治った場合，眼瞼が外反し，本来眼瞼がもっている眼表面の保護機能を喪失する（図1，2）．

　したがって，内眼角周囲の構造を熟知しなければ正確な修復を行うことはできない．涙小管と眼瞼の形態と機能を回復するためには何が必要になるのか，本項ではこれらのいくつかのポイントを示す．

涙小管と眼輪筋の構造

　上下涙小管は眼瞼鼻側の浅層を走行し，涙丘の横を通り，内眼角腱（medial canthal tendon；MCT）の後方で合流する．総涙小管はMCTのちょうど裏手にあり涙囊へとつながっている．つまり涙小管は涙点から涙丘あたりまでは浅層を走行しているが，涙丘周辺から突然深層を走行している．断裂が涙点近傍で起こった場合には浅層を探索するべきであり，断裂が涙丘よりも内側にある場合には，深層にあるMCTのさらに奥深い位置に断端があることを知っておくべきである．Horner筋は涙小管の後面を裏打ちするように走行したのちに涙囊の後方を通り，後涙囊稜へと付着する．眼輪筋とHorner筋で涙囊をはさみ込む構造になっているため，瞬目時の開閉

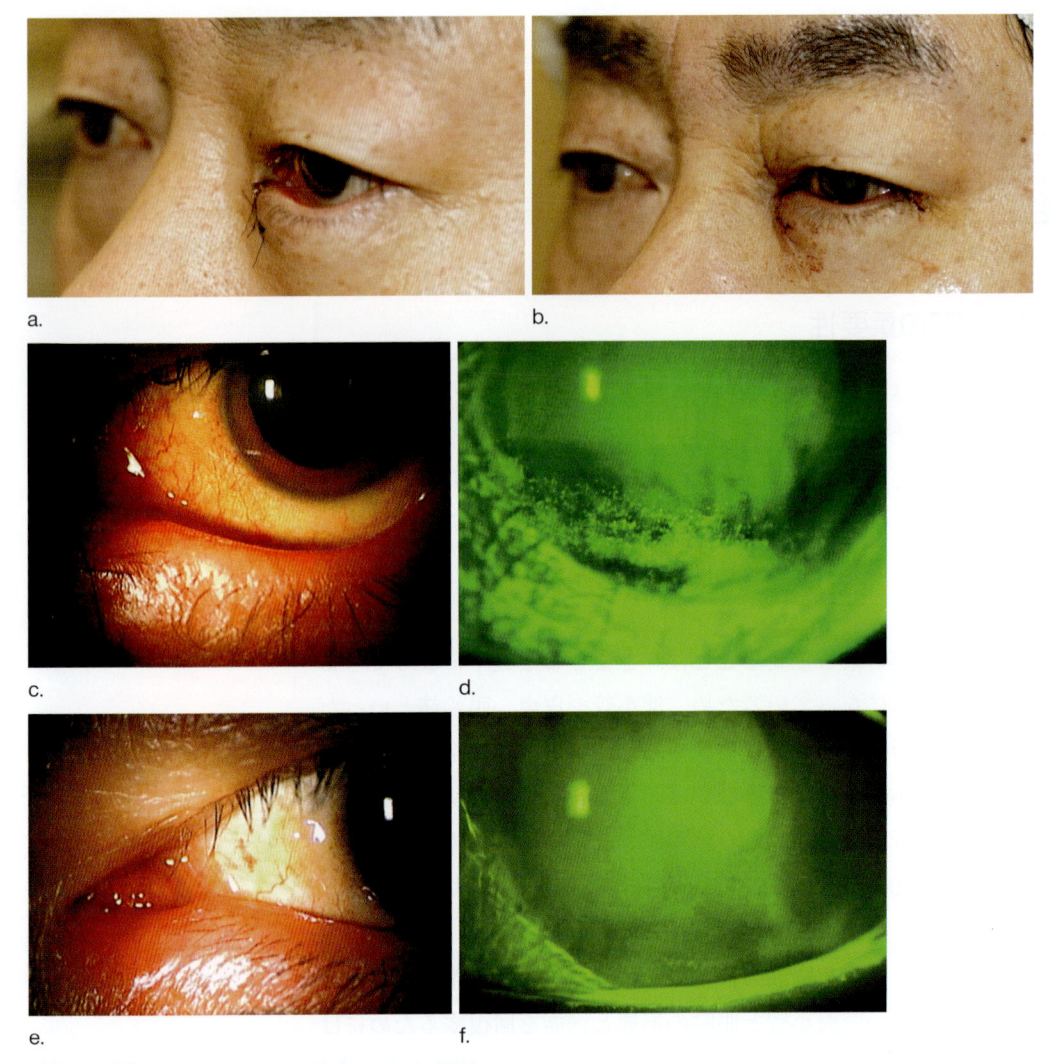

図1 受傷時に救急外来で縫合された症例
近医眼科へ受診し，当科へ紹介受診．
a. 術前所見．眼瞼が外反しており，Horner筋の修復がされていないことがわかる．
b. 術直後．外来処置室で修復手術を行った．適切な修復がされた場合には，眼瞼と眼球はきれいに接触する．
c. 術前前眼部写真．外反し，下眼瞼自体も下方に偏位している．
d. 術前生体染色写真．眼瞼による眼球保護作用が失われたため，角膜下方にびらんがみられる．
e. 術後6か月前眼部写真．外反は消失し形状も良好に保たれている．
f. 術後6か月生体染色写真．涙液メニスカスも保たれ，角膜びらんは消失した．

瞼運動によって涙液ポンプ機能が作動している．また，Horner筋は眼瞼を眼球に密着させる支持構造にもなっているため，眼輪筋とHorner筋が修復されなければ，涙点の外反とポンプ機能の低下によって流涙症となってしまう（**図1a, c**）[1]．

文献はp.320参照．

診断

　診断時には，涙小管断裂の有無をみることが重要である．一見して眼瞼が外反している場合には，明らかに Horner 筋の断裂を伴っているため，涙小管損傷の有無にかかわらず（大抵損傷しているはずであるが），外科的修復が必要になると考えられる．

　涙小管損傷の有無の判定には涙道ブジー（なければ 27G の鈍針でも代用できる）を涙点から挿入し，創縁からブジーが露出すれば涙小管が断裂している所見である．ブジーの明らかな露出がなくても，通水検査でいずれかの部位からの漏出があった場合には断裂があると考え，手術室で断裂部位の探索をすべきである．涙小管断裂が確認できれば，周囲の眼輪筋や Horner 筋も断裂しているはずであり，手術による再建が望ましい．受傷後数時間で創縁同志が癒着するため，一見して創が深達していないようにみえることがあるが，創が深いこともありうるものとして手術準備を行うべきであろう．創傷の深度や形態のみならず，時に思わぬ異物が混入している場合がある．このため受傷機転の聴取をするとよい．植物や土のついたもののように細かい異物が付着したもので受傷した場合には，創内にその異物が残留している可能性があるため注意が必要である．

手術の準備

　手術施行時期が遅れれば遅れるほど，涙小管の断端は短縮し瘢痕組織に覆われ判別が困難となるため，可及的速やかに手術を行うべきである．実際には受傷後1週間程度経過していても涙小管の修復を行うことは可能である．しかし，そのような場合には筋肉や腱組織，涙小管についての知識や経験の裏打ちがなければ創部断端の判別・修復をすることは難しくなる．所属している施設での処置が困難な場合は，早急に専門病院への紹介を行うことが望ましい．やむをえない事情があり，すぐに手術をできない場合には，数日間軟膏を使ったガーゼ眼帯などで保護しておくことも可能である．救急外来で創部の縫合が行われている症例をしばしば経験するが，知識や経験のないまま無理に縫合した場合，構造が破綻していても破綻していないようにみえたり，創部自体のダメージが大きくなったりするため修復手術時に難易度が増す可能性が高い．

　手術は可能であれば全身麻酔下に行う．局所麻酔では麻酔薬による組織の膨潤によって涙小管断端の判別が困難になってしまうから

a.

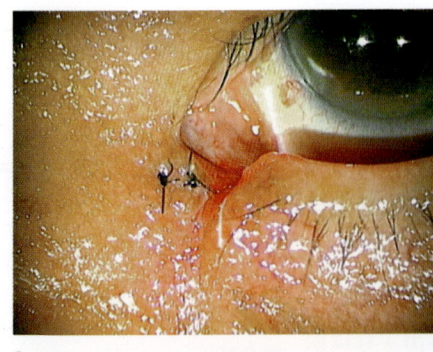

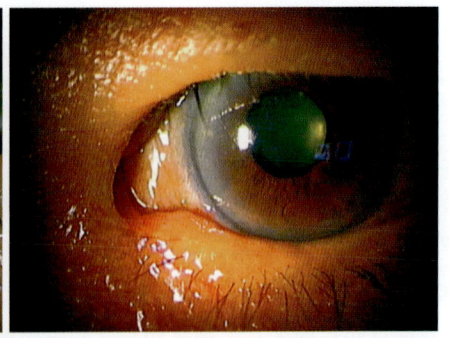

b.

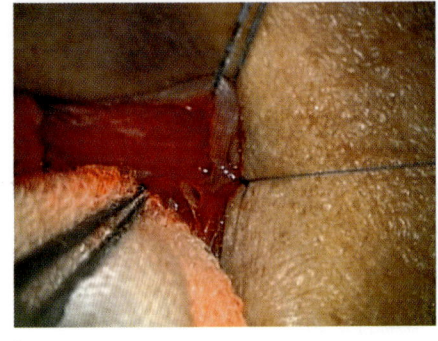

c.

a. 術前前眼部所見．近医で修復術を受けたが抜糸時に創が離開したため，再手術した．しかし再度抜糸時に離開し，受傷後3か月で受診．眼瞼の裂創があり，眼瞼外反を伴っている．結膜や涙丘の上皮が創内に縫い込まれていた．手術では縫い込まれていた涙丘や結膜をすべて切除し，Horner筋や眼輪筋の層構造を確認しながら修復を行った．
b. 術後4か月前眼部写真．外反もなく，形態・機能ともに良好である．
c. 涙小管形成手術中写真．multiple traction suture をかけて涙小管を発見したところ．創部の展開によって涙小管断端の発見が容易になる．この写真では涙小管の断端がみえている．発見まではガーゼなどを使用して，できるだけ組織に直接触れないようにしている．

図2 熊に引っかかれて受傷した症例

である．局所麻酔で行う場合には，まず注射をせずに止血効果を期待してエピネフリン添加の麻酔薬（2％キシロカインE®など）を浸み込ませたガーゼを創部に置き，組織に麻酔薬が浸潤するのを待つ．また，眼瞼の知覚神経の走行を考え，創部から2～3cm離れた滑車下神経，眼窩上神経，眼窩下神経など，知覚神経の中枢側に対してのブロックを行う（2％キシロカインE®など）．創部への注射は涙小管の発見までは可能な限り行わないほうがよい．これは涙小管上皮の表面は平滑で光沢を伴っているため，その光沢感が涙小管発見の一助になるのであるが，麻酔薬の水分があると創部全体が光沢を帯びるため，涙小管発見の手掛かりを一つ失ってしまうからである．痛みが強く，やむをえず局所麻酔薬の注射を行うときは，より中枢側での麻酔を心掛け，創部局所の状態には変化を加えないようにする．手技に熟練していれば痛みを起こすこともなく，外来処置室で修復して当日帰宅させることも可能である．

創部の展開

創は癒着したところも含めていったん，すべて展開するべきである．受傷から数時間が経過するだけで，創傷治癒機転が働き創傷が

異なる層で癒着し，あたかも創がないようにみえることがある．このような場合，これらをそのままにしておくと一見きれいに治ったようにみえても，形態や機能障害が残ることがあるため展開を行うべきである（図 2a, b）．さらに受傷時に異物が迷入している可能性があるため，これらの有無について検索する必要があるという理由もあるからである．また，一次救急処置として救急外来などで縫合されている症例も多く，その場合，層構造はバラバラになって縫合されている．修復にあたってはまず展開し，構造を把握することが第一である．

涙小管断端の耳側はブジーや洗浄針を通せるので発見が容易なことが多いが，涙囊側の断端はやや発見に難渋する場合がある．前述したように涙囊側で断裂した場合には，深層に断端があるため発見しづらいということに加えて，断裂した組織は拘縮するため涙小管断端は涙囊側へ引き込まれてしまい，さらに発見を難しくする．鈍的に創部を剝離した後に 5-0 ナイロン糸などを適宜涙小管周囲の眼輪筋や皮膚などに通糸し，牽引することで，創部を展開させると術野が広がるため手術しやすい（図 2c）[2]．

涙小管断端の発見とチューブ挿入

涙小管の涙点側断端の発見は困難ではない．一方で，涙囊側断端は MCT の後方に存在する場合があり，その場合，通常の頭囲では断端を直視することはできない．脳神経外科用コントラバス顕微鏡であれば自由に角度を変えられるので使用できれば手術しやすいが，眼科用顕微鏡しか利用できない場合は顔を鼻側に傾けて探索するべきである．組織を挫滅させると腫脹なども誘発し判別がつかなくなることがあるため，鉤つき鑷子で創部をあちこち触れることは避けたほうがよい．生理食塩水に湿らせたガーゼなどを使用しながら，可能なかぎり愛護的な探索を心掛ける．涙囊側の涙小管断端を発見できない場合に，損傷が上下のいずれかであれば健常側からの通水を行い，逆流した水が涙小管断端から漏出するのを確認してもよい．

涙小管が確認できたらチューブを挿入する．先端が涙囊に入ったら，鑷子でチューブをわずかに出し，先端を余らせた状態でのみ鼻涙管に挿入する．これは通常のチューブ挿入術のように，芯のあるチューブを鼻涙管方向に立てると鼻涙管を破壊し仮道形成するためである．受傷機転から異物迷入が疑われる場合には，チューブ挿入

ののちに異物の探索を行う．

涙小管と周囲組織の修復

　涙小管自体の縫合は可能であれば行うが，無理に行う必要はない．涙小管周囲組織をもとの部位に戻せば涙小管自体も修復されるためである．涙小管自体の縫合が可能であれば，8-0か9-0ナイロンを使用する．前述のとおりHorner筋の修復は必須であるため，筋肉の走行を確かめ，涙小管後方にある筋肉を層同士で吻合する．このときに7-0バイクリル®や7-0ナイロンを使用し，結び目が眼球側に出ないように配慮する．次に涙小管の前方にある眼輪筋を層同士で吻合し，眼瞼の偏位や外反が修復されていることを確認する．この時点で外反や偏位は修復されているはずであり，残存している場合には一度展開し再確認したほうがよい．結膜側の裂創には7-0バイクリル®を使用し，皮膚には7-0ナイロン糸を使用する．下眼瞼では下眼瞼牽引筋腱膜など，上眼瞼では上眼瞼挙筋群が切断されていることがあるため，十分観察し修復する．術後段差を形成しないように瞼板縫合の際はgray lineの位置や睫毛列の位置に注意し修復する．また瞼縁部はわずかに盛り上げるように縫合するとよい．手術中に平行になるように縫合すると，術後治癒過程で陥凹を来たすためである．

術後管理

　術後は抗生物質内服3日間と抗生物質点眼を使用している．術後1週間で抜糸，2週間で通水を行い，以後2週間ごとに通水洗浄を行っている．術2か月後にチューブを抜去する．

結語

　涙小管断裂は創が小さいものの構造として特殊であるため，ただ涙小管と皮膚のみを修復するのではなく，その特殊な正常構造を意識した修復が行われなければならない．また，初期治療が十分でない場合にはその後の症状改善は難しい．涙小管断裂は，涙小管自体の整復が重要なのではなく，その機能を念頭に置いた層構造の修復が重要であり，特にHorner筋の修復を念頭に置く必要がある．

　　　　　　　　　　　　　　　　　　　　（鹿嶋友敬）

先天性涙道閉塞

流涙症の原因疾患のひとつ

　先天性の鼻涙管下部開口部の閉塞は，出生後に閉塞部が自然に開口することが多い[1]．開口しないと乳幼児の流涙症の原因となる．なかには涙道の狭窄が軽度のため，放置され成人になってから来院することもある．このほか涙点閉鎖や涙小管閉塞，鼻涙管下端以外の閉塞が流涙の原因となる．乳幼児の検査，治療はできるだけ非侵襲的で，必要最小限に施行する．治療は，基本的には成人の涙道閉塞症と同じであるが，成人では無効である涙囊マッサージ，涙道プロービングが先天性涙道閉塞では著効がある．

　治療では仮道形成，涙囊マッサージによる涙囊破裂やプロービング[*1]による敗血症など重篤な合併症もあるが，多くは適切な対応で回避できるものである．

文献は p.320 参照.

[*1] いたずらにプロービングを保留したり，反対に多用することは避けなければいけない．

診断

　涙道通過障害の判定は，涙液メニスカス増加の有無と色素残留試験，および涙道内視鏡検査のみで十分である．涙囊圧迫による排膿の有無，涙囊洗浄による通水の有無，プロービングによる閉塞部の確認は必要と考えられるときにのみ行う．

色素残留試験：フルオレセイン試験紙で結膜囊を染色し，10分後に色素の残留の有無を調べる．明らかに涙液メニスカスが高かったり，急性涙囊炎があれば涙道通過障害は明らかなので，本検査の必要はない．本検査以外は補助的な検査で，検査の必然性がなければ行わない．

涙囊洗浄：涙液メニスカス，色素残留試験により涙道通過障害が十分判定できるため，涙囊洗浄は診断法よりは治療法として価値がある．通水があっても流涙があり，機能的には閉塞と同じ症例が少なくない．本法は狭窄か閉塞かの判定はできるが，流涙症の有無を診断することはできない．

涙道プロービング：治療法として有用であるが，検査法としては，

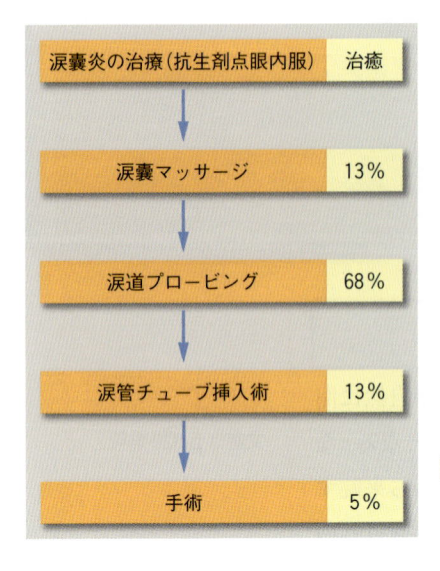

図1　先天性涙道閉塞の治療の順序とその成績
（自験例149側）

- 涙嚢炎の治療（抗生剤点眼内服）　治癒
- 涙嚢マッサージ　13%
- 涙道プロービング　68%
- 涙管チューブ挿入術　13%
- 手術　5%

小児では涙小管閉塞部の位置確認にとどめる．
涙道内視鏡検査：乳児では内視鏡が挿入困難のため，プロービングを1回行い，治らない症例が対象となる．内視鏡が涙小管に挿入できる幼児では，閉塞部位の診断と治療を兼ねて行う．
鼻内視鏡検査：下鼻道の所見，プローブや涙管チューブが鼻涙管下鼻道開口部より正しく出ているかどうか，を観察する．乳幼児では下鼻道が狭いため観察しにくい．
細菌検査：長期間抗生物質点眼を使用した症例や，眼脂，涙嚢炎がある症例は細菌検査を必ず行う．

治療（図1）

先天性涙道閉塞の治療は図1の順に行う．自験例のように大部分はマッサージとプロービングで軽快する．自験例（2009〈平成21〉年度の100症例149側）では，81％がマッサージとプロービングで治っている．
急性涙嚢炎の治療：抗生物質の点滴・内服を併用する．涙嚢の腫脹が著しいときは，23G針を用いて排膿し静注用抗生物質で涙嚢内洗浄を繰り返す．急性症状が軽快しても再発しやすいため，月齢を問わず寛解期に一度は涙管プロービングを行う．

治療（1）涙嚢マッサージ

急性炎症のない症例すべてに行わせる．1回10回のマッサージを1日2〜3回行う．自験例では1か月のマッサージで幼児まで各年

表1 年齢による骨鼻涙管（涙嚢側）のサイズ変化

頭蓋 No.	前後径 (mm)
1（2か月）	2.0
2（5か月）	1.2
3（5か月）	2.0
4（6か月）	3.0
5（1歳）	3.0
6（2歳）	3.5
7（4歳）	3.0

（中川 喬：第29回 日本眼科手術学会教育セミナー 6．涙道の解剖．小児の骨鼻涙管 2006年1月27日．）

表2 年齢による涙嚢窩のサイズ変化

頭蓋 No.	縦径 (mm)	横径 (mm)
1（2か月）	7.5	2.5
2（5か月）	7.5	2.0
3（5か月）	10.0	4.0
4（6か月）	12.0	4.0
5（1歳）	12.0	4.0
6（2歳）	12.5	4.0
7（4歳）	12.0	5.0

（中川 喬：第29回 日本眼科手術学会教育セミナー 6．涙道の解剖．小児の骨鼻涙管 2006年1月27日．）

齢層で有効であった．

　涙嚢から鼻涙管側に向かってマッサージを行い，涙嚢内の膿に圧をかけ鼻涙管下端の閉塞を開放する目的で行う．排膿ができない場合は，逆方向にマッサージを行い結膜嚢内に排出する．急性涙嚢炎のときは炎症を広げる恐れがあるので行わない．また涙嚢が膨脹している場合は，膿が排泄しにくいため家庭内でのマッサージは控える．

　マッサージは涙嚢上部から下方に向けて行う．内眼角腱のやや上方に涙嚢底があるので，内眼角腱を涙嚢窩に向けて圧迫し下方に向けてマッサージを行う．患者が動くため綿棒は用いずに指を用いて圧迫する．50g前後の加圧で行っている．家庭で点眼前にマッサージを行ってもらう．爪を切り，手洗いを十分してから実際に手をとって指導する．特に強く圧迫しないように教える．内眼角腱の鼻側ではなく外側，すなわち指が結膜嚢にかかるくらいの位置から涙嚢窩に向かって圧迫し，そのまま下方向に向かって骨壁に沿って圧迫する．4週間，1回10往復のマッサージを2～3回/日続ける．効果がない場合は，プロービングを行う．

治療（2）涙管プロービング

　プロービングで抵抗があるのは，総涙小管の隆起[2]と鼻涙管上端および下端である．前二者は閉塞ではない．これ以外の部位の抵抗は，先天異常または医原性の閉塞である．幼児の涙道は狭いため（表1, 2）[3]，プローブは涙道にスムーズに挿入できるサイズを用い

表3 プロービングの原則

1	涙点部に仮道をつくらないこと.
2	プローブは自然に入っていくため，わずかな抵抗があっても必ずいったん挿入を中止し，少し引き戻し，方向を少し変えて挿入を試みる.
3	プローブ先端約10mmはわずかに弯曲させ，先端が上を向くようにして挿入すると総涙小管の隆起や涙嚢と鼻涙管との屈曲部を通りやすい．図2は成人の涙嚢窩と骨鼻涙管の関係を示している．鼻涙管は涙嚢高に対しやや後方にかつ内側に屈曲している．個人差が大きい．プローブは屈曲させなくても通過することが多い．直針のまま使用するときも曲針と同様に，抵抗があったら少し引き戻し，少し方向を変え再刺入を繰り返すとよい．プロービングで唯一力を加えてよいのは鼻涙管下端の膜状の閉塞を穿通するときである.
4	プローブにN-Sチューブ®先端を遊ばせて用いると仮道も少なくなり，金属のプローブに比べ一段と安全である.

る．特に6か月未満の骨性涙道は狭く，個人差が大きい．太すぎても細すぎても涙道損傷，仮道が生じやすくなる[*2].

手技：プローブは軽く弯曲させると挿入しやすい．挿入後に，プローブを4〜5回，回転すると鼻涙管下端は大きく弧を描き回転するためボーマンプローブの最大のものより効果がある．プローブ挿入時に回転させながら挿入する術者もいるが，初心者では回転により管壁を破り仮道をつくりやすくなる．プローブを回旋するのは，挿入が終了してからにする．涙点の拡張は，拡張針を涙点より涙小管垂直部下端まで約2mm刺入し，そこで90°方向を変え，眼瞼に水平に3〜4mm刺入する．初心者はここで仮道をつくりプローブが挿入できないことがある．23G針を涙点より2mm刺入し，涙点垂直部の耳側を2mm切開する．その後，涙点拡張針を切開部より瞼縁に平行に刺入すると，涙小管水平部が確認しやすい．プロービングの原則を表3にまとめる．

涙管チューブ挿入術：ブジーやプロービングに比べ容易に行える．涙点を耳側切開または拡張してからN-Sチューブ®（短）を挿入する．PFカテーテル®は，先端が丸味を帯びているため挿入がやや困難である．涙嚢内壁までチューブを挿入したら，チューブを垂直にして涙嚢内へ6〜7mm挿入する．次いでチューブのガイドを3〜4mm引き抜き，チューブの先端は自由にさせたまま挿入する．鼻涙管が涙嚢との移行部で方向を変えているので，ガイドを入れたままでは仮道を形成する．この部を過ぎると，それ以降の鼻涙管は直線的なのでガイドはチューブの先端まで入っても構わない．

観血手術（DCR〈dacryocystorhinostomy；涙嚢鼻腔吻合〉，JonesTube など）：術後の処置ができる年齢になってから手術を行う．

[*2] プローブの太さ
筆者はボーマンプローブ0.2号を使用し，これ以上太いプローブは用いない．

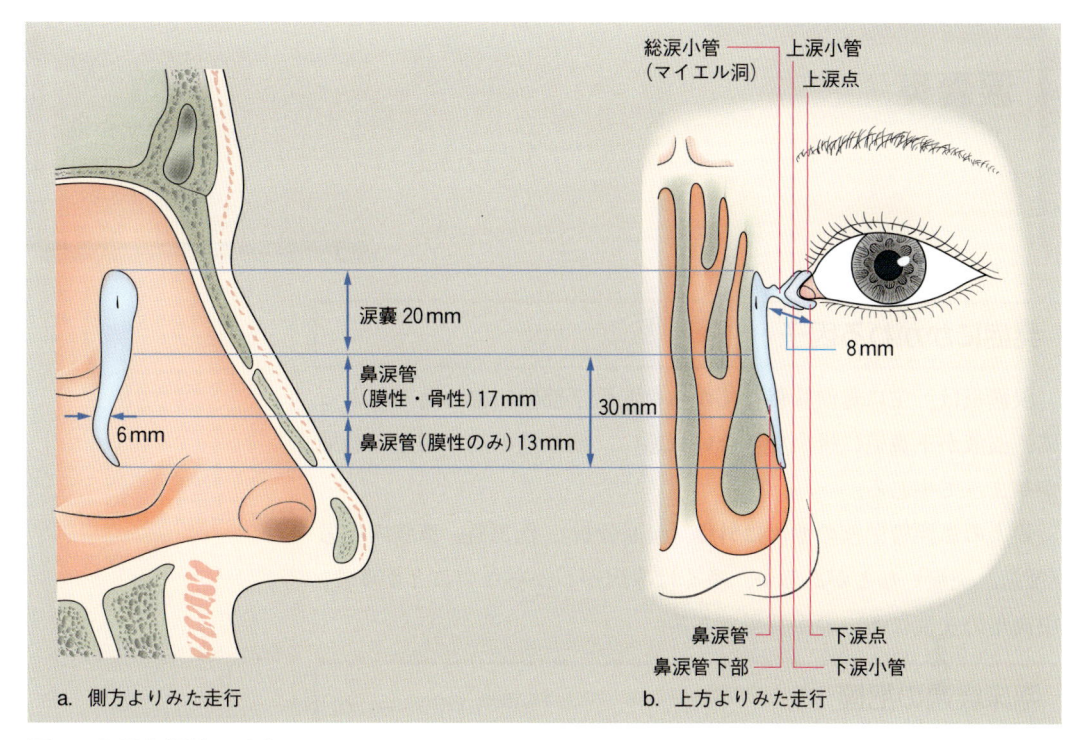

図2　右骨鼻涙管の走行

術式は成人と同様である．JonesTubeは術後チューブの処置，鼻内視鏡検査が必要なため，小学校高学年以降に行っている．骨切除による顔面の発育異常の有無は不詳だが，自験例では整容的に問題はなかった．

まとめ

　先天性涙道閉塞は成人と異なり，閉塞部位はほとんどが鼻涙管下端である．成人に多い涙小管閉塞はみられないはずだが，医原性や先天異常による涙小管の閉塞がまれにみられる．総涙小管の隆起は，成人に比べ顕著ではない．

　プローブを下涙小管から挿入するときは総涙小管の隆起を触れたら，力を加えて刺入せずにいったん引き下がって方向を変えて挿入を試みる．成人では効果が期待できないマッサージとプロービングが，小児では最もよい治療法である．1回のプロービングで治すのが原則であるため，最初のプロービングは特に慎重に行いたい．

　涙道内視鏡は診断・治療に有用であり，小児への適応は今後の課題である．

（中川　喬）

涙嚢炎

発症にかかわる因子

涙嚢炎は，主に鼻涙管移行部から鼻涙管下部開口部の閉塞によって，涙液が下鼻道に排出できない状態に，病原性の高い細菌の感染が相まって生じる．

成人の鼻涙管閉塞の原因は外傷（顔面骨折），医原性，鼻腔内疾患（腫瘍，炎症）などがあるが，多くは原因がわからないことが多く，中高年の女性に多いのが特徴である．

臨床経過の把握

患者からの情報は非常に重要であり，外眼部疾患の既往，流涙症状の変化，期間，これまでの涙道治療の回数，外傷の既往（顔面骨折，眼窩底骨折整復の手術），副鼻腔の疾患および手術（上顎洞手術，下鼻甲介へのレーザー治療など）の既往，放射線治療，抗癌薬治療など，単に涙道疾患だけでない場合もあるので，涙道以外の既往歴についても確認する必要がある．

涙嚢の解剖

上・下涙小管は内眼角腱の下で合流し（総涙小管：約2mm），内総涙点を経て涙嚢内へ入る．涙小管上皮は重層扁平上皮で上皮下に弾性線維をもち，瞬きの運動による伸縮運動で涙を涙嚢内へ送り込んでいる．涙嚢と鼻涙管の上皮は円柱上皮で，涙嚢円蓋部から鼻涙管までが約15mm，骨性鼻涙管内の膜性鼻涙管は約17mmで，下部開口部は下鼻道外側壁へ開口している（図1）．

画像診断

前述したように涙嚢炎を発症する病態はさまざまであり，病態の把握には涙嚢，鼻涙管周囲のCTや涙嚢造影が有用なことがある（図2）．特に臨床経過（手術）が不明な症例で小児や妊婦などがもつ放射線障害の問題がなければ，症状に応じて適応を考える．

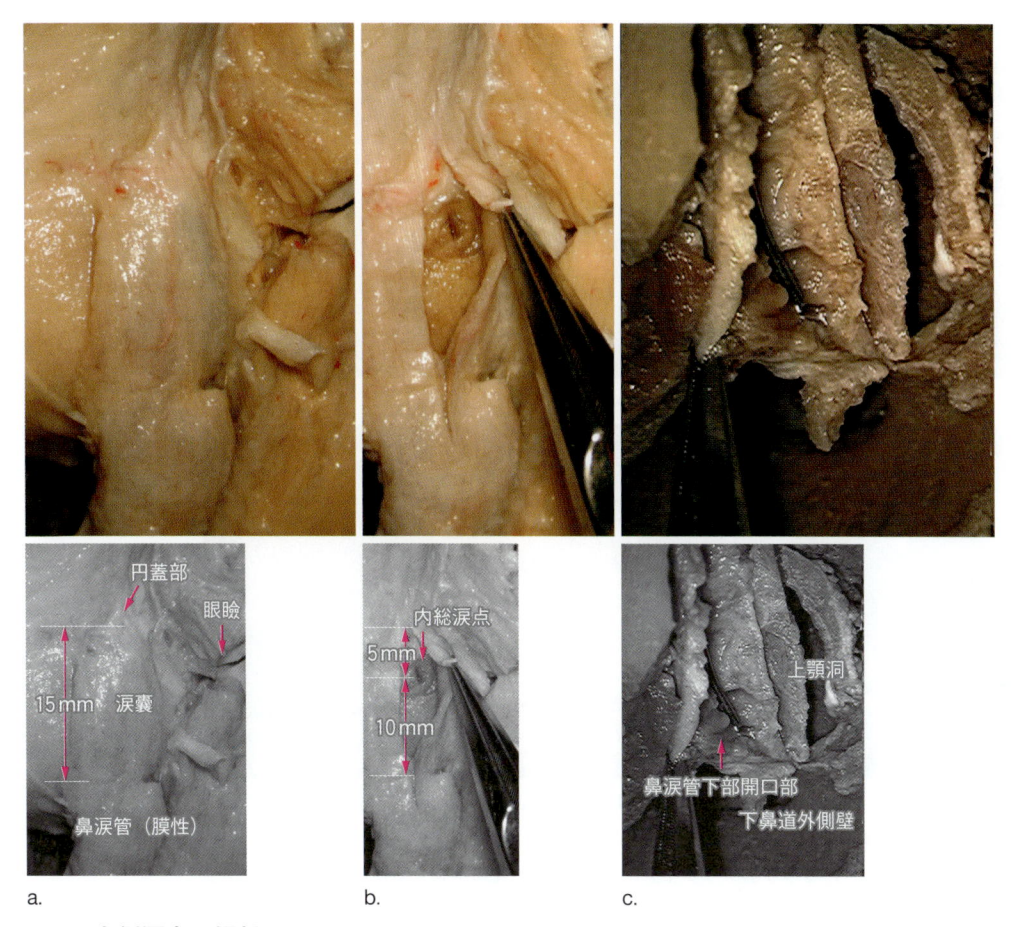

図1 左側涙囊の解剖

上顎洞前頭突起を外すと涙囊全体が観察できる（a）。涙囊は円蓋部から鼻涙管移行部まで約15mm程度で、内総涙点から鼻涙管移行部までは約10mmある（b）。鼻涙管は骨性鼻涙管と骨性鼻涙管内の膜性鼻涙管で構成され、鼻涙管下部開口部は下鼻道外側壁に開口している（c）。

　涙道造影は涙道の形態，閉塞部位の確認，鼻腔との位置関係を把握できる重要な検査であるが，涙道内視鏡や硬性鼻内視鏡による観察で閉塞部位が詳細に確認できるようになったため，実際に行う頻度は少なくなった．適応については感染に伴う炎症，仮道のない症例で（造影剤が涙道周囲に漏れると痛みの原因なる），涙道の形態異常や周囲（眼窩や副鼻腔）との関連で通過障害が疑われる場合，前医とのトラブルや精神的な問題で詐病が疑われる場合は，透視下で通過状態を確認するようにしている．造影剤は安全性の高い非イオン性造影剤のイオパミドールを用いているが，それでも副作用発現は皆無ではないので，施行前には患者の病歴や体質などの素因を必ず把握しておく*1．

　涙囊内に膿が貯留している場合は，涙道洗浄針を涙囊内へ挿入し，

[*1] イオパミドール禁忌例
重篤な甲状腺疾患やヨード造影剤過敏症に対しては禁忌．

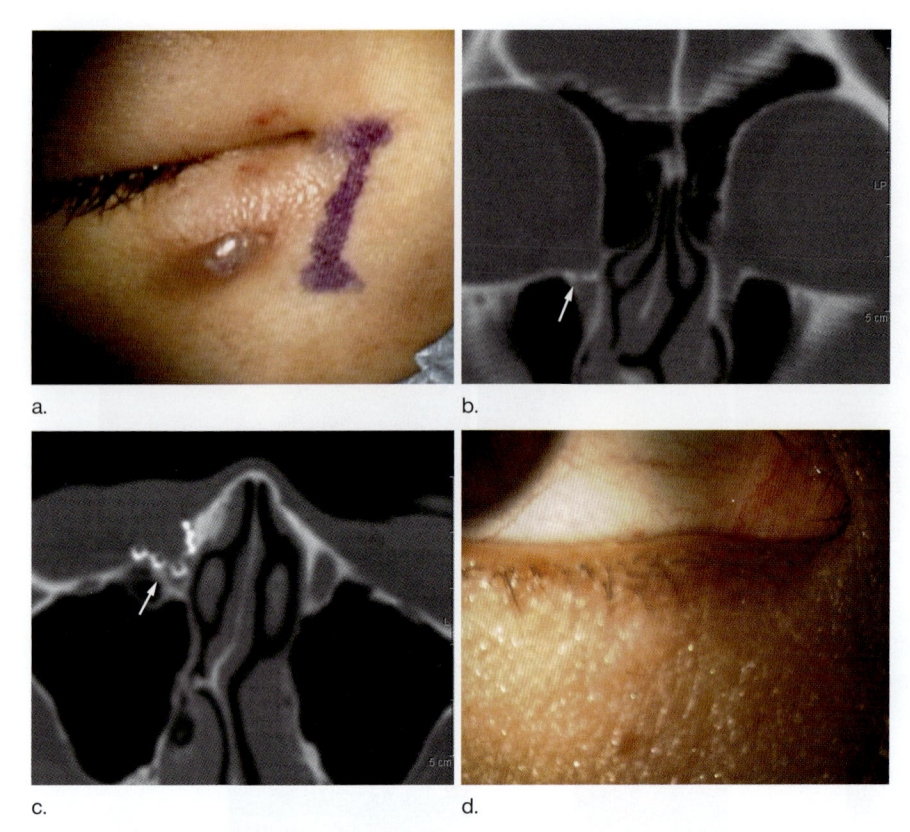

図2 涙嚢周囲の画像診断
症例は眼窩内壁骨折に対し，チタン製メッシュプレートを用いた整復手術を受けたが，手術直後から流涙が始まり，涙嚢炎を繰り返し生じるようになり，下眼瞼にまで炎症が波及し瘢痕形成を残していた（a）．CTでプレートの位置（矢印）を確認（b, c）したところ，涙嚢が切断されていたためDCR（dacryocystorhinostomy；涙嚢鼻腔吻合術）を施行して治癒した（d）．

涙嚢内の洗浄を施行した後に，造影剤の入ったシリンジにつけ替え，その状態から造影剤の注入を透視下で始め，造影剤が充填した時点で撮影を行う．仮道があり，周囲組織への造影剤の漏出が認められた場合は，造影剤の注入を中止する．

検査時の麻酔

炎症がある涙小管，涙嚢，鼻涙管へプロービング操作を加える場合は，局所への麻酔薬注射を行わなければ患者は激痛を訴える．キシロカイン®2% E（8万倍希釈→0.00125% エピネフリン入り）の皮下注射による浸潤麻酔を行う（図3）．

涙嚢炎の急性期治療

感染している細菌の毒性の強さにもよるが，患者は強い痛みを訴えて来院する（図4）．急性期における治療方針は減菌，消炎させる

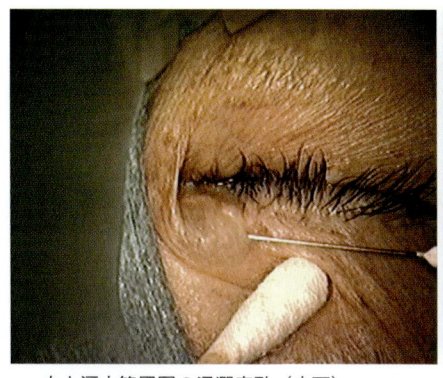

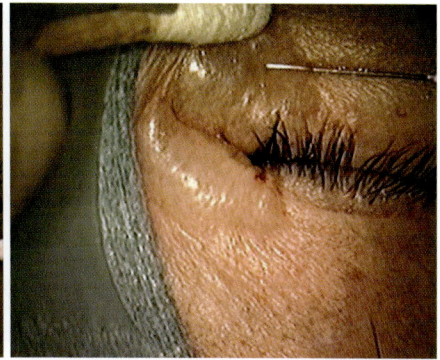

a. 右上涙小管周囲の浸潤麻酔（皮下）　　　　　b. 右下涙小管から涙嚢周囲の浸潤麻酔（皮下）

図3　麻酔の方法
キシロカイン®2％Eの皮下注射による浸潤麻酔を行う．炎症を起こしている近傍への注射針の刺入は，血管が破綻しやすいので注意する．

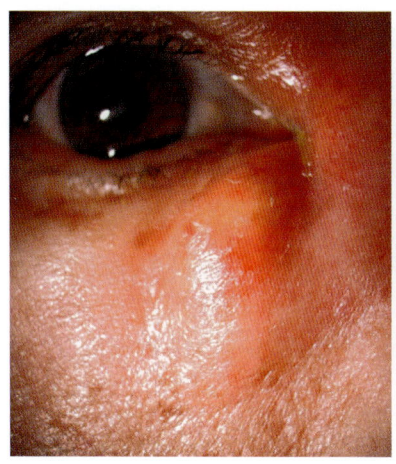

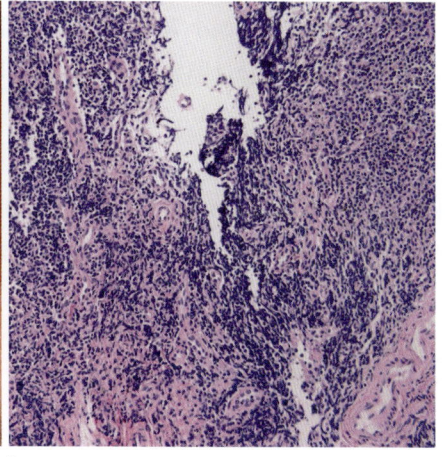

a.　　　　　　　　　　　　　　　　　　b.

図4　涙嚢炎の臨床像と病理組織標本
感染している細菌の毒性の強さにもよるが，患者は強い痛みを訴えて来院する（a）．急性期における治療方針は減菌，消炎させることである．この段階でのプロービングは細菌感染が周囲に広がる可能性があるだけでなく，菌の毒素が血流に入ると発熱やショック状態に陥るなど，全身状態に大きく影響する事態を引き起こす可能性があるので十分注意する．組織学的にはリンパ球主体の炎症細胞浸潤が認められ，壁は軽度の線維化を伴っている（b）．正常な上皮構造は崩れており，上皮の線維化に伴い管の内壁の癒着が生じ，閉塞が生じやすい状態になっていると考えられる．

ことである．感染による炎症がある状態は痛みが強いだけでなく出血が生じやすい．この段階でのプロービングは細菌感染が周囲に広がる可能性があるだけでなく，菌の毒素が血流に入ると発熱やショック状態に陥るなど，全身状態に大きく影響する事態を引き起こす可能性があるので十分注意する．

　涙嚢を圧迫して涙嚢内の膿が逆流してくる場合は，膿が出なくなるまで圧迫して涙嚢内にたまっている膿を出し，採取した膿から菌を同定する．

涙囊から膿の逆流が認められる状態であれば，涙点から涙小管経由で涙道洗浄針を涙囊内へ挿入して涙囊洗浄を行うことができる．洗浄液は，生理食塩水で50倍に希釈したポビドンヨード（イソジン®）を用いる．2.5 mLのシリンジに希釈したイソジン®を入れ，バンガーター針をつけて洗浄する．針は上涙点から挿入して涙囊内を洗浄するが，涙囊内にたまっている膿が洗浄水の流れの抵抗になることから，涙小管へ逆流させて排出する方法は圧力が掛かり過ぎてしまう．そこで，シリンジの内筒を往復運動させ，涙囊内で膿の吸引と洗浄を行う方法が非常に有効である．ただし，ポビドンヨードは角膜上皮障害がある患者に対して症状を悪化させることがあるため，使用する前に患者への説明を十分に行い，経過を注意深く観察する必要がある．

　炎症が非常に強い場合は，涙点から涙小管経由による涙囊内洗浄が難しいことがある．このような場合は腫れた涙囊を切開して排膿させ，切開創経由で涙囊内を洗浄する．切開の幅は1.5 mmで十分で，皮膚割線に沿って切開する．洗浄液を入れた10 mLシリンジに20G静脈留置針の外筒をつけ，切開創から針を入れて涙囊内を十分洗浄する．1.5 mm切開した皮膚は縫合する必要はないが，処置で広がった場合は6-0ナイロンで縫合する．

先天鼻涙管閉塞に伴う涙囊炎

　生後から続く流涙と眼脂のため，小児科で抗菌薬の処方を受けていることがほとんどで，強い炎症を発症して来院することは少ないが，涙囊炎を発症した場合は成人と同様に涙囊が腫れ，涙囊ヘルニアの状態になる．急性期の場合は成人と同様に洗浄を十分に行い，抗菌薬の点眼，内服を併用して消炎に努める．涙囊だけでなく下部開口部が腫れ，ダンベル型になっている場合もあるので，洗浄の際に病態に注意しながら洗浄を行う．まれに先天顆粒球減少症[*2]を合併していることがあり，全身状態に影響することも考えられることから，小児科と連携して治療することを奨める．

　先天鼻涙管閉塞へのプロービングの時期は，自然治癒する場合があるため経過観察とすることもあるが，生後6か月まで閉塞したまま経過を観察している症例のなかには，涙囊炎が慢性化してプロービングが困難になる場合もあるので，治療方針については両親に十分説明しておく必要がある．感染を繰り返す場合も炎症に伴い閉塞が強くなり，プロービングが困難になることがある．生後1か月でも

[*2] **先天顆粒球減少症**
末梢血の好中球（顆粒球）の数が500/μL（正常値：1,500/μL以上）以下になると重症傾向になり，200/μL未満では生後早期からさまざまな感染症を反復する．本疾患群では種々の遺伝子異常が明らかにされているが，好中球減少となる病態は不明な点が多い．

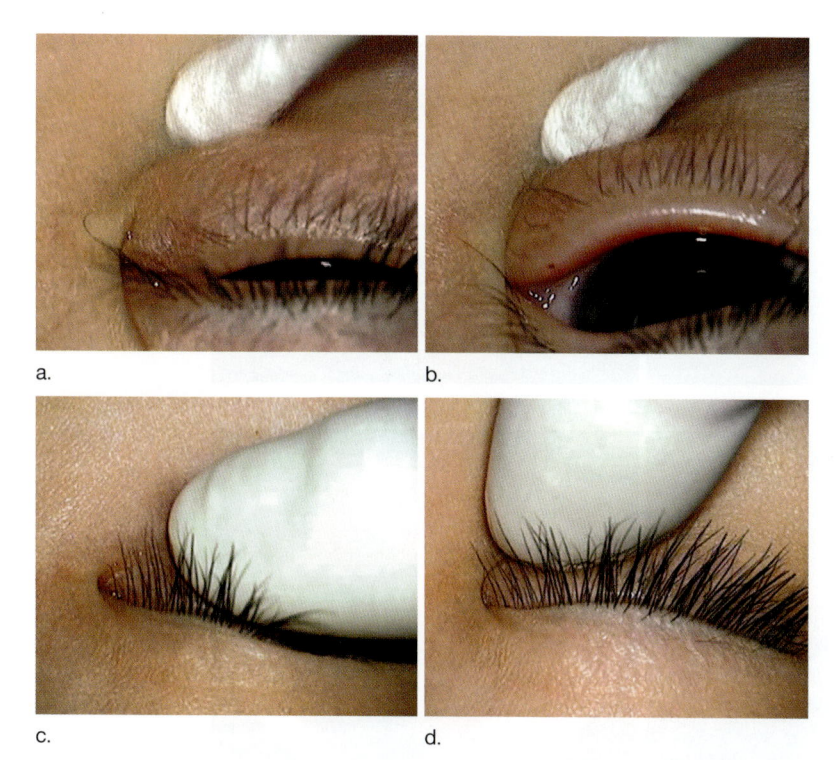

図5 涙囊マッサージの指導
涙嚢炎がないか軽微な症例に対しては，プロービングを行う前に家族に点眼と涙嚢マッサージを指導する．綿棒を用いて内眼角の下方の上顎前頭突起の壁（前涙嚢稜）に沿って綿棒を垂直に押し込んでマッサージを繰り返す（a→b）．通常，点眼の前後に1日3回，1分間行うよう指導している．小児の涙嚢を大人の指でマッサージすることはできない（c→d）．指についた菌で感染を引き起こす場合があることから，綿棒でできない場合はマッサージをしないように指導する．

プロービングを行えるが，炎症が落ち着いた時点でプロービングを行う前に，家族に点眼と綿棒による涙嚢マッサージを指導し，1～2週間しても自然開通しない場合は，検査を兼ねたプロービングの適応とする．マッサージの指導方法が重要であり，指によるマッサージは効果が少なく感染の原因になるので，必ず綿棒による指導を行うようにする（**図5**）．先天鼻涙管閉塞の閉塞部位は鼻涙管下部開口部で，不適切なプロービングによって仮道ができると治療が困難になることから，プロービングの経験がない場合は，熟練した経験者の指導のもとで行う．生後数か月までであればバスタオルに巻いて固定できるが，プロービングの際，固定を維持する助手の役割が非常に重要であるので，施行する前に涙嚢洗浄をしてからプロービングを行う手順と，操作中に絶対に顔が動かないよう固定する方法を説明しておく．6か月以上の患児の頭部を動かないように押さえ込むことは難しく，プロービングによる仮道や出血など危険を伴うので，基

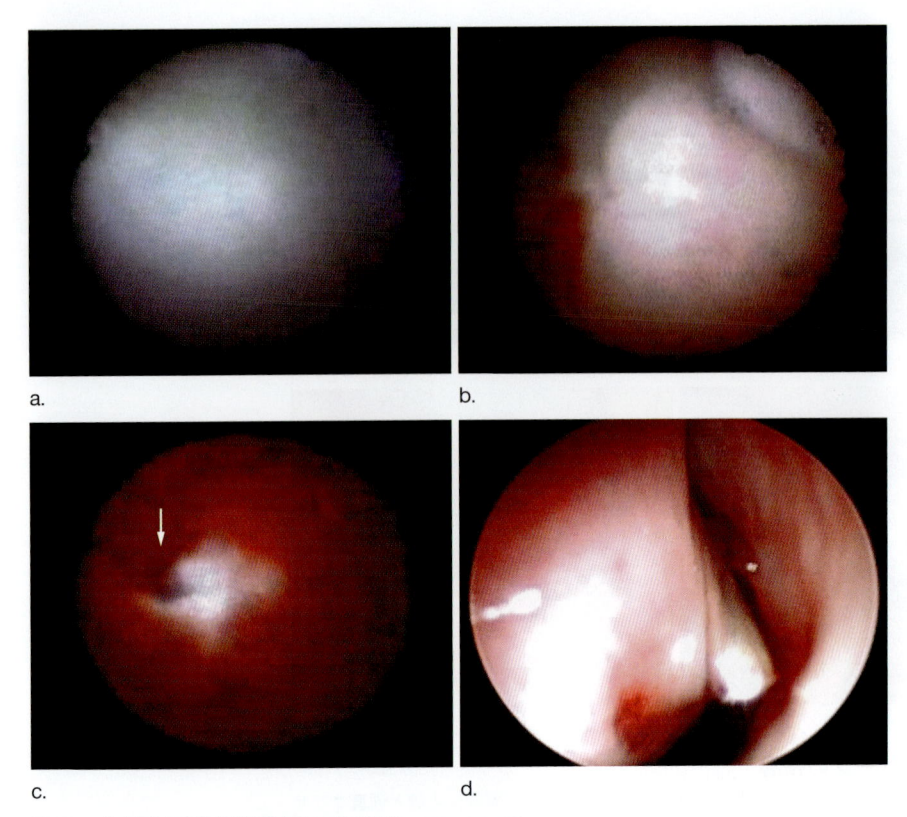

図6 左側先天鼻涙管閉塞の臨床像（涙道内視鏡）
a. 涙嚢炎を繰り返している涙嚢，鼻涙管内は膿が貯留し，内壁に固着した膿は洗浄だけでは取れないことが多い．内視鏡で観察しながら内壁がみえるまで内視鏡先端で擦過し洗浄を繰り返す．
b. 涙嚢の壁は炎症細胞の浸潤で，表面が不整になっているため，こすりすぎて出血しないよう注意が必要である．
c. 鼻涙管下部が確認できたら，内視鏡の先端を徐々に押し込んでいく．下鼻道が狭いことから直線的なプロービングは下鼻甲介の骨に当たってプローブが進まなくなることがある．曲がりのプローブ（曲がりの涙道内視鏡）で，曲がった先端を上方へ向け，鼻涙管下部開口部で下鼻道外側壁に方向を変えてプロービングを進める．穿破した後（矢印）は出血があるので，止血が確認できるまで観察する．
d. 硬性鼻内視鏡による小児の下鼻道の観察は難しく，下鼻甲介に隠れて鼻涙管下部開口部がみえないことが多いが，内視鏡やプローブが開口部から出ると，下鼻甲介が少し曲がって部分的にみえることがある．この局面においては，プロービングに用いた内視鏡やプローブの先端が，硬性内視鏡で確認できれば問題ない．

本的に全身麻酔下で涙道内視鏡を用いて行うことを奨める（図6）．

患者にストレスの少ない治療を

　涙道の構造や機能は単純ではなく，その治療に際しては解剖学的知識が必須である．涙嚢炎を繰り返す症例に対し，涙嚢摘出術を適応することがあるようだが，適応については病態と経過を踏まえ，可能なかぎり涙嚢鼻腔吻合術で再建する方針とし，患者の負担が軽減するよう慎重に考える必要がある．

（永原　幸）

涙管チューブ挿入術

術式の変遷

　涙管チューブ挿入術は，涙道閉塞に対する術式のなかで唯一本来の涙道を再建する術式であり，正確に行えば周囲組織に対する侵襲を最小限にすることができる．しかし，従来盲目的に行われていた金属ブジーによるプロービングで正確に閉塞部を開放し，さらにチューブ挿入の際，涙道の走行に沿ってチューブ挿入する操作は決して容易ではなかった．そこで正確な手術操作を可能にし，よい術後成績を得るために涙道内視鏡，および鼻内視鏡の導入が近年積極的に行われてきた．

涙道内視鏡

　当初は涙道内腔の観察，チューブ留置状況の確認などに使用され，鼻内視鏡とともに観察用の補助器具と考えられていた．その後，内視鏡直接穿破法（direct endoscopic probing；DEP)[1]，シース誘導内視鏡下穿破法（sheath guided endoscopic probing；SEP)[2] およびシース誘導チューブ挿入法（sheath guided intubation；SGI)[3] が報告され，急速に本術式の主体となってきた．現在では閉塞部の開放からチューブ挿入までの操作を，SEP＋SGI を用いることにより内視鏡直視下で一連の手技として行うことが可能になった．

文献は p.320 参照．

適応

　鼻涙管閉塞および上下涙点間の交通のある総涙小管閉塞がよい適応となる．上下涙点間の交通がない涙小管閉塞においても閉塞距離が短い症例では，術者の技量により適応となる．

シース誘導内視鏡下穿破法（SEP）およびシース誘導チューブ挿入法（SGI）

麻酔：麻酔は 1％キシロカイン®による滑車下神経ブロック，4％キシロカイン®による涙囊内麻酔および 4％キシロカイン®，0.1％ボ

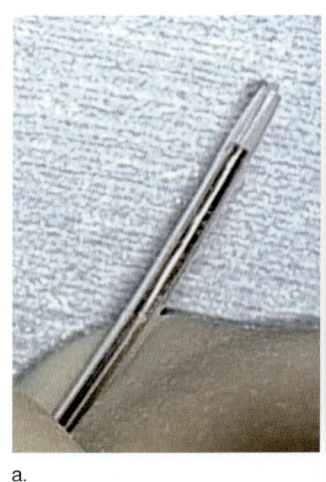

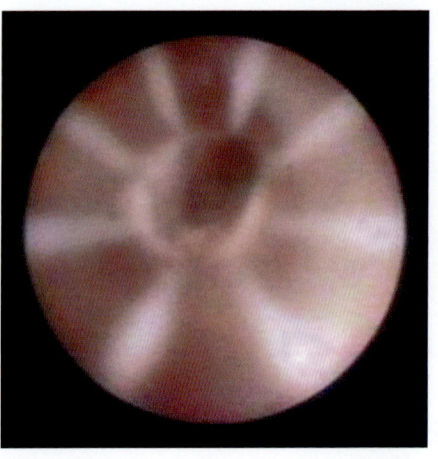

図1 シースを装着した涙道内視鏡
a. 涙道内視鏡に装着したシースを先行させる.
b. a の内視鏡画像. 閉塞部を観察しながら開放することができる（シース誘導内視鏡下穿破法；sheath guided endoscopic probing；SEP）.

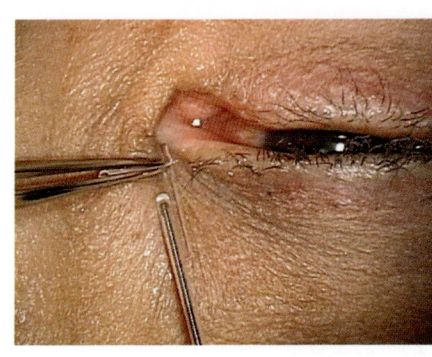

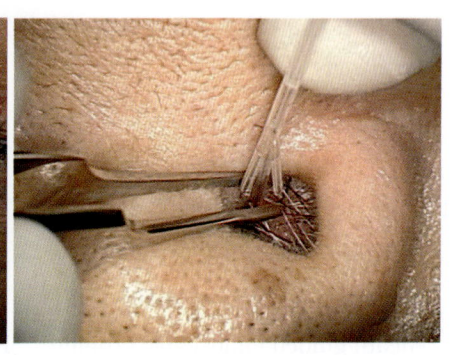

図2 シースによるチューブ挿入の実際
a. 留置したシースと PF カテーテル® を連結.
b. シースを鼻腔より引き出し, 連結部を外す. SEP で開放したスペースに正確にチューブ挿入できる.

スミン® 混合液による鼻粘膜浸潤麻酔を用いる. 続いて涙道内, および周囲の皮膚を 16 倍希釈したイソジン® で洗浄しておく.

術式の実際：涙道内視鏡に外径 1.1 mm, 内径 0.9 mm, 長さ 45 mm のテフロン製チューブ（米国 ZEUS）もしくは血管内留置用の 18G エラスター針をシースとして装着する*1. エラスター針を使用する場合は, 長さ 45 mm 以上のものを使用することが必要になる. 短いと涙道内に埋没してしまう可能性があるからである. シースを装着した涙道内視鏡を涙点から挿入したら, シースを先行させる. 後方からの涙道内視鏡による観察下にて, 先行したシースの先端を用いて閉塞部を開放する（**図1**）. 鼻腔にシースの先端が達したら, シー

*1 シースについては, 記述した以外に多くの有用な使用法がある. ぜひ文献を参考にしてほしい.

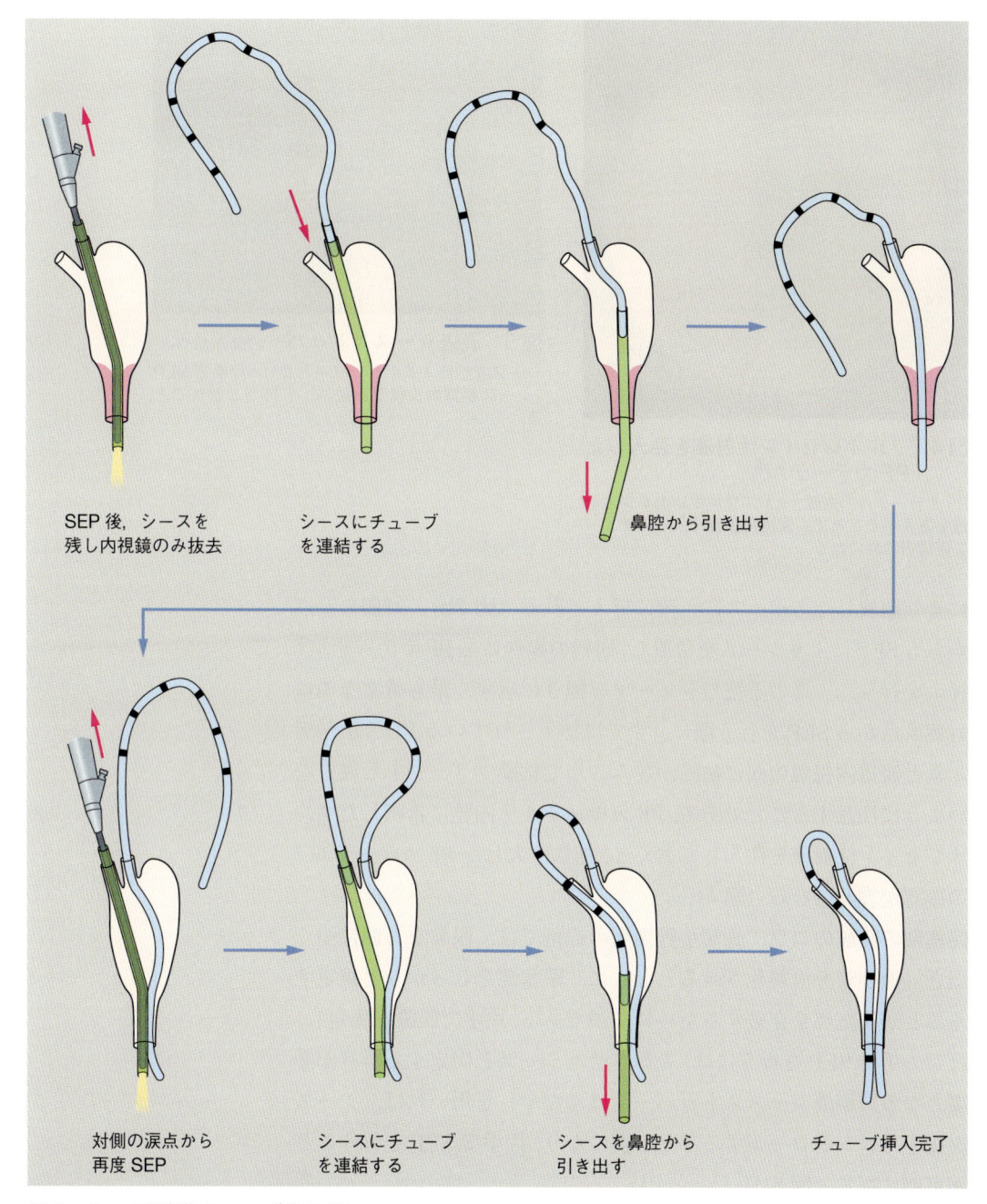

図 3 シース誘導チューブ挿入術（sheath guided intubation；SGI）
SEP：sheath guided endoscopic probing（シース誘導内視鏡下穿破法）

スは留置したまま涙道内視鏡のみを抜去する．留置されたシースの
涙点側の端と PF カテーテル®（東レ）を連結し（**図 2a**），鼻内視鏡
下で極小麦粒鉗子（永島医科器械）を用いて，鼻涙管開口部から出
たシース先端を引き出す．PF カテーテル® はシースに引かれ，SEP

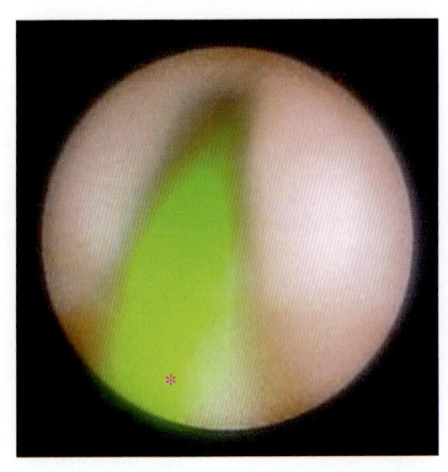

図4　フルオレセイン注射液を注入した PFカテーテル®

PFカテーテル®内腔（＊）にフルオレセイン注射液を注入することで，涙道内視鏡挿入時のチューブ確認が容易になる．

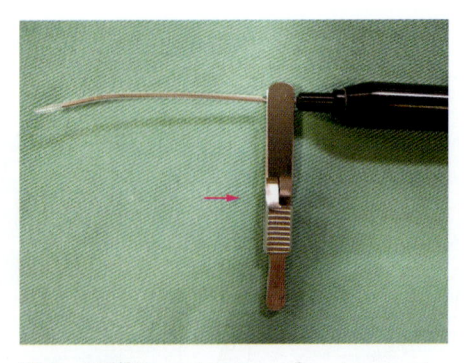

図5　涙道シースストッパー（はんだや）

シースを把持する手がフリーとなり，片手でSEP（シース誘導内視鏡下穿破法）を行うことができる．

により開放したスペースに正確に挿入される（図2b）．対側の涙点からもSEPによりシースを留置し，同様の操作にてPFカテーテル®挿入を行う．一連の手技のシェーマを図3に示す．最も重要なのは対側涙点からSEPを行う際に，すでに挿入されているPFカテーテル®と涙道内視鏡の間に粘膜が咬みこんで粘膜ブリッジを形成しないように注意することである．PFカテーテル®内腔に希釈したフルオレセイン注射液を注入しておくと，先に挿入したPFカテーテル®の確認が容易になる（図4）．

閉塞部の穿破のコツ：総涙小管閉塞の症例では，眼瞼を耳側に強く引き，涙小管を直線化させるとともに，閉塞部をしっかりと固定することが閉塞部を穿破するために必須である．片手で眼瞼を固定し，反対の手でSEPを行うには，先行させたシースを固定する器具が必要となる．涙道シースストッパー（はんだや）を用いれば，シースを鑷子でコントロールする手が不要になり，片手でSEPを行うことが可能になる（図5）[4]．

術後のケア

挿入したチューブの汚染を少なくするため，2〜3週ごとに涙管通水を行う．またチューブ留置期間中は抗菌薬およびステロイド点眼薬を使用する．術後に鎮痛剤内服や抗菌薬の全身投与は通常必要としない．チューブ留置期間は約2か月を基本としているが，今後さらに検討の必要がある．

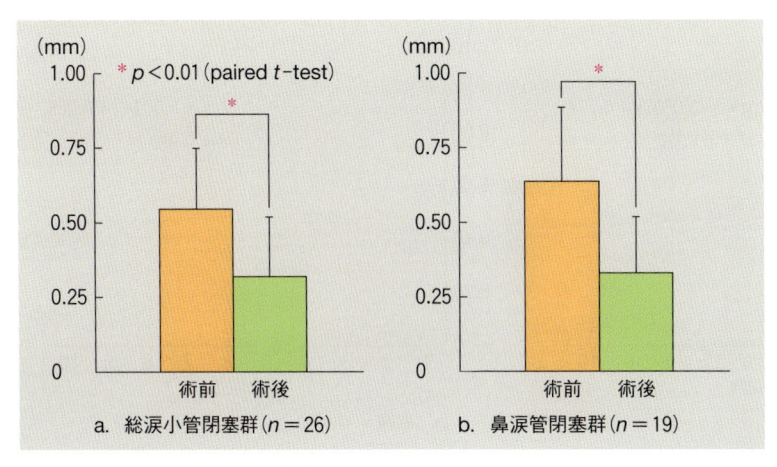

図6 術前後の TMH の変化
TMH：tear meniscus height

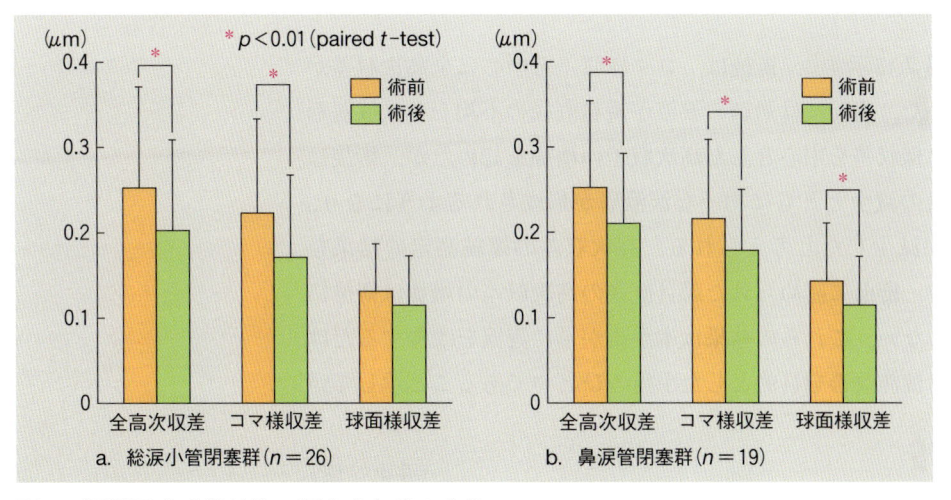

a. 総涙小管閉塞群($n=26$)
b. 鼻涙管閉塞群($n=19$)

図7 涙道再建手術前後の眼高次収差の変化

涙液量

貯留涙液量は tear meniscus height（TMH）に相関するので，前眼部写真で術前の TMH を記録しておき，術後経過観察の参考とする[*2]．正確に本手術が行われた場合，術後約 1～2 週間で TMH が低下してくる．TMH の変化がない，もしくは粘液性の逆流が続く場合は涙道内視鏡検査を施行し，原因を確認する．本手術前後の TMH の変化を図6に示す[5]．

[*2] 涙液量の判定における涙液メニスコメトリーの有用性も報告されている．今後，さまざまな評価方法をとり入れていく必要がある．

眼高次収差

本手術前後の全高次収差，コマ様収差および球面様収差の最大値

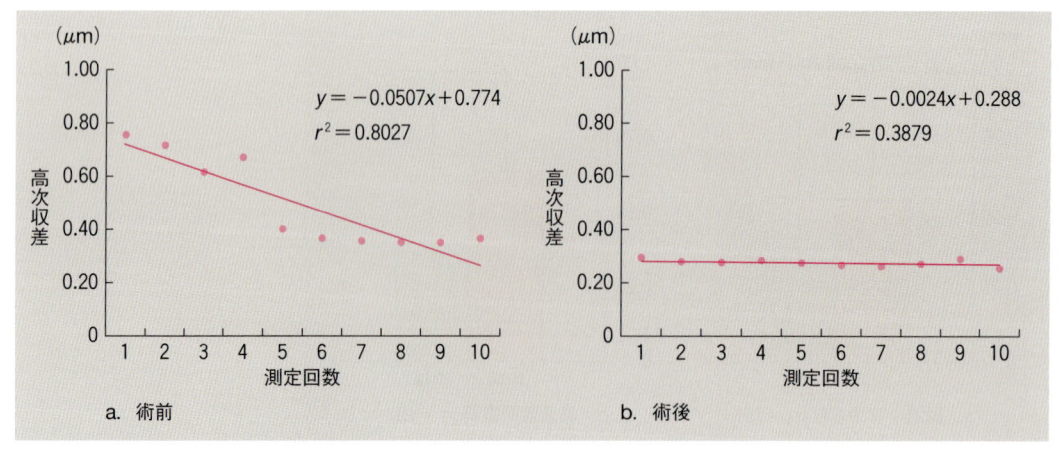

図8 眼高次収差の連続測定の結果（全高次収差：4mm）
波面収差解析装置：Wave-Front Analyzer KR-1W®（TOPCON）.

の変化を**図7**に示す[5]．術後は，コマ様収差を中心に全高次収差が減少していた．術前には過剰の涙液が瞬目直後の不均一な涙液層形成し，コマ様収差を中心とした高次収差の増加を認めたが，術後は貯留涙液量の減少とともに均一な涙液層が形成されるようになり，高次収差が減少したと考えられる．高次収差の連続測定の結果を**図8**に示す．術前に認められた瞬目直後の高次収差の増加は術後には認められない．これらの結果は本手術が単に流涙を改善するだけでなく，視機能改善を目的とした手術のひとつであること示している．

（井上　康）

涙嚢鼻腔吻合術鼻外法

DCR 鼻外法とは

涙嚢鼻腔吻合術（dacryocystorhinostomy；DCR），特に DCR 鼻外法は，高価な機械は必須ではなく，適切な骨窓の作製および確実な粘膜縫合を行えば高い術後成績を得られる．また，最近の眼科手術では珍しく縫合や鼻内操作も必要であり，DCR 鼻外法を行うことで一般外科的縫合および鼻出血への処置を習得できる．

適応[1,2]

適応は，穿破できない強固な閉塞を伴う総涙小管閉塞および鼻涙管閉塞，および涙嚢炎を合併し流涙を訴える場合や，鼻腔が狭く DCR 鼻内法が困難な症例，高い成功率の治療を望む場合などが挙げられる．なお初心者の適応は，炎症症状の軽い慢性涙嚢炎，骨窓形成が容易そうな，"体格が華奢な女性" が考えられる．

手術手技

麻酔および前投与：局所麻酔下で顕微鏡は使わず手術を行う．症例により，術前にアタラックス P® 1A の筋注，術中にドルミカム®，ソセゴン® を静注にて追加する．

鼻内の表面麻酔および前処置[3]：ナシビン点鼻・点眼液 0.05％® 2 mL とキシロカイン®「4％」2 mL を混合した液 4 mL に 3×20 cm の長さガーゼを 3 枚と，あとで使用するベスキチン F® を浸す[*1]．耳鼻科用のクリニカルライトもしくは眼科の双眼倒像鏡で鼻鏡を操作しながら，1 本目は吻合部になる中鼻甲介の根元を中心に[*2]，2 本目は中鼻甲介の中間から下鼻甲介の横に，3 本目は下鼻甲介から下鼻道に留置する．2～3 分後にガーゼ 3 本を抜去し，半切したベスキチン F® を吻合部付近に留置する（図 1a～d）[*3]．その下にメロセル® Standard Nasal Dressing 4.5 cm（モデル番号 400400, Medtronic）を挿入し，外鼻孔に綿球を入れる．

皮膚麻酔：麻酔は，2％キシロカイン® 7 mL に瘢痕の形成予防とし

文献は p.320 参照．

[*1] **手術前の鼻処置について**
クリニカルライトでは，パッキングした場所は本人以外誰もわからない（本人もわからないかも…）．鼻内視鏡では，周りの先生も画面上で鼻内と処置の様子を学べ，画面を監視すれば，ほかの先生に処置を任せられる．

[*2] **鼻処置に用いる機械について**
ほかの先生に鼻処置を任せてパッキングした場所が想定外で，出血にひやひやした，鼻処置が憂うつな眼科医（当たり前…）も多いと思う．鼻内視鏡を用いて中鼻甲介の根元（吻合部）にパッキングを行えば，ストレスはなくなると思われる．

[*3] **鼻処置の医療材料について**
nasal dressing は水分を含み体積を増やし，ベスキチン F® を通して傷口を圧迫し術後の止血を行う．ベスキチン F® は創口への癒着がなく，ガーゼなどでみられるような抜去時の鼻出血はほとんどない．

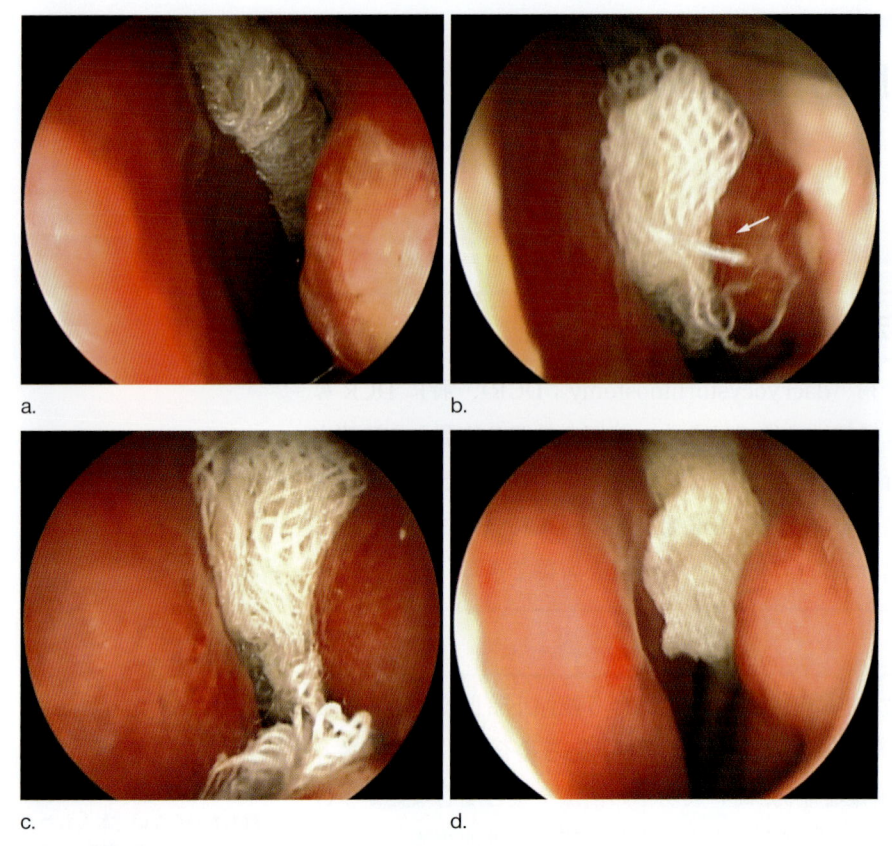

図1 鼻処置
a. 1本目のガーゼは，中鼻甲介の根元，吻合部へ留置する．
b. 2本目のガーゼは，中鼻甲介の横へ留置する．矢印は中鼻甲介．
c. 3本目のガーゼは，下鼻道へ留置する．
d. ベスキチンF®を1本目と同じ場所へ留置する．前処置により鼻粘膜が蒼白，収縮しているのが観察される．

てケナコルトA®（40 mg/1 mL）を0.5 mL混ぜ26 G針をつけ，滑車下神経麻酔，眼窩下神経麻酔，および切開する部分の3か所の麻酔を行う．

皮膚切開から骨膜到達まで：前涙嚢稜のラインに沿って内眼角の高さから約15 mmをマーキング（図2）し，11番メスや高周波メスを用いる．左手の黒須粘膜剥離刀で前涙嚢稜を探り，そのラインに沿い眼輪筋・皮下組織の剥離を進める．開創は，つりばり鈎などが有名であるが，筆者はミューラー（Mueller）開創器（E40-822, PMS）*4および頭皮クリップを使用している（図3）．

骨膜切開から骨窓形成：骨膜切開は，前涙嚢稜から約1 mm程度内側に前涙嚢稜に沿って内眥靭帯から鼻涙管の手前まで，11番メスまたは高周波メスで切開する（図4）．黒須粘膜剥離刀で後涙嚢稜までと，鼻側は前涙嚢稜から幅5 mm程度の骨膜を剥離する*5．骨窓の

＊4 開創器について
いろいろ試すも深い部分の開きが悪い（骨膜も寄せたい）など不満があった．浅い部分にミューラーの開創器（E40-822, PMS）＋中間から深い部分に頭皮クリップを用いることで改善された．二人のナースが，現在は機械出しのナース一人で手術を行える人員削減の効果もあった．

＊5 骨膜の起こし方
11番メスまたは高周波メスで骨膜切開したあとの骨膜剥離を容易にするため，黒須粘膜剥離刀を切開の長軸に沿い2～3回こすりつけるようにすると切開部分が少し広がり，剥離刀が入りやすく骨膜剥離が容易になる．

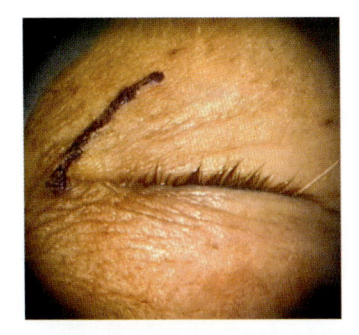

図2 皮膚切開（右側）
前涙嚢稜に沿って約15mm.

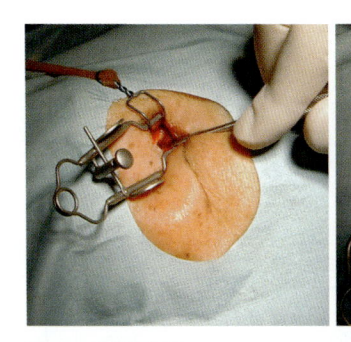

図3 開創方法
ミューラー開創器および頭皮クリップを使用.

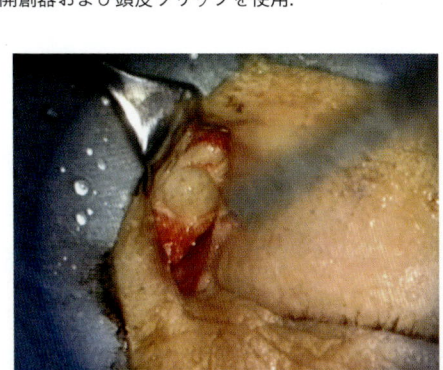

図4 11番メスによる骨膜切開
矢印は内眥靱帯.

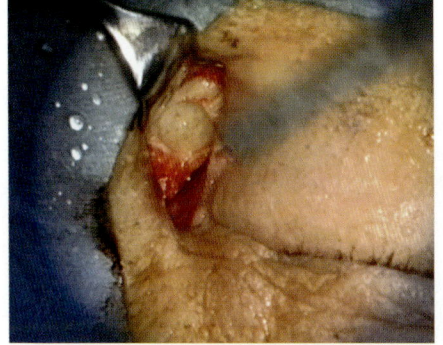

図5 ドリルでの骨窓作製の途中
前涙嚢稜から内側約1mmの部分から開始する.

作製は，最初に先が鋭利なドリルで凹みをつくり，それから直径4mmのダイアモンドバーに交換するとドリルの固定が容易になる．ドリルで最初に穴を開ける場所は，血管溝の部分が推奨される[4]．不慣れな場合は前涙嚢稜から鼻側に1mm程度内側で，内眥靱帯と鼻涙管入り口の真ん中あたりで開始する（**図5**）．

ドリルで鼻粘膜に到達した後は，ケリソンパンチ上向き45°，幅2mmで骨窓拡大を行う（**図6**）．上方の限界は内眼角靱帯の高さ，下方は鼻涙管入り口まで，後方（背側）はbony dike[3]*6がなくなるまでで，粘膜弁の大きさに影響するので，できるだけ大きく作製する．後涙嚢稜が出る前に篩骨蜂巣が出現した場合は，骨をていねいに除去する．

涙嚢と鼻粘膜切開：涙嚢壁は，涙嚢洗浄針で涙嚢をもち上げ11番メスなどで縦に2か所切開を行う．事前に希釈したピオクタニンで涙洗を行い，内側の粘膜を青紫に染める，または粘弾性物質を入れると，涙嚢壁の全層が切開されたか確認しやすい．涙嚢切開のあとに同様に鼻粘膜の縦切開を行う．粘膜切開は2本の縦切開の間に横切

＊6 bony dike
涙嚢と鼻腔のあいだにある堤防状の骨で，残すと再閉塞の原因になるとされている．逆に，除去すると鼻粘膜を十分に出すことができ，弁の作製が容易になる．

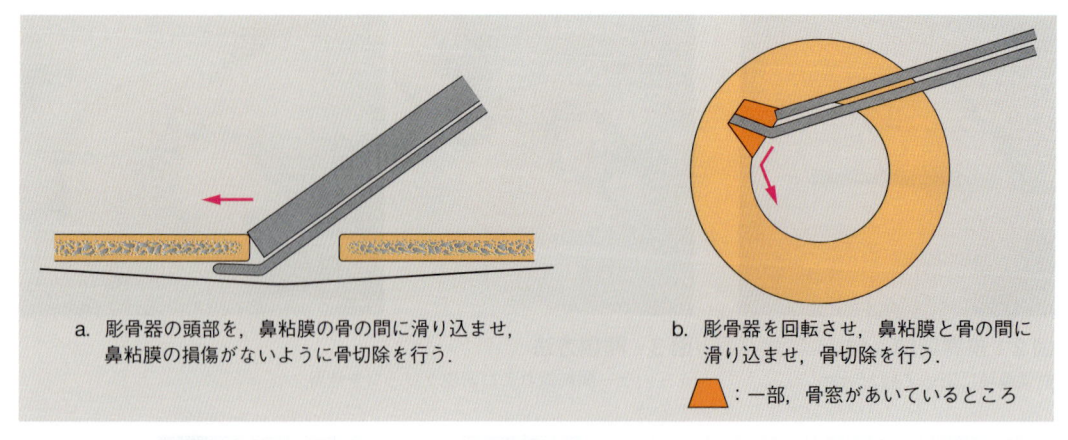

a. 彫骨器の頭部を，鼻粘膜の骨の間に滑り込ませ，鼻粘膜の損傷がないように骨切除を行う．

b. 彫骨器を回転させ，鼻粘膜と骨の間に滑り込ませ，骨切除を行う．

：一部，骨窓があいているところ

図6　骨のとり方

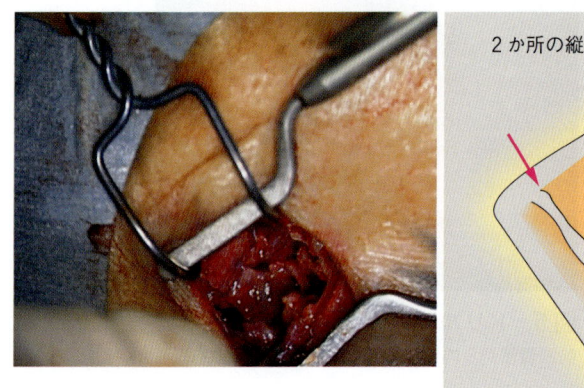

図7　弁作製途中
鼻粘膜は縦切開が2本入り，涙囊切開で大きめの涙囊後弁ができた．

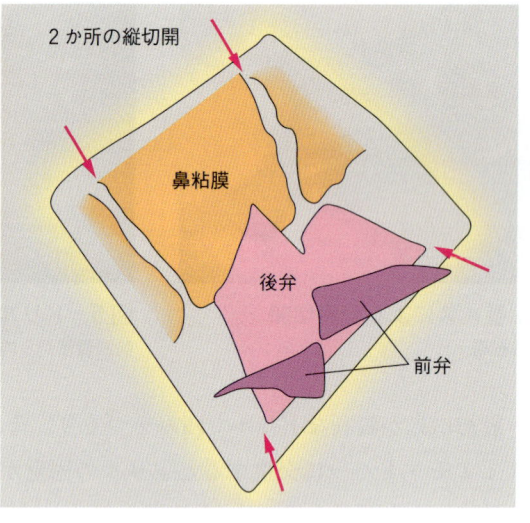

2か所の縦切開

鼻粘膜

後弁

前弁

開を置き，H型に前弁（可能であれば後弁）を可能な限り大きく作製する（**図7**）．初心者や，涙囊が小さい，骨窓が小さくしかできない，鼻粘膜を誤って損傷したなど弁の作製が困難の場合は，2か所ともに前弁だけの作製・縫合を行う one flap DCR を行う．

粘膜縫合とチューブの留置：涙囊と鼻粘膜の後弁同士を7-0ナイロンで1針縫合する．鼻粘膜切開後に現れるベスキチンF®を，涙囊内に充満させるように鼻腔から引きだし，リンデロン-VG軟膏®を塗布する．PFカテーテル®またはN-Sチューブ®を留置し，断端は鼻腔内に押し込む．少し緊張するぐらいに前弁の長さを調整し，7-0ナイロン3針で前弁縫合を行う（**図8**）．

中縫いと皮膚縫合：骨窓の骨膜と対側の組織を7-0ナイロンで2針縫合する．創のぶれ防止のために7-0ナイロン3針で中縫いする．

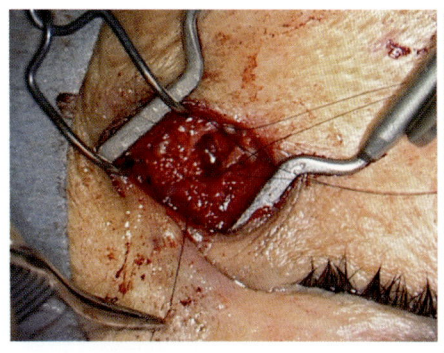

図8 粘膜縫合
鼻内に留置したベスキチン F® を引っ張り上げ涙嚢内に充填し,前弁を3針縫合する.

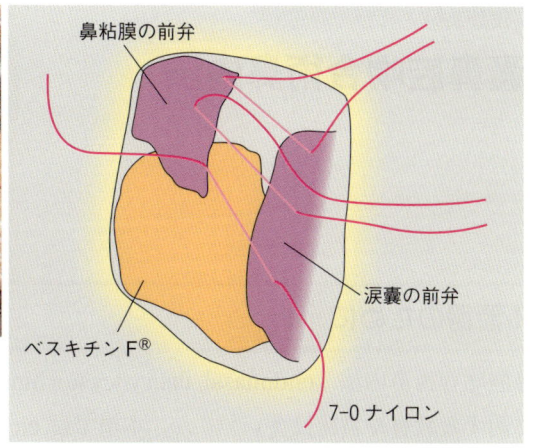

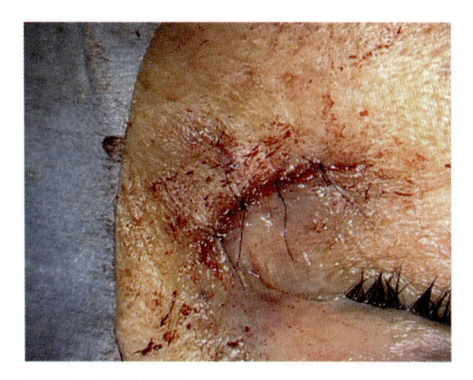

鼻粘膜の前弁
ベスキチンF®
涙嚢の前弁
7-0 ナイロン

図9 皮膚縫合

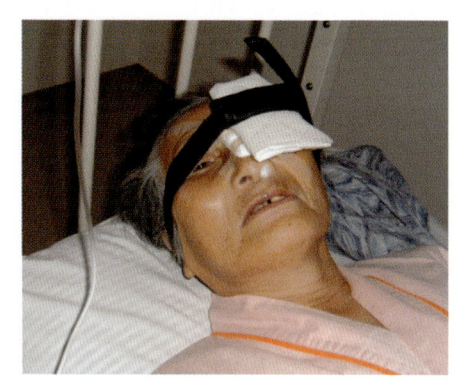

図10 術後冷処置
術後創部を30分程度冷却し,術後浮腫を軽減する.

最後に表面を 7-0 ナイロンで軽めに縫合する(**図9**).過度の圧迫は創がずれる,また,組織浮腫が強くなるため,タリビット眼軟膏®を入れ軽く眼帯する.

術後処置:術直後は,保冷剤で 15〜30 分程度に創部を冷やし術後の浮腫を軽減させる(**図10**).眼帯は,次の日に除去し抗菌薬と低濃度ステロイド点眼を開始する.2日目の夜以降は,外鼻孔の綿球の鼻出血は透明になり量も減少するので適宜交換する.3日目にはチューブの横から涙洗を行い,nasal dressing を抜去し鼻の通りをよくする.術後7日目にベスキチン F® を抜去,皮膚の抜糸も行いチューブは3か月程度で抜去する.

(久保勝文)

涙嚢鼻腔吻合術鼻内法

スキル習得のために

　涙嚢鼻腔吻合術鼻内法（endonasal dacryocystorhinostomy；en-DCR）に関する教材や書籍は多い[1-3]が，本項では en-DCR 施行前に涙嚢鼻腔吻合術鼻外法（ex-DCR）と，以下に述べる hand-eye coordination 習得の必要性を強調したい．これはすべての鼻涙管閉塞を en-DCR だけで治療するのは困難であり，その際は ex-DCR を要するためである．hand-eye coordination とはモニター画面をみながら鉗子などを操作する内視鏡特有の技術であり，自動車運転で後ろをみながらハンドル操作し車庫入れする技術に似る．手術を計画する前に鼻内視鏡によるマッチ箱，骨格標本の観察や操作および学会のスキルトランスファーなどで練習する必要がある．さらに，ex-DCR 施行時などに内視鏡検査や鼻内視鏡を用いて鼻内処置を行うことで hand-eye coordination を練習し，耳鼻科医に指導を仰ぎながら手術に臨むのがよい．

文献は p.320 参照．

解剖学的特徴

　En-DCR の術野は，中鼻道前部である．中鼻甲介前端に lacrimal ridge があり（図 1），涙骨を介し涙嚢鼻涙管が存在する．したがって，涙道内視鏡からのピンポイントな透過光は，骨の薄い lacrimal ridge 付近とその背側に認められる．また，鼻腔内の形態は個人差や左右差が大きい（図 1）ので，術前に鼻内を診察したうえで手術計画をたてる必要がある．

手術適応

　悪性腫瘍による続発鼻涙管閉塞を除き，ほぼすべての鼻涙管閉塞が対象となるが，以下の例は相対的な非適応である．
1. 総涙小管閉塞（狭窄）例，急性涙嚢炎あるいは上下涙小管閉塞例：マーカーとなる涙道内視鏡を涙嚢に挿入できず，透過光観察が困難なのでオリエンテーションが得にくい．

| a. | b. | c. |

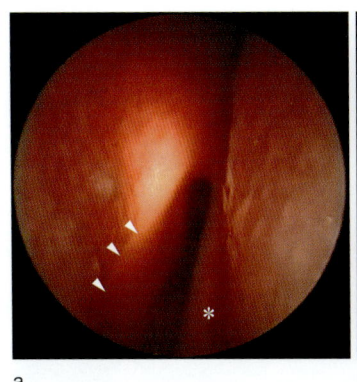

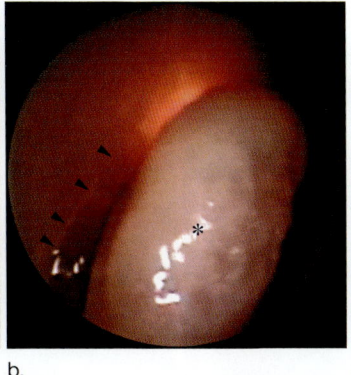

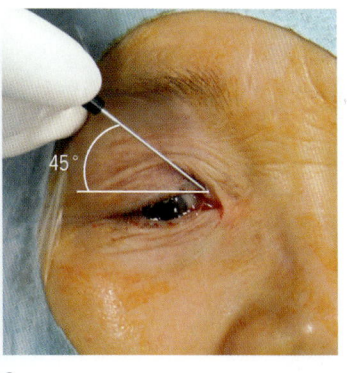

図1 術前半の注意点
a. 中鼻甲介が張り出していない例．中鼻甲介（＊印）が lacrimal ridge（矢頭）と透過光部よりも奥にある．
b. 中鼻甲介が張り出している例．中鼻甲介（＊印）が，lacrimal ridge（矢頭）と透過光の位置よりも手前に張り出し，透過光部を遮る．en-DCR では lacrimal ridge 付近を開窓するので，中鼻甲介が張り出している例は中鼻甲介を骨折させるなどの対策が必要になる．
c. 吻合孔作製予定部をマーキングする際の涙道内視鏡の角度．涙道内視鏡は 45°以下となるようにして鼻内より観察する．ドレーピングの穴は，眉毛と鼻孔が出るように作製する．

2．**鼻涙管開口部が閉塞し，下部鼻涙管が拡張している例**：むしろ，DCR 下鼻道法[4]のよい適応である．

3．**鼻腔が狭い例**：鼻中隔彎曲などによる狭鼻腔例や中鼻甲介が骨窓作製予定部に張り出している例（**図1**）は，器具挿入時に鼻粘膜より出血しやすく，術後に中鼻甲介が吻合部に癒着しやすい．

手術手技

手術器具（図2）と環境整備：en-DCR の器具は副鼻腔手術に近い．鼻内視鏡下に用いる鉗子などは多種あり，互換品もあるので耳鼻科医や手術部と相談する．術者よりみた術野と内視鏡のモニターは方向が近いほど術者の首の疲労が少ないので，術者や機械台の位置に応じてモニターを移動できるようにする．

　術者は涙道内視鏡操作時とヌンチャクスタイルシリコーンチューブ®（以下，チューブ）挿入時には頭側に，鼻内操作時には患側の反対に立つほうが操作性がよい．涙道内視鏡検査と鼻内操作の障害とならないよう，ドレーピングの穴は眉毛より約 2 cm 上から鼻孔まで拡大する（**図1**）．

麻酔：滑車下神経麻酔と以下の麻酔を追加する．
鼻粘膜表面麻酔：4％リドカインと 0.1％エピネフリン液を 10：1 で混合した液を鼻前庭，総鼻道および中鼻道にジャクソンスプレーで噴霧する．鼻粘膜切開予定部に 22 G カテラン針で，ベベルを骨側に向け 1 mL のエピネフリン添加 1％リドカイン（E 入り 1％キシロカイン®）

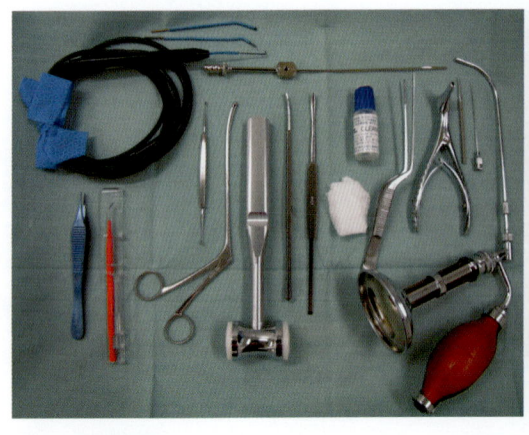

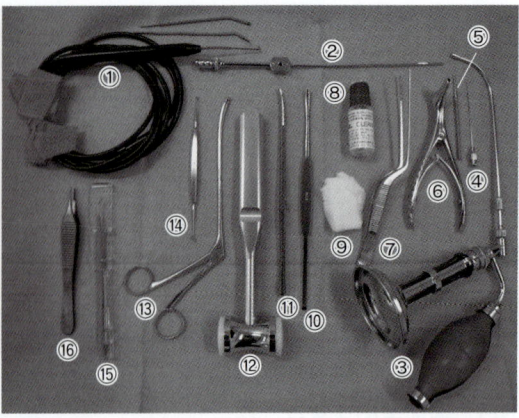

図2　手術器具

① 高周波メス（サージトロン®〈エルマン〉，凝固用ボール電極，バリチップ電極，鼻内手術用電極 R-7L）
② 吸引管
③ ジャクソンスプレー
④ 23G バンガーター氏涙管洗浄針
⑤ 涙点拡張針
⑥ 鼻鏡
⑦ 無鉤膝状鑷子
⑧ 鼻内視鏡用くもり止め
⑨ 鼻用ガーゼ 30 cm 数本
⑩ エレバトリウム-ラスパロトミー
⑪ 丸ノミ（幅 3 mm，曲）
⑫ ハンマー
⑬ 西端氏前頭洞カップ状鉗子（弱弯，以下，西端鉗子）
⑭ 鋭匙
⑮ 白内障手術用スリットナイフ
⑯ ソープ氏鑷子

を術野（透過光部）とその頭側の骨膜下へゆっくり注入する（**図3**）．

涙点切開拡張，鼻内のマーキング，鼻粘膜切除：涙点の耳側切開と涙点拡張針による拡張を直径 2 mm 以上まで行い，生理食塩水で涙道内の膿を洗浄する．涙道内視鏡を上涙点より挿入し，45°以下の角度で涙嚢鼻側壁に当てる（**図1**）．涙道内視鏡からの透過光部が鼻粘膜切開予定部となる（**図1**）．高周波メスで透過光部をマーキングする．先述の浸潤麻酔を行い約3分待つ．涙嚢に 100 倍程度に希釈したピオクタニンを入れる．

鼻粘膜を背側が支点となるコの字型に 6×4 mm 程度切開し，エレバトリウム-ラスパロトミーで骨より剝離，鼻粘膜後弁として骨壁を露出させる（**図3**）．

骨窓作製，涙嚢粘膜切開，チューブ留置：丸ノミを露出した骨壁の透過光部に当て，助手にハンマーでたたいてもらい骨窓をつくる（**図3d**）．骨片は西端鉗子で除去する．足側の涙骨は薄いので，足側から頭側にノミを移動させ骨窓を作製したほうが容易である．

骨窓頭側は涙点より挿入したプローブが水平から 45°以下になるまで，背側は鉤状突起までを基準とし，6×4 mm まで拡大する．吸引管で涙嚢粘膜をこするようにして薄い骨片を探り除去する．背側に骨窓を拡大すると篩骨蜂巣が露出するが問題ない．ドリルならば，スリーブつきのドリルを用いる．スリーブなしのドリルは，回転するシャフトによる鼻粘膜損傷の危険性がある．

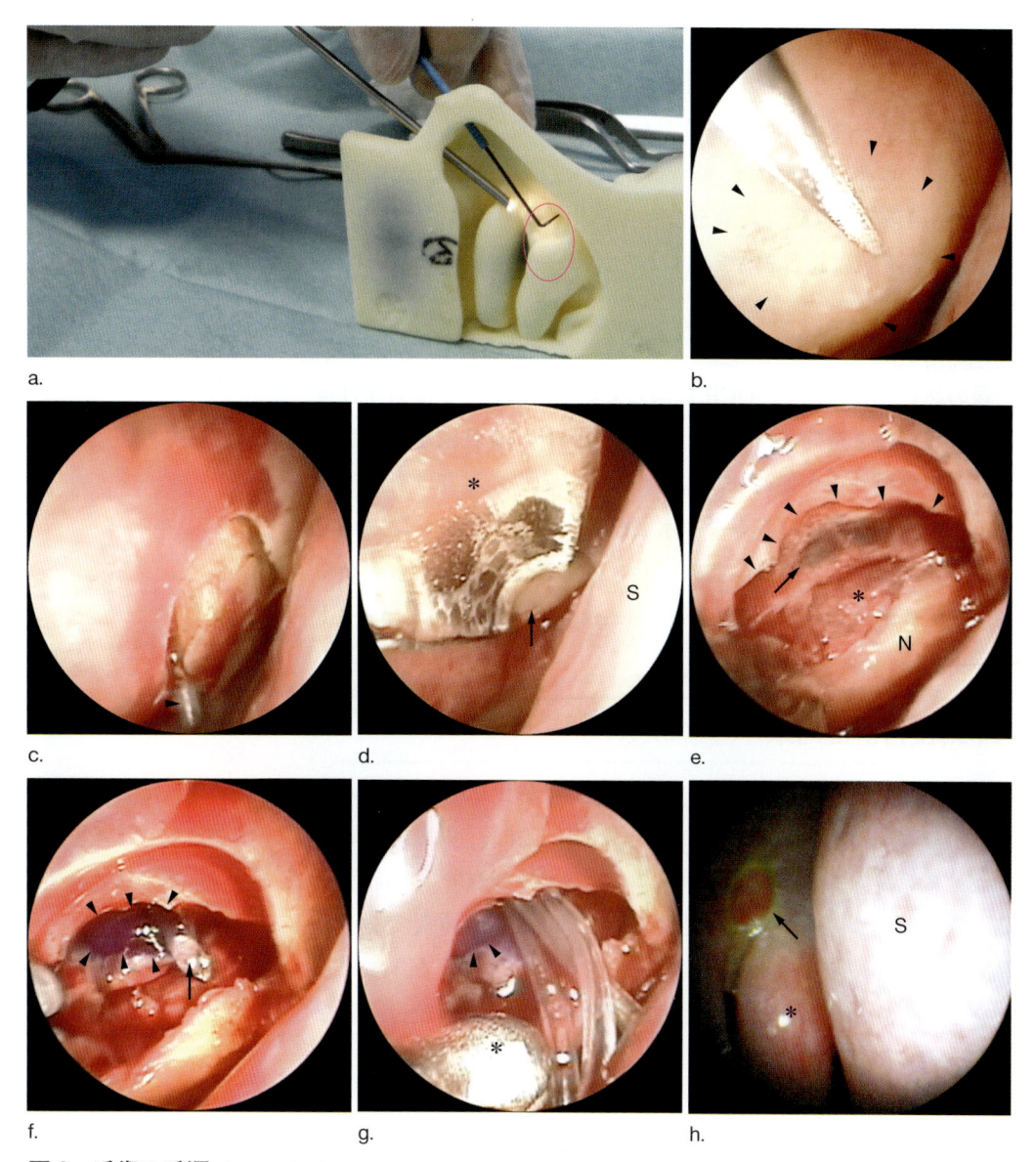

図 3　手術の手順（すべて右側）

a. 鼻腔の模型に鼻内視鏡と高周波メスを入れた状態．◯：鼻内視鏡で観察したおおよその範囲．
b. 麻酔用カテラン針と蒼白化した麻酔部（矢頭内）．
c. 鼻粘膜切開時．高周波メス（矢頭）で鼻粘膜を下向きのコの字型に切開した．
d. 骨壁露出時．涙骨（矢印）を丸ノミ（＊印）で切削し骨窓を作製する．S：鼻中隔．
e. 骨窓完成後．ピオクタニンで染色された涙嚢粘膜（矢印）が透けてみえる．矢頭の範囲が骨窓と上顎骨の境界．N：鼻粘膜後弁，＊印：鉤状突起．
f. 涙嚢切開時．青染された涙嚢内腔（矢頭）と鼻腔内に出たシリコーンチューブ（矢印）が観察される．
g. 青染された涙嚢内腔（矢頭）と留置したシリコーンチューブが観察される．＊印：西端鉗子の先端．
h. 肉芽（矢印）が吻合孔に生じた状態．肉芽の周囲に涙管通水時の蛍光色素が観察される．＊印：中鼻甲介，S：鼻中隔．

　キシロカインゼリー®を涙嚢に注入し内圧を高める．ブジーで涙嚢粘膜を内腔よりテント状にもち上げ，スリットナイフまたは高周波メスのバリチップで涙嚢鼻涙管粘膜を背側が支点となるコの字，あるいは曲線状に約5mm以上切開する．涙嚢全層が切開されると，ピ

オクタニンで染色された涙囊鼻涙管粘膜が観察される（図3f）．2組のショートタイプのチューブ，または同等品を上下涙点より挿入する．鼻内視鏡でチューブの粘膜下留置がないことを確認する．内眼角でのチューブのゆるみがあれば，鼻腔より引いてゆるみをとる．可能ならば，鼻粘膜後壁と涙囊弁後壁を合わせるように膝状鑷子で寄せる．ステロイド含有抗生物質軟膏を塗布した鼻ガーゼを4日間留置する．

術後処置，経過観察

術後の処置や投薬はex-DCRに同じである．鼻ガーゼは術4日後に抜去する．術2週間後まで鼻孔に綿球を入れて鼻腔内を湿潤状態におくと鼻粘膜修復が促進される．チューブ抜去の目安は術6週間後である．術4か月後に良好な通水と涙三角の低下があれば，再閉塞はまず生じない．2か月以上チューブを留置し良好な通水がなく粘液の逆流がある場合，不成功と判断しex-DCRあるいはen-DCRで再手術する．

術中術後合併症対策

術中出血：必発である．鼻内視鏡で出血点を確認し0.01％エピネフリン浸漬鼻ガーゼ（エピガーゼ）で約4分間圧迫する．動脈性出血は高周波メスを凝固モードにして止血する．不十分な麻酔，抗凝固薬，疼痛，尿意および高血圧など誘発要因を避けることも重要である．
鼻粘膜腫脹：器具の鼻粘膜への接触や長時間手術で生ずる．エピガーゼを留置し，鼻粘膜を収縮させ手術を再開する．手術続行不能な場合，ex-DCRに変更する．
チューブの粘膜下留置：吻合口近くでチューブ間をブリッジした帯状の粘膜が認められたらチューブを入れ直すか，高周波メスでブリッジした粘膜を切断する．
術後出血：軟膏ガーゼ抜去時に生ずることが多い．エピガーゼによる圧迫で止血しない場合には，抗生物質軟膏を塗布した鼻ガーゼを1日間再留置する．
肉芽形成（図3h）：局所麻酔下に摘除し，ステロイドと抗生物質点眼を行う．
術後再閉塞：再閉塞は10〜20％の例に生ずる．En-DCRでの再手術は増殖した鼻粘膜下組織を除去し，骨窓を頭側に拡大し新しい涙囊粘膜を出してチューブを留置する．

〈佐々木次壽〉

4. 眼窩

眼窩の解剖

外眼筋の解剖

四直筋（筋円錐），眼瞼挙筋：外眼筋のうち四直筋は上直筋，外直筋，下直筋，内直筋に分かれ，筋円錐を形成している．筋円錐内には，視神経や動眼神経など重要な神経脈管が収められている（図1a）．

眼瞼挙筋は，上直筋と平行して走る筋肉である．その遠位端は眼瞼挙筋腱膜となって瞼板に付着しており，眼瞼挙筋が収縮することによって瞼板が挙上される．Whitnall 靱帯は眼瞼挙筋を前から圧迫して，瞼板を上下させる作用のベクトルを変換する役割を果たす

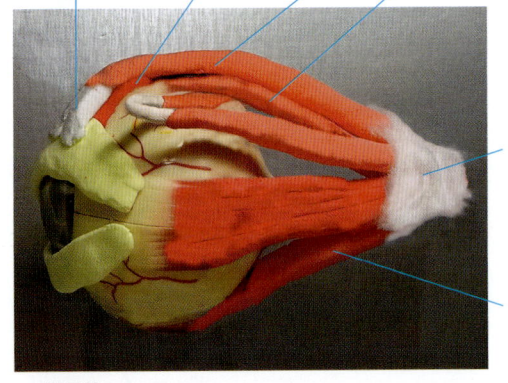

a. 筋円錐

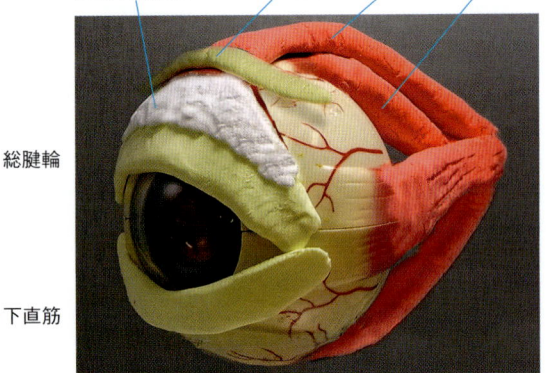

b. 外眼筋

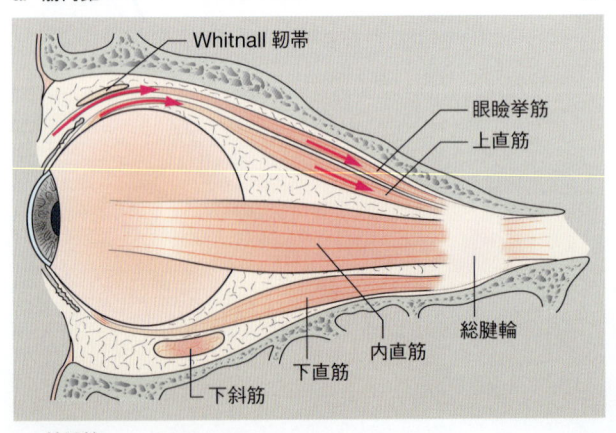

c. 外眼筋

図1　筋円錐と外眼筋
眼瞼挙筋は上直筋と同じくらいの大きさの筋で，平行して走行する．Whitnall 靱帯は眼瞼挙筋のベクトルの方向を変える．

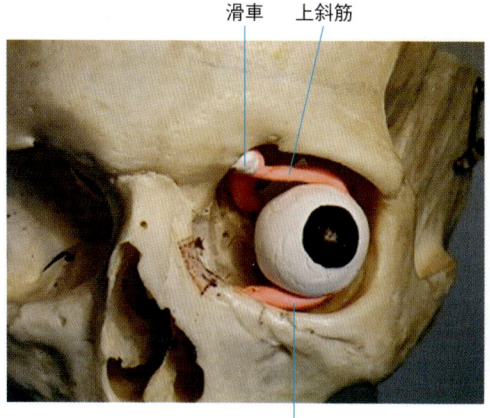

図2　上斜筋と下斜筋
上斜筋は滑車で折り返して眼窩深部まで続く．一方，下斜筋は，眼窩縁付近の骨に付着する短い筋である．

（図1b, c）．Müller筋は，眼瞼挙筋より眼球側に位置する．平滑筋を中心にした筋肉で，眼瞼挙筋に比べて非常に薄い筋肉である．

上斜筋，下斜筋：上斜筋は眼球に斜めに付着して，前方の滑車を通って眼窩深部まで走行する．下斜筋は上斜筋ほど長いものではなく，眼球に斜めに付着して眼窩縁の骨に付着する（図2）．

総腱輪：これら四直筋と眼瞼挙筋，上斜筋は最深部にて総腱輪で結合している．この総腱輪の中を通るものが，筋円錐内に入る神経や脈管となる．総腱輪で付着していない外眼筋は下斜筋のみである（図2）．

骨の解剖

眼窩の構造はとっつきにくいものであるが，その役割を理解すれば，いかに能率よくつくられているかがよくわかるであろう．

眼窩を構成する骨[*1]：眼窩を構成する骨の性質は，斜めに分けるとわかりやすい（図3a）．車にたとえると，上方と耳側はバンパーのように飛び出しており，硬い骨で構成されて眼を守っている．それに対して下方と鼻側の骨はいずれも脆く，骨が折れることによってエアバッグのように衝撃を逃がす役目をもっている．眼窩浅部は上壁が前頭骨，外壁が頬骨，内壁は篩骨，下壁は上顎骨という四つの壁で構成されている（図3b）．

深部にある蝶形骨は硬い骨で，重要な骨の孔を通している．そのほかに，口蓋骨と涙骨がある．

鼻側の骨：内壁と下壁の骨は，篩骨と上顎骨で薄くできている．鼻孔からペンライトで照らすと提灯のように透けることからも，非常に薄い骨であることがわかる（図4a, b）．眼窩壁骨折は，ほとんど

[*1] "今日，工場長がみんなの前で涙した"
眼窩を構成する骨は，試験対策としては下記のように語呂合わせで覚えるとよいであろう．以下にひとつ例を示すが，ほかにも，ネット上には閲覧できる語呂合わせはいくつもある．

今日	頬骨
エ	口蓋骨
場	上顎骨
長	蝶形骨
前	前頭骨
涙	涙骨
し	篩骨

a.   b.

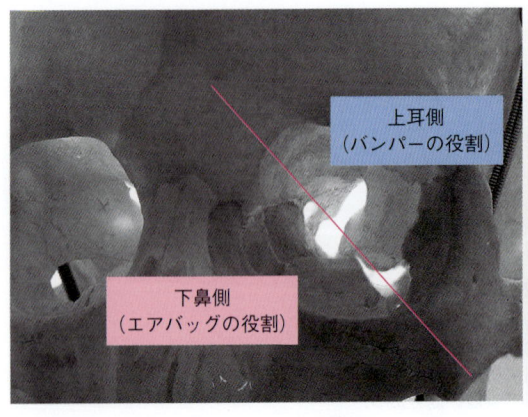

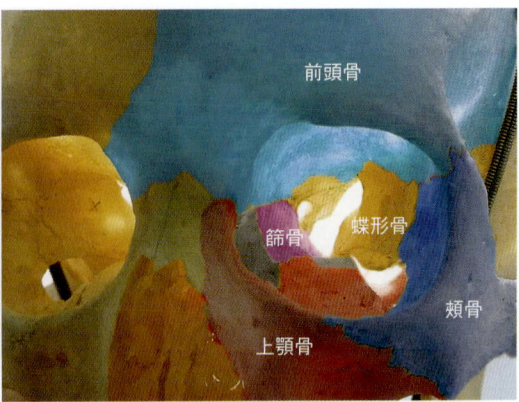

図 3　眼窩を構成する骨とその役割
a. 骨の役割別に示す．斜めに分けて考えるとよい．車にたとえると，上耳側は硬い骨でバンパーの役割，下鼻側は脆い骨でエアバッグの役割を果たす．
b. 眼窩深部には蝶形骨があり，視神経管と上眼窩裂を有している．

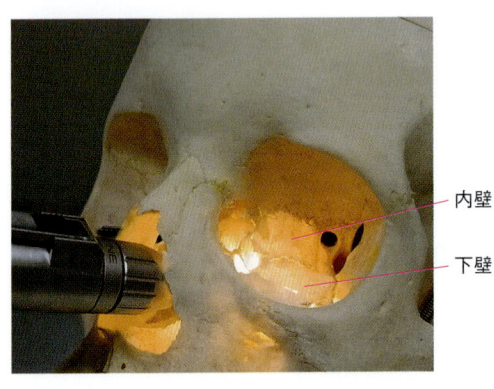

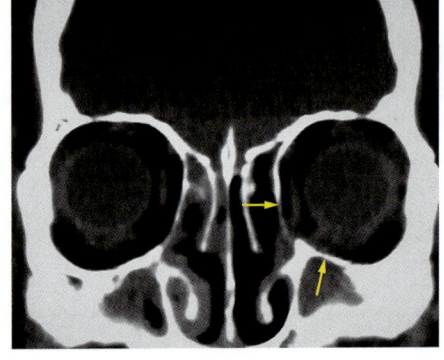

a.   b.

図 4　薄い内壁と下壁
a. 人骨標本を鼻孔からペンライトで照らすと，内壁と下壁が提灯のように透けてみえる．
b. CT 前額断．内壁と下壁（矢印）は薄く折れやすい．

が内壁と下壁に生じる．これらは，折れやすいということで眼球への衝撃を和らげている．

耳側の骨：耳側と上側の眼窩縁はひさしのような形状で，車でいえばバンパーの役割を果たしている．眼窩深部にアプローチする Krönlein 手術では，図に示す範囲の骨を切除する（**図 5a, b**）．

骨の孔：視神経管，上眼窩裂，下眼窩裂がある（**図 6**）．

　骨の孔には強度の信頼性に差がある．明らかに視神経管が最も信頼性が高い．次に上眼窩裂となる．この二つは蝶形骨というしっかりした骨で囲まれているため頑丈であると考えられる．その次の下眼窩裂は，隣接する上顎骨が脆く眼窩下壁骨折の好発部位であり信頼性は低い．よって，視神経管，上眼窩裂，下眼窩裂の順となる．

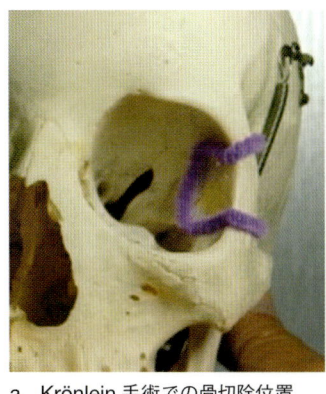

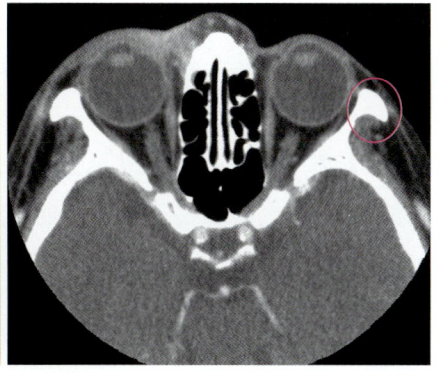

a. Krönlein手術での骨切除位置　　b. 水平断
図5　出っ張った上縁と耳側縁
眼窩上縁と耳側縁の骨は，出っ張っている（〇）．

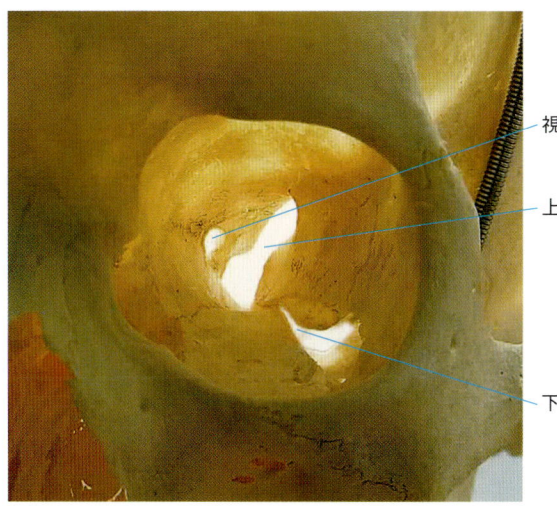

図6　骨の孔
視神経管，上眼窩裂，下眼窩裂がある．

　上眼窩裂の下半分は筋円錐内に入る．筋円錐内には眼球の機能に直接影響する重要な脈管が位置する．よって総腱輪の中のほうが，より強固に組織に守られていると考えられる（図7）．

神経脈管の解剖

神経：眼球の機能に寄与するのは，視神経，四直筋の支配神経，瞳孔支配の神経の順に重要ではないだろうか．

　視機能へのかかわりの近密さから順位をつけてみると，視神経が突出して重要であることは疑いの余地がなく，次は四直筋のうち三筋を支配する動眼神経と思われる．3番目は，四直筋の残る一つである外直筋を支配する外転神経であろう．

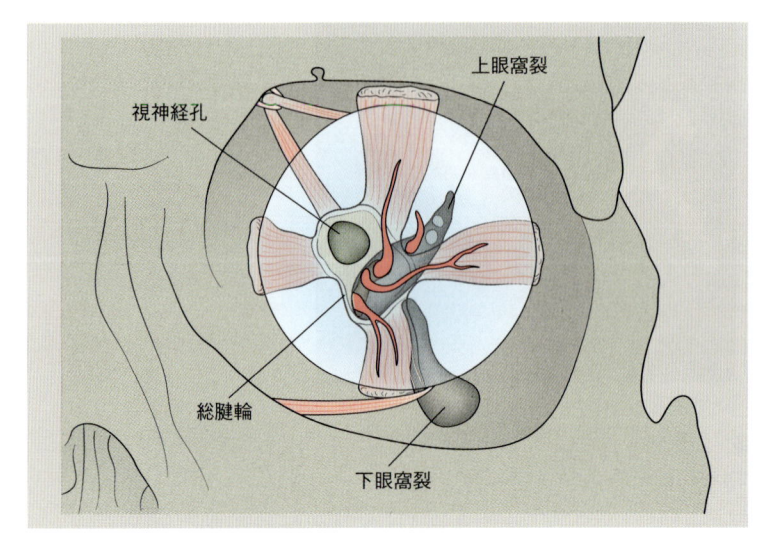

図7 上眼窩裂と総腱輪
図は，眼球を透明に見立て，前方からみたところである．総腱輪は，上眼窩裂の下半分と，視神経孔を通る脈管を通す．

表1 骨の孔を通る神経脈管

骨の孔	重要性	神経	動静脈
視神経管	高	視神経	眼動脈
上眼窩裂 (筋円錐内)	↑	動眼神経 外転神経 鼻毛様体神経	上眼静脈
上眼窩裂 (筋円錐外)	↓	滑車神経 涙腺神経 三叉神経第1枝 (前頭神経)	
下眼窩裂	低	三叉神経第2枝 (上顎神経)	下眼静脈

視機能に重要な役割をもつ神経脈管ほど，強度の信頼性の高い骨の孔を通っている．

　滑車神経は四直筋ではないが，眼球運動にかかわる上斜筋を支配する神経である．これと鼻毛様体神経とどちらが重要であろうか？ 鼻毛様体神経は複雑に分かれて，最終的には眼球の交感神経と副交感神経を支配している．つまり，瞳孔の散瞳と縮瞳をつかさどっているため滑車神経より重要であろう．
　そして，その次は涙腺神経，最後に来るのは感覚神経であろう．
　最後の二つである三叉神経は第1枝が上眼瞼と前頭部を，第2枝が上顎部，眼の下から上唇までを支配するため，それぞれ前頭神経，上顎神経とも呼ばれている．眼球に直接影響する神経に比べて感覚神経の重要度は低く，三叉神経は下位に入る．
　大切な視神経は視神経管に，四直筋を動かす神経と瞳孔を支配する神経は上眼窩裂の筋円錐内に収まっている．最も視機能との関連

が低い三叉神経第2枝はあまり頼りにならない下眼窩裂に，その他は上眼窩裂の筋円錐外を通っている（表1）．

　眼動脈は最も信頼できる視神経管に大切に収まり，上眼静脈は眼圧に関係するため上眼窩裂の筋円錐内に収まるべきであろう．下眼静脈は下方を走るため，三叉神経とともに下眼窩裂を通っている．

動静脈：眼動脈は，眼球と眼窩に血液を供給し，網膜中心動脈を出しているため最も重要な動静脈である．次に重要な上眼静脈は眼圧に関連する血管で，上眼静脈圧やSchlemm管からの灌流を受けるため，この圧が眼圧の下限を規定することになる．下眼静脈はそのような役割はないため最下位となる．

カコモン読解　第19回　一般問題13　*2

上眼窩裂を通るのはどれか．
a 視神経　　b 眼動脈　　c 三叉神経　　d 上顎神経
e 下眼静脈

解説　前頭神経のことを指していると考えられる．
模範解答　c

*2 解答に至るためのポイント

視神経は視神経管に，四直筋と瞳孔支配の神経は上眼窩裂，しかも筋円錐内に収められている．

カコモン読解　第19回　一般問題14

総腱輪が起始部とならないのはどれか．
a 上直筋　　b 下直筋　　c 上斜筋　　d 下斜筋　　e 上眼瞼挙筋

模範解答　d

カコモン読解　第20回　臨床実地問題50

左眼眼窩腫瘍摘出術中の写真を図に示す．切除された骨はどれか．
a 頬骨
b 篩骨
c 前頭骨
d 側頭骨
e 上顎骨

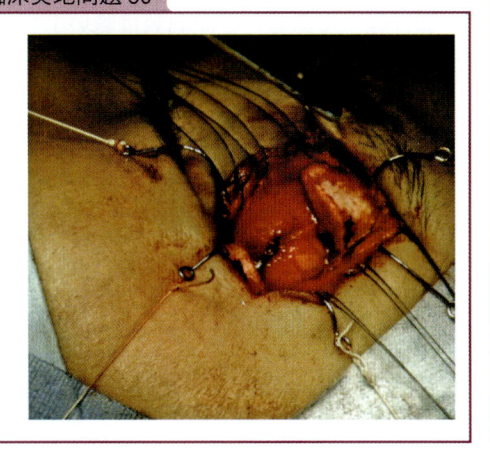

解説 Krönlein 手術である．創は眼窩上外側に作製されている．切除されているのは頬骨と考えられる．

模範解答 a

カコモン読解 第21回 一般問題4

視神経管が通るのはどれか．
a 頬骨　　b 篩骨　　c 涙骨　　d 蝶形骨　　e 前頭骨

模範解答 d

カコモン読解 第22回 一般問題1

毛様体神経節の節前神経はどれか．3つ選べ．
a 外転神経　　b 交感神経　　c 三叉神経　　d 前頭神経
e 動眼神経

解説 毛様体神経節のかかわるものとして，動眼神経，感覚神経である三叉神経第1枝の眼神経，内頸動脈神経叢から出る交感神経の三つを覚えておく．いずれも前眼部の角膜知覚と瞳孔にかかわるものと理解すると覚えやすい．

模範解答 b，c，e

カコモン読解 第22回 一般問題2

下眼窩裂を通るのはどれか．
a 視神経　　b 上顎神経　　c 前頭神経　　d 動眼神経
e 鼻毛様体神経

解説 三叉神経第2枝（上顎神経）である．下眼窩裂は脆い上顎骨に隣接しており，強度は低い．そのような場所には感覚神経しか通っていない．

模範解答 b

（野田実香）

単純X線

眼窩の基準線と基準面

外眥部外耳孔線（orbito-meatal line；OML）：外眥部と外耳孔の上縁を結ぶ線で，眼窩部のX線単純撮影を行う際の基準線である（図1の1）．

Reidの基準線（Reid's base line）：下眼窩縁と外耳孔の中央を通り，また鼻根点（nasion）を通る．両側のこの基準線で形成される面をFrankfurtの水平基準面という（図1の2）．

眼窩水平基準面（orbital horizontal plane；OHP）：視交叉溝軸と両側の外眥部を結ぶ面であり，この面はほぼ視神経と眼球の中央を通る（図1の3）．

1. 外眥部外耳孔線（orbito-meatal line；OML）
2. Reidの基準線（Reid's base line）
3. 眼窩水平基準面（orbital horizontal plane；OHP）

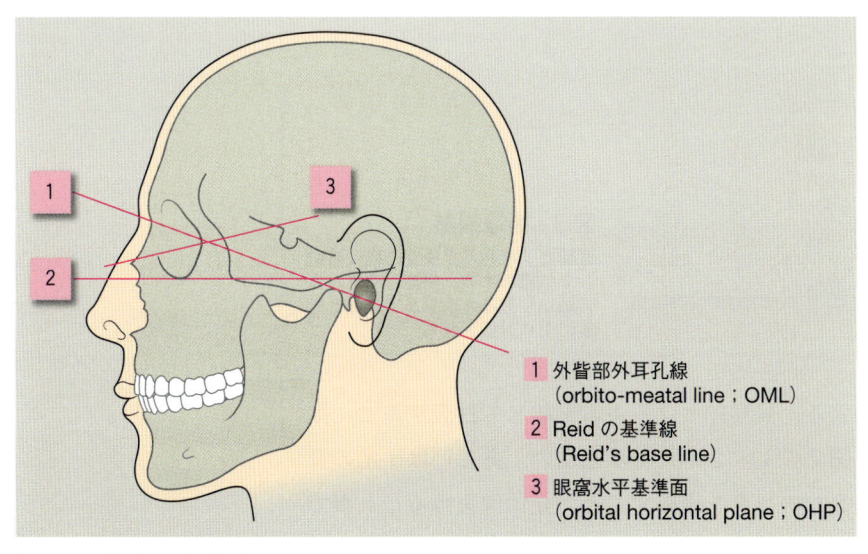

図1 基準線と基準面

撮影方法

X線撮影では，管球とフィルムの間に被写体を置く．通常は，検査の目標をフィルムに近づけるため，眼窩の検査では腹臥位で行う（図2の1）．しかし，この項では扱わないが，涙嚢造影や血管造影

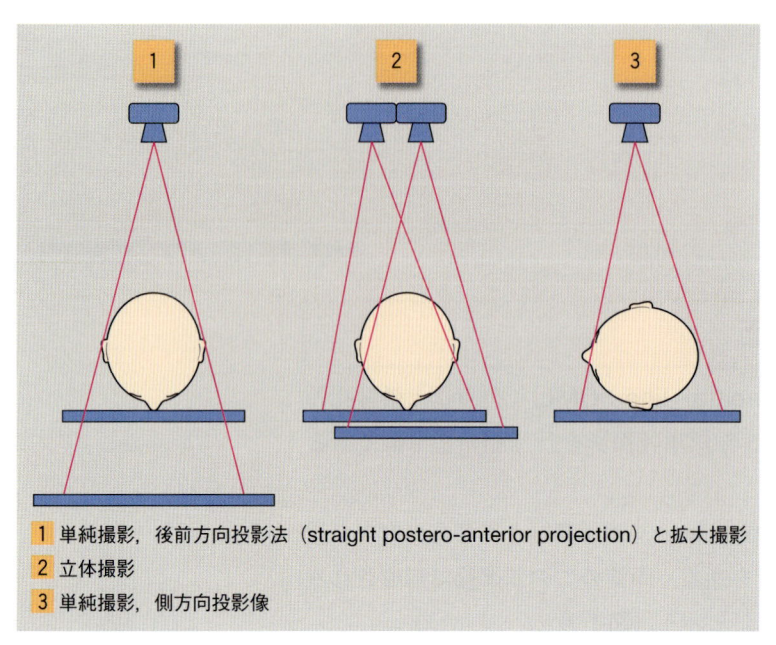

図2　撮影方向

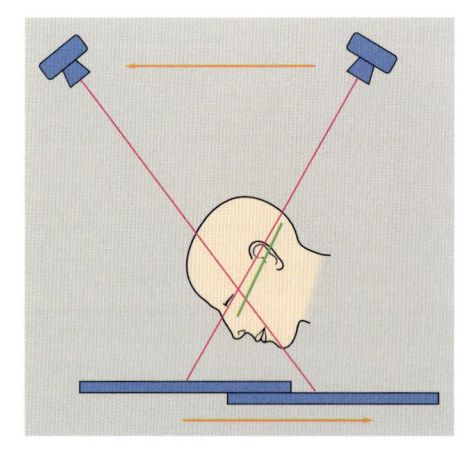

1. 単純撮影，後前方向投影法（straight postero-anterior projection）と拡大撮影
2. 立体撮影
3. 単純撮影，側方向投影像

図3　断層撮影
管球とフィルムを反対方向に移動しつつ撮影する．管球とフィルムの動かし方はさまざまで，撮影対象により選択される．

では仰臥位で撮影する．被写体とフィルムを離して検査すると，拡大像が得られる（**図2**の1）．2本の管球を用い，あるいは1本の管球を横にずらせて2枚の写真を撮影すると，立体像を得ることができる（**図2**の2）．Frankfurtの水平基準面がフィルム面に垂直になるように頭位を設定し，中心X線がトルコ鞍を通るように撮像すると正しい側方向像を得ることができる（**図2**の3）．管球とフィルムを反対方向に移動しつつ撮影すると，断層像が得られる（**図3**）．

撮影方向

後前方向投影法（straight postero-anterior projection）：外眥部

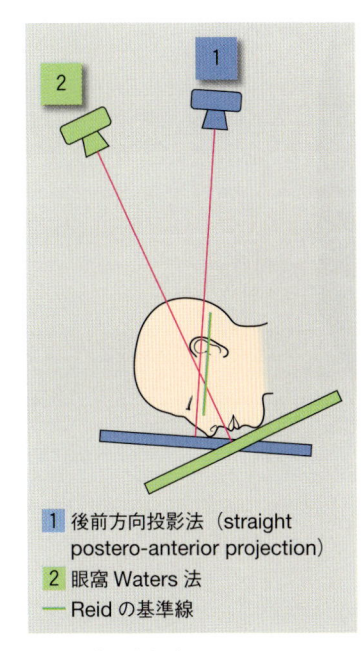

図4 撮影角度
1 後前方向投影法（straight postero-anterior projection）
2 眼窩 Waters 法
— Reid の基準線

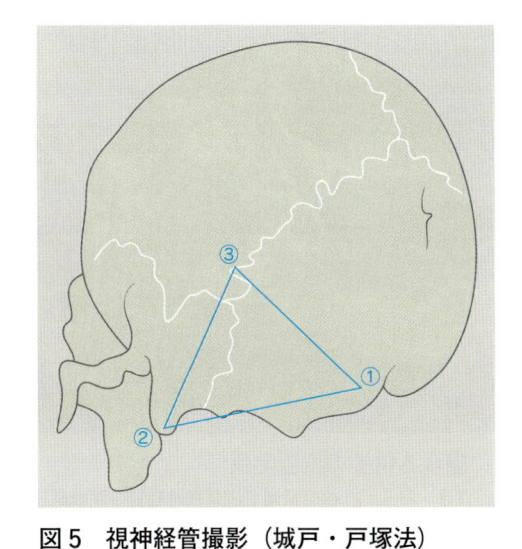

図5 視神経管撮影（城戸・戸塚法）
後頭結節①と乳様突起②の先端を結ぶ線を底辺とし，頂点角を 75°とする二等辺三角形の頂点を中心 X 線の刺入点とする．反対側，すなわち検査をする側の外眥部から鼻下側を中心 X 線の刺出点とするように頭位を定め撮影する．

外耳孔線がフィルムに垂直になるように頭位を定め，中心 X 線がフィルムに垂直に，しかも鼻根点を通るように設定し撮影する（**図4の1**）．

眼窩 Waters 法：外眥部外耳孔線がフィルム面から 20〜30°後方に傾くように頭位を定め，中心 X 線がフィルム面に垂直にしかも外眥部を通るように設定し，撮影する（**図4の2**）．

視神経管撮影法：いくつかの方法があるが，城戸・戸塚法が優れている．後頭結節①と乳様突起②の先端を結ぶ線を底辺とし，頂点角を 75°とする二等辺三角形の頂点を中心 X 線の刺入点とする．反対側，すなわち検査をする側の外眥部からやや鼻下側を中心 X 腺の刺出点とするように頭位を定め撮影する（**図5**）．

鉛印付頭蓋骨標本

図6,7,8 は，頭蓋骨標本の格部に，鉛の球あるいは線で印をつけて撮影したものである．フィルム上に現れる陰影が，どの部位に相当するかを確認することができる．

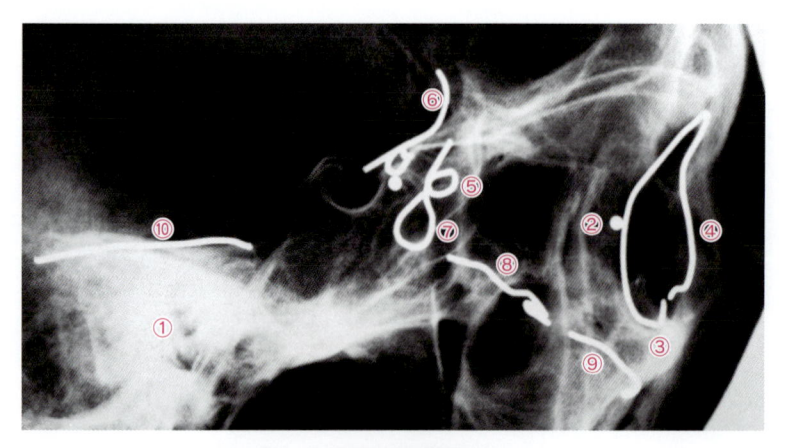

図6 側方向投影像に現れる構築の位置関係

（①〜③：鉛の球による印つけ）
① 外耳孔
② 外眥部
③ 下眼窩縁

（④〜⑩：鉛の線による印つけ）
④ 眼窩入口
⑤ 視交叉溝および視神経管の頭蓋側開口部
⑥ 蝶形骨稜
⑦ 上眼窩裂
⑧ 下眼窩裂
⑨ 眼窩下溝および孔
⑩ 錐体上縁

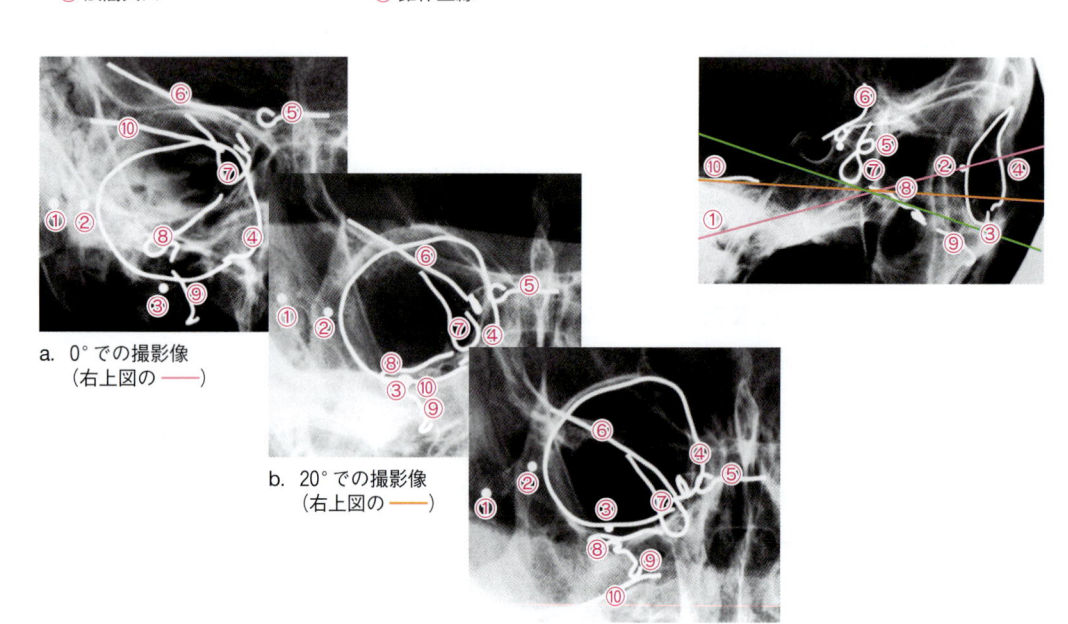

a. 0°での撮影像（右上図の ──）

b. 20°での撮影像（右上図の ──）

c. 35°での撮影像（右上図の ──）

図7 外眥部外耳孔線に対する中心X線の角度による撮像の違い
図中の番号は図6と同じ．

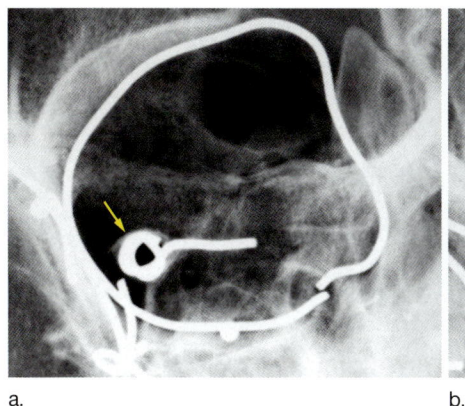

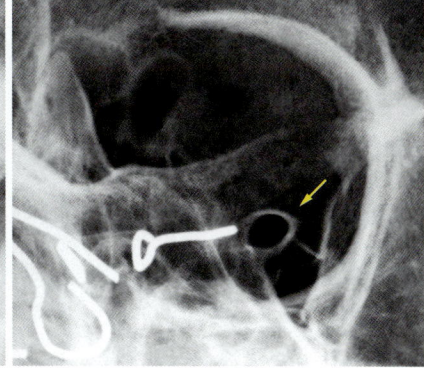

図 8　視神経管撮影
右眼の視神経管頭蓋側の出口に輪上に鉛線を置き，さらに視交叉溝に左眼の視神経管出口まで置いてある．a は右眼の視神経管を軸方向に観察（矢印），b は左眼の視神経管を軸方向に観察している（矢印）．このように，適切に撮影条件を設定すれば，右眼の視神経管は右眼窩の第 3 象限に，左眼の視神経管は左眼窩の第 4 象限によく観察される．

症例

右視神経膠腫：視神経管の拡大を認める（図 9）．

右眼窩腺様嚢胞癌：単純撮影と断層撮影で，骨陰影の変化と軟部組織陰影の増強を認める（図 10）．

眼窩内異物（1）：単純撮影で異物を確認することができるが，あまり小さいものや，X 線透過性の高いものを観察することは難しい．二方向撮影により異物の位置を知ることができる（図 11）．この場合，立体撮影も有用である．

眼窩内異物（2）：術中に異物の位置を同定することは，時に困難である．術中に X 線に移る印を術野に入れて二方向単純撮影を行うことにより，異物の位置を確認することができる．（図 12, 13）

眼窩壁骨折：右眼窩下壁の骨折を示す．骨折は骨壁の乱れと軟部組影の異常として観察される（図 14）．

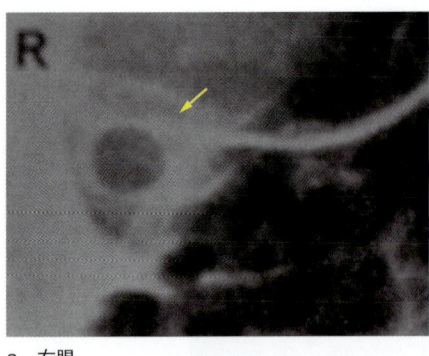

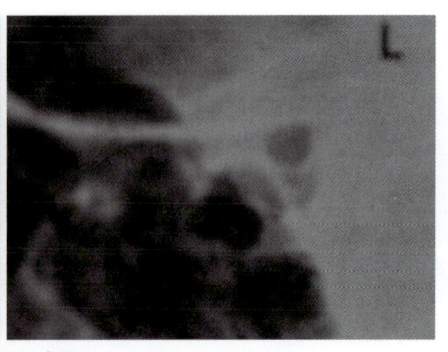

a. 右眼　　　　　　　　　　　　　　　b. 左眼
図9　右視神経膠腫の視神経管撮影像
右眼の視神経管（a）が，左眼（正常，b）に比べて拡大している．視神経管に腫瘍が増大している所見である．
（写真提供：こうの眼科　能勢晴美先生．）

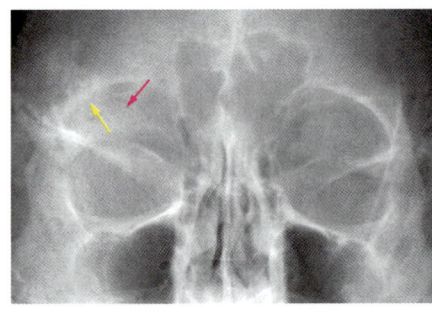

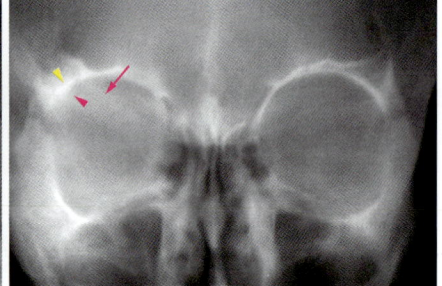

a.　　　　　　　　　　　　　　　　b.
図10　右眼窩腺様嚢胞癌
aの単純撮影では，第2象限の右眼窩の骨壁に乱れがあり，涙腺窩の部分が拡大しているようにみえる（黄矢印）．また，その部位の軟部組織陰影がやや増強している（赤矢印）．bの断層撮影では，右涙腺窩の骨に凹凸を認め（赤矢頭），骨陰影が増強している（黄矢頭）．軟部組織の陰影増強も認める（赤矢印）．

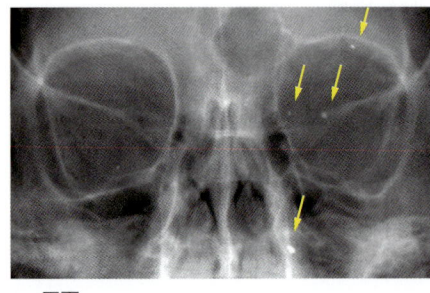

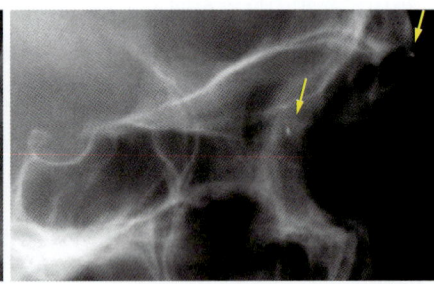

a.　正面　　　　　　　　　　　　　　b.　側方
図11　眼窩内異物（1）
単純撮影でいくつかの異物を観察することができる．

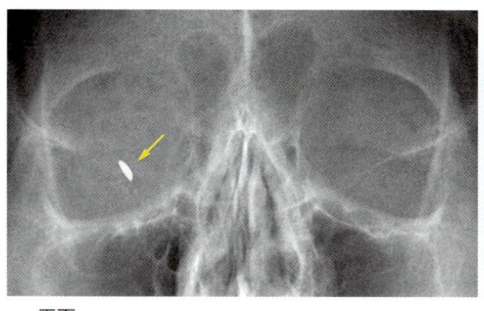

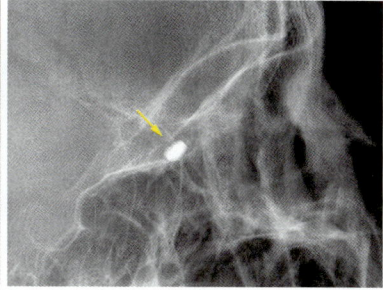

a. 正面　　　　　　　　　　　　　　　b. 側方

図12　眼窩内異物（2）術前所見
眼窩Waters法では右眼窩のほぼ中央に，側方向像では右眼窩の上壁に沿い，後方約2/3の位置に異物を認める（矢印）．
（写真提供：徳島大学病院眼科　四宮加容先生．）

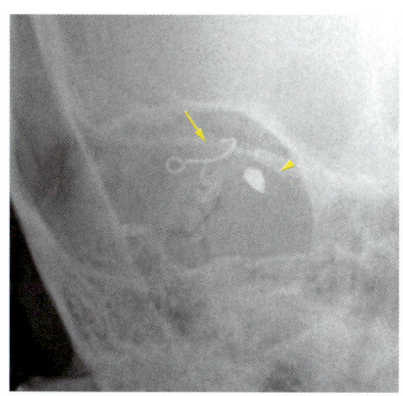

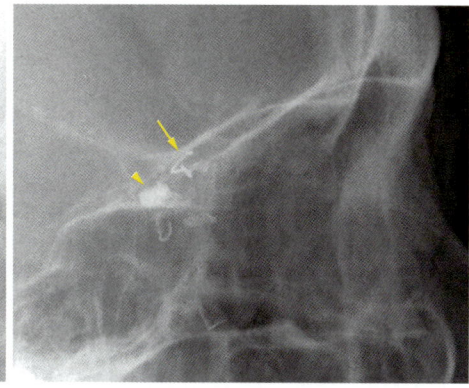

a. 前額断　　　　　　　　　　　　　　b. 矢状断

図13　眼窩内異物（2）術中所見
術野に印（この場合つりばり鈎，矢印）を入れ二方向撮影を行う．異物（矢頭）と印の位置関係を知り，手術に役立てることができる．
（写真提供：徳島大学病院眼科　四宮加容先生．）

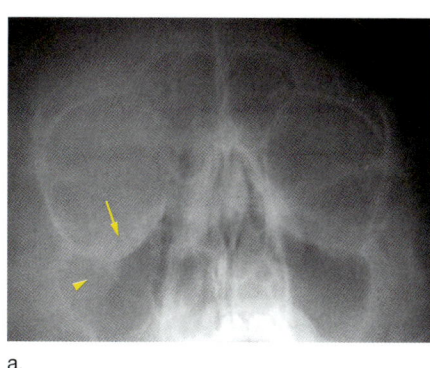

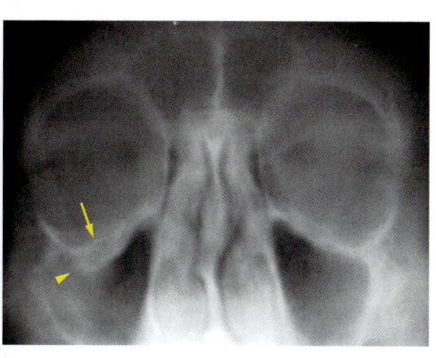

a.　　　　　　　　　　　　　　　　　b.

図14　右眼窩下壁骨折
aの単純撮影でbの下壁の乱れ（矢印）と，軟部組織陰影の異常（矢頭）を認める．bの断層撮影では，この変化をより鮮明にみることができる．

（中村泰久）

CT

CTとは？

　X線CT（computed tomography；CT，コンピュータ断層撮影法）は1972年に発表され，発明に貢献したHounsfieldとCormackは後にノーベル医学・生理学賞を受賞している．わが国には1975年に導入されており，基本的にはX線撮影と同じであるが，体の周囲をX線の線源と検出器が回転して体の多方向からの情報をコンピュータで処理し，断層像を構成する．体を通過したX線の組織による線吸収率の違いを画像化している．CTで得られる基本的な画像は，体の断面を表すモノクロ画像である．画像上の白い部分（CT値が高い部分）がX線の吸収度の高い部分であり，"高吸収域"や"高濃度域"，黒い部分（CT値が低い部分）がX線吸収の低い部分に対応し，"低吸収域"や"低濃度"と表現する．

　吸収率の単位としては，"空気"を−1000HU，"水"を0HUと定義したHU（Hounsfield unit）という単位が利用され，透過率の表現を"CT値（CT number）"と呼ぶ．体内や体外の金属（義歯など）は非常に高いCT値（数千HU）で，骨も金属元素（カルシウム）を多く含んでいることから，数百HU程度の高吸収値となり白く映る．筋肉，脳，肝臓など体内のほとんどの臓器は，20HUから70HU程度の比較的狭い吸収値領域に分布しているため，造影剤を使用するとこれら臓器の違いがわかりやすい．特徴的なのは脂肪であり，体内の主要な構成成分のなかで唯一マイナスのCT値（−20HU前後）を示すため，CTで容易に検出可能である．

利点と欠点

　直接みることのできない眼窩内病変，もしくは頭蓋内病変に対して画像をオーダーすることがほとんどだと思われるが，X線CTをただ漫然とオーダーしても大切な情報を見逃すことが多くある．オーダーの仕方や注意点，所見の読み方の基礎となることを述べる．

利点：検査が短時間であり，空間分解能が高く，骨や脂肪，石灰化

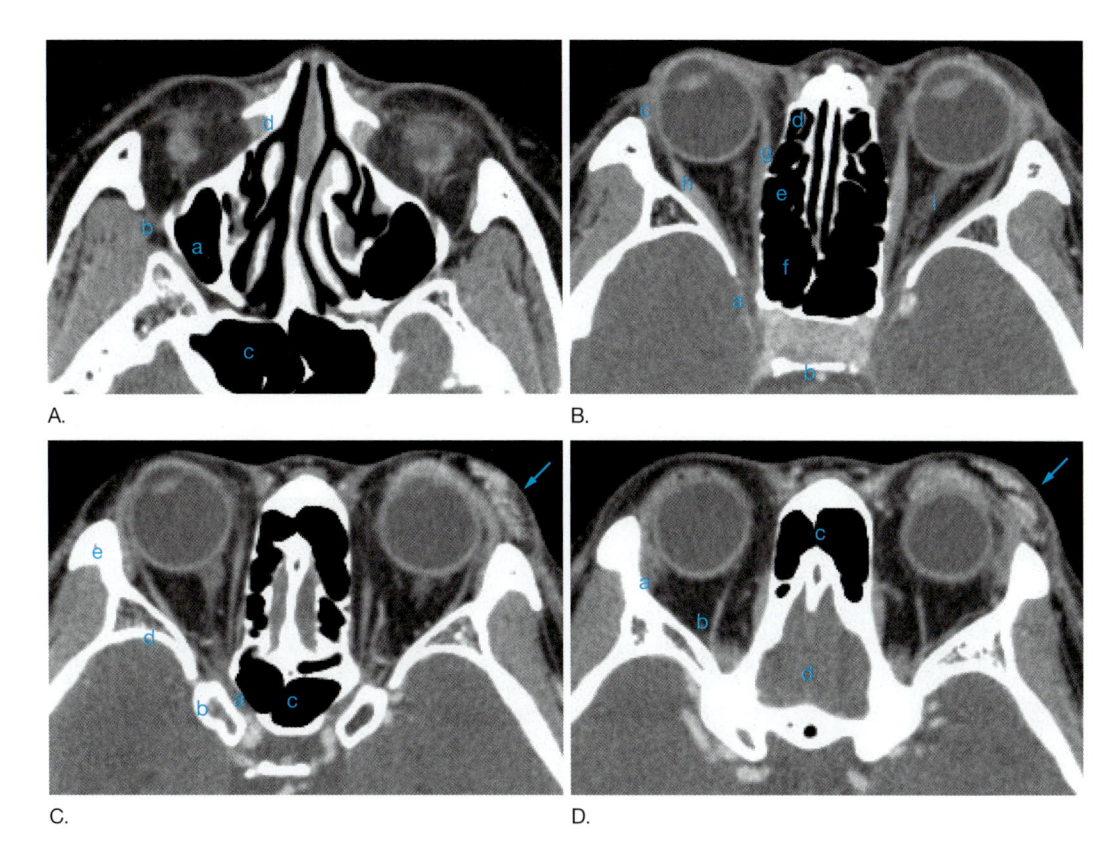

図1　造影 CT 軸位断（34歳，女性）
上眼窩裂と視神経管の違いにも注意されたい．C，D の矢印は，左眼瞼部の動静脈奇形である．
A．a：上顎洞，b：下眼窩裂，c：蝶形骨洞，d：涙嚢窩．
B．a：上眼窩裂，b：鞍隔膜，c：涙腺，d：前篩骨蜂巣，e：中篩骨蜂巣，f：後篩骨蜂巣，g：内直筋，h：外直筋，i：視神経．
C．a：視神経管，b：前床突起，c：蝶形骨洞，d：蝶形骨，e：頬骨．
D．a：涙腺，b：上眼静脈，c：前頭洞，d：前頭葉．

病変の評価に優れていることや，アーチファクト（画像の乱れ）が少なく，広範囲の撮影が可能[*1]で，騒音や閉塞感が少ないことである．よって，骨と腫瘍などの位置関係や骨折，骨変化（圧排，びらん，破壊）がわかりやすい．磁気を使用しないので金属（心臓ペースメーカーなど）使用者にも施行可能であるが，CT 撮影中のペースメーカー誤作動の可能性もあり，業者の立ち会いが必要な場合がある．

欠点：放射線被曝があり，被曝線量は部位や撮影機種，撮影条件にもよるが，約 5〜30 mSv（ミリシーベルト）である．ちなみに，胸部 X 線撮影の被曝線量は 0.06 mSv であり，かなり差がある．小児は成人と比較して放射線の影響は数倍である．撮影するメリットとデメリットを検討して施行するべきであるが，CT 撮影時の被曝による発癌率や危険度については，現時点では統一見解はでていない．

[*1] 以下の3種の断層撮影法がある．

軸位断	水平断
冠状断：前頭断：前額断	
矢状断	

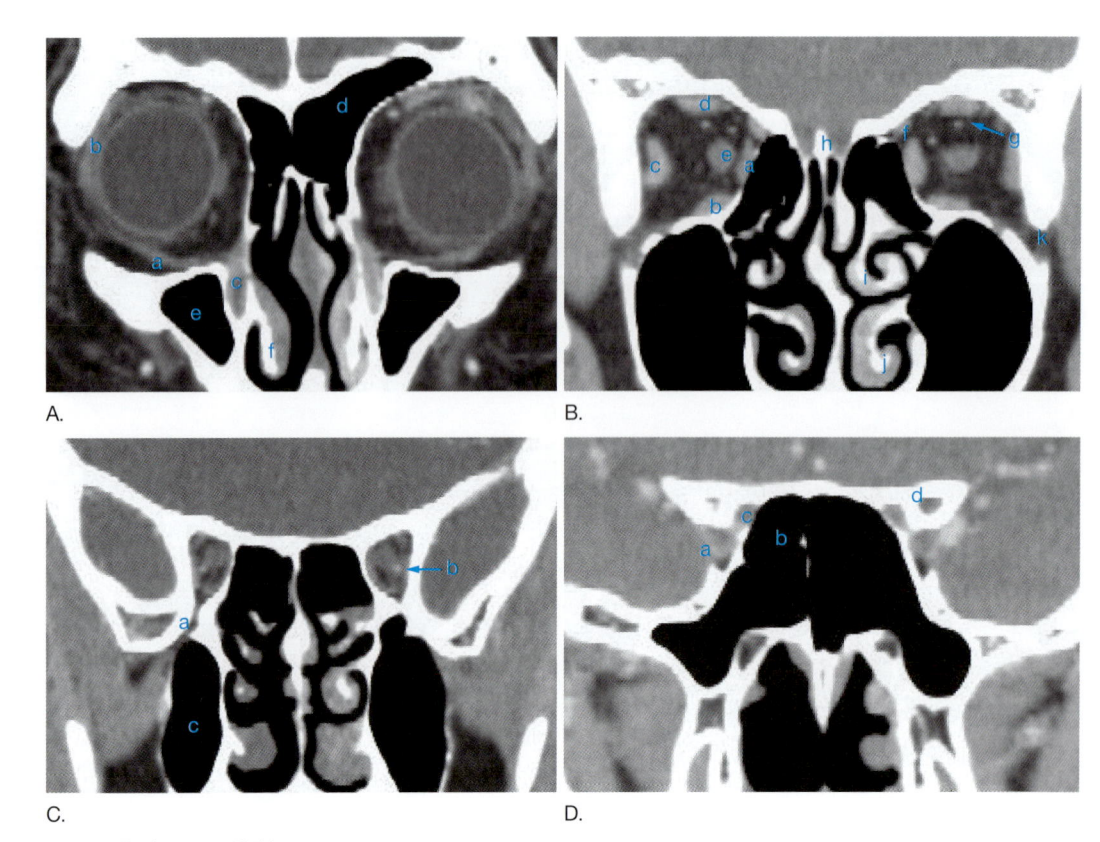

図 2　造影 CT 冠状断（34 歳，女性）
A. a：下斜筋，b：涙腺，c：鼻涙管，d：前頭洞，e：上顎洞，f：下鼻甲介.
B. a：内直筋，b：下直筋，c：外直筋，d：上直筋，e：視神経，f：上斜筋，g：上眼静脈，h：鶏冠，i：中鼻甲介，j：下鼻甲介，k：下眼窩裂.
C. a：翼口蓋窩，b：眼動脈，c：上顎洞.
D. a：上眼窩裂，b：蝶形骨洞，c：視神経管，d：前床突起.

MRI（magnetic resonance imaging）と比較し，軟部組織の組織学的変化があまり反映されない．また，造影剤副作用の頻度が CT 用のヨード造影剤において約 3％ と高く，造影剤使用に際しては腎機能チェックのために，血清クレアチニンは必ず測定するべきであり，甲状腺異常やペースメーカーの有無，喘息，アレルギーの項目も問診しておく．また，乳酸アシドーシスを引き起こす可能性があるビグアナイド系糖尿病薬[*2]内服者は，造影 2 日前と造影 2 日後（検査日を含めて 5 日間）は内服を中止するべきである．

撮影条件

マルチスライス CT であれば，連続した 1 mm 以下のデータが得ることができる．眼窩部撮影に関しては，頭部条件は，眼窩内脂肪が低吸収域となりよくない．脂肪や筋肉，副鼻腔の空気，骨などの眼

[*2] ビグアナイド系糖尿病薬
メタクト®
メトグルコ®
グリコラン®
メデット®
メルビン®
ネルビス®
ジベトス®
ジベトンS®
メトリオン®
塩酸ブホルミン®「ミタ」など

窩周囲の環境を考慮すると，眼窩部撮影は腹部条件で撮影するとわかりやすい．撮影断面は infraorbial-meatal line（眼窩下縁と外耳道を結ぶ line），もしくは眼窩中央部-前床突起の line で行うとよい．基本は軸位断であるが，冠状断（視神経に垂直），矢状断（視神経に平行）画像もあわせて総合的に診断する．眼窩内病変であれば，撮影範囲は少なくとも前頭洞から上顎洞上部もしくは下部までを撮影することにより，耳鼻咽喉科領域疾患の眼窩内進展の鑑別もつきやすい．

正常眼窩 CT の部位説明

本巻"眼窩の解剖"や図1と図2を比較しながら，みていただきたい．

カコモン読解　第19回 臨床実地問題43

50歳の女性．左眼の視力低下を訴えて来院した．視力は右 0.06（0.2×＋16.00 D），左指数弁（0.05×＋18.00 D）．左眼座位での眼底写真と頭部CTとを図A, Bに示す．小児期から弱視である．適切な処置はどれか．
a 経過観察　　b 副腎皮質ステロイド薬内服　　c 網膜光凝固
d 強膜内陥術　　e 強膜開窓術

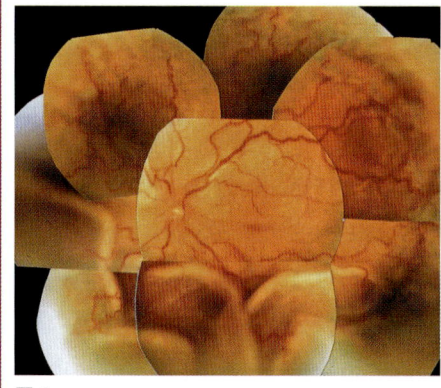

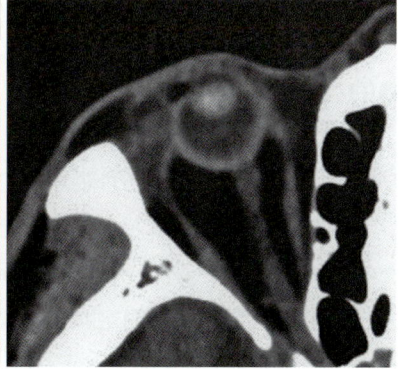

図A　　　　　　　　　図B

解説　左眼の眼底写真と右眼窩部の単純CT（軸位断）が載っている．通常，CT画像はフィルムの左側に右眼窩を写すことが多いが，少なくとも提示画像にどちらの眼窩であるのか，右・左の記号をつけてほしい．成人女性であり，両眼とも強度遠視である．眼底写真では，坐位により下方優位に滲出性網膜剥離が存在し，脈絡膜剥離もある．CTでは明らかに小眼球（眼軸が20mm以下で，＋8D以上の遠視）とわかり，強膜の肥厚も認める．以上より，uveal effusion syndrome と考えられ，強膜開窓術を選択する．

【模範解答】　e

カコモン読解　第21回　臨床実地問題25

38歳の男性．左眼の視力低下を自覚して来院した．左眼眼底写真と眼窩CTとを図A，Bに示す．必要な検査はどれか．2つ選べ．

a 眼軸長測定　　b フリッカERG　　c 蛍光眼底造影　　d MRIによる全身検索
e 脳脊髄液検査

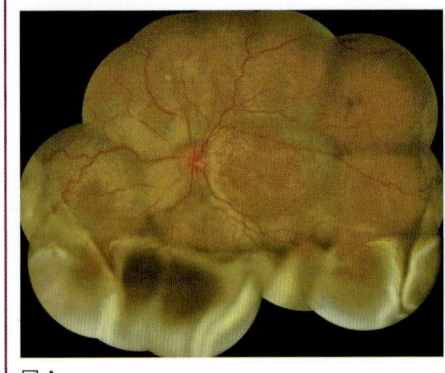

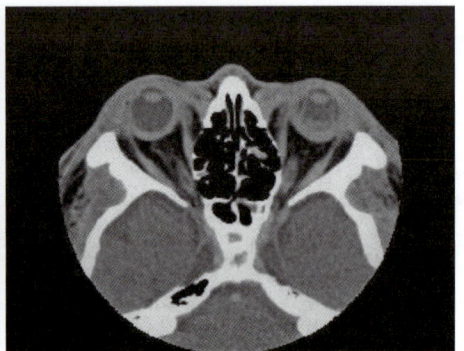

図A　　図B

【解説】　左眼の眼底写真と眼窩部造影CTが載っている．眼底写真では，坐位で撮影したと思われるが，下方優位に滲出性網膜剝離が存在している．また，CTでは，両眼に強膜肥厚が認められ，外眼筋付着部や水晶体がほぼ中央部で撮影されているが，視神経を横断する断面ではない．しかし眼球眼軸は若干短くみえる．CT画像に，計測のための目盛がないことから，普段から眼窩部CTを見慣れておく必要があると考えられる．両眼のぶどう膜炎などの記載もないことから，原田病などを疑うよりは uveal effusion syndrome と思われる．そのための検査として，眼軸長の測定および蛍光眼底造影にて leopard spot pattern の確認をしたい．Uveal effusion syndrome は髄液圧の上昇と髄液蛋白の増加を約50％の症例に認め，原田病では，リンパ球を主体とした髄液細胞増多が認められるため，脳脊髄液検査も可能性はあるが，侵襲の大きさを考慮し，まず，眼科的に施行すべき検査を選択した．

【模範解答】　a，c

（尾山徳秀）

MRI

MRI検査の概念

MRI (magnetic resonance imaging) は，核磁気共鳴現象 (nuclear magnetic resonance；NMR) という静磁場と電磁波による物理現象を応用して，人体に生じる水素原子核の密度や運動の変化をコンピュータ処理して断層像にする方法である．MRIの利点と短所を表1にまとめる．

現在，MRI検査は眼窩の診療においては不可欠のツールとなっている．眼球内に関しては実にさまざまな観察器機が存在し，きわめて詳細な観察ができる半面，眼窩内，特に眼球後方の組織を観察できる検査法は非常に限られているからである．われわれは眼球突出，眼球偏位，眼球運動障害，眼窩痛などのさまざまな臨床所見から眼窩内病変を疑うが，この直接観察できない領域の評価において最も有用な検査がMRIといっても過言ではない．病変自体の性状はもちろんのこと，周囲組織との位置関係や病変の広がりなど詳細な情報が得られる．ただし，撮影法にはさまざまな方法が存在するので，漠然とした検査オーダーでは目的に合致した適切な画像を得られないことがある．放射線科に依頼する際には，患者の臨床情報だけでなく，鑑別疾患や予測される病変の位置や範囲なども含め，できるだけ多く情報提供し，後述する脂肪抑制法や造影剤使用の希望についても明確に伝えておく必要がある．

適応と禁忌

適応：腫瘍，炎症，感染，脱髄疾患，出血，梗塞，先天異常，異物などの原因を問わず，視神経から大脳に至るまでの視路において病変の存在が疑われる症例．眼球内でも腫瘍の存在が疑われたり，眼内が観察できない場合は適応となる[*2]．

禁忌：1. 眼窩内に金属性異物の存在が疑われる場合．2. 心臓ペースメーカ，金属性心臓弁，脳動脈瘤クリップ，人工内耳，神経刺激装置，全身状態不良，閉所恐怖症，病的肥満を有する患者[*3]．3. 装

表1 MRIの利点と短所[*1]

利点
秀逸な軟部組織コントラストが得られる
目的に応じて撮像条件をさまざまに変更できる
任意方向の断面が得られる
骨によるアーチファクトがない
非侵襲的でX線被曝がない　など

短所
石灰化（骨病変）の検出率に劣る
検査時間が長い
超音波のようにリアルタイムの画像を得ることはできない　など

[*1] CTと比較して，放射線の被曝がない点，解像度が高く軟部組織の評価に優れる点など決定的な利点があるが，骨自体の評価ができない点や金属異物が疑われる場合は検査ができない，さらには一度に広い範囲をスキャンするのが困難など，CTに劣る点ももちろんある．臨床において両者は相補的であるため，それぞれの特徴をよく理解し，症例に応じてうまく使い分けることが重要である．

[*2,3] は p.206 参照．

表2 撮影方法による画像の信号強度

	T1強調画像	T2強調画像
水	低信号（黒く）	高信号（白く）
脂肪	高信号	等〜高信号
骨，空気	無信号（真っ黒）	
骨格筋	低〜等信号（中等度の強度）	低信号
軟部組織，液体	組成により信号が多彩に変化	

身具（ネックレス，イヤリング，ヘアピンなど）にも注意を払い，磁性体は検査室にもち込まない．室内には強力な磁場が生じるので，重大な事故が起きる可能性がある．

MRI画像の特性

撮影方法により画像の信号強度が異なる．まず，T1強調画像（以下，T1），T2強調画像（以下，T2）における信号強度を理解することが重要である（表2）．

一般にT2で高信号を呈する組織は柔らかく，水分[*4]，血管に富む傾向があり，比較的低信号を呈するものは細胞が密に存在して間質部分が少ないか，あるいはコラーゲンや線維化の混在している可能性が高い．血液は出血からの時間経過によるヘモグロビンの酸化に伴い信号が多彩に変化し，それぞれに特徴があるため，ほかの液体や実質組織と鑑別できる場合が多い．流速による信号の変化も著しく，動脈のように流れが速いものや静脈でもある程度の流れがあれば"flow void"といって血管内が無信号となる[*5]．

腫瘍や炎症では造影効果（信号強度が増す）を示すことが多く，診断に役立つ．通常，ガドリニウム化合物（Gd-DTPA）が使用されるが，腎で排泄されるため腎機能障害を有する患者には通常使用できない．造影を希望する場合にはあらかじめ腎機能を評価しておく．さらにMRA（magnetic resonance angiography；磁気共鳴血管画像）という，造影剤を用いずに施行できる血管撮影法もある．

眼窩MRIの正常所見[*6,7]

硝子体は非常に水分が多いのでT1で低信号，T2で高信号となる．前房も同様である．水晶体はT1でやや高信号となり，T2では低信号となる．眼窩脂肪組織はT1で高信号となり，T2では等〜高信号

[*2] 体動によるアーチファクトは画質を劣化させる．CTよりも検査時間が長いので，乳幼児や小児に対しては催眠薬や鎮静薬を必要に応じて使用する．

[*3] 心臓ペースメーカは磁場の影響で電子回路に誤作動を起こす可能性が高く，絶対禁忌である．脳動脈瘤クリップも磁場の牽引力により外れて再出血を起こす可能性がある．近年は非磁性クリップが広く使用されているので問題ないが，2000年以前に施行された手術では磁性クリップが使用されている可能性があるので注意が必要である．

[*4] 水分の寡多が信号に最も大きな影響を与え，水分の多い組織はT2強調画像で高信号となり，水分の少ない組織は低信号となる．

[*5] MRIでは，一定の速度で流れている血流からはMR信号が発生しないという現象があり，これをflow voidと呼ぶ．

[*6] T1強調画像は解剖学的画像呈示に大変役立つ．脂肪組織は最も白く（高信号），水を含んだ組織が黒く写る（低信号）．

[*7] T2強調画像は，炎症性または腫瘍などによる組織の変化に対し非常に敏感である．水分を含む組織が高信号となる．また，細胞密度の高い充実性腫瘍や線維成分が豊富な組織ほど低信号となる．

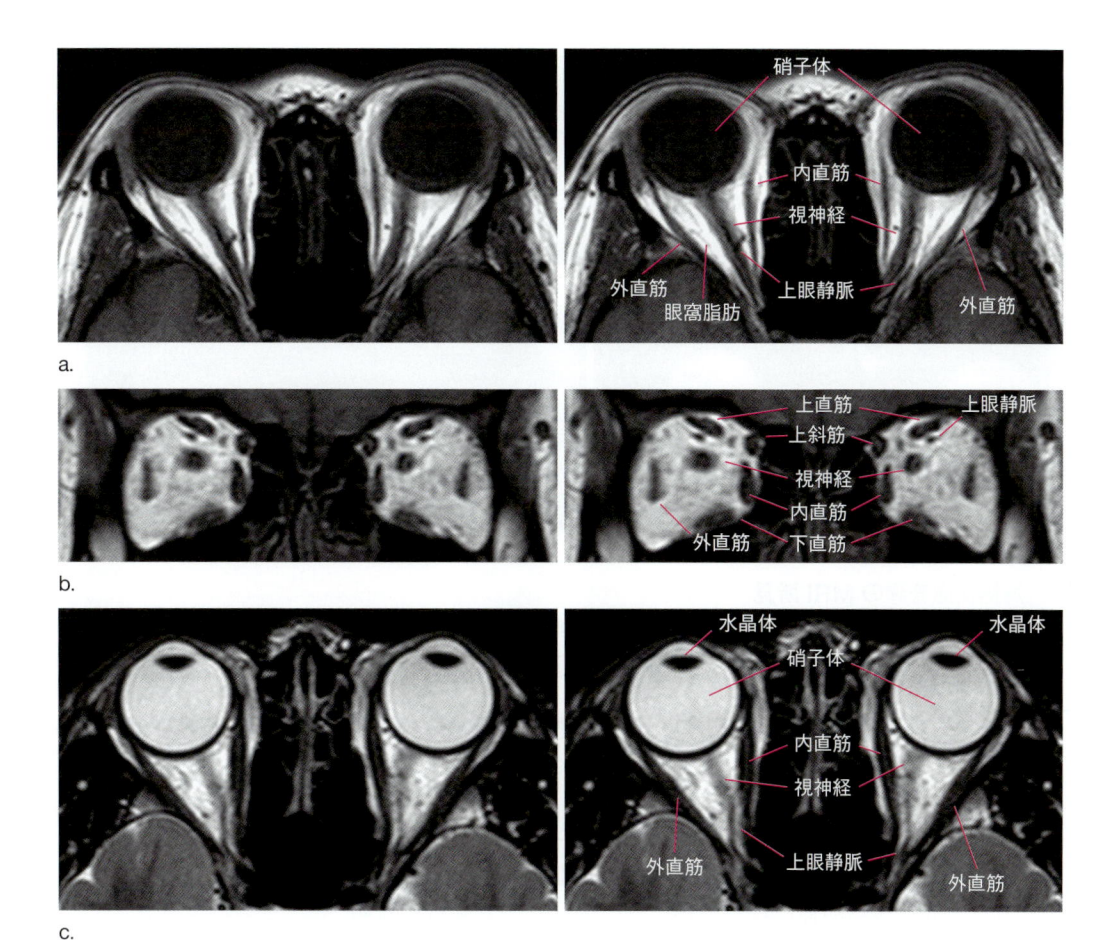

図1 正常眼のMRI所見

a. T1強調画像（水平断）．
b. T1強調画像（冠状断）．硝子体は低信号，眼窩脂肪組織は高信号，視神経，外眼筋は脂肪組織内で相対的な低信号を示す．上眼静脈は低信号となる．
c. T2強調画像（水平断）．硝子体は非常に水分が多いのでT2で高信号となる．前房も同様である．水晶体は低信号となる．脂肪組織は等～高信号である．視神経，外眼筋は脂肪組織内に，相対的な低信号を示す構造として認められる．上眼静脈など主要な血管は血流があるため，T1，T2のいずれにおいても無信号となる（flow void）[*2]．

となる．視神経，外眼筋は脂肪組織内に，相対的な低信号を示す構造として認められる．また，眼動脈や上眼静脈など主要な血管は血流があるため，T1，T2のいずれにおいても黒く抜けてみえる（無信号）．眼窩骨も両者で無信号となる（**図1**）．

眼窩MRIの異常所見

眼内腫瘍：眼内腫瘍はT1で低信号，T2で高信号と描出されることが多い．しかし，脈絡膜悪性黒色腫はメラニン色素を多く含むため逆のパターンを示し，T1で高信号，T2で低信号という特異的な所見を呈する．

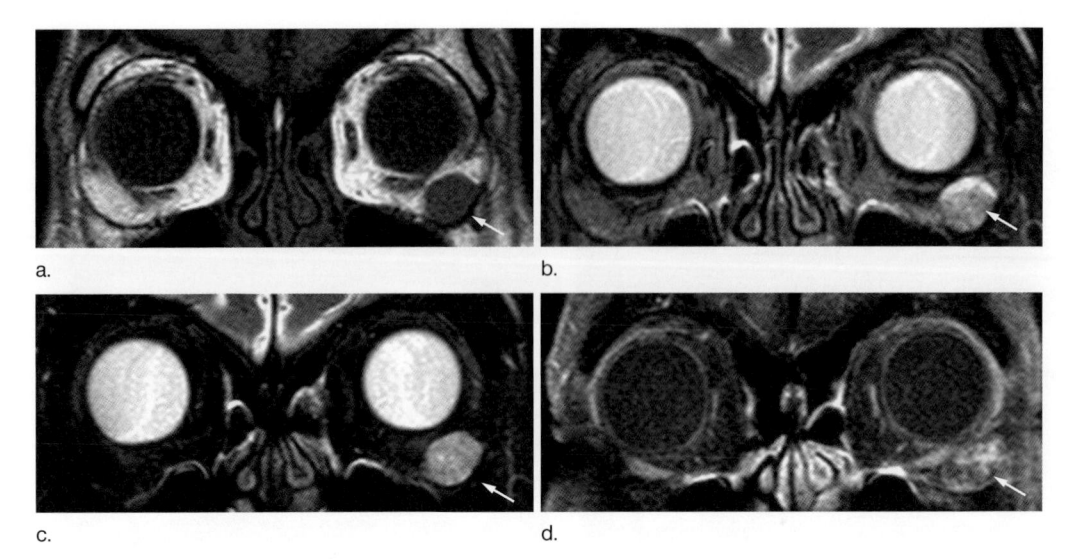

図2 海綿状血管腫のMRI所見

a. T1強調画像．左眼窩の外下方に比較的低信号の球形腫瘍が認められる．
b. T2強調画像．内部はやや不均一で，脂肪組織より高信号に描出される．
c. T2強調画像（脂肪抑制併用）．脂肪抑制画像で腫瘍は高信号のままであり，周囲組織とのコントラストが明瞭となる．
d. T1強調画像（造影後，脂肪抑制併用）．造影後，内部は不均一だが強くエンハンスされる．増強効果は造影後，時間を経て撮像したsequenceほど強い（遅延性濃染）．

眼窩腫瘍：一般にT1では眼窩脂肪よりも低信号に描出される．細胞成分の高い充実性腫瘍または線維成分が豊富な腫瘍は，T2で低～等信号（外眼筋に比較的近い信号強度）に，水分に富む腫瘍や囊胞は高信号に描出されるが，多彩な所見を呈するので信号強度だけでは腫瘍を断定できない．腫瘍性病変が見つかれば次に造影を行うのが望ましい．一般に血管新生の多い腫瘍では造影効果が認められ，鑑別診断に役立つ．造影剤静注後，経時的に撮影していくdynamic MRIも血管系腫瘍の診断に有用である．海綿状血管腫の場合，非常にゆっくりとした造影剤の拡散がみられ，ほかの腫瘍にはみられない"遅延性濃染"を示すことがある（**図2**）．造影時の注意点として，眼窩脂肪はT1で高信号であるため，もともと低信号であった組織や病変が造影効果を示すと，かえってコントラストが失われてみえにくくなる．そこで，STIR（short TI inversion recovery）法などの脂肪組織だけを選択的に低信号とする脂肪抑制法を併用すると，造影効果の有無，程度を容易に判断できるようになる[*8]．また眼窩腫瘍の場合は，水平断（軸位断）のみならず冠状断，矢状断など多方向から評価することで周囲組織との三次元的関係を明らかにすることが重要である．

視神経炎：視神経に炎症が生じるとT2で高信号となる．脂肪抑制

[*8] 脂肪はT1できわめて高信号に写り，T2でも比較的高信号となる．眼窩内には多量の脂肪組織が存在するので，炎症や腫瘍，出血など高信号に変化しうる病変の検出が困難となる．脂肪抑制法は，脂肪組織由来の高信号を抑えることにより，その他の高信号に変化した病変を明瞭にとらえることができる撮影法であり，特に眼窩の評価においては頻用されている．

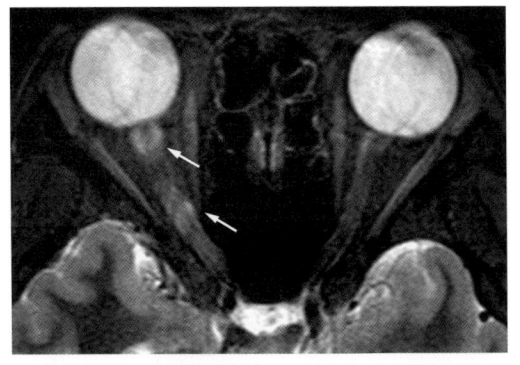

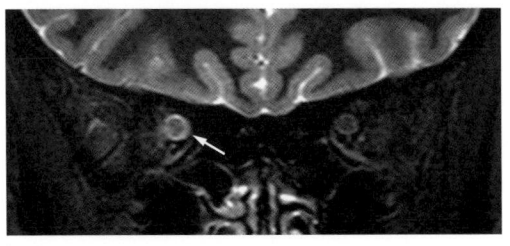

図3 視神経炎のMRI所見

a. T2強調画像（水平断，脂肪抑制併用）．右視神経が左よりも腫大している．また眼球直後と中腹から後方にかけての視神経周囲が高信号に描出されており（矢印），強い炎症が生じていると考えられる．脂肪抑制法を併用すると眼窩脂肪が低信号となるので，視神経周囲の高信号が明瞭にとらえられるようになる．
b. T2強調画像（冠状断，脂肪抑制併用）．視神経周囲のくも膜下腔が輪状の高信号域として描出されている．視神経は左よりも右で太く，輪状の信号強度も上昇している（矢印）．冠状断では左右の比較がしやすい．

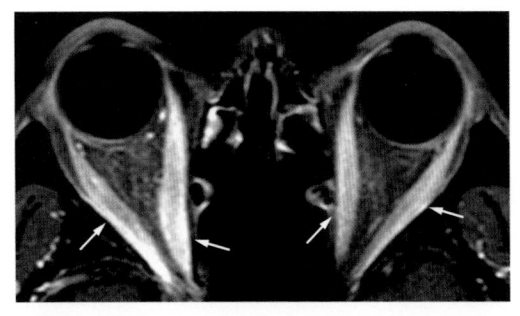

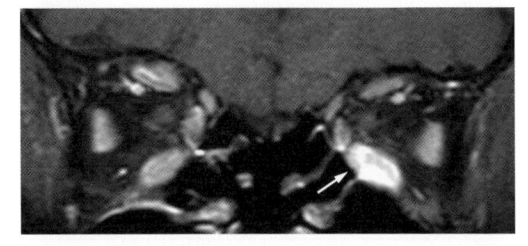

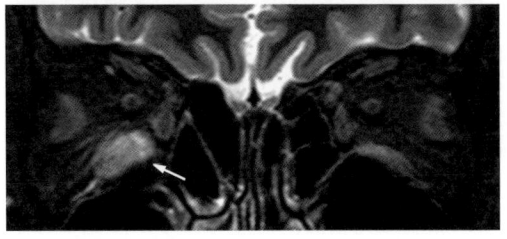

図4 甲状腺眼症のMRI所見[*9]
（写真ごとに症例は異なる）

a. T1強調画像（水平断，造影後，脂肪抑制併用）．内直筋，外直筋ともに腫大しており，強い造影効果がみられる．
b. T1強調画像（冠状断，造影後，脂肪抑制併用）．いずれの筋も腫大しているが，特に左下直筋の腫大が顕著で，造影効果も強い．
c. T2強調画像（冠状断，脂肪抑制併用）．T2で高信号である場合には炎症の活動性が高いと考えられ，積極的な治療を考慮すべき所見である．本症例では右下直筋の炎症の活動性が高いと考えられる．

法を併用すると，眼窩脂肪内を走行する視神経のコントラストが向上する．視神経を取り囲むくも膜下腔は脳脊髄液で満たされているため，T2冠状断では視神経周囲の輪状の高信号域としてとらえられる．視神経炎では，この信号強度が上昇するとともに，造影効果がみられることがある．また，正常視神経では脳血液関門が存在するため通常造影効果は示さないが，強い炎症により脳血液関門が破綻すると視神経自体も造影されるようになる（図3）．

甲状腺眼症：外眼筋腫大や脂肪織増生の所見が得られる．T2で外眼

[*9] いずれの画像でも脂肪抑制しているように，外眼筋の炎症の評価においては脂肪組織とのコントラストを上げるために脂肪抑制法を併用すべきである．

筋が高信号である場合には，まだ活動性が高いと考えられ，特に造影効果を示す場合には積極的な治療の対象となる．ただし，外眼筋は脂肪組織に囲まれているので，上記の活動性を評価する場合には，脂肪抑制法を併用したほうがわかりやすい（図4）．

多発性硬化症：T1で低信号，T2で高信号となる脳白質の脱髄斑がみられる．時間的空間的多発を特徴とする疾患であり視力障害を伴わない症例も存在するが，視路に脱髄斑が生じると視力低下を来たす．

カコモン読解 第20回 一般問題16

MRI T_2 強調画像で最も高信号を認めるのはどれか．
a 血管　　b 筋肉　　c 脂肪　　d 水晶体　　e 硝子体

解説　要するに最も白く写る組織はどれか？という問題である．T2では自由水（運動制限を受けない水）を多く含む組織が高信号に描出される．硝子体は99％の水と，1％のその他の成分（コラーゲン・ヒアルロン酸）から構成されており，最も高信号に写る．水晶体（水66％と蛋白質33％，その他1％）は，やや低信号に描出される．脂肪は比較的高信号であるが，硝子体よりは低信号となる．血管は血液を含むため高信号となるようなイメージがあるが，ある程度の血流があると無信号になる．これをflow voidという．眼窩内で検出できる血管といえば眼動脈と上眼静脈が代表的であるが，いずれも血管内は無信号となる．筋肉はT2で低信号である．

模範解答　e

（平岡孝浩）

結膜下脂肪脱

病態・症状

病態：筋円錐内の脂肪組織が Tenon 嚢の脆弱部から結膜下に脱出した状態であり，眼窩脂肪ヘルニアともいう．好発部位は耳上側である．原因は主に加齢であるが，外傷や Tenon 嚢下への注射でも起こることがある．

症状：視機能には影響しないため多くは無症状であるが，異物感や違和感を訴えることもある．他人から指摘されるか，自分で鏡を見て気になることから受診することが多い．

診断

結膜下に黄色い膨隆状の組織を認め，スリットランプで見れば脂肪組織が確認できる．時に正面視で目立たなくても内方視で現れることがある．鑑別診断として涙腺脱，リンパ腫，皮様嚢腫などが挙げられる．

手術

適応：整容面で本人が気になり，手術を希望すれば行う．希望がなければ経過観察でよい．

手術方法：エピネフリン入り局所麻酔薬を結膜下注射する．脂肪ヘルニア上で輪部に平行に結膜切開する．脂肪組織上には Tenon 嚢も覆っているので，それも切開する．すると脂肪組織が現れるので周囲の Tenon 嚢を奥に押し込むように剝離し，脂肪組織を露出していく．脱出した脂肪組織をモスキートペアンで挟み，切除する．切除断端をバイポーラで焼灼し止血したあと，モスキートペアンをはずす．ヘルニア門である Tenon 嚢を 8-0 バイクリル® などの吸収糸で縫合する．このとき，眼窩内脂肪は connective tissue septa で眼窩内に固定されているため，無理に強膜にかけなくてもよい．8-0 バイクリル® あるいは絹糸で結膜を縫合する．

カコモン読解 第 20 回 臨床実地問題 49

67 歳の男性．1 年前から両眼の瞼裂から突出する黄色調の腫瘤を人から指摘されるようになった．本人は悪性腫瘍を心配して来院した．自覚症状はない．両眼の前眼部写真を図に示す．患者に提案すべき治療方針はどれか．2 つ選べ．

a 経過観察　　b 腫瘤内容穿刺吸引術　　c 単純切除術　　d 放射線照射　　e Krönlein 手術

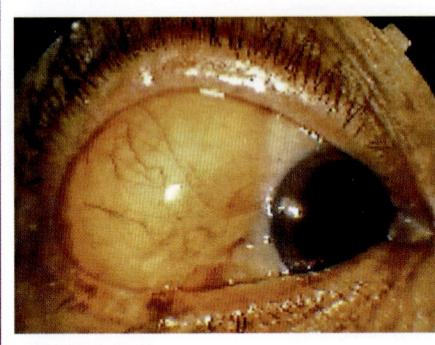

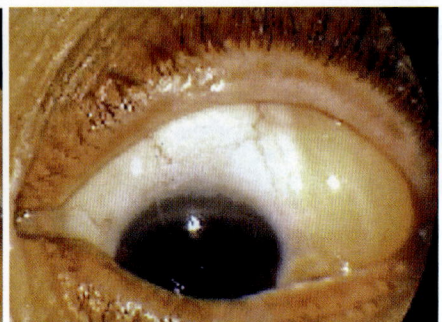

右眼（左方視時）　　　　左眼（下方視時）

解説　問題の図は両眼耳上側に黄色い膨隆状の組織を認め，典型的な結膜下脂肪脱である．整容面以外には症状がないため，患者の手術希望がなければ経過観察をし，希望すれば手術を行う．手術をする場合，脱出した脂肪組織を切除しヘルニア門を縫合して修復するが，単純切除でも治療効果が得られることが多い．選択肢 b の腫瘤内容穿刺吸引術では脂肪組織をきれいに吸引することは難しい．選択肢 d の放射線治療は悪性リンパ腫に，選択肢 e の Krönlein 手術は涙腺腫瘍に対して行う．

模範解答　a，c

（山田貴之）

眼窩蜂巣炎

診断

　眼窩蜂巣炎は眼窩蜂窩織炎とも呼ばれ，眼窩内に起こった急性の細菌感染症である．眼窩に炎症が生じる結果，眼瞼腫脹，結膜浮腫，眼球突出，眼球運動制限，視力低下を伴う．そして，眼窩蜂巣炎の状態は5段階に分類される（**表1**）．

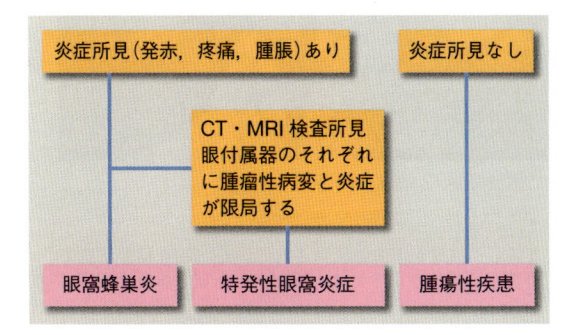

　眼窩蜂巣炎の診断は，特発性眼窩炎症や腫瘍性疾患から鑑別するために症状・徴候だけでなく画像所見（CT検査と脂肪抑制T2強調MRI検査）が加味される（**図1**）．

　眼窩蜂巣炎の症状・徴候は，炎症所見が（発赤，疼痛，腫脹）が顕著（**図2〜5**）で日ごとに悪化する．CT検査所見で，輪郭のはっ

表1　眼窩蜂巣炎の状態の分類

Group I（図2）	眼瞼の炎症性浮腫	眼瞼浮腫，視力低下や眼球運動制限はみられない
Group II（図3）	眼窩の炎症性浮腫	Group I＋眼球突出，結膜浮腫，網膜血管のうっ血 ±
Group III（図4, 5）	骨膜下膿瘍	Group II＋眼圧の上昇，眼球運動制限，視力低下 ±，乳頭浮腫 ±
Group IV（図6）	眼窩膿瘍	Group III＋眼筋麻痺
Group V	海綿静脈洞血栓症	Group IV＋健側にも発症，頭蓋内膿瘍 ±，髄膜炎 ±

図1　眼窩蜂巣炎の診断

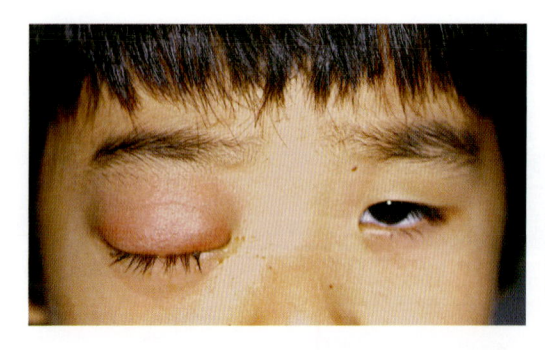

図2 眼窩蜂巣炎（Group I）
6歳，男児．右結膜充血の自覚症状から1週間後の受診時の写真．右上眼瞼が発赤腫脹を伴っている．血清生化学的所見では白血球数 6,900/μL（正常値 3,500〜8,500/μL），眼脂培養は陰性であった．アンピシリン®点滴にて治癒した．

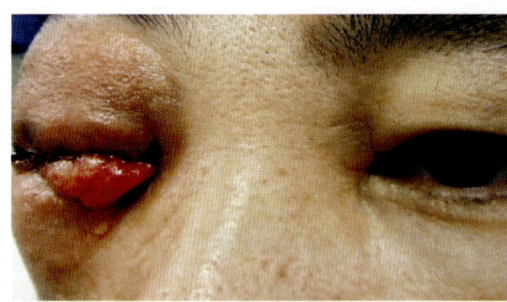

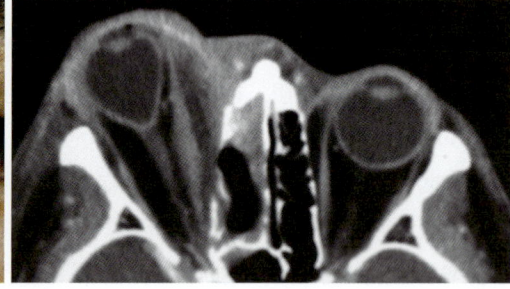

a. 所見　　　　　　　　　　　　　　　　　　b. CT所見

図3 眼窩蜂巣炎（Group II）
42歳，男性．初診時に篩骨洞の炎症が観察され，抗生物質が使用された．しかし，それに抵抗性で状態が悪化した12日目の状態．血清生化学検査所見で，CRP値は3（正常値<0.3）で，篩骨洞からの培養所見は陰性であった．眼窩内へ眼窩蜂巣炎が波及し，急性炎症が生じた結果，眼窩内圧が上昇による眼球突出と眼圧の上昇（60 mmHg）がみられた．CT検査所見で後極部が鋭角になっていることに注目．

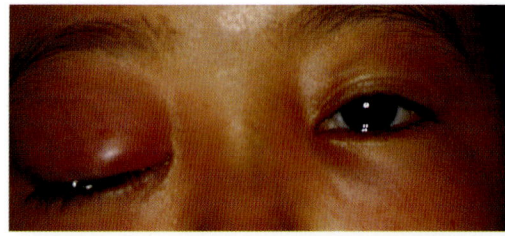

a. 所見　　　　　　　　　　　　　　　　　　b. 脂肪抑制T2強調MRI所見

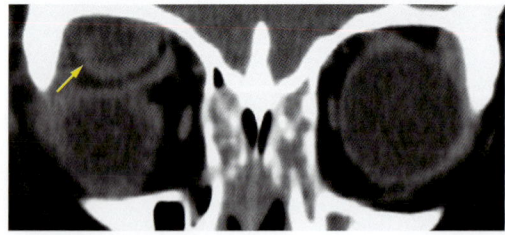

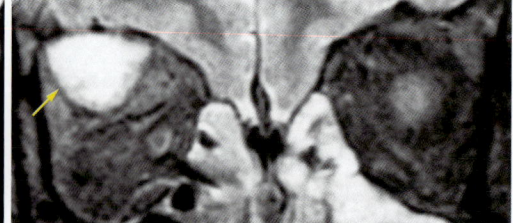

c. CT所見　　　　　　　　　　　　　　　　　d. 脂肪抑制T2強調MRI所見

図4 眼窩蜂巣炎（Group III）
12歳，女児．CT検査所見では眼窩内のびまん性の陰影病変を示し，眼球が下方に圧排されている．MRI検査所見では硝子体と等信号所見（矢印）を示し，膿を形成している．骨膜下に膿瘍があるため，膿がドーム状である．加療は切開排膿を施行し，培養は嫌気性菌を示した．
（久保田敏信：小児眼瞼眼窩手術の特殊性．山本哲也ら編．新 ES NOW 6 きれいな小児眼科手術．東京：メジカルビュー社；2011．p.14-17．）

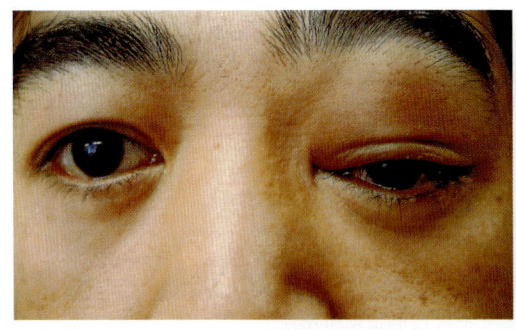

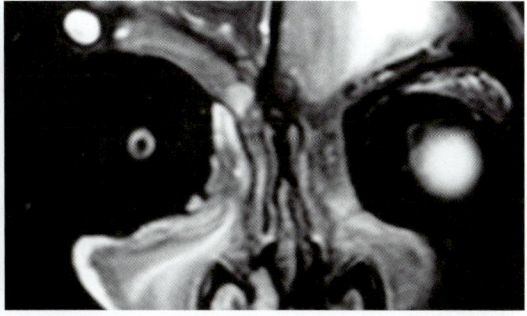

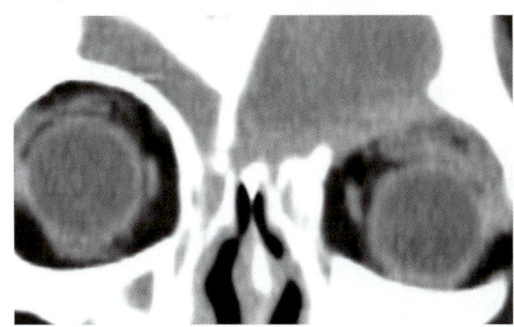

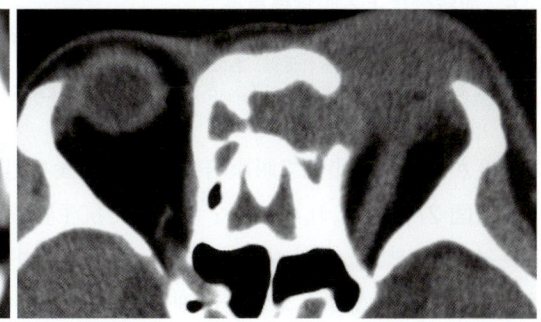

a. 所見	b. 脂肪抑制 T2 強調 MRI 所見
c. CT 所見	d. CT 所見

図5　急性副鼻腔炎による眼窩蜂巣炎
43歳，男性．2週間前より左上眼瞼の腫脹を主訴に受診．左上眼瞼に発赤・腫脹がみられる．CT検査所見では左前頭洞から眼窩内に陰影所見がみられる．さらに，脂肪抑制T2強調画像検査所見では，左前頭洞から眼窩に，硝子体に一致する均一な高信号がみられる．血清生化学検査所見で，CRP値は3.1（正常値<0.3）であった．急性副鼻腔炎による眼窩内の波及の診断にて，前頭洞の切開排膿を施行した．膿の培養は陰性であった．クリンダマイシン®の投与によって治癒した．

きりしない陰影所見が初期にみられ，時間の経過とともに炎症性肉芽腫病変を形成する．さらに，脂肪抑制T2強調画像検査所見で，硝子体に一致した高信号がみられたときは膿であり（図4～6），手術による排膿が考慮される．

　血清生化学検査所見は参考所見にとどまる．しかし，血行性の眼窩蜂巣炎が考慮される場合，血液培養は重要な検査項目である（図6）．

感染経路

　眼窩蜂巣炎の病巣の経路は急性副鼻腔炎からの波及，異物による感染が主体であるが，まれに血行性によって起こることがある．5歳未満の小児と成人では，感染経路や起炎菌が異なる．

小児の場合：副鼻腔の発達が十分でなく，急性上気道炎から副鼻腔に波及し眼窩蜂巣炎に至るため[1,2]，眼窩蜂巣炎は冬期に発生することが多い[1]．また，起炎菌は *H. influenza*（インフルエンザ杆菌），*S. pneumoniae*（肺炎球菌），*M. catarrhalis*（モラキセラカタラーリス）

文献は p.320 参照．

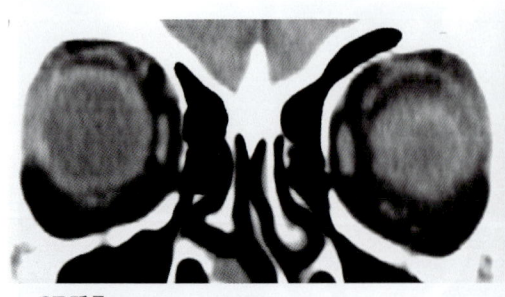

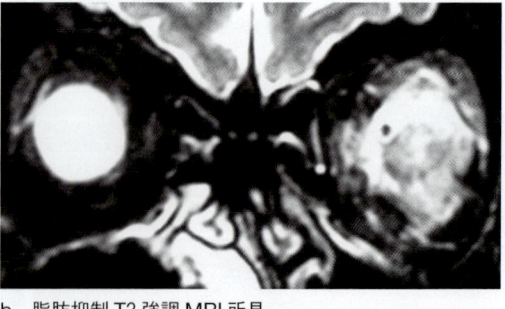

a. CT所見　　　　　　　　　　　　　　b. 脂肪抑制T2強調MRI所見

図6　血行性による眼窩蜂巣炎
60歳，女性．背部痛微熱がみられ，近医にて抗生物質点滴加療を受け，軽快するも治療を中止すると悪化していた．眼瞼腫脹と視力低下がみられ受診．右眼球内も眼内炎所見がみられた．血液培養にて検査より肺炎球菌が検出され，血行性による眼窩蜂巣炎が考慮された．さらに，心エコー検査より感染性心内膜炎が診断された．

の頻度が高い[1,2]．小児で眼脂培養や膿の培養で起炎菌が同定できない際（図2）は，これらの菌を考慮した抗生物質の投与が考慮される．一般的にセフェム系やペニシリンン系抗生物質によく反応する．

成人の場合：眼窩蜂巣炎は急性副鼻腔炎（図3～5），外傷の既往，歯の治療などが契機となる．起炎菌は複数の菌であったり，嫌気性菌（図3）やメチシリン耐性ぶどう球菌の可能性もある[2]．発症起点や起炎菌が多彩であるため，眼窩蜂巣炎は大人のほうが合併症を生じることが多い[2]．

血行性が疑われる場合：血液培養を施行する．そして，血液培養が陽性でその感染源が不明な場合，感染性心内膜炎や髄膜炎をまず考慮する（図6）．

類似疾患との鑑別

眼窩に炎症を及ぼす鑑別疾患として，特発性眼窩炎症[*1]がある．特発性眼窩炎症は，原因不明の非感染性の眼窩内炎症である．眼窩蜂巣炎は，特発性眼窩炎症の症状・徴候に類似している．特に初期は両者の鑑別は難しい．特発性眼窩炎症は突然に発症し，症状が初発時から強いことが特徴である[3]．一方，眼窩蜂巣炎は急性に発症するが，日ごとに悪化していく．さらに画像検査所見では，特発性眼窩炎症の特徴はそれぞれの眼付属器（外眼筋，涙腺など）に局在した炎症性疾患であるため，CT検査所見では限局した腫瘤性病変がみられ（図7），脂肪抑制T2強調画像検査所見は，それぞれの眼付属器に特異的に高信号を示す[3]．

[*1] **特発性眼窩炎症**
かつて眼窩炎性偽腫瘍と呼ばれていたが，炎症性疾患であることを明確にするために特発性眼窩炎症と呼称が変更された．特発性眼窩炎症は，それぞれの眼付属器（涙腺，外眼筋，眼球周囲，神経周囲，先端部）に発症する[3]．そのなかで，外眼筋型に発症するタイプは特発性眼窩筋炎，あるいは特発性外眼筋炎と呼ばれる（図7）[3]．

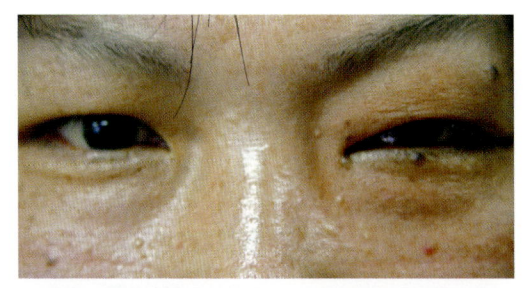

a. 所見

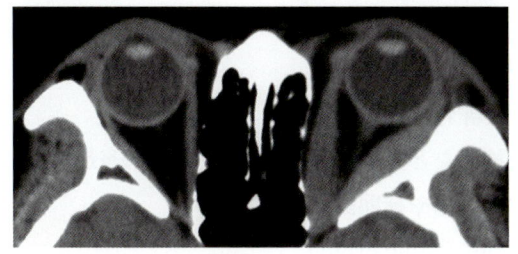

b. CT 所見

図 7　特発性眼窩炎症
39 歳，女性．特発性眼窩筋炎．左眼瞼に発赤を伴った腫脹がみられる．これらの症状・徴候は眼窩蜂巣炎に類似する．CT 検査所見で，左内直筋と外直筋に肥厚がみられる．ステロイドパルス療法にて軽快した．特発性眼窩炎症は，ステロイド加療が第一選択薬である．

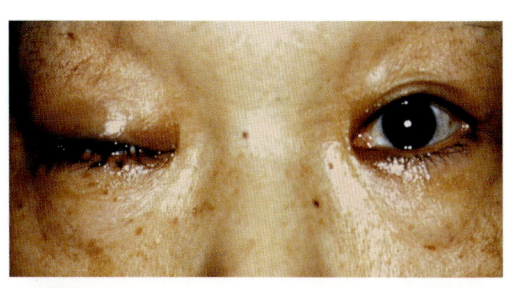

a. 所見

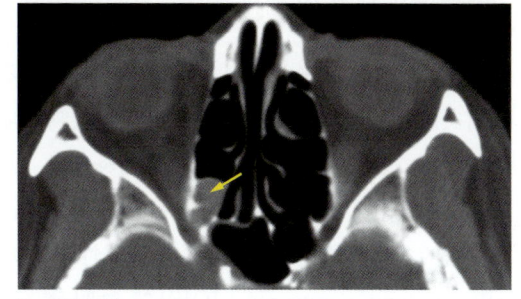

b. CT 所見

図 8　眼窩内真菌症
58 歳，女性．左眼窩先端部に存在する真菌症．右眼球運動制限と視力低下がみられた．現病歴に糖尿病をもつ．過去にステロイドパルス療法を受けた既往がある．CT 検査所見では，副鼻腔に腫瘤（矢印）があることに注意されたい．生検でアスペルギルス真菌症が示された．血清生化学検査所見で，β-D-グルカンは陰性であった．
(久保田敏信：眼窩腫瘍の診断，方針，治療のタイミング．手術のタイミングとポイント．臨床眼科 2006；60〈臨時増刊〉：306-311．)

真菌による眼窩内感染症

　眼窩内の感染症には，真菌によるものも重要である．現病歴に糖尿病のある患者（**図8**），長期の免疫抑制薬を使用している患者，高齢者は眼窩真菌症の高いリスク因子である．眼窩真菌症による症状・徴候は炎症所見が乏しく，亜急性に進行する．さらに，眼窩先端部に病変を形成することが多く，眼窩先端部症候群や特発性眼窩炎症の先端部型との鑑別が困難であることが多い．さらに海綿静脈洞に波及した場合，血行性に波及し重篤となる．

〈久保田敏信〉

眼窩炎症性疾患

文献は p.321 参照.

眼窩に生じる炎症性疾患

眼窩には実にさまざまな炎症性疾患が生じるが，大別して特異的眼窩炎症（感染性眼窩炎症，非特発性眼窩炎症）と非特異的眼窩炎症に分類できる（表1）. 特異的眼窩炎症は，血液検査など補助診断より臨床病名が決定できる. しかし，病理組織学的所見や補助診断で特徴的な異常所見がない場合，特発性眼窩炎症（idiopathic orbital inflammatory syndrome；IOIS）[*1]や眼窩炎症性偽腫瘍（orbital inflammatory pseudotumor；OIP）などと呼ばれる，原因不明の眼窩内の炎症性疾患となる. 古くは1905年より文献があるが，白内障などと違い，現在までまだ診断や治療法が確立しきれていない. この項では，特発性眼窩炎症および特発性外眼筋炎について解説する.

表1 眼窩の炎症性疾患

1. 特異的眼窩炎症
   1) 感染性眼窩炎症（細菌, 真菌, ウイルス, 寄生虫）
   2) 非特発性眼窩炎症
      Basedow 病眼症
      眼部 IgG4 関連疾患
      Wegener 肉芽腫症
      サルコイドーシス
      木村病
      Sjögren 症候群
      Rosai-Dorfman 症候群
      Castleman 病
      その他
2. 非特異的眼窩炎症
   1) 特発性眼窩炎症（特発性外眼筋炎も含む）
   2) 反応性リンパ過形成

[*1] は p.219 参照.

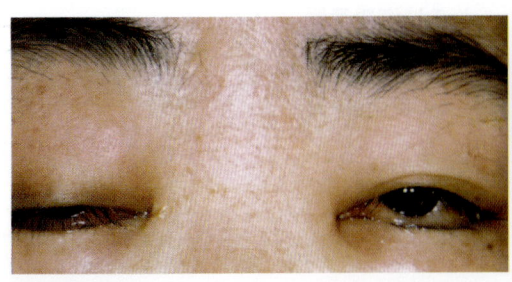

特発性眼窩炎症の症状と病態と鑑別疾患

疫学・症状：特発性眼窩炎症の発症は，年齢や性別には関係なく，通常は片眼性が多いが両眼性（約30％）として発症することもある. 特に子どもは両眼性になる傾向が多いとされている. 臨床症状は，急激な眼痛，眼球突出，眼球運動障害，複視，眼球運動痛，眼瞼腫脹，眼瞼下垂，結膜浮腫，光視症，失明（まれ）が挙げられる. 特に急激な眼痛に関しては，数時間から数日の単位で非常に早い時間

a. 眼瞼下垂　　　　　　　b. 結膜浮腫

図1　特発性眼窩炎症の症状

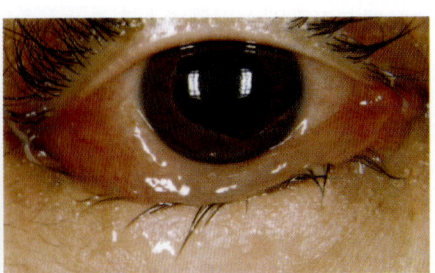

表2 各種鑑別方法

症状	特発性外眼筋炎	眼窩蜂巣炎	甲状腺眼症
痛み	激痛（眼球運動痛）	高度	軽度
左右	ほとんどは片方	片方	ほとんどは両方（時々左右差あり）
発症	突然（数時間～日）	突然	緩徐
視力	通常は変化なし（悪化することあり）	影響することあり	障害されることが多い
眼球運動	障害される	制限される	制限される
眼瞼	下垂，腫脹	腫脹	瞼裂後退，兎眼
画像	複数の眼筋が肥大 脂肪が増大，境界不明 眼球周囲が強調される	眼窩脂肪の信号が減少 副鼻腔病変，骨びらん	複数の眼筋が肥大 脂肪は増大しない
その他	ステロイドに急速に反応	発熱，CRPの上昇	甲状腺機能異常

で増強してくる（図1）.

　病理学的所見では，非特異性の炎症所見を示し，線維化，肉芽腫形成，血管炎が眼窩内で生じる.

鑑別診断：特発性眼窩炎症の鑑別疾患として，眼窩蜂巣炎，甲状腺眼症，サルコイド，リンパ腫，転移性腫瘍，ANCA関連眼窩炎症性疾患（Wegener肉芽腫症，Churg-Strauss症候群）[*2]などを挙げることができる．このなかでも眼窩蜂巣炎と甲状腺眼症については診断がつきにくいことがあるので注意する（表2）.

特発性外眼筋炎の症状と病態と鑑別疾患

症状：特発性外眼筋炎は，外眼筋が肥厚するため，罹患した筋肉の方向に運動制限が生じることを特徴とする．ステロイドの投与により速やかに改善する急性型と，眼球運動が残存する慢性型が存在する．これは外眼筋の周囲に炎症が局在するタイプと，外眼筋そのものが炎症を生じてしまうタイプの違いによるものと考えられている．眼球運動障害は，初期には炎症症状のため軽い運動制限や眼球運動痛が多いが，2週間以上たってくると障害筋の運動方向に運動制限や筋の線維化が始まるため伸展障害が生じてくる.

鑑別診断：特発性外眼筋炎の場合，外眼筋の肥大が顕著になるため甲状腺眼症が一番に挙げられる．甲状腺眼症の場合，痛みは通常なく，瞼裂開大することが多く，緩徐な進行をする．画像診断上でも

[*1] **特発性眼窩炎症という呼び方**

特発性眼窩炎症という呼び方は，最近呼ばれるようになっているため古い眼科の先生によってはなじみが少ないかもしれない．もともと，Brich-Hirschfeldが腫瘍と思って切除したところ，病理的には炎症所見しかなかったために，"inflammatory orbital pseudotumor"という言い方をした．その後，はっきりした定義がなかったため，下記のようなさまざまな名前がつくようになった．現在は，Kennerdell and Dresnerが提唱した"nonspecific orbital inflammation"という名称になっている.

cellulitis fibroplastica (Verebely)

orbital granuloma (Reese)

nonspecific orbital granuloma (Easton and Smith)

orbital lipogranuloma (Coop)

inflammatory nonneoplastic orbital pseudotumor (Hogan and Zimmerman)

idiopathic inflammatory orbital pseudotumor, idopathic orbital inflammation (Jakobiec)

lymphocytic inflammatory orbital pseudotumor, nonvasculitic inflammatory orbital tumor (Henderson)

（　）内は筆頭著者.

[*2]はp.220参照.

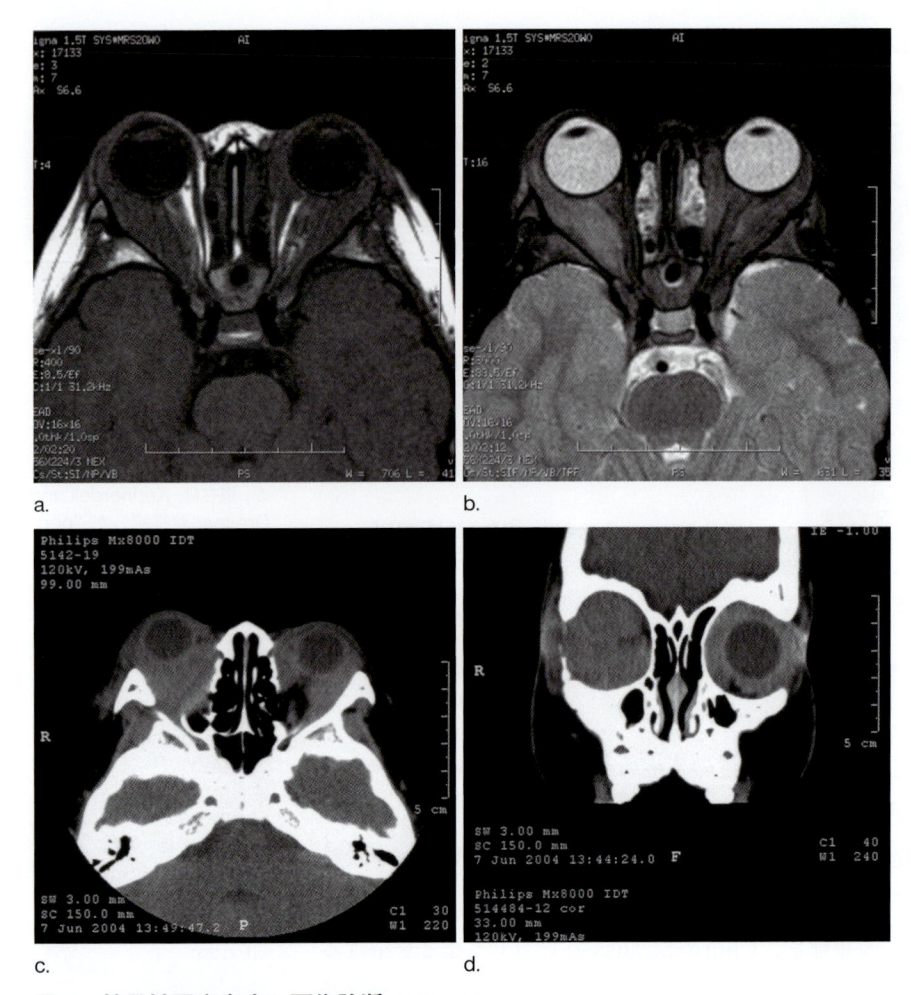

図2 特発性眼窩炎症の画像診断（4歳，女児）
a. MRI，軸位断．T1強調画像では低信号を示す．
b. MRI，軸位断．T2強調画像では同等から高信号を示す．
c. 軸位断．眼球周囲に腫瘍塊がみられる．外眼筋ははっきりしない．
d. 冠状断．冠状断では筋肉の肥厚と腫瘤塊が認める．眼球は前方に押し出されている．

下直筋の肥大が特徴的である．ほかには眼筋リンパ腫があるが，まれである（図2aに結節状の腫瘍を示す）．

特発性眼窩炎症（外眼筋炎も含む）の診断

　診断は，臨床症状，画像診断，血液検査，試験切除を組み合わせて行うことが多い．

　画像診断であるが，眼窩部のCTやMRIを造影剤を含めて行うが，組織は比較的軟部組織が多いので可能な限りMRIを用いることが望ましい．撮像部位は，軸位断，冠状断で行う．脂肪抑制T1強調画像では低信号になり，同T2強調画像では同等な信号から部分

＊2 **ANCA**

anti-neutrophil cytoplasmic antibody（抗好中球細胞質抗体）．

表3 ステロイドの種類と作用

生物学的半減期（時間）	ステロイド	商品名	血中半減期（時間）	糖質コルチコイド作用	電解質コルチコイド作用	1錠中の量（mg）
短時間（8〜12）	ヒドロコルチゾン	ソル・コーテフ®	1.2	1	1	10
	コルチゾン		1.2	0.7	0.7	25
中間型（12〜36）	プレドニゾロン	プレドニン®	2.5	4	0.8	5
	プレドニゾン		3.3	4	0.8	5
	メチルプレドニゾロン	メドロール®	2.8	5	0	4
		デポ・メドロール®				
		ソル・メドロール®				
	トリアムシノロン		—	5	0	4
長時間（36〜54）	パラメタゾン		—	10	0	2
	デキサメタゾン	デカドロン®	3.5	25	0	0.5
		オルガドロン®				
	ベタメタゾン	リンデロン®	3.5	25	0	0.5

的な高信号になる（**図2**）.

血液検査は，血液一般，生化学一般，血沈，CRP，抗核抗体，抗好中球細胞質抗体（ANCA），抗dsDNA抗体などが主に行われる．試験切除は必須ではないが，診断に有用である．最近では特異性がある抗体（抗55-kD蛋白）が見つかっているが，研究段階である．試験切除は，基本的には切除で行う．針生検は，非特異的な炎症細胞の所見と悪性所見の見逃す可能性があるために診断には有用ではない．

特発性眼窩炎症（外眼筋炎も含む）の治療

現在，治療法はステロイド，放射線照射，化学療法が主となる．
ステロイド療法：急性期には，プレドニゾロンを1mg/kg/日で内服し，1〜4週間でゆっくり漸減していく方法（外国ではおおむね60〜100mg/日）がとられている．なお，わが国では，プレドニン®（**表3**）を20〜30mg/日を内服させ，1週間に5mgずつ漸減する方法がよく用いられるが，1週間で軽快しない場合は原法に従って1mg/kg/日にする．いつまでも低用量のステロイドを続けていると，線維化・器質化が進行してしまうため早急な対応を行う．筆者は0.6〜0.8mg/kg/日で内服させることが多い（体重50kgで30mg〜

40 mg/日).ステロイド療法のみでの治療成績の報告は，63〜97％とされている．

　症状が重い場合には，パルス療法（メチルプレドニゾロン1g/日）を行うことも検討する．その際は，反跳現象が生じるので30mg程度のプレドニゾロンの内服を行う．なお，発症後2か月以上たってからの治療はステロイドの効果も悪く（約30％），かつ，中止後に再発する可能性が高い．また，十分に消炎を行ってから漸減しないと半年以内に20〜50％の再発を生じる可能性がある．

放射線療法：通常ステロイド療法が奏効しない場合の2番目の治療法か，ステロイドが禁忌の場合の1番目の療法として行う．20〜30Gyを2Gy/日で照射する．成功率は50〜75％とされている．

シクロスポリンA（cyclosporine-A）：リンパ系の免疫抑制により治療を行う．低用量の場合には初めの1年間は，腎機能の悪化と高血圧が生じやすく，高用量（300〜350ng/mL）の投与では腎機能の低下を生じる副作用がでる場合がある．特発性眼窩炎症では，内服と点眼での治療報告がある．内服では，4mg/kg/日で6週間で改善した報告がある．また，0.05％のシクロスポリンAを点眼することで改善した報告がある（わが国では0.1％の点眼のみ認可）．

メトトレキセート（methotrexate）：主に抗癌薬として用いられる．これまでの報告では70〜80％の効果を認めるが，同時に副作用（脱毛など）も認める．投与量は7.5mg/週の経口投与で開始し，15〜25mg/週に増量していく．

インフリキシマブ（infliximab）：抗ヒトTNF-αモノクローナル抗体として，関節リウマチや難治性のぶどう膜炎などで利用されている．投与方法は，3〜5mg/kgを点滴で投与するが，初回投与後，2週後，6週後，その後は8週間隔で投与する．特発性眼窩炎症でも，ステロイド療法などと比較してよい結果が出ている報告が多いが，ほかの療法を併用すべきであるとする報告もあるため，現状ではまだ評価がはっきりしない．

〔金子博行〕

甲状腺眼症

甲状腺機能異常と眼症

　甲状腺眼症は，甲状腺自己抗体が引き金となる眼症状である．甲状腺機能は亢進，正常，低下などさまざまで，甲状腺機能亢進症である Basedow 病に併発することが多い．Basedow 病は好発年齢が 20〜30 歳代と 50 歳代であり，Basedow 病の 30〜50％に眼症状がみられる．若年発症は動悸，易疲労感，発汗，体重減少などの全身症状が現れることが多いが，高齢者では体重減少以外の全身症状が乏しく，発症の時期が不明瞭で，内科でも見逃されていることもある．70〜80％の症例は全身症状と眼症状が 3 か月以内に現れるが，全身症状が出現して 1 年以上経過してから眼症が発症する症例や，逆に眼症が発症して 1 年以上経過して全身症状が出現する症例もあ

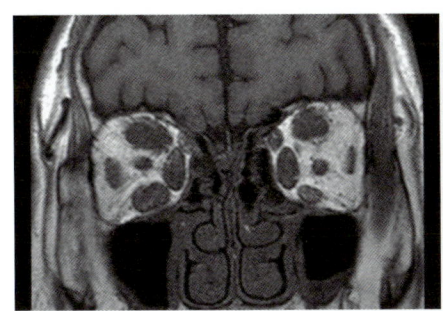

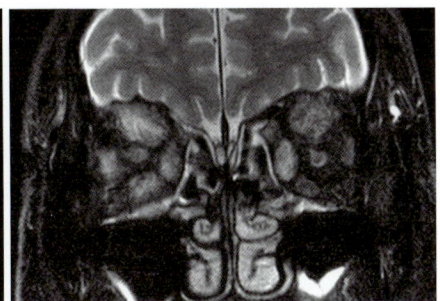

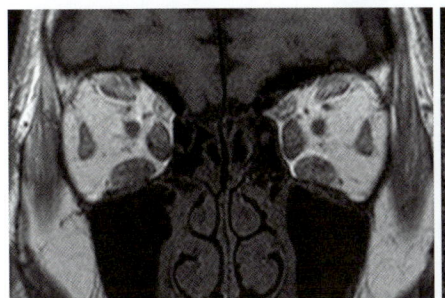

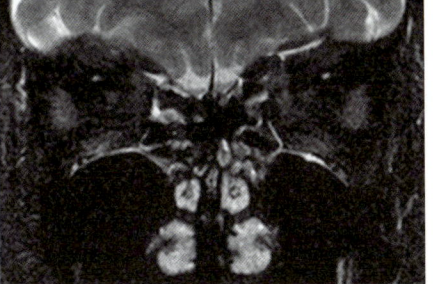

図1　MRI による活動性の評価（a, b：活動性のある外眼筋／c, d：活動性のない外眼筋）
a, b．T2 強調像で肥大した筋が高輝度を呈し，活動性がある．
c, d．T1 強調像で筋肥大があるが，T2 強調像で高輝度を認めないときは，すでに消炎している．

る[1]．特に眼症状が先行する場合は，診断が難しい．

文献は p.321 参照．

眼症状と診断

患者は多彩な眼症状を訴え眼科を受診する．眼球突出，眼瞼後退は特徴的で，複視，眼瞼の腫れ，ドライアイ，充血などを主訴に来院することもある．特に起床時の焦点の合いにくさや眼瞼腫脹の訴えが強い．診断には MRI か CT を撮影する．MRI のほうが活動性の評価（**図 1**）ができ，治療方針がたてやすい．冠状断を撮影することが多いが，上眼瞼挙筋や上下直筋の変化は矢状断，内外直筋の変化は水平断がわかりやすいので，障害部位を予測して撮影することが望ましい．

治療

MRI の T2 強調像で活動性を評価し，活動性があればまず消炎治療を行う．程度によって，ステロイド全身投与，ステロイド局所投与，球後放射線照射で消炎を図り，複視など日常に不便な機能障害が残存した際は手術を行う．視力障害を伴う視神経症と兎眼性の角膜障害は早急な治療が必要である．

カコモン読解 第 19 回 臨床実地問題 7

81 歳の女性．3 週前から複視を自覚している．3 日前から両眼の結膜が充血したため来院した．視力は両眼ともに 0.7（矯正不能）．眼圧は右 18 mmHg，左 16 mmHg．両眼に軽度の白内障を認める．眼底に異常はない．眼窩 CT を図に示す．適切な処置はどれか．

a 経過観察
b 副腎皮質ステロイド薬内服
c 放射線照射
d Krönlein 手術
e 脳外科的血管内手術

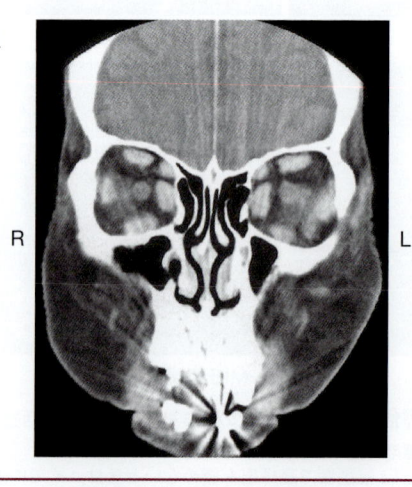

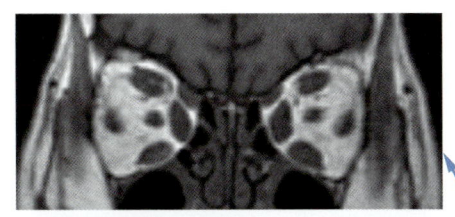

a. MRI 冠状断 T1 強調像

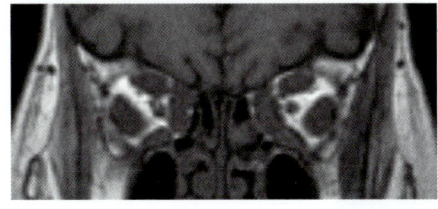

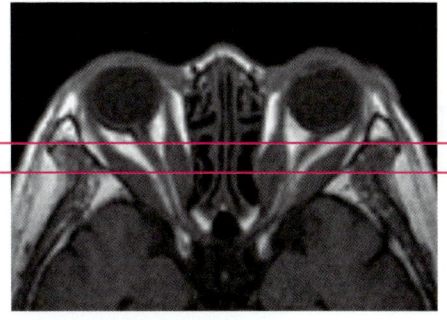

b. MRI 冠状断 T1 強調像

c. MRI 水平断 T1 強調像

図2 MRI による視神経の圧迫所見
a のスライスでは一見，問題文の CT と同程度の肥大のようだが，後方のスライス（b）ではかなり筋肥大が高度である．水平断（c）では，後方での高度の筋肥大による視神経の圧迫所見がみられる．

【解説】 81 歳と高齢で，発症時期が比較的はっきりしているので麻痺性の複視の可能性があるが，CT で筋肥大を認めている．甲状腺眼症か眼窩筋炎である．痛みの訴えはなく，両眼性なので甲状腺眼症の可能性が高い．甲状腺眼症の診断には，甲状腺機能や甲状腺の自己抗体の検査が必要である．また，甲状腺眼症の治療は，活動性の評価が重要となる．MRI の T2 強調画像ならば評価できるが，CT では活動性の評価はできない．EUGOGO（European Group of Graves' Orbitopathy）の治療方針に従い clinical activity score（CAS）*1 をつけると，結膜充血で CAS は 1 点で活動性はなく，経過観察となるが，視力低下が視神経症によるものならステロイド全身投与の適応となる．CT で下直筋（右＞左），内直筋，上直筋の肥大がみられ，画像がはっきりしないが，外直筋も肥大しているようである．視神経の圧迫はこのスライスではわからない（**図2**）．四直筋の肥大を認め，数週間で悪化しているなら，さらなる悪化が予測できるので消炎治療が必要となるだろう．眼窩腫瘍ではなく，眼圧正常で CCF*2 でもない．経過観察か，ステロイド内服か，放射線治療のなかで選ぶことになる．ステロイド内服では効果が期待できないので，放射線治療か．視力低下が白内障によるものか，視神経の圧迫によるものか，画像診断とあわせて視野，中心フリッカ値，レーザー視力などの検査を追加したい．

【模範解答】 c，（a）

【追加解説】 冠状断では，スライスの位置によって筋肥大の程度は

*1 clinical activity score
甲状腺眼症の活動性の指標として，簡便に判定できる所見として用いられている．EUGOGO（European Group of Graves' Orbitopathy）の治療指針[2]では，球後痛，凝視したときの痛み，眼瞼の腫脹，眼瞼の発赤，結膜充血，結膜浮腫，涙丘の腫脹の 7 項目中 3 項目以上で活動性がありと判定する．ただ，主観的な評価で客観性に欠け，かつ定量化できないため，日本甲状腺学会の甲状腺眼症治療指針では，MRI の所見を優先している．

*2 CCF
carotid-cavernous fistula（内頸動脈海綿静脈洞瘻）．

さまざまに描写される．必ず複数のスライスで病態を評価する必要がある（図2）．

カコモン読解 第21回 臨床実地問題 28

34歳の女性．数か月前から物が二重に見えるようになり，特に階段を降りるときに不安を感じることが多くなったため来院した．眼窩MRIを図に示す．みられる所見はどれか．2つ選べ．

a 上直筋の肥大
b 内直筋の肥大
c 下斜筋の肥大
d 涙腺の腫大
e 眼窩脂肪の増加

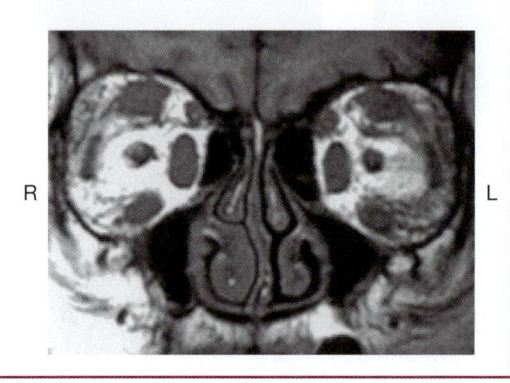

解説 20～30歳代はBasedow病の好発年齢のピークの一つであり，4対1で女性に多い．麻痺性の複視は発症時期が明確であるが，

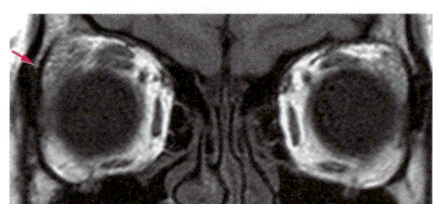

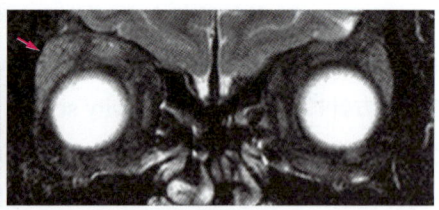

a. MRI冠状断T1強調像　　b. MRI冠状断T2強調像

図3　涙腺の画像所見
涙腺（矢印）は，より前方のスライスで評価する．T2強調像がわかりやすい．

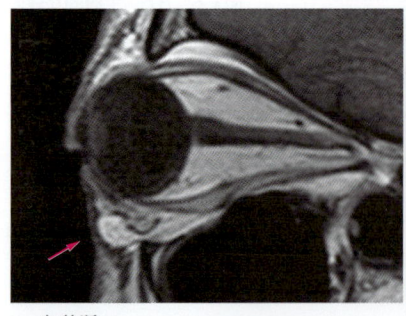

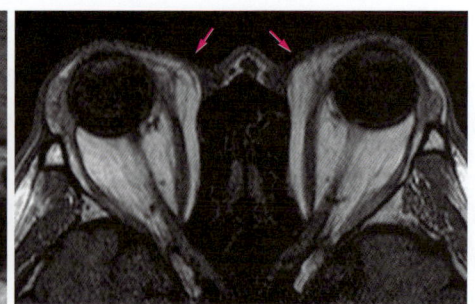

a. 矢状断　　b. 水平断

図4　MRIによる脂肪織増生
眼窩脂肪が増生し，ヘルニア状に脱出している．

本症例は発症時期があいまいで徐々に進行する複視を認めているので，外眼筋の炎症を推測できる．下方視で複視が強いことより，下転障害が疑われる．MRI画像の冠状断で外眼筋肥大を判定する場合は，筋断面を視神経と比較する．筋断面積の短径が視神経の直径より大きい場合に肥大と判定する．この症例では，両眼とも上，内，下直筋の肥大がみられる．右眼のほうが上直筋の肥大が強いので，下方視での伸展制限により，複視が出現していると思われる．このスライスでは上斜筋は写っているが下斜筋は写っていない．また涙腺は前方のスライスで写る（**図3**）．眼窩脂肪の増加は冠状断ではわかりにくいので矢状断，水平断で判定する（**図4**）．

模範解答　a，b

（神前あい）

眼窩吹き抜け骨折

文献は p. ●●参照.

臨床像

　眼窩吹き抜け骨折とは，眼窩下壁が単独で骨折して眼窩内軟部組織が上顎洞に脱出する状態であり，ブローアウト骨折（blowout fracture）や眼窩下壁骨折と呼ばれる．

　眼窩壁の骨折は，頬骨骨折や上顎骨骨折に伴って眼窩壁が骨折しているもの（impure type）と，これら眼窩縁の骨折がなく眼窩壁のみが単独で骨折しているもの（pure type）に分類されるが，眼窩吹き抜け骨折は後者の単独骨折のことを示している．

　眼窩内側壁が骨折する場合は，篩骨蜂巣がクッションになるため眼窩内軟部組織が大きく副鼻腔に脱出することは少ない．眼窩上壁の骨折は，すなわち頭蓋底の骨折である．これらの骨折は，眼窩壁骨折ではあるが，眼窩吹き抜け骨折とは呼ばない．

発生機序

　受傷機転としては，第三者行為や球技や格闘技などでのスポーツ外傷が多い．眼窩と同じくらいの大きさのものが正面から眼窩孔を覆うように当たると，瞬間的に眼窩内圧が上昇し，これによる介達外力で比較的脆弱である眼窩下壁が破裂的に骨折する（図1）．

分類

開放型骨折：骨折片が上顎洞内に転位して，眼窩内軟部組織が上顎洞に脱出しているもの．骨折部位は開放しており，軟部組織の絞扼はない（図2）．

閉鎖型骨折：眼窩下壁が骨折して眼窩内軟部組織が上顎洞に脱出し，その直後に瞬間的に骨片がその弾力により復位したもの（図3）．骨に弾力のある18歳以下の若年者に生じる．軟部組織は骨折部位に絞扼され，特に筋そのものが絞扼されると著明な眼球運動障害とともに，激しい悪心・嘔吐，疼痛が生じ緊急手術の適応となる．骨折片の転位が小さいため過小評価されやすいが症状は重篤である．

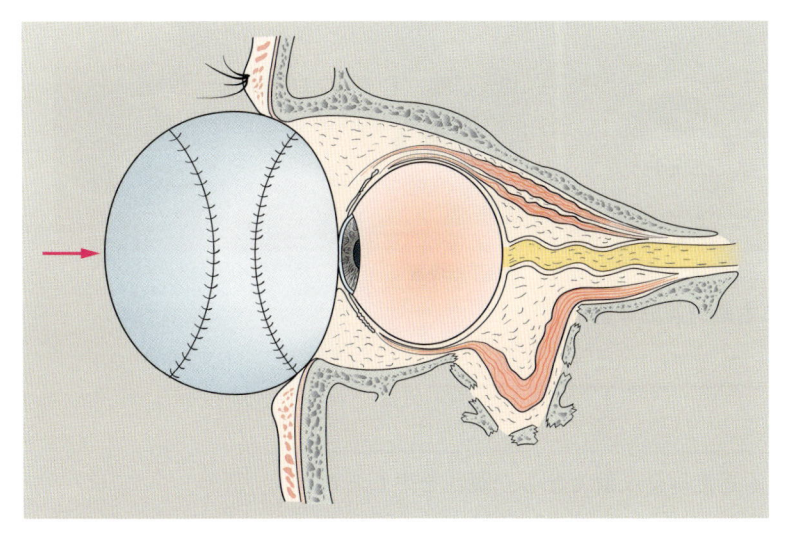

図1 眼窩吹き抜け骨折の発生機序
眼窩と同じくらいの大きさのものが正面から眼窩孔を覆うように当たると,瞬間的に眼窩内圧が上昇し,これによる介達外力で比較的脆弱である眼窩下壁が破裂的に骨折する.

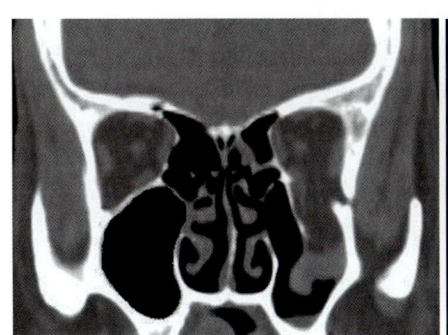

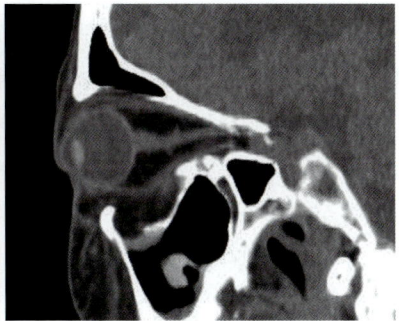

a. 冠状断　　　　　　　　　　b. 矢状断
図2 左眼窩下壁骨折(開放型)
骨折片が上顎洞内に転位して,眼窩内軟部組織が上顎洞に脱出している.骨折部位は開放しており,軟部組織の絞扼はない.

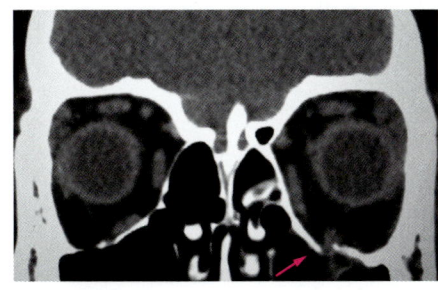

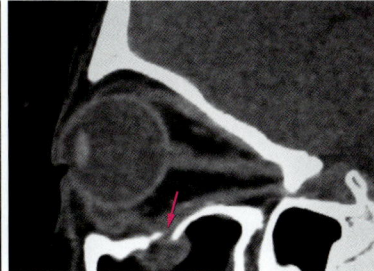

a. 冠状断　　　　　　　　　　b. 矢状断
図3 左眼窩下壁骨折(閉鎖型)
眼窩内軟部組織が上顎洞内に脱出し,下直筋が骨折部位に絞扼されている.

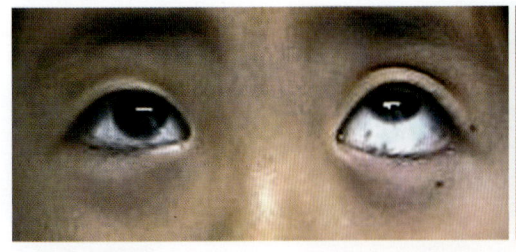

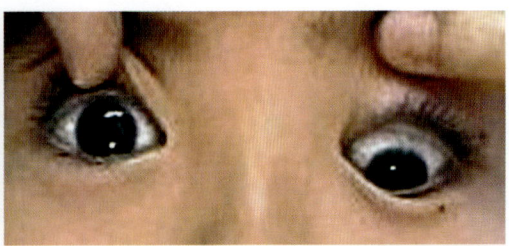

a. 右眼上転障害　　　　　　　　　　b. 右眼下転障害

図4　右眼窩下壁骨折による右眼球運動障害

臨床症状

悪心・嘔吐：眼部打撲による迷走神経反射で悪心や嘔吐を生じることがあり，特に軟部組織が絞扼される閉鎖型骨折では症状が著明となる．これらの臨床症状が強い場合，まず頭蓋内病変などが疑われ眼科の受診が遅れることもある．

眼球運動障害：下直筋を含む眼窩内軟部組織の偏位により，眼球運動障害から複視が生じる．全方向視での障害が生じうるが，眼窩下壁骨折では主に上下転障害が生じる（図4）．下直筋の収縮運動はある程度保たれても伸展運動が障害を受けやすく，上転障害が主症状となることが多い．下斜筋の運動障害が生じることもある．

　物理的な原因がなくても，打撲による外眼筋麻痺や神経麻痺により一時的な眼球運動障害が生じることも多く，これは数日から数週間かけて自然に軽快してくる．外眼筋麻痺では収縮制限となるため，下直筋麻痺では下転障害となる．

　眼窩内血腫や眼窩内気腫により眼球運動障害が生じることもあり，これも自然軽快が見込まれる．

眼球運動時痛：骨折縁に外眼筋が接触していると，眼球運動時の違和感や痛みを生じることがある．激しい眼球運動時痛がある場合は閉鎖型骨折の可能性があり，緊急手術を検討する必要がある．絞扼された組織は血流不全から壊死を来たすため，可及的速やか（数時間以内）に解除しないと不可逆的な眼球運動障害を残す可能性がある．

頬部知覚障害：眼窩下壁骨折の好発部位は眼窩下溝の内側付近である．ここは，下眼窩裂から三叉神経第2枝が分岐して下壁の溝（眼窩下溝）を通り，上顎洞前壁に向けて走行している部位で比較的脆弱である（図5）．三叉神経第2枝は頬部や上口唇の知覚を支配しており，この部位の知覚異常を生じることがある．数週間から数か月の経過で自然軽快する場合が多いが，長期間残存してしまう場合も

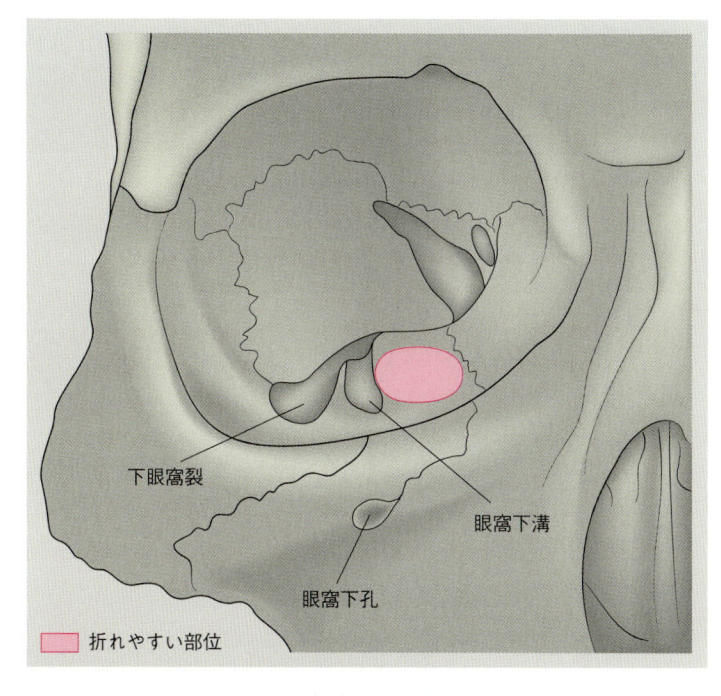

図5 眼窩下壁骨折の好発部位

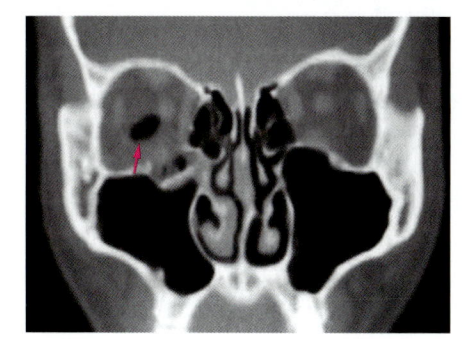

図6 右眼窩内気腫のCT所見

ある.

眼球突出，眼球陥凹：眼窩内出血（球後出血）や眼窩内気腫（図6）が，眼球突出の原因となる．受傷後に鼻をかむと，副鼻腔から眼窩内に気体が迷入して眼窩内気腫や眼瞼腫脹により眼球突出を生じることがある．眼窩内気腫は1週間ほどで自然吸収されるが，少量の気腫でも眼球運動障害の原因となるため，手術適応の判定に困ることがある．骨折に伴い損傷した鼻粘膜が修復するまでの受傷後，約1か月間は鼻を強くかまないように指示する．

眼球陥凹は眼窩内容積が増大することにより生じる．受傷直後は眼瞼の腫脹などでわかりにくいこともあるが，数週間後に腫脹が消退してくると顕著化してくる．眼球陥凹の程度は骨折の大きさと眼窩内軟部組織の脱出量により，ある程度は推測することができる．

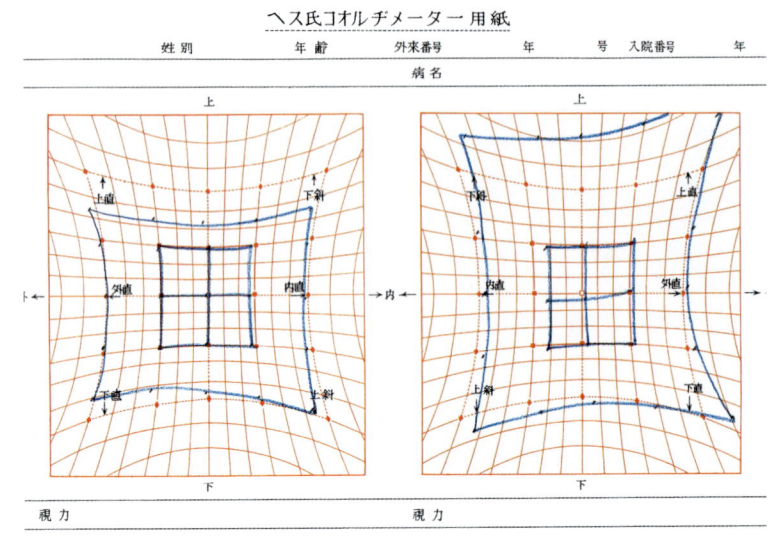

図7　左眼窩下壁骨折のHessチャート
左眼上転障害が認められる．

診断

　眼部打撲後に複視や眼球運動時痛があれば眼窩壁骨折が疑われる．まず視診にて眼球運動検査を行う．この際に激しい疼痛があるようであれば，緊急手術の可能性も考慮して以降の検査や手続きを速やかに進める必要がある．多少の疼痛のみであれば，視力検査や細隙灯検査などの眼科一般検査に加えてHessチャートと両眼単一視領域を検査する．

Hessチャート：Hessチャートは，各方向視での眼位のずれを定量的に評価することができる必須の検査である．一ますが5°なので小さな四角が15°で大きな四角が30°であり，日常生活に最低限必要な範囲である30°の角度まで計測する．眼窩下壁骨折の典型的な所見としては，15°くらいの範囲までは正常だが，30°くらいからの範囲で上転障害があるもの（図7）で，これは神経や筋の麻痺ではなく，物理的に筋の伸展が制限されていることを示唆している．中心のずれや全方向での眼球運動障害があるような場合は，骨折以外の要因である腫脹や麻痺による影響で修飾されている可能が高いので，経過観察する余地がある．

両眼単一視領域：両眼単一視領域はGoldmann視野計にて両眼開放で測定するもので，日常的な単一視を計測することができる（図8）．Hessチャートは30°までであるが，両眼単一視領域はそれ以上まで測定できる．高齢者や常に眼鏡を装用している場合は，多少の上下方向での複視は生活に支障を来さない場合もあるが，スポーツマ

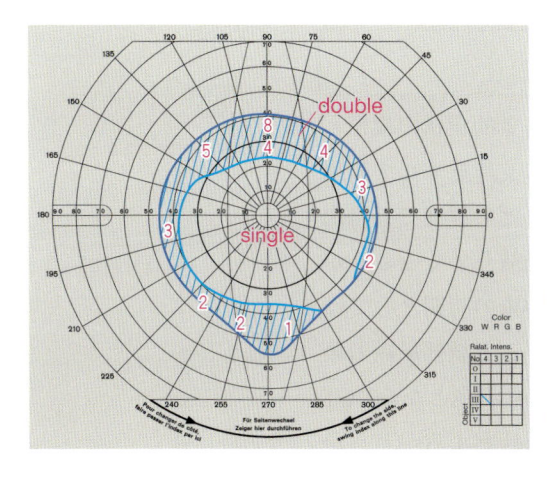

図8 図7と同症例の Goldmann 視野計による単一視領域の計測

正面視では単一視であるが，上下左右方視時には複視を来たしている．図中の数字は複視の幅を示している．

ンや若年者は，この検査でも正常となるまで回復するのが理想的である．

牽引試験（forced duction test）：点眼麻酔下に鑷子で上直筋や下直筋付着部をつまみ，他動的な眼球運動時の抵抗を確認する検査である．古くから眼窩壁骨折による外眼筋の障害を推測するのに用いられていたが，近年ではまったく用いられない．画像診断が進歩したことにより微細な骨折の状況まで把握できるようになったことと，もし，筋の絞扼がある場合にはさらに筋のダメージを増す可能性があるし，なにより検査に激痛が伴うからである．この検査は，全身麻酔下での手術開始時と終了時に，抵抗の消失を確認する目的でのみ施行する．

画像検査：確定診断は画像所見であり，必要に応じて CT（コンピュータ断層撮影）を施行する．単純 X 線撮影では眼窩壁骨折ははっきりしないことが多く，診断できたとしても手術適応の有無までは判断できないため，臨床的にはあまり用いられていない．MRI（磁気共鳴画像）では，下直筋や眼窩脂肪などの軟部組織の状態はよくわかるが，骨折そのものの状態はよくわからないので，通常は初診時には行われない．

眼窩 CT の水平断（axial view）は両側の視神経の全長が入る断面で，これを再構成して冠状断（coronal view）と矢状断（saggital view）を作成する．2mm 程度のスライスで撮影するときれいな再構成画像となる．頭部 CT の矢状断の条件では，下直筋の走行に沿っていないため状態が把握しづらいが，眼窩 CT の矢状断は視神経の走行に沿う断面が基準であり，眼窩下壁と下直筋の状態が把握しやすい．

手術適応

開放型骨折：開放型眼窩壁骨折の手術適応は，自覚的症状の複視と他覚的症状の眼球陥凹の2点である．日常生活に支障を来たす複視があり不自由を感じていれば手術適応となるが，どの程度で不自由を感じるかは個人差がある．複視の症状は自然軽減してくることが多いため，ある程度は経過観察してもよいが，手術の時期としては受傷後2週間以内くらいがよい．これ以上経過すると軟部組織の瘢痕化が進み，手術操作がやや困難となり手術成績も不良となる．CTやHessチャートの所見などから，総合的に経過観察するかどうかを決定する．CTにて転位骨片を越えて大量の軟部組織が脱出しているような場合は，自然軽快が見込めない．また，"Hessチャート"の項で述べたような特徴的なパターンも自然軽快が見込めない．

骨折の範囲と眼球運動障害の程度は比例せず，かなり大きな骨折があっても意外と眼球運動が保たれている場合もある．このような場合は，整容的に眼球陥凹が気になるかどうかが手術適応になる．受傷直後は打撲による軟部組織の腫脹のため明らかではないが，数週間の経過で明らかとなってくるので，これは事前に説明しておく必要がある．腫脹軽減を待っていると手術までの期間が2週間以上経過してしまうこともあるので，明らかに大量の軟部組織脱出がある場合は，眼球運動が良好でも手術の方針で相談したほうがよいかもしれない．

眼球運動時の違和感や軽度な痛み，頬部の知覚障害は自然消退してくるので，これだけでは手術適応とはならない．

閉鎖型骨折[*1]：著明な眼球運動時痛などの臨床症状とCTの所見が一致すれば，可及的速やかに緊急手術を行う．時間が経過すると，絞扼された下直筋は血流不全から壊死を起こして不可逆的な機能障害となるからである．筋間膜などの下直筋以外の軟部組織が絞扼されている場合はさほど痛みを生じない場合もあるが，これも自然軽快が見込めないので早めの手術を要する．

[*1] 閉鎖型骨折は，trap-door型骨折と同義である．

治療

手術の実際：手術の目的は偏位した眼窩内軟部組織を復位させ，骨折縁全周を隔壁で覆うことである．眼窩内軟部組織と骨折縁や上顎洞粘膜が接触していると，そこで癒着が生じて術後の眼球運動障害を来たす．

a. 冠状断　　　　　　　　　　　　　　b. 矢状断

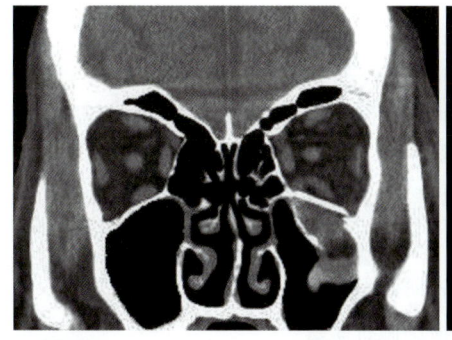

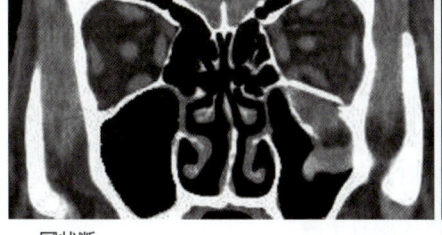

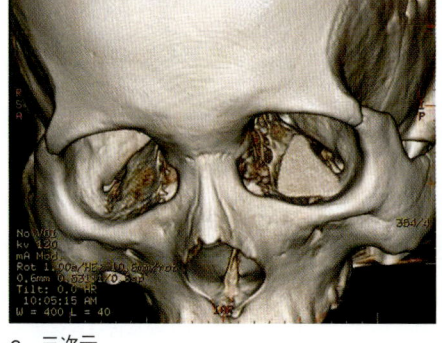

c. 三次元

図9　左眼窩下壁骨折整復術後のCT所見

図2と同症例の整復術後である．上顎洞内に脱出していた眼窩内軟部組織を整復し，プレートが挿入してある．転位した骨片はそのまま放置しているが，これは無理に除去する必要はない．術直後なので出血が認められるが，下直筋が整復されているのがわかる．

　手術は全身麻酔下に施行する．まず，牽引試験で他動的に眼球運動時の抵抗を確認する．眼窩下壁へのアプローチは，睫毛下皮膚切開による経皮的アプローチや結膜切開と外眥切開を併用した経結膜的アプローチがある．

　眼窩下縁から骨膜下で深部に到達し，上顎洞に脱出している眼窩内軟部組織を眼窩内に持ち上げた後にこれを保持する．この際に用いる再建材料としては，シリコーンプレートや人工骨，頭蓋骨外板などの自家骨を用いる方法がある（**図9a, b, c**）．

　整復が終了したらもう一度牽引試験を行い，抵抗がなくなったのを確認して閉創する．その他の方法として，経鼻的アプローチにて上顎洞内でバルーンを膨らませて下から持ち上げるようにして整復するものもあるが，この術式単独で骨折縁全周に隔壁をつくることは不可能である．

眼球運動リハビリテーション：手術後には眼球運動を積極的に行い，眼球運動の回復を促す．指を上下方向に（内側壁骨折であれば左右に）動かして両眼で追う追視運動と，仰臥位になり眼前50 cmのところにぶら下げたコインを揺らして追視するコインリハビリを指導する．片眼で行ったり両眼で行ったりするとよいと思われるが，統一された見解はなく，どの程度の効果があるかは不明である．

予後

　複視に関しては，無治療でも数週間の経過で日常生活に支障を来たさない程度までは自然回復することが多い．手術を施行した場合，開放型骨折で受傷後2週間以内に手術を行ったものは比較的予後良好であり，数週間から数か月の経過で複視が消失してくる．受傷後2週間以上経過して手術を施行した場合は，回復までの期間がやや長くなるようである．閉鎖型骨折では速やかに緊急手術を施行することが重要であるが，筋のダメージが強い場合は，早期手術を行っても回復が得られないこともある．手術までに数日以上経過したものは，きわめて予後不良である．

　眼球陥凹に関しては，受傷後2〜3週間で明らかとなり，その後はあまり変化しない．

カコモン読解　第18回　一般問題77

眼窩吹き抜け骨折でみられないのはどれか．
a 複視　　b 眼瞼下垂　　c 悪心・嘔吐　　d 眼球運動痛
e 頬部知覚異常

解説　開放型の眼窩吹き抜け骨折で手術適応[*1]となるポイントは，日常生活に支障を来たす複視と眼球陥凹である．若年者に多い閉鎖型骨折では骨折部位に外眼筋が絞扼されるために，悪心・嘔吐と著明な眼球運動時痛，眼球運動障害が生じる．

　眼窩下壁には下眼窩裂から分岐した三叉神経第2枝が眼窩下溝を通っており，これが障害されると頬部の知覚異常が生じる．

　打撲による眼瞼腫脹を伴うことも多いが，これは一般的には眼瞼下垂とはいわない．

模範解答　b

[*1] 開放型骨折では通常痛みは伴わず（眼球運動時の多少の違和感は生じ，これを痛みと表現する場合もある），複視の自然回復がなければ，数週間以内に手術を行うことが望ましい．骨折が大きい場合は，複視がなくても眼球陥凹是正目的で手術適応となることもある．若年者に多い閉鎖型骨折では，迷走神経反射により著明な痛みと悪心・嘔吐などが生じ，緊急手術により可及的速やかに外眼筋の絞扼を解除しないと，これらの症状の持続と重篤な眼球運動障害の後遺症を来たすことになる．

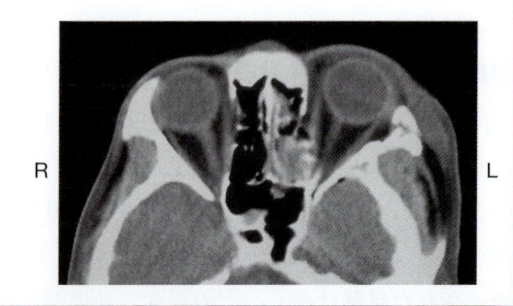

カコモン読解　第19回　臨床実地問題28

35歳の男性．交通事故で左眼の周囲を強打したため来院した．視力は右1.2（矯正不能），左0.1（矯正不能）．前眼部と中間透光体および眼底に異常はない．頭部CTを図に示す．骨折が認められるのはどれか．2つ選べ．
a 前頭骨　　b 左頬骨弓　　c 左視神経管
d 左眼窩内側壁　　e 左蝶形骨大翼

4. 眼窩 237

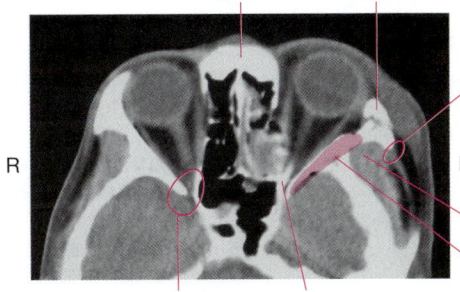

図の注釈:
- 前頭骨
- 頬骨前頭突起
- 頬骨弓の一部
- 蝶形骨大翼と頬骨の縫合部
- 蝶形骨大翼（●）
- 上眼窩裂
- 転位した骨片
- R / L

図10 "カコモン読解"解説図（第19回臨床実地問題28）

解説 眼周囲打撲後の視力低下で，眼球自体に異常がないので視神経障害が疑われる記載である．まず，視神経管骨折を考えるが[*2]，このCTのスライスでは左側の視神経管はきれいには描出されておらず，視神経管の骨折は明らかではない．この画像は軟部組織条件なので骨折を観察するのにはあまり適していないが，明らかな所見としては左側の眼窩内側壁骨折があり，篩骨蜂巣に出血と思われる貯留物が認められる．眼窩先端部近くで骨片の一部が視神経側に転位している所見があり，これが視神経を圧迫している可能性がある．また頬骨前頭突起が粉砕するような形で骨折しており，蝶形骨大翼と頬骨の縫合部位に骨折が認められる．

前頭骨の骨折は明らかではない．頬骨弓は，ごく一部しか写っていない．

模範解答 d, e

[*2] 視神経管の骨折は眉毛部外側の打撲で生じることが多い．画像上明らかに視神経管骨折が認められる場合や，本症例のように骨片での視神経圧迫が疑われる場合は開放術の適応となる．骨折がなくても外傷性視神経障害を来たす場合もあるし，画像上骨折が明らかでない場合も多い．瞳孔異常や視野異常などより視神経障害を診断してステロイド大量投与を行う．

この画像では蝶形骨大翼に骨折が認められるので，ほかのスライスで頬骨弓，上顎洞前壁，眼窩下壁に骨折がないか確認する必要がある．これらは tripod fracture といい，同時に骨折を生じることがある．

カコモン読解 第21回 一般問題73

上転障害がみられないのはどれか．
a 眼窩底骨折　　b 甲状腺眼症　　c 中脳背側症候群
d Kearns-Sayre症候群　　e one-and-a-half症候群

解説 a．眼窩底骨折では，下直筋の伸展が障害され上転障害となる．
b．甲状腺眼症では，外眼筋腫大が生じ，あらゆる方向に眼球運動障害が生じうる．
c．中脳背側症候群とは，松果体腫瘍などの中脳背側部の腫瘍や梗塞が原因で，上方注視麻痺，対光反射-近見反応離解などを来たす症候群である．

d．Kearns-Sayre症候群とは，ミトコンドリア脳筋症である慢性進行性外眼筋麻痺（chronic progressive external ophthalmoplegia；CPEO）の重症型と考えられており，慢性進行性の外眼筋麻痺と網膜色素変性症と心伝導障害を合併する．CPEOよりも多臓器に障害を来たす傾向がある[*3]．

e．one-and-a-half症候群とは内側縦束付近の障害で，患側眼は内外転制限，対側眼は内転制限だけ生じるものである．

[模範解答]　e

[*3] 眼窩底骨折，甲状腺眼症，Kearns-Sayre症候群はあらゆる方向に眼球運動障害が生じる可能性がある．MLF（medial longitudinal fasciculus；内側縦束）症候群の病巣が広がるとone-and-a-half症候群となる．これらは，いずれも水平性の核上性眼球運動障害の代表疾患であり，水平方向の眼球運動に関する病態なので垂直方向は関係がない．

[カコモン読解　第21回　一般問題83]

眼窩吹き抜け骨折でみられるのはどれか．3つ選べ．
a 複視　　b 鼻出血　　c 眼球突出　　d 悪心・嘔吐
e 相対的瞳孔求心路障害（RAPD）陽性

[解説]　a．上下方向での複視，特に上方視時の複視[*4]を生じることが多い．

b．眼窩壁は眼窩と副鼻腔を隔てているので，眼窩壁骨折の際には鼻出血を伴うことがある．

c．骨折後に鼻をかんだ場合に眼窩内気腫を生じることがある．また，眼窩内に出血が生じた場合などには眼球突出が生じうるが，一般的な症状ではない．眼窩壁骨折により眼窩の容積が増大した分だけ眼球陥凹が生じるとするのが一般的である．

d．小児に多い閉鎖型の骨折では骨折部位に外眼筋が絞扼され，迷走神経反射にて悪心・嘔吐が生じる．

e．眼窩部の打撲があるので視神経障害が生じていてもおかしくはないが，眼窩吹き抜け骨折との関連性はない．

[模範解答]　a，b，d

[*4] 眼窩吹き抜け骨折の主症状は，下直筋の運動障害による上下方向視時の複視，眼窩内軟部組織が上顎洞に脱出することによる眼球陥凹，眼窩下壁を通る三叉神経第2枝の障害による頬部の知覚障害である．小児に多い閉鎖型骨折では激しい眼球運動時痛や悪心・嘔吐を生じ，緊急手術の適応となる．

（出田真二）

視神経管骨折

視神経管骨折と骨折のない外傷性視神経症

視神経は，眼窩深部において視神経管孔から視神経管内を通過して頭蓋内へ入り，視交叉に達する．視神経管は約10mmの長さがあり，その管内側は後部篩骨洞・蝶形骨洞の内壁骨と共通の骨から形成されている．頭部の外傷のなかでも，特に眉毛部の強打（**図1a**）による介達外力で同側の視神経管骨折を生じ，直接損傷や圧迫で重篤な視神経障害（外傷性視神経症）が発生することはよく知られている[1,2]．しかし，視神経管の骨折は外傷性視神経症発生の絶対的な

文献はp.321参照．

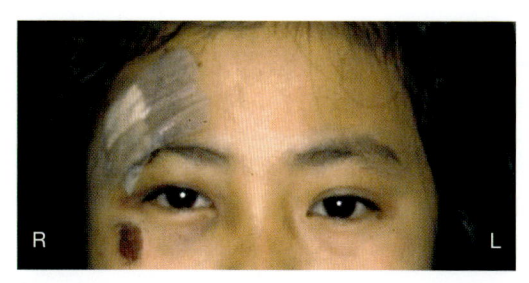

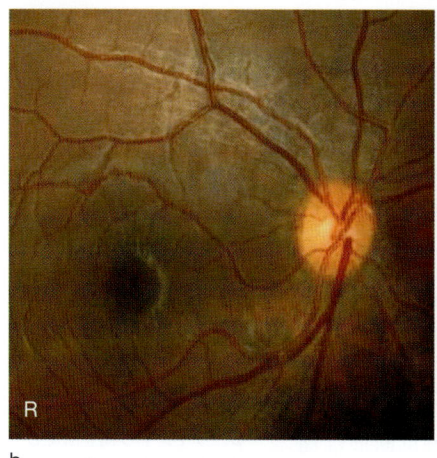

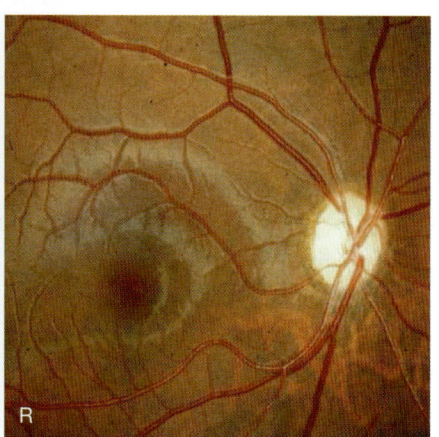

図1 外傷性視神経症（10歳，女児）
a. 外眼部所見．自転車の転倒で右眉毛部を強打し，右眼の外傷性視神経症を生じた．
b. 初診時右眼底写真．視神経乳頭に異常はない．
c. 受傷約6か月後の右眼底写真．視神経乳頭は蒼白で，視神経萎縮になっている．

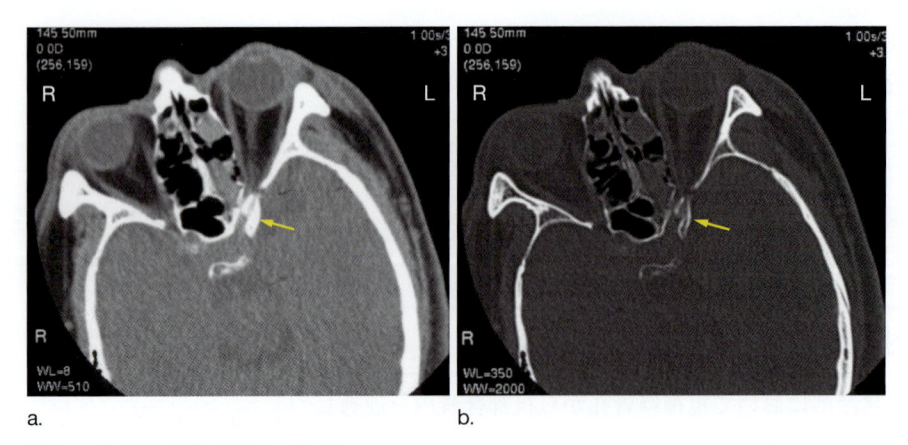

図2　左視神経管骨折のCT像（50歳，男性）
a. 通常のウインドウ条件（ウインドウ幅＝510，ウインドウ中央値＝8）で左視神経管骨折（矢印）が疑われた．左後部篩骨洞内に出血がみられた．
b. 骨ウインドウ条件（ウインドウ幅＝2000，ウインドウ中央値＝350）に変更すると，左視神経管骨折（矢印）はさらに明瞭に描出された．

条件ではなく，視神経管骨折のない外傷性視神経症も多く経験されている．骨折はないものの強打により視神経管内または視神経管孔で激しく震盪し，硬く狭い視神経管内での視神経の損傷・循環障害・出血・浮腫により視機能障害を生じている．

症状

視神経管骨折（または骨折のない外傷性視神経症も）の症状所見としては，外傷直後から発生する重篤な視力低下（原則として受傷直後が最低），中心を含む大きな視野欠損，中心フリッカ値の低下，瞳孔の対光反応障害がみられる．眼底の視神経乳頭所見は受傷直後にはまったく異常がなく，約3週間後からようやく蒼白化が認められる（図1b, c）．したがって受傷直後の外傷性視神経症の診断では，外傷側の瞳孔対光反応の障害の存在が最も重要である．視神経管骨折がなく，全身状態が不良で意識混濁の場合，返答の不正確な高齢者や幼少児，詐病の疑いがある場合には特に慎重に瞳孔を診る必要がある．鼻出血もしばしば合併する．

画像診断

視神経管の骨折はCTで判定しやすく，骨ウインドウの条件[*1]に切り替えれば骨折はさらに明瞭に描出できる（図2）．軸位断面は通常のorbitomeatal（＝OM）lineよりも視神経管の走行角度を考慮した，やや前傾で撮像すれば視神経管全体が1スライスでとらえられる．視神経管骨折時には付近の後部篩骨洞内に出血（高吸収域）が

[*1] 骨ウインドウ
CTの通常の黒白画像表示条件（ウインドウ条件）では，骨は高い吸収値のため誇張された白色像となるために骨折線は隠されて不明である．ウインドウ幅を広くしウインドウ中央値を高くすれば（骨ウインドウ），頭蓋内組織は消えて骨だけが浮き上がり，骨折を明瞭に描出できる．

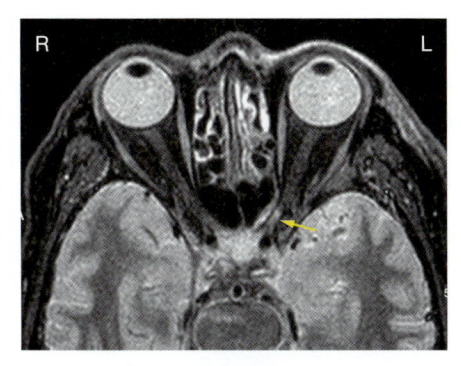

図3 左外傷性視神経症のMRI・STIR像（65歳，男性）
左視神経は，視神経管内で損傷部分が浮腫により高信号に描出された（矢印）．視神経管骨折は，みられなかった．

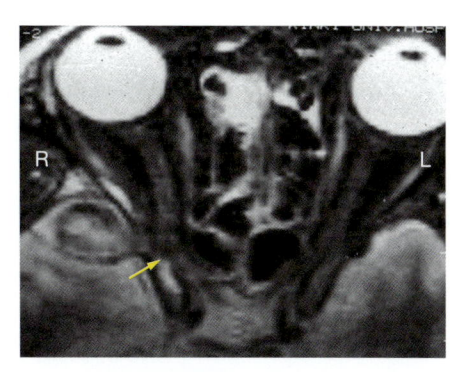

図4 右外傷性視神経症のMRI・STIR像（61歳，男性）
右視神経は視神経管入孔部で損傷して"くの字"状に切れ込み，大きく屈曲している（矢印）．すぐ傍らに高信号の出血がみられた．

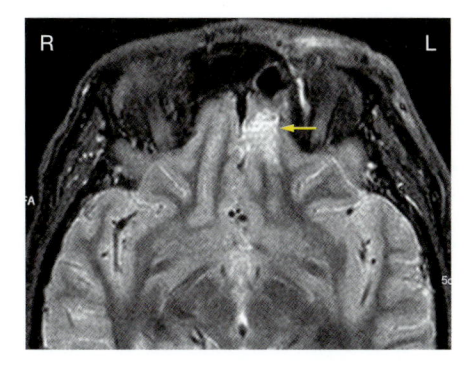

図5 図3の症例のMRI・STIR像
左前頭葉に外傷による脳挫傷（矢印）がみられた．

同時に存在することが多い（図2）．MRIのshort TI inversion recovery（STIR）法[*2]では，視神経自体の損傷部の浮腫・出血が高信号に描出され（図3）[3]，損傷（離断・切れ込み）による走行変化を確認することができる（図4）．単純X線の視神経管孔の変形所見は，視神経管内の骨折を診断するには不十分である．外傷性視神経症例では，同時に頭蓋内病変（脳挫傷・脳内出血・硬膜下血腫・髄液漏）を合併することがあるので要注意である（図5）．

治療

糖尿病，胃潰瘍，感染症に注意しながら，まず，ステロイド大量点滴療法を行う．視神経管内損傷部の浮腫・出血により相対的な視神経の圧迫や髄液・栄養血管の循環障害を生じているので損傷部付近の浮腫の軽減を図る目的でステロイドを使用する[*3]．筆者はメチルプレドニゾロン5～10mg/kg/日とマンニトール300mL/日の点

[*2] **STIR法**
MRIの反転回復法で反転時間（time of inversion；TI）を通常よりも短くした撮像法で，眼窩内・眼窩先端部の脂肪が抑制され，浮腫・出血が高信号になるため視神経自体の損傷（浮腫・出血）部分を高信号に描出できる．

[*3] **外科的治療**
視神経管内視神経浮腫の減圧を目的で，できるだけ早期の経篩骨洞視神経減圧術[4]を推奨する臨床家もいるが，この手術治療と自然観察およびステロイド治療との視機能回復の差は，まだ判然としていない．

滴を3日間行い，その後はプレドニゾロン30 mg/日の漸減，循環改善薬，ビタミン B_{12} 薬の内服を行う．受傷直後から光覚なしなどの重症では視機能予後の不良例が多いが，なかには長期観察（6か月以上）で改善を示す例もある．

〔中尾雄三〕

内頸動脈海綿静脈洞瘻

臨床像

　内頸動脈海綿静脈洞瘻（carotid cavernous fistula；CCF）は，何らかの原因で海綿静脈洞内に動脈血流が流入し，洞内の圧が亢進した病態である．発症の原因から特発性（非外傷性），もしくは頭部打撲などの外傷性，短絡の位置から海綿静脈洞内で内頸動脈との間に生じる直接型，もしくは硬膜動静脈間に生じる間接型に分類される．特発性直接型は海綿静脈洞内での内頸動脈瘤破裂，特発性間接型である硬膜動静脈瘻（dural arteriovenous fistula；dural AVF）は多くの場合，高血圧や動脈硬化が原因である（表1）．硬膜 AVF は本来 CCF とは異なる疾患であるが，同様の病態を呈することから，眼科的には CCF の一亜型として含めて説明される場合が多い．CCF の症状は，動静脈瘻がどの部位に存在し，流出血液がどの方向に，どの程度流れるかによって異なる．無症候性のものから，脳出血，頭蓋内圧亢進やけいれんの原因となり，生命予後にかかわることもある．硬膜 AVF で短絡部から静脈洞や硬膜静脈を介さずに，脳皮質静脈を灌流路とする血行動態は最も重篤である．眼部に生じる多彩な症状・所見の発症機転は，動脈血が海綿静脈洞を逆流することにより，洞内を走行する神経圧迫と静脈血流のうっ帯を来たすことである．典型的な三徴は拍動性眼球突出，結膜充血浮腫，および血管雑音の聴取である．

眼科的所見

　CCF と硬膜 AVF の病状発現には，瘻孔からの短絡血流量自体よりはむしろ静脈血の主灌流路がどこかということが問題となる．眼科的には，海綿静脈洞の圧亢進だけでなく，上眼静脈および下眼静脈のうっ血により多彩な所見を呈する．

眼科的検査所見：
1. 眼窩・外眼部所見：拍動性眼球突出，血管雑音聴取，眼球運動障害（海綿静脈洞を走行する脳神経〈図1〉障害／外眼筋のうっ血

表1　内頸動脈海綿静脈洞瘻の血行動態別分類

直接型（high flow）	
内頸動脈本幹動脈瘤破裂血管壁脆弱性その他	特発性 CCF
外傷性裂傷	外傷性 CCF
間接型（low flow）	
内頸動脈硬膜枝 and/or 外頸動脈硬膜枝	硬膜 AVF

CCF：carotid cavernous fistula
AVF：arteriovenous fistula

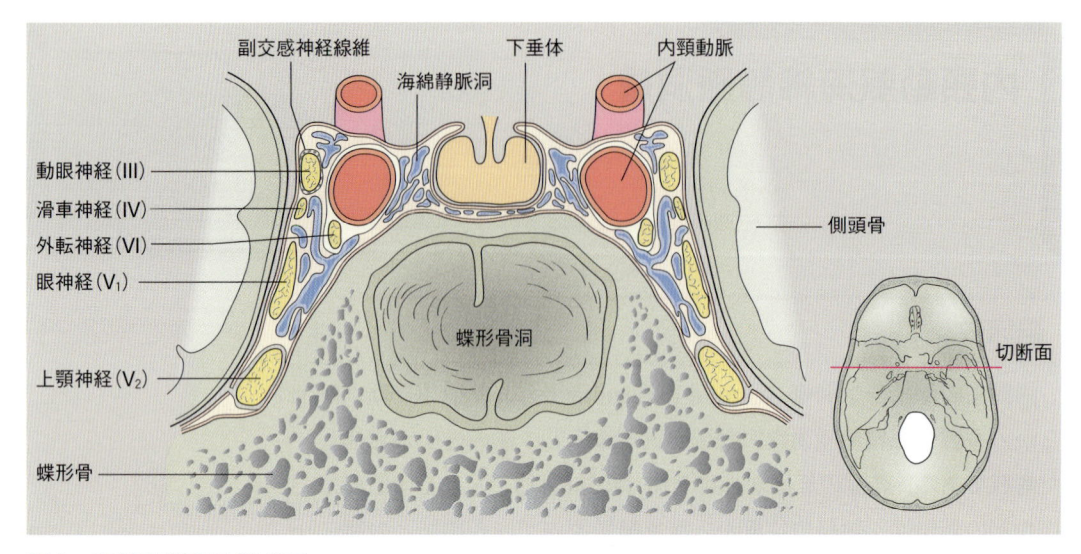

図1 海綿静脈洞の模式図（冠状断）
海綿静脈洞内に動脈圧がかかることにより，外転神経，動眼神経麻痺，滑車神経麻痺が生じる．

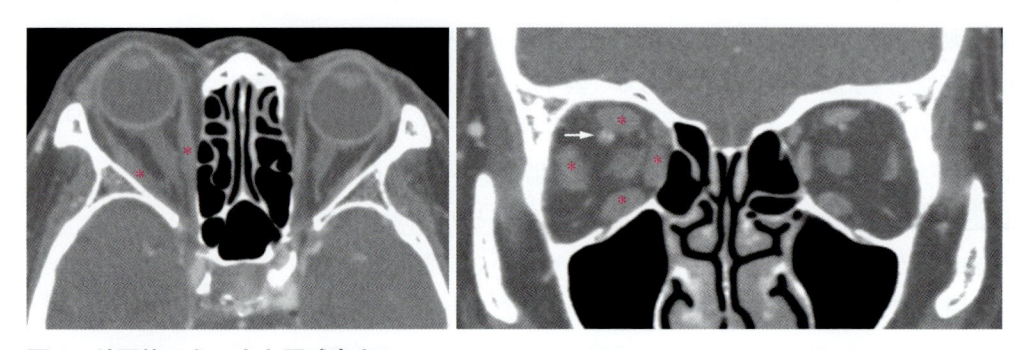

図2 外眼筋のうっ血と眼球突出
78歳，女性．造影CT水平断（a）：右内直筋／外直筋が健側よりも肥大（＊）し，右眼球突出している．
造影CT冠状断（b）：右外眼筋は4直筋ともに肥大（＊）しており，上眼静脈の拡張（矢印）がある．

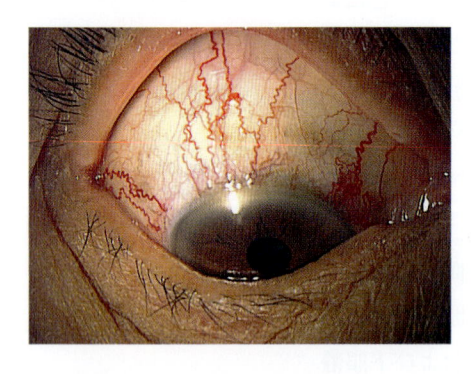

図3 結膜および上強膜血管の拡張

77歳，女性．右眼の視力（0.9），眼圧9mmHg，眼球突出3mm，外転神経麻痺，前眼部カラー写真で結膜および上強膜血管の拡張があり，右眼底には網膜点状出血がある．硬膜動静脈瘻に対する保存療法を行った．

〈図2〉），圧迫性視神経障害．
2. 上強膜血管の循環障害：上強膜血管拡張（図3），静脈灌流圧の上昇による緑内障（図4）．
3. 脈絡膜循環障害：脈絡膜剥離，浅前房（図4）．

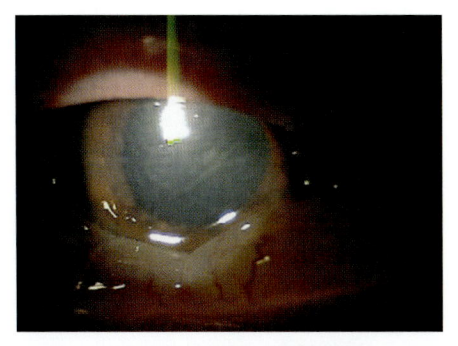

図 4　急性緑内障発作と結膜浮腫
78 歳，女性．右眼圧 60 mmHg の急性緑内障発作に対するレーザー虹彩切開後も，浅前房と眼圧が改善しないため紹介された．右眼の視力 (0.2)，眼圧 33 mmHg，前眼部カラー写真で著明な結膜浮腫がある．直接型内頸動脈海綿静脈洞瘻に対し準緊急的に血管内手術を施行した．

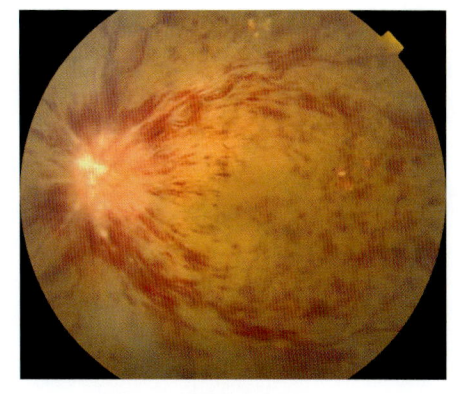

図 5　網膜中心静脈閉塞症
76 歳，女性．左視力 (0.2)，眼圧 9 mmHg，左眼カラー眼底写真で網膜中心静脈閉塞と囊胞様黄斑浮腫がある．待期的に血管内手術を行った．

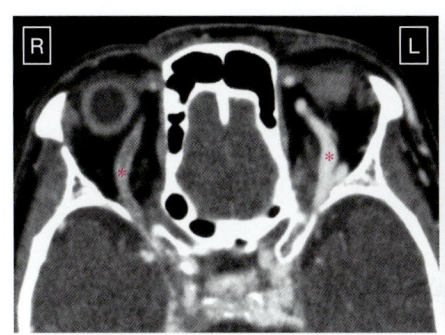

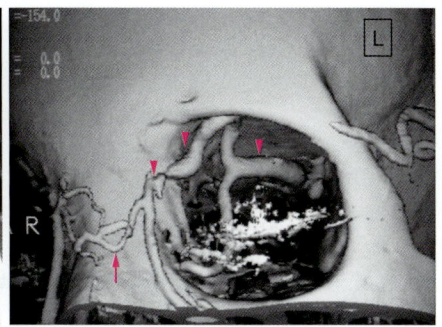

図 6　上眼静脈の拡張
64 歳，女性．治療抵抗性の緑内障のため紹介された．両眼の眼圧上昇（32 mmHg），右眼の外転神経麻痺と左眼の網膜中心静脈閉塞がある．
a. 動脈相 CT 血管造影水平断．両側の上眼静脈が拡張（*）しているが，左側がより動脈血の流入が早い．
b. 動脈相 CT 血管造影 3 次元再構成画像．左上眼静脈と内眼角静脈の拡張（矢頭），および鼻背部での血管吻合（矢印）がある．海綿静脈洞部硬膜動静脈瘻に対して血管内手術を行った．

4. 網膜循環障害：網膜静脈拡張，網膜中心静脈閉塞症（**図 5**），網膜浮腫，視神経乳頭浮腫など．

画像検査所見：血管造影検査，CT 検査，CT 血管造影，MR 血管造影で上眼静脈の拡張所見と，動脈血の流入を証明（**図 6**）し，短絡部位を同定．

　一般的に直接型 CCF は急性発症で眼障害が強く，間接型の眼障害は慢性的に経過することが多い．海綿静脈洞部の硬膜 AVF による眼症状の頻度を**表 2** に示す[1]．

文献は p.321 参照．

表2 海綿静脈洞部硬膜動静脈瘻の85例における臨床徴候の頻度

臨床症状／所見	小計	細項目	症例数	比率（%）
罹患側	85	片側性	57	67
		両側性	25	29
		無症候性	3	4
眼窩うっ血症状	77	眼球突出	65	76
		眼瞼浮腫	49	58
		結膜血管拡張	65	76
		結膜浮腫	18	21
		外眼筋機能障害	20	24
続発緑内障	61	眼圧上昇	61	72
		視神経乳頭陥凹／視野欠損	11	13
浅前房	11		11	13
脈絡膜滲出	7		7	8
網膜循環障害	44	静脈拡張	30	35
		網膜出血	15	18
		視神経乳頭浮腫	7	8
		網膜浮腫	10	12
		網膜滲出斑	1	1
		中心静脈閉塞	1	1
脳神経障害	57	視神経障害	26	31
		外転神経障害	29	34
		動眼神経障害	16	19
		滑車神経障害	4	5
		三叉神経障害	2	2
		顔面神経障害	1	1
自覚的血管雑音	24			28
他覚的血管雑音	7	眼窩	3	4
		耳介	4	5
神経学的症候	7	めまい	4	5
		脳内出血	2	2
		脳静脈閉塞	1	1

（Stiebel-Kalish H, et al：Cavernous sinus dural arteriovenous malformations：patterns of venous drainage are related to clinical signs and symptoms. Ophthalmology 2002；109：1685-1691 より改変.）

表3　海綿静脈洞症候群の原因疾患（国内の報告例）

腫瘍によるもの	悪性リンパ腫，非分泌性多発性骨髄腫，腺様嚢胞癌，脊索腫，血管腫，類粘液性軟骨肉腫，転移性悪性腫瘍など
炎症によるもの	蝶形骨洞炎，歯性上顎洞炎，肥厚性硬膜炎，化膿性髄膜炎，中耳炎，特発性眼窩炎症，Tolosa-Hunt症候群，Wegener肉芽腫症，サルコイドーシス，全身性エリトマトーデスなど
血管性病変によるもの	内頸動脈海綿静脈洞瘻，海綿静脈洞部硬膜動静脈瘻，脳静脈洞血栓症など
その他	本態性血小板血症，アスペルギルス症など

鑑別診断

　海綿静脈洞の圧が上昇する病態，すなわち眼窩先端部症候群，海綿静脈洞症候群，上眼窩裂症候群の原因となりうる疾患を鑑別する必要がある（**表3**）．眼症状からCCFを疑ったならば，CT血管造影，MR血管造影および脳血管造影などを組み合わせて血行動態を精査する．ほかに，眼球突出と外眼筋腫大を来たす疾患として甲状腺眼症も重要である．

治療の適応

　直接型および間接型CCFの治療適応は，生命予後，視機能の予後に影響する場合，および整容的問題である．特に脳皮質静脈の逆流を呈する病変は，脳梗塞や脳出血のリスクが比較的高いため，動静脈瘻の完全閉塞を行う必要がある．一般的に瘻孔部での短絡血流量が多い場合には自然閉鎖されにくいため，直接型CCFは自然閉鎖を期待できず，海綿静脈洞内の間接型CCFは10％程度，間接型CCF全体では20～50％が自然閉鎖される．眼症状が経過観察範囲内で視力低下を来たしていないならば保存療法を選択可能であるが，眼症状が重篤な場合や眼圧上昇や視力低下が生じる場合には，積極的な治療が必要である．

治療方法

　発症後1か月以内に治療された患者の大部分は早期に改善したのに比較して，発症後長期経過した患者は，瘻孔閉鎖後も症状が残存する傾向が示唆されている．CCFの治療は，早期に塞栓術を施行することはメリットが大きいものの，いつまでに治療すると神経学的な機能が温存されるかは不明である．眼科的検査を詳細に行い，脳

神経外科医との連携が必要である．近年では血管内治療が盛んに行われるようになり，治療適応は拡大している．しかし，血管内治療が成功したにもかかわらず，一過性に症状が重症化する場合が12.5％あることが報告されている[2]．このような奇異的増悪の原因は，治療法自体の合併症と血行動態の二面から説明される．すなわち，上眼静脈，海綿静脈洞内やその支流での血栓形成，留置したコイル自体の容積効果，コイルやカテーテル，ワイヤーなどによる神経の直接損傷といった合併症，および瘻孔の存在で発達した静脈灌流路により安定した血行動態が，治療による突然の瘻孔閉塞によって静脈血行の再配分が生じ，眼症状や神経症状を増悪させる原因となると考えられている．その他，CCFの再発例も比較的頻度が高く，留置コイルの移動や血栓溶解による瘻孔の再開通，血行動態の変化および瘻孔の新生などが考えられている[3,4]．治療方法を以下にまとめる．

経過観察もしくはMatas法（用指頸動脈圧迫）：短絡血流量が少なく，重篤な神経学的徴候がない場合にはMatas法を指導して経過観察する．

血管内手術[5]：海綿静脈洞部に対する治療の第一選択は血管内治療であり，超選択的に流入血管をすべて閉塞する．栓子として用いられるのは金属コイル，ステント，ゼルフォーム片，瞬間重合合成樹脂剤などである．

1. 経静脈的塞栓術；海綿静脈洞部に対する治療成功率は78％であり，近年積極的に選択される．大腿部，頸部，眼窩部静脈からのアプローチがある．
2. 経動脈的塞栓術；海綿静脈洞部に対する治療成功率は62％と経静脈的治療より劣る．直接型CCFの場合には内頸動脈からのアプローチを行うが，その他の間接型CCFに対しては合併症低減のため外頸動脈からのアプローチを行うので適応が限定される．

手術治療[6]：根治的血管内治療が困難な場合や再発例，短絡血流が脳皮質静脈へ逆流している場合に適応となるが，海綿静脈洞病変に対しては適応となることはまれである．

定位放射線治療[7,8]：Xナイフ，サイバーナイフやガンマナイフを用いた定位放射線治療は，治療後早期からある程度臨床症状の改善がみられるが，短絡路の完全閉塞までには1〜2年を要する．このため，神経症状の少ないCCFや再発例などに適応がある．

眼球うっ血症状の診断のポイント

　CCFや硬膜AVFにより生じる症状は非常に多彩であり，鑑別疾患も多く，病態により治療の緊急度も大きく異なる．脳神経外科で扱うこれら疾患の一部に眼症状を伴うタイプがあることを理解しておく必要がある．眼科的症状が主体の硬膜AVFは，幸い脳卒中の原因となるタイプは少ないが，早期の診断と治療方針の検討がとても重要なことには変わりない．眼球自体のうっ血症状，すなわち眼圧上昇，浅前房，網膜循環障害などは高頻度にみられるものであり，診断の糸口になることも多い．緑内障の病状の説明に"難治性"や"治療抵抗性"などのキーワードを与える際には，眼窩のうっ血を来たす疾患がないかを再度鑑別するのが肝要である．

カコモン読解　第19回　臨床実地問題8

76歳の女性．1週前から複視と左眼の充血とを訴えて来院した．視力は右0.6（1.0×＋1.00D），左0.5（0.8×＋1.50D）．左眼前眼部写真を図に示す．この疾患にみられるのはどれか．3つ選べ．
a　低眼圧
b　眼球突出
c　眼球運動痛
d　眼窩部雑音
e　網膜静脈拡張

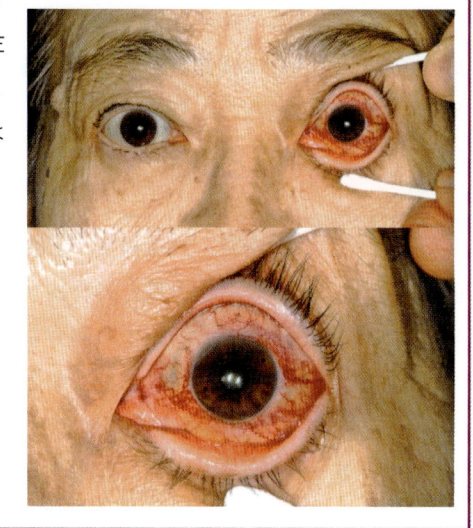

解説　この症例は，複視と結膜，強膜血管の拡張がみられることから，内頚動脈海綿静脈洞瘻によるものと考える．a．眼圧はむしろ高くなり，症例によっては難治性緑内障となる．c．眼窩深部の痛みを訴えることもあるが，眼球運動に伴うものではない．b，d．眼球突出，血管雑音は典型的三徴候に含まれる．e．網膜静脈のうっ滞が生じて，網膜出血や網膜中心静脈閉塞を来たす場合もある．**表2**を参照されたい．

模範解答　b，d，e

（古田　実）

眼窩腫瘍の診断

文献は p.322 参照.

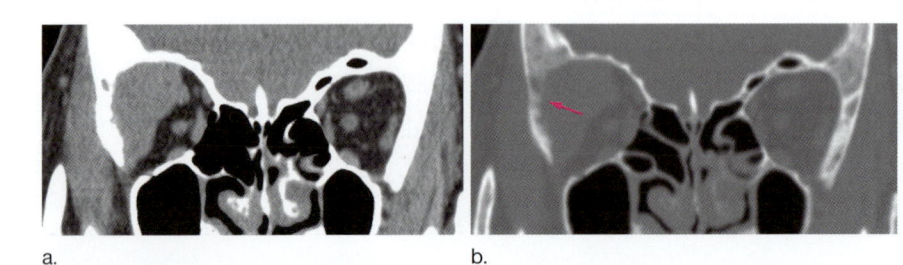

眼窩腫瘍を疑う臨床所見

　皮様嚢腫のような体表面に近い浅在性腫瘍の場合は，視診・触診で直接確認できる．深部の場合では表面から確認ができないため，眼瞼腫脹・眼球突出・眼球運動障害が眼窩腫瘍を疑う重要な所見となる．筋円錐内の腫瘍では視神経の圧迫による視神経萎縮による視野障害や視力障害を来たす場合があるが，特に良性腫瘍の場合は視機能障害が緩徐で自覚症状として気づかないことも多い．大部分の眼窩腫瘍は疼痛を訴えることはないが，腺様嚢胞癌のような悪性腫瘍や出血を繰り返すリンパ管腫では，眼窩部の疼痛を伴う．

　問診では症状の経過が緩徐か急速か，さらに既往歴として耳鼻科で鼻腔・副鼻腔の手術歴，他臓器の腫瘍の既往の有無を確認する．

画像検査

　問診・視診・触診から眼窩腫瘍が疑われた場合，画像検査が必須である．画像検査は眼窩腫瘍の診断およびその治療方針と外科的アプローチ法の選択のために非常に重要であり，CT・MRI の両方を行うことが望ましい．画像は腫瘍の位置や大きさや形態を把握するために水平断・冠状断・矢状断の 3 方向をオーダーする必要がある．
CT：腫瘍と骨との関連性が把握できる．骨の境界を詳細に観察するために通常の CT 表示とは別に，骨条件の CT 所見（骨ウインドウ

a.　　　　　　　　　　　　b.

図 1　腺様嚢胞癌
a. 骨破壊 CT 所見.
b. 骨ウインドウ条件. 骨破壊を示す骨表面の毛羽立ち（bone erosion，矢印）がみられる.

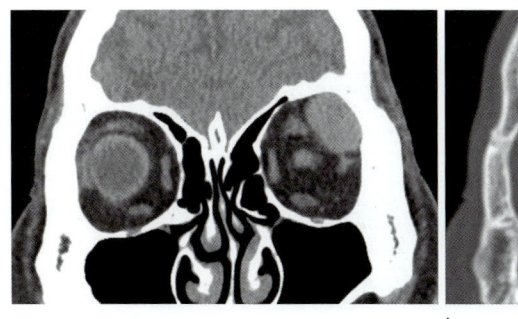

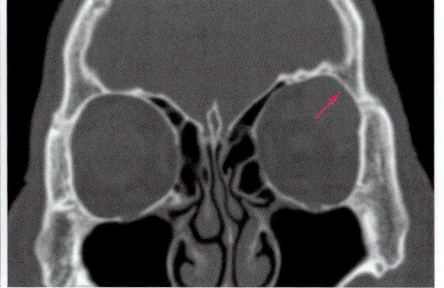

図2 多形腺腫
a. 長期間の圧排により骨の菲薄化や変形がみられる．
b. 骨ウインドウ条件．骨の菲薄化や変形があるが，骨の表面は滑らかである．

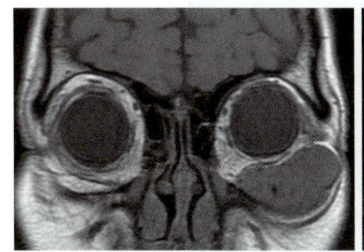

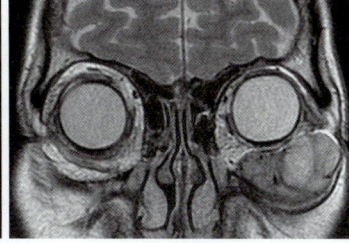

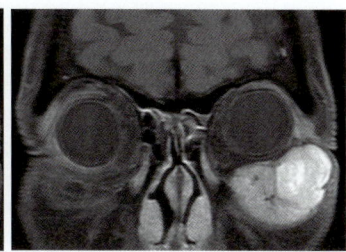

図3 孤立性線維性腫瘍のMRI所見
a. T1強調画像．腫瘍部は，低信号となる．
b. T2強調画像．腫瘍部は，やや高信号となる．
c. ガドリニウム造影T1強調画像．著明な造影効果がみられる．

条件）も確認する必要がある．一般的に，骨破壊や骨浸潤などがあれば，急速に増大する悪性腫瘍を示唆する所見といえる（図1a, b）．一方，緩徐に発育する良性腫瘍でも長期間の圧排により骨の菲薄化や変形を来たす場合があるが，骨の表面は滑らかであることが多い（図2a, b）．また，腫瘍によっては術中に骨切りが必要になる場合があるため，術前のCT画像で腫瘍と骨との位置関係を確認して骨切りの準備をすべきか検討する．

MRI：腫瘍の性状や形状，周辺組織への浸潤の有無をみることができ，悪性腫瘍を疑う場合，必須の検査である．血管の豊富な腫瘍や血管柵の破綻した腫瘍では，ガドリニウムによる造影MRIで信号輝度が増強され高信号となる（図3a, b, c, 図4）．造影MRIで腫瘍内部の管状構造が黒く写る所見（flow void）がある場合，血流の豊富な腫瘍であることがわかる（図5）．また，ガドリニウム静注後，経時的に画像を撮影するdynamic MRIは腫瘍内の血流状態を確認できるため，毛細血管腫，海綿状血管腫，血管周皮腫など血管由来の腫瘍に有用である（図6）．

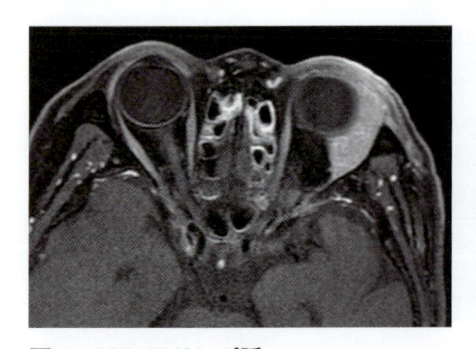

図4 MALTリンパ腫
ガドリニウム造影T1強調画像．眼窩壁に沿った鋳型状（molding）に造影されるびまん性腫瘍．

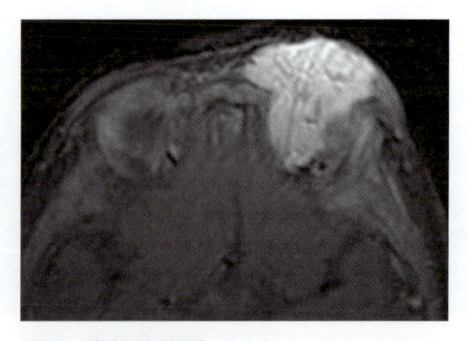

図5 乳児血管腫
ガドリニウム造影T1強調画像．腫瘍内部の管状構造が黒く写る所見（flow void）．

a.

b.

c.

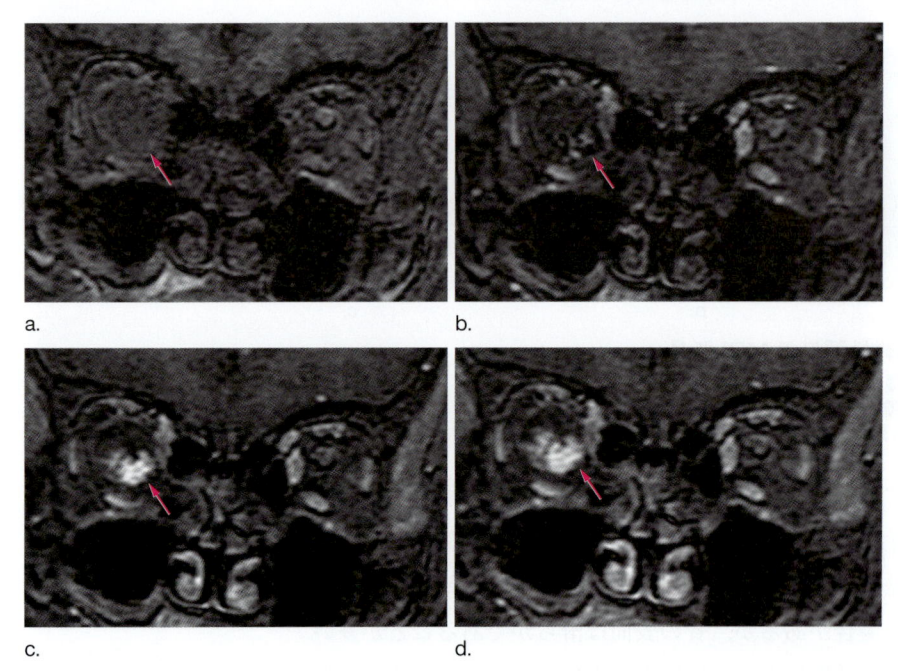

d.

図6 dynamic MRI
海綿状血管腫．経時的に造影される濃染遅延を示す．

診断から手術方針策定

　眼窩腫瘍の発生由来と部位・局在の特徴から，画像診断の参考になる（**表1，2**）．同時に良性・悪性の高頻度な腫瘍を記憶しておく必要がある（**表3**）．さらに年齢的な特徴として小児の眼窩腫瘍を疑った場合，代表的な腫瘍を念頭に置いておく必要がある（**表4**）．

　術前の画像検査から良性・悪性の鑑別，腫瘍性疾患と炎症性疾患の鑑別をある程度は予測可能であるが，画像のみで両者を区別することは不可能であり，確定診断は病理組織学的検査によってなされ

表1 発生由来から分類

発生由来	腫瘍
分離腫・嚢腫性病変	類皮嚢腫，表皮様嚢腫
涙腺腫瘍	多形腺腫，腺様嚢胞癌，腺癌
血管・リンパ管由来の腫瘍	海綿状血管腫，毛細血管腫，リンパ管腫，血管周皮腫
リンパ増殖性疾患	悪性リンパ腫，反応性リンパ組織過形成
神経由来の腫瘍	髄膜腫，神経鞘腫，神経線維腫，神経膠腫
筋・骨腫瘍	横紋筋肉腫，軟骨肉腫，骨腫
続発性腫瘍	副鼻腔粘液嚢胞，副鼻腔腫瘍の浸潤，転移性腫瘍

表2 占拠部位から特徴的な腫瘍

部位	発生由来	腫瘍
筋円錐内	視神経由来の腫瘍	視神経髄膜腫，視神経鞘腫，視神経膠腫
	血管性腫瘍	海綿状血管腫，リンパ管腫
涙腺部	リンパ増殖性疾患	悪性リンパ腫，反応性リンパ組織過形成
	涙腺腫瘍	多形腺腫，腺様嚢胞癌，腺癌
副鼻腔と連続する腫瘍	続発性腫瘍	副鼻腔粘液嚢胞，副鼻腔悪性腫瘍

表3 頻度の高い眼窩腫瘍

良性
特発性眼窩炎症
反応性リンパ組織過形成
皮様嚢腫
多形腺腫
海綿状血管腫

悪性
悪性リンパ腫
腺様嚢胞癌
腺癌
横紋筋肉腫
転移性腫瘍

表4 小児の眼窩腫瘍

良性腫瘍
皮様嚢腫
乳児血管腫（毛細血管腫）
リンパ管腫
視神経膠腫

悪性腫瘍
横紋筋肉腫
緑色腫
（白血病の髄外増殖）
転移性腫瘍

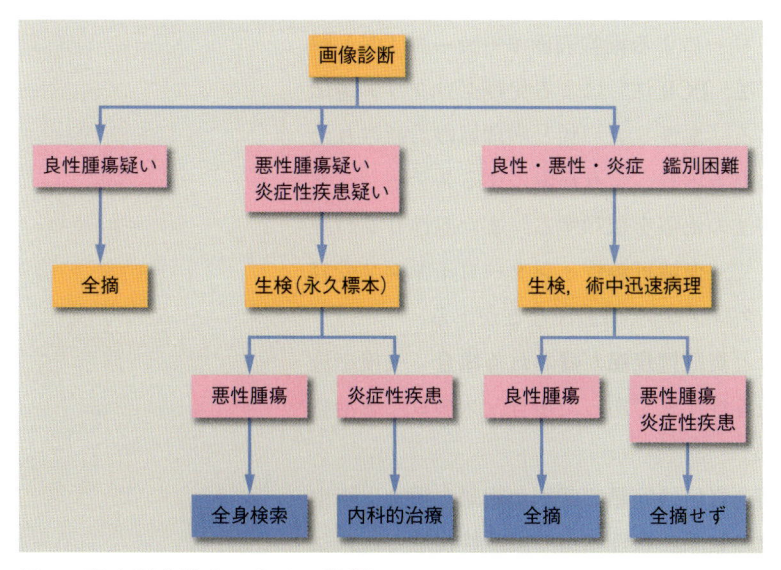

図7 眼窩腫瘍治療のための診断フローチャート

る．術前に予想された診断によって手術を生検とするか全摘とするか，あらかじめ検討する．眼窩腫瘍治療のための診断をフローチャ

ートとして示す（図7）．

さまざまな腫瘍への対応法

皮様嚢腫，多形腺腫，血管腫，神経鞘腫などの良性腫瘍を疑う場合：全摘出可能な部位であれば全摘出する．特に涙腺多形腺腫は取り残しがあれば再発した場合，悪性化する可能性があるため全摘しなくてはならない．

腺様嚢胞癌など境界不明瞭な悪性腫瘍の場合：腫瘍の全摘出は不可能であり，まず生検で組織確定診断を行う．病理組織診断で腫瘍が悪性であった場合，病期（ステージ）に応じて，その後の治療方針が異なるため病変が眼窩に限局したものか，全身に波及したものか全身検索をする必要がある．全身の画像検査として頭部のCTやMRI，頸部から骨盤までの造影CTに加え，近年は^{18}F-フルオロデオキシグルコースを用いたPET（positron emission tomography；ポジトロン断層撮影法）が主流になっている．PETにより全身広範囲な撮影が可能で，原発巣の評価，リンパ節転移の有無の評価，再発の有無の評価などを行う．全身検索で腫瘍が眼窩内に限局していれば，原則的に眼窩内容除去を施行する．

悪性リンパ腫が疑われる場合：無理をしてまでの全摘の必要はなく，確定診断のために十分なサンプル量を生検し，病理組織検査とともに，フローサイトメトリーによる細胞表面マーカーやDNA解析（サザンブロッティング法，PCR法）による免疫グロブリン遺伝子の再構成の有無を検索する．悪性リンパ腫と病理組織診断された場合，血液疾患であるため血液内科へ全身検索によるステージングおよび化学療法，放射線療法の治療を依頼する．また悪性リンパ腫の全身播種の病勢指標として，血清可溶性インターロイキン2受容体（sIL-2R），β_2マイクログロブリン，LDHなどがある．

特発性眼窩炎症，涙腺炎など炎症性疾患が疑われる場合：生検を施行する．病理組織診断で炎症性疾患であった場合，ステロイド治療などを検討する．

術前画像で良性・悪性腫瘍・炎症性疾患の鑑別が困難な場合：術中の迅速病理検査を行い，その結果，悪性腫瘍や炎症性疾患であれば生検で終え，良性腫瘍であれば全摘出に踏み切る．

（林　憲吾，嘉鳥信忠）

皮様嚢腫

発症機序と分類

　眼窩皮様嚢腫（dermoid cyst）は，眉毛外側に好発する嚢胞様の良性腫瘍である．幼小児期から確認されることが多く，画像所見からも診断がつけやすい疾患である．原因は，胎生期における骨縫合，顔裂閉鎖時に迷入した表層外胚葉組織に由来する choristoma[*1] である．組織学的には嚢胞壁が表皮と皮膚付属器で構成され，内容物が毛，皮脂と角化物質で構成された良性腫瘍である．そして，皮膚付属器を含まない組織形態を類表皮様嚢胞（epidermoid cyst）と呼ぶ．

　多くは眼瞼表皮方向に発達するため，診察時の肉眼所見にて容易に確認できる．また，眼窩内深部方向に発達する症例もあり，この場合は眼球突出や眼球運動障害などが初発症状となる．分類を表1に示した．

発生頻度，好発部位

　発生頻度は全眼窩腫瘍の5%程度であり，小児眼窩腫瘍の3割に認める[1]．乳児期から認められるが，発育は緩徐である[*2]．おおむね発症年齢の9割は幼少児か学童にみられるが，壮年でも発見されることはある[2]．好発部位は，前頭頬骨縫合（front-zygomatic suture）が8割近く認め，前頭鼻骨縫合（superior nasal frontal suture）が1割程度である[3]．まれではあるが，時に外眼筋内に発生することもある[4]．

臨床所見

　疼痛や皮膚発赤もなく，触診にて平滑で弾性硬の 10〜20mm 程

[*1] choristoma
分離腫は，組織奇形の一つで，ある部位に通常みられない型の組織が発生して形成される腫瘍である．

[*2] 緩徐な発育
図1の症例は，この摘出手術を受ける6年前（当時10歳）に，眼窩下壁骨折にて受診しCTを施行されていた．10歳のころの腫瘤は8mmであり自覚症状がなかった．そして，16歳の時点で15mmとなり本人の自覚を認めた．6年経過して約2倍の大きさになった．

文献は p.322 参照．

表1　類皮嚢胞の分類

	表在性皮様嚢腫	深在性皮様嚢腫
発生位置	眼瞼	眼窩
腫瘤発育型	外方発育型	内方発育型
骨欠損や骨破壊の有無	なし	あり

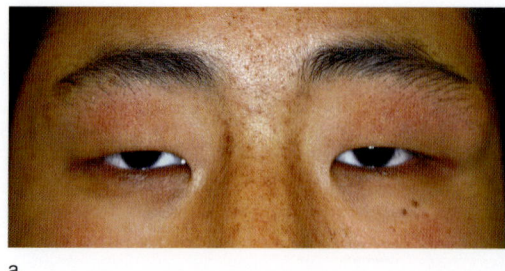

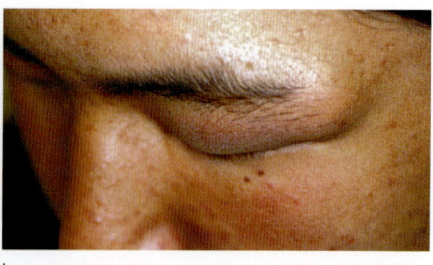

図1 皮様嚢腫の症例（16歳，男性）
a. 正面写真．左眉毛外側に弾性硬で可動性の平滑な 15mm 大の皮下腫瘤を認める．圧痛や眼瞼腫脹は認めない．
b. 斜めからの撮影．この角度から視診し撮影記録すると，隆起性病変の高さや大きさがわかりやすい．

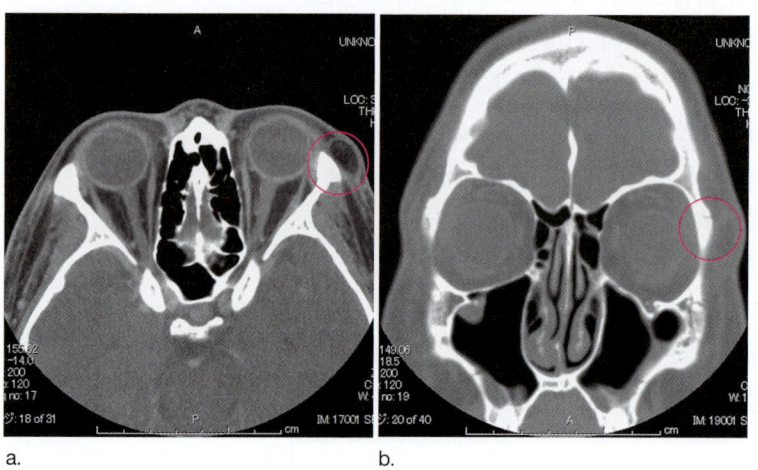

図2 図1の症例の CT 画像
a. 軟部条件での撮影で，15mm 大の辺縁平滑な腫瘤が頬骨に接しているのがわかる．内容物が黒く抜ける低吸収域を認める．
b. 同部位の骨条件撮影．軟部条件で撮影するよりも骨の状況が明瞭に確認できる．

度の皮下腫瘤を容易に確認することができる（図1）．おおむね可動性だが，眼窩骨と強く融合している症例では可動性は認めないこともある．

もし同部位に限局した強い炎症症状を認めた場合は，皮様嚢腫が破嚢した可能性を考慮する．

画像所見

CT 所見（図2）：嚢胞疾患と示唆される 10〜20mm 大の楕円形病変が描写される．嚢胞中心部分は低吸収域として描出されるが，皮脂成分など脂肪が多いときは高吸収域として描出される．骨の縫合線からの発生であるため，骨欠損や骨浸潤の程度を必ず確認する[5]．手術時戦略においても骨と病変の位置関係は知らなければいけな

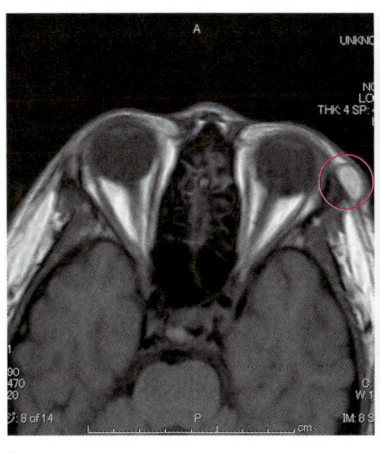

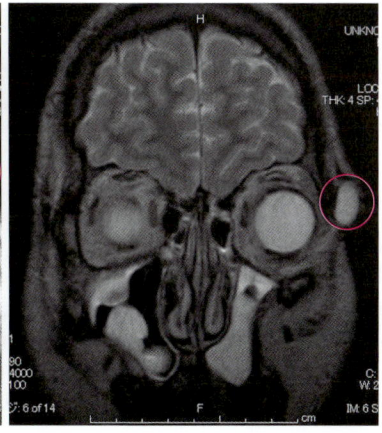

図3　図1の症例のMRI画像
a. T1強調画像，水平断．左上眼瞼腫瘤は，脂肪組織と同等の高信号を呈している．嚢胞成分は，皮脂成分が多く占めていることがわかる．
b. T2強調画像，冠状断．腫瘤は，硝子体と同等の高信号を呈している．皮脂成分が多いことがわかる．

い．CTは骨の形態が鮮明に描写できる特徴をもつので，必ず撮るべき検査である．

MRI所見（図3）：T1強調画像において，嚢胞内が多量の水分で構成されている場合は低信号を呈する．そして，T2強調画像では高信号を示す．しかし，嚢胞内を脂肪成分で占める割合が大きい場合，T1強調像でも高信号を呈し，T2強調画像では硝子体や外眼筋と等信号か低信号，かつ脂肪より高信号を呈す場合がある．つまり，嚢胞内容物によって描出は変化するので，均一な例と不均一な例が混在する信号になる．ガドリニウム造影にて，嚢胞辺縁は造影効果による高信号を呈する[6]．

手術操作における注意点

小児の場合や眼窩内深部に進展している症例は，全身麻酔下で施行したほうがよい．皮様嚢腫は骨縫合腺から発生しているため，骨膜も完全に除去しなければならない[*3]．また，再発を防ぐためには一塊に嚢胞壁を破らずに除去しなければならないが，破嚢したとしても嚢胞壁を除去すれば再発を認めることはない[1]．

組織所見（図4）

肉眼的所見では，検体表面は平滑であり，割面は毛髪が混じる皮脂を充満させた単房性嚢胞性病変が認められる．病理組織学的所見

[*3] **手術手技**
とにかく一塊に除去することが重要である．通常は容易に摘出できるが，時に骨膜と腫瘍茎部が強く癒着している場合があり，破嚢もやむをえないことがある．万が一，破嚢し内容物が流出した場合は，直ちに内容物を吸引除去し，生理食塩水などで十分な洗浄をすることが肝要である．

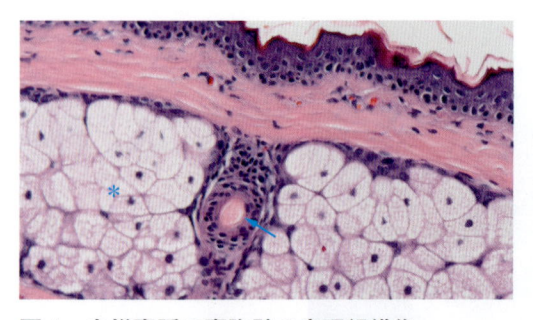

図4 皮様嚢腫の嚢胞壁の病理組織像
（図1と同一症例，ヘマトキシリン-エオジン染色）
嚢胞内腔に接して角化重層扁平上皮（表皮）があり，真皮部位に毛幹（矢印），毛包，皮脂腺（*）がみられる．

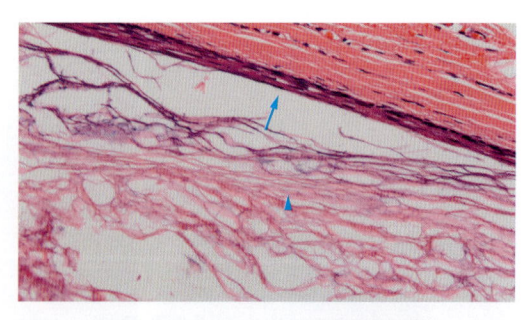

図5 epidermoid cyst の病理組織像
（ヘマトキシリン-エオジン染色）
角化重層扁平上皮で嚢胞壁を裏打ちしている（矢印）．嚢胞内腔には層状の角化物のみを認める（矢頭）．

表2 dermoid cyst と epidermoid cyst の嚢胞壁の違い

	角化重層扁平上皮	毛幹	毛包／脂腺	アポクリン汗腺
dermoid cyst	○	○	○	○
epidermoid cyst	○	×	×	×

は，その名のように皮膚の組織構造によく似ている．嚢胞壁は，異型性のない角化重層扁平上皮にて内腔が裏打ちされている．嚢胞内腔には毛包・脂腺構造，角化物，時に汗腺が認められる．破嚢した症例では血腫や増殖した肉芽組織を認める[5]．

dermoid cyst と epidermoid cyst の違い（図5）

臨床所見や画像所見から両者を鑑別するのは難しい．epidermoid cyst は，菲薄化した重層扁平上皮で嚢胞壁が裏打ちされ，嚢胞内腔には層状の角化物のみを認める．表2に両者の比較所見をまとめた．

術後経過，予後

術後経過は，全摘できていれば再発もなく予後良好である．

鑑別診断

表皮に発育した小さいものは，粉瘤や霰粒腫と誤診されることもある．眼窩内深部に発育したものは，位置的に涙腺腫瘍との鑑別が困難なことがある．画像検査にて嚢胞状かどうかが鑑別点になる．

（今野公士）

血管腫

頻度と種類

　眼窩腫瘍のなかでも特に頻度が高いのは，悪性リンパ腫や IgG4 関連リンパ増殖性疾患などのリンパ球系の増殖を主体とした腫瘍であるが，その次に多いのは涙腺にみられる多形腺腫と血管腫である．

　血管腫のなかでは海綿状血管腫が最も多く，その他には毛細血管腫，血管内皮細胞腫，血管周皮腫，solitary fibrous tumor などがある．ここでは血管に由来する主な腫瘍について解説する．

海綿状血管腫

臨床症状：腫瘍の発生時期は不明ながら，40 〜 60 歳代までに診断されることが多い．女性に多く，通常，片側性である．主な臨床症状は眼球突出（図 1）や眼球偏位などで，これらの症状をきっかけに診断される．腫瘍の増大は緩徐なことが多く，複視などの自覚症状がないことも少なくないため，腫瘍がかなり大きくなってから医療機関を受診し，診断に至ることが多い．一方，近年では頭部外傷に対する画像検査による精査や脳ドックなどの健康診断の際に，偶然発見される機会が増えているため，比較的サイズが小さい段階で診断されることもある．まれに眼窩先端部などに発生し，視神経を

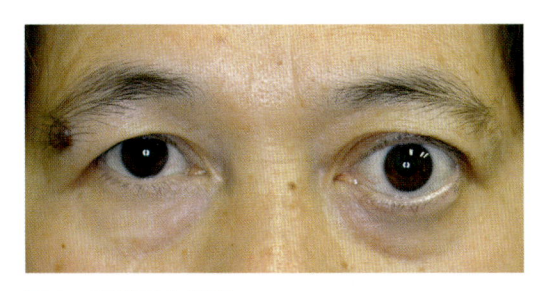

図 1　海綿状血管腫
左眼の眼球突出と瞼裂の拡大がみられる．

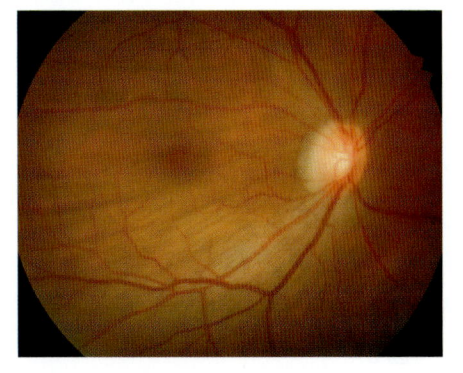

図 2　海綿状血管腫の眼底写真
筋円錐内の血管腫の圧排により，網脈絡膜に皺襞の形成がみられる．

a.　　　　　　　　　　　　b.

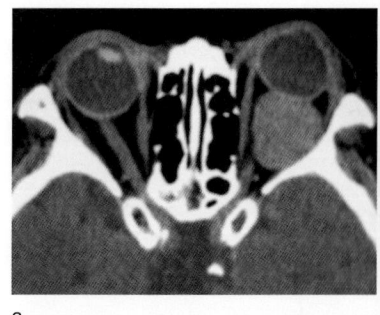

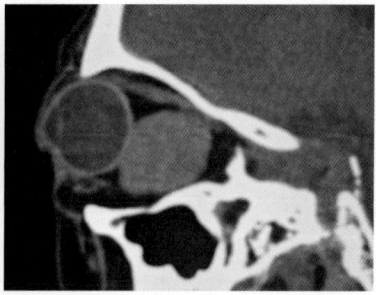

図3　海綿状血管腫のCT所見
水平断（a），矢状断（b）で筋円錐内に腫瘍がみられ，眼球を圧排している．

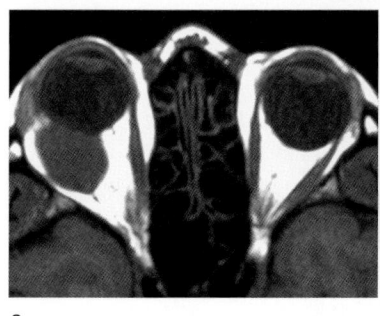

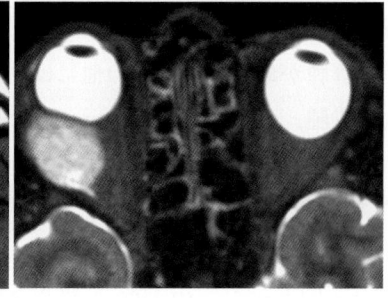

a.　　　　　　　　　　　　b.

図4　海綿状血管腫のMRI所見
T1強調画像（a）で外眼筋と等信号，T2強調画像（b）で外眼筋より高信号の境界明瞭な腫瘤がみられる．

圧排することによって，視力低下や視野障害を来たす．また，腫瘍が眼球を圧迫することによって眼球に変形を生じたり，網脈絡膜に皺襞をみることがある（図2）．

画像検査所見：CTでは外眼筋と等信号の，類円形で境界明瞭な腫瘤として描出される（図3）．水平断（軸位断）のほか，再構成画像で得られる冠状断および矢状断で腫瘍と眼窩骨の位置関係を正確に把握しておくことが，後の手術療法の際に重要となる．一般に海綿状血管腫は筋円錐内にみられることが多いが，眼窩内のどこにでも発生する可能性がある．

MRIではT1強調画像で外眼筋と等信号，T2強調画像で外眼筋より高信号の境界明瞭な腫瘤として描出される（図4）．ガドリニウムの造影により経時的に同じスライスを撮像するdynamic MRIでは，腫瘍内が緩徐に造影される特徴的なパターンが得られ，診断的価値が高い（図5）．

病理組織所見：マクロ所見としては，暗赤色の外観を呈する（図6）．表面には多数の瘤状隆起がみられることが多い．組織学的に腫瘍は

a.　　　　　　　　b.　　　　　　　　c.　　　　　　　　d.

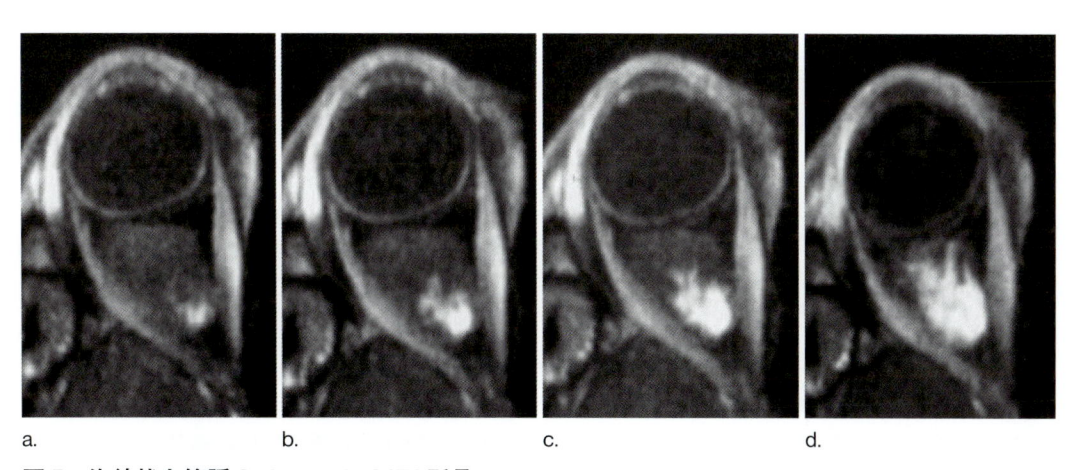

図5　海綿状血管腫の dynamic MRI 所見
a から d の順に造影経過の所見を示す．ガドリニウム静注後，きわめて緩徐に造影剤が腫瘍内に拡散している．

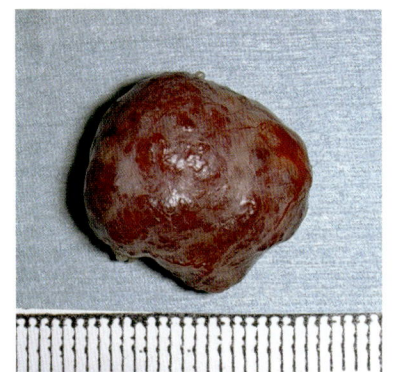

図6　海綿状血管腫の マクロ写真
凹凸を有する暗赤色の腫瘤．

線維性組織の皮膜に覆われ，赤血球を満たした，比較的大きな管腔を有する血管の増生から成る（**図7**）．個々の管腔は一層の血管内皮細胞で覆われている．増生した血管の間質には結合組織がみられ，経過の長い症例ではこの線維性結合織の増生が顕著となる（**図8**）．

毛細血管腫

生後まもない時期から2か月ころより増大のみられる腫瘍で，過誤腫の一種とされる．女児に多い．発生部位や大きさによって眼瞼の腫脹や眼球偏位，眼球突出を生じることがある．また，頭皮や口腔内，体幹にも血管腫が発見されることがある．

多くは3～4歳までに次第に縮小し，7歳ころまでには消失するが，眼球の偏位や眼瞼下垂による弱視の恐れがある場合には，ステロイドの全身や局所投与，β遮断薬の内服などによる治療を考慮する．

組織学的には毛細血管の増生から成る．発症後の期間によって血

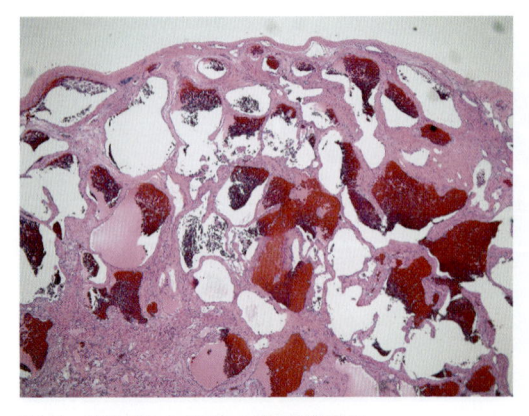

図7 海綿状血管腫の病理組織像
（ヘマトキシリン-エオジン染色，第20回 臨床実地問題5）
線維性組織の皮膜に覆われた腫瘍は，赤血球を満たした血管の増生から成る．間質には，結合組織がみられる．

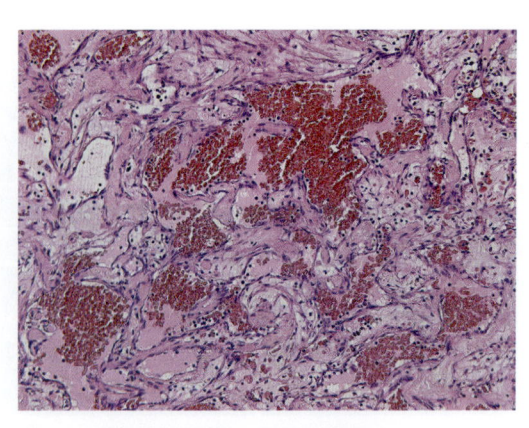

図8 海綿状血管腫の病理組織像
（ヘマトキシリン-エオジン染色）
経過の長い症例で，間質の線維性結合織の増生が著しい．

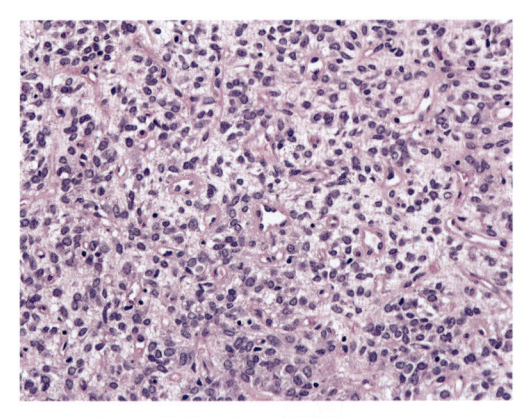

図9 毛細血管腫の病理組織像
（ヘマトキシリン-エオジン染色）
口径の小さい毛細血管の増生がみられる．

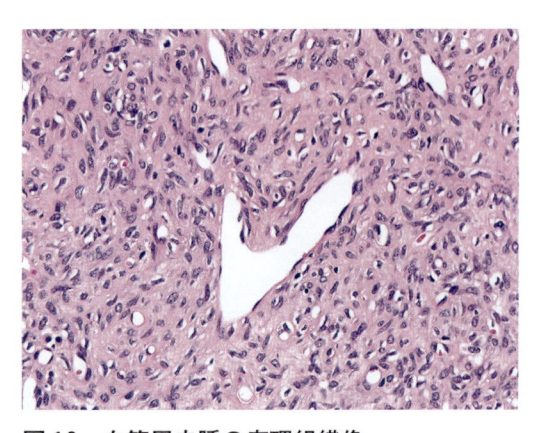

図10 血管周皮腫の病理組織像
（ヘマトキシリン-エオジン染色）
紡錘形ないし円形の血管周皮細胞が増生している．"鹿の角（stag horn）"様の管腔がみられる．

管の数や間質の結合組織の量に違いがみられる（図9）．

血管周皮腫

　血管周皮腫は血管周皮細胞に由来するまれな腫瘍であり，肺や骨などに転移する可能性のある悪性腫瘍である．発症年齢は海綿状血管腫とほぼ同じか，やや若年者に発症する傾向がある．臨床症状ならびにCTやMRIなどの画像所見は海綿状血管腫と類似している．眼窩の上方に発生することが多い．
　組織的には紡錘形ないし円形の血管周皮細胞が密に増生している．"鹿の角（stag horn）"と称される独特な管腔構造が散見されるのが特徴である（図10）．

カコモン読解　第20回 一般問題21

変動する眼球突出がみられるのはどれか．2つ選べ．

a 眼窩静脈瘤　　b 甲状腺眼症　　c 眼窩炎性偽腫瘍

d 線維性骨異形成　　e 内頸動脈海綿静脈洞瘻

解説　眼球突出の変動は，その病態に血流が関与していることが多い．甲状腺眼症や眼窩炎性偽腫瘍（特発性眼窩炎症）でも，長期的にみれば症状に変動がみられることはあるが，ここでは，より短期的な変動を問われているものと思われる．

眼窩静脈瘤では，腹臥位により静脈瘤内の血流が増すことによって眼球が突出する．内頸動脈海綿静脈洞瘻にみられる眼球突出が変動するか否かは議論があるところかもしれないが，"拍動性の眼球突出"を"変動"ととらえれば，本症を選択することになる．

模範解答　a，e

カコモン読解　第20回 臨床実地問題5

45歳の女性．半年前から左眼の目つきがおかしいことを他人に指摘されていたが，数日前から左眼が突出していることに気付き来院した．眼窩MRI画像と組織像とを図A, Bに示す．診断はどれか．

a 皮様囊腫　　b 神経鞘腫　　c 毛細血管腫　　d 海綿状血管腫　　e 内頸動脈海綿静脈洞瘻

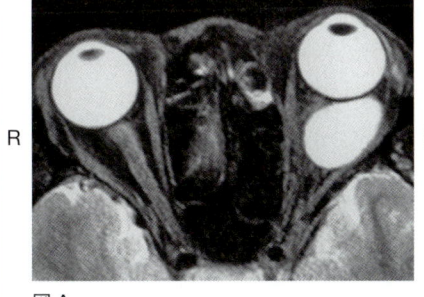

図A

図B（H-E染色）

解説　病歴からは進行の遅い腫瘍であることがうかがえる．MRIでは筋円錐内に境界鮮明な類円形の腫瘍がみられ，眼球（硝子体）が白く描出されていることからT2強調画像であることがわかる．眼窩内の腫瘍も同様に均一に白く写っていることから，その性状が推察される．組織像では，線維性の皮膜で覆われた腫瘍内部に大きな管腔を有する血管が，線維性組織を介して多数みられる．典型的な海綿状血管腫の病理組織像である．

模範解答　d

（後藤　浩）

涙腺腫瘍

代表疾患は涙腺多形腺腫と腺様嚢胞癌

　本項では，涙腺上皮性腫瘍を対象とし，このうち良性上皮性腫瘍の代表として多形腺腫を，悪性上皮性腫瘍の代表として腺様嚢胞癌を解説する．涙腺多形腺腫は比較的頻度が高いので重要である．腺様嚢胞癌は多形腺腫に比べて頻度が少ないが，完治させることはたいへん難しい．

涙腺多形腺腫（1）疾患の概要

　多形腺腫は，男性よりも女性に多い[1]．初発症状は，約半数の患者で，痛みのない，片側性の眼球偏位である．眼球は腫瘍の位置に応じて，前方（眼球突出），下方または鼻側下方へ偏位する（図1a）．残りの半数の患者で，片側の眼瞼下垂が初発症状となる．

　多形腺腫の臨床所見は，腫瘍の発育程度によって変化する．
1. 涙腺部に，硬い腫瘤が発生する．
2. 眼瞼皮下に硬い硬結を触れる（腫瘍が，前方・鼻側・下方へ拡大した場合）．
3. 腫瘍が眼球を強く圧迫するようになれば，眼球の位置異常，眼球の変形による屈折異常，眼球運動制限が生じる．
4. 眼瞼浮腫・上眼瞼挙筋の圧迫により，眼瞼下垂を生じる．
5. 腫瘍が大きくなると，患者は圧迫感・疼痛を自覚するようになる．

　多形腺腫は眼窩部涙腺から発生する頻度が高い．しかし，眼瞼部涙腺から発生することもある．眼瞼部涙腺多形腺腫では，眼球圧迫の症状はみられない．

涙腺多形腺腫（2）必要な検査

　CT（図1b）およびMRI（図1c, d）による画像診断が必要である．画像上，多形腺腫は球形ないし卵円形，境界鮮明，表面平滑で，中等度の造影効果を示す．大きく発育した腫瘍は，内部に嚢胞様変性

文献はp.322参照．

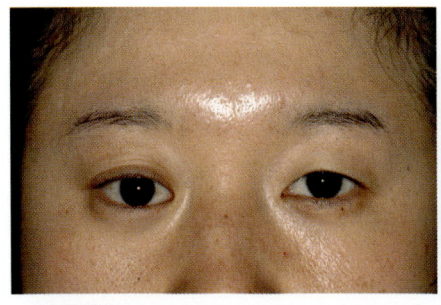

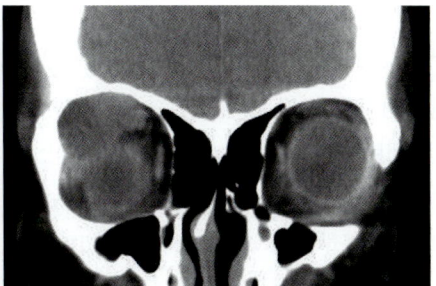

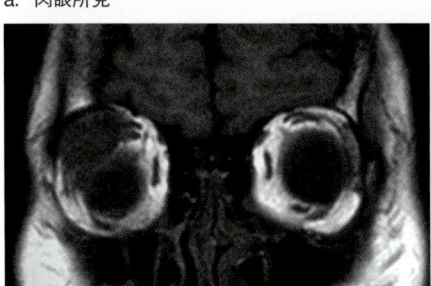

a. 肉眼所見　　　　　　　　　　b. CT所見

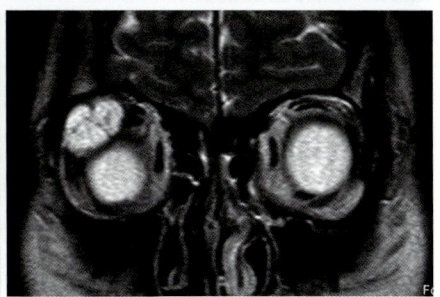

c. MRI所見（T1強調画像）　　　d. MRI所見（T2強調画像）

図1　涙腺多形腺腫の症例（33歳，女性）
4か月前から右眼球突出を自覚．右側眼瞼腫脹のため，重瞼線が目立った．右眼球は4mm突出し，下方へ偏位していた．眼球突出のため，右瞼裂がやや開大していた．上方視時に両眼性複視を自覚した．
　右眼窩外側上方に，境界鮮明，25×25×15mmのやや扁平で卵円形の腫瘍を認めた．腫瘍は眼球を内下方および前方へ圧排し，上直筋と上眼瞼挙筋を鼻側へ圧排していた．CT（b）で，腫瘍の内部はほぼ均一で，脳実質と同等のX線吸収値を示した．腫瘍の圧迫により，涙腺窩が拡大していた．MRIで，腫瘍はT1強調画像（c）で低信号，T2強調画像（d）で強い高信号を呈し，内部に隔壁様の低信号域を含んでいた．
（大島浩一：多形腺腫．後藤　浩編．眼科プラクティス24 見た目が大事！眼腫瘍．東京：文光堂；2008. p.106-107.）

や石灰化を生じることがある．腫瘍に接する眼窩骨に以下の変化が生じる．骨変化をとらえるには，MRIよりもCTが適している．
1. 圧迫による涙腺窩の拡大
2. 骨硬化による骨密度の増加
3. 圧迫による骨の菲薄化が進行して生じる骨欠損

　MRIでは，T1強調画像（**図1c**）で外眼筋と同程度またはより低い信号強度を示し，T2強調画像（**図1d**）で外眼筋よりも高い信号強度を示す．
　腫瘍の大きさと位置，そして骨欠損の有無は，手術計画を立てるうえで非常に重要である．しかし多形腺腫と悪性上皮性腫瘍を画像所見により鑑別することは，しばしば困難である．肉眼所見や画像所見は診断上決定的ではなく，最終的には病理診断を待たなければならない．

涙腺多形腺腫　(3) 治療と治療後の経過

　治療方法は観血的手術である．術前に多形腺腫を疑う症例では，腫瘍の被膜（腫瘍周囲の結合組織）を損傷することなく，一塊として全摘出しなければならない．腫瘍の被膜を損傷すると再発する．術後は長期間（明確な基準はないが，できれば10年以上）にわたり経過観察するべきである．

涙腺腺様嚢胞癌　(1) 疾患の概要

　涙腺腺様嚢胞癌の臨床所見は，涙腺多形腺腫のそれとよく似ている（前項を参照）．当然のことながら，腫瘍の発育程度によって所見は変化する．腺様嚢胞癌の発育速度は，多形腺腫よりも速い．

　腫瘍が眼窩上外側（涙腺部）に存在するため，眼球が内方または下方へ偏位する．腺様嚢胞癌は，末梢神経（主として涙腺神経）に浸潤する傾向があるため，疼痛をもたらす可能性が比較的高い（図2a）．良・悪性を鑑別するうえで"疼痛"を参考にしてもよいが，決定的な徴候ではない．

涙腺腺様嚢胞癌　(2) 必要な検査

　CTおよびMRIによる画像診断が必要である．テクネチウム・シンチグラフ，ガリウム・シンチグラフ，PET-CTも参考になる（図2b〜e）．

　腺様嚢胞癌の画像所見は，多形腺腫のそれとよく似ている．腺様嚢胞癌は球形ないし卵円形で，中等度の造影効果を示す．多くの場合，境界鮮明，表面平滑である．内部に嚢胞様変性や石灰化を生じることがある．ただし，腫瘍の発育程度によって所見は変化する．

CT：腫瘍に接する眼窩骨に生じた以下の変化を把握できる．
1. 圧迫による涙腺窩の拡大
2. 骨硬化による骨密度の増加
3. 腫瘍浸潤による骨破壊

MRI：T1強調画像で外眼筋と同程度，またはより低い信号強度を示し，T2強調画像で外眼筋よりも高い信号強度を示す（図2b, c）．

　テクネチウム・シンチグラフでは，眼窩骨浸潤や全身の骨転移があれば，これらの部位に核種が異常集積する．ただし骨折などの鑑別が必要である．ガリウム・シンチグラフ（図2e），PET-CTでは，原発巣や全身転移の部位に核種が異常集積するが，炎症性病変など

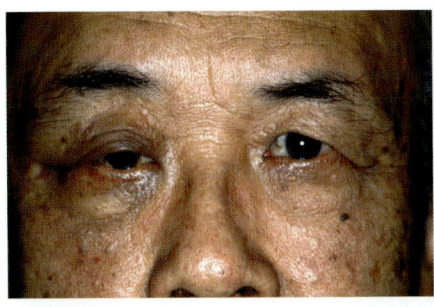

a. 肉眼所見
b. MRI 所見（T1 強調画像） 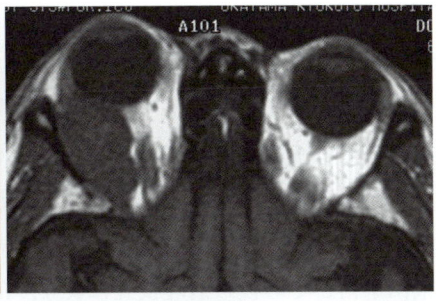
c. MRI 所見（T2 強調画像） 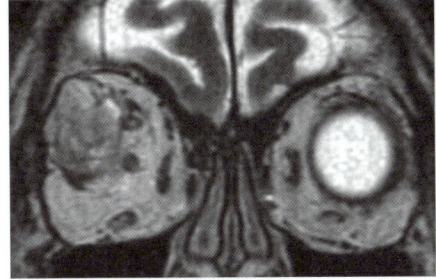
d. CT 所見 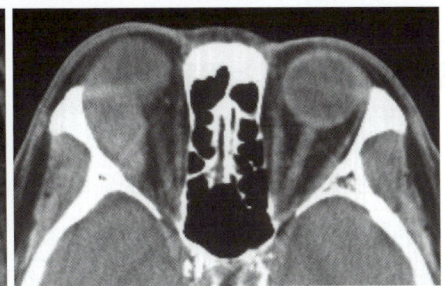
e. ガリウム・シンチグラフ 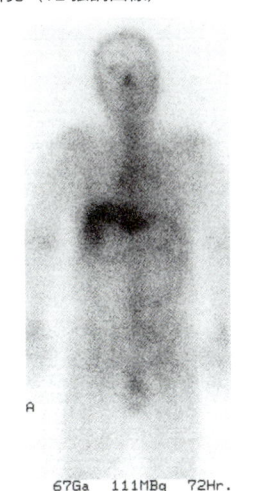
f. 胸部 X 線写真 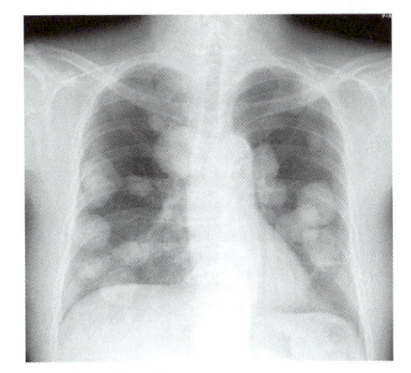

図 2　腺様嚢胞癌の症例（66 歳，男性）

a. 初診の 3〜4 年前から，ときどき右眼窩部痛を自覚した．右眼は 4 mm 突出し，下方へ偏位していた．上転と外転が制限され，上外転時に両眼性複視を自覚した．右眼視力は 0.1（0.9）．
b, c. 30×25×10 mm の腫瘍が右眼窩上外側にあり，眼球と外直筋を圧排していた．腫瘍は，T1 強調画像（b）で外眼筋とほぼ等信号，T2 強調画像（c）で不均一ではあるが強い高信号を示した．
d. 明らかな骨変化を指摘できなかった．
e. 左眼窩部に比べて右眼窩部で，核種の取り込みが亢進していた．明らかな全身転移を指摘できなかった．
f. 腫瘍摘出術を行ったが，2 年後に再発した．再度腫瘍摘出術を行い，リニアック照射 60 Gy を追加した．眼球は温存できたが，放射線治療後 2 年目に新生血管緑内障のため失明した．初診後 10 年目に転移性肺癌を発症した．82 歳の現在に至るまで，眼窩を含む頭頸部に腫瘍再発はない．胸部 X 線写真で多数の肺転移病変を認める．しかし，患者は自立して日常生活を送ることができている．

（大島浩一：腺様嚢胞癌．後藤　浩編．眼科プラクティス 24 見た目が大事！眼腫瘍．東京：文光堂；2008. p.108-109.）

の鑑別が必要である．

診断の際の注意点：腫瘍の大きさと位置，そして骨欠損の有無は，手術計画をたてるうえで非常に重要である．術前に良性（多形腺腫）と悪性（腺様嚢胞癌など）を鑑別することは難しい．CTで腫瘍が隣接する眼窩骨に浸潤し，骨を破壊している場合には悪性と判断できる．しかし現実には，骨を破壊していない腺様嚢胞癌が多いのである（**図2d**）．摘出手術とその後の病理検査により，はじめて正しい診断が下されることになる．

涙腺腺様嚢胞癌（3）治療と治療後の経過

病変が比較的小さく，多形腺腫と区別できない場合には全摘出を行う．術前から腺様嚢胞癌などの悪性腫瘍が疑われる場合には，病理診断に必要な組織を得るために試験切除を行う．

腺様嚢胞癌と病理診断された場合に，どのような追加治療を行うべきか明確な基準は示されていない．いくつかの選択肢が挙げられるから，患者と相談してQOLを重視しつつ，最適と思われるものを選択する．

1. 観血的手術として，腫瘍のみ摘出，眼窩内容除去，眼窩骨切除を含む拡大切除など．
2. 放射線療法として，リニアック（直線加速器）による放射線治療，サイバーナイフ，重粒子線治療など．観血的手術と組み合わせることもある．
3. 腺様嚢胞癌に有効な抗癌薬は知られていない．しかし，分子標的薬が有望ではないかと期待されている．

いずれの治療方法を選ぶにしても，以下の事柄を考慮しなければならない．腺様嚢胞癌は，悪性腫瘍のなかでは低悪性度に分類される．進行は比較的緩徐であり，診断確定後に十数年間生存する症例も珍しくない（**図2f**）．しかし周囲組織への浸潤や転移を完全に止めて完治させることは困難で，最終的には涙腺神経（三叉神経）から脳幹に浸潤し，あるいは全身転移して死に至る．

カコモン読解　第18回 臨床実地問題3

52歳の男性．5年前から右眼球突出を来し，最近目立ってきたため来院した．摘出した組織像を図A，Bに示す．考えられるのはどれか．

a 多形腺腫　　b 多形腺癌　　c 腺様嚢胞癌　　d 扁平上皮癌　　e 肺癌の転移

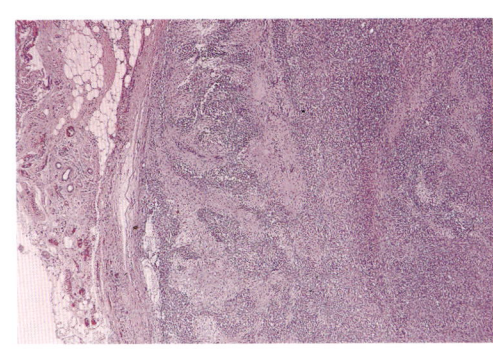

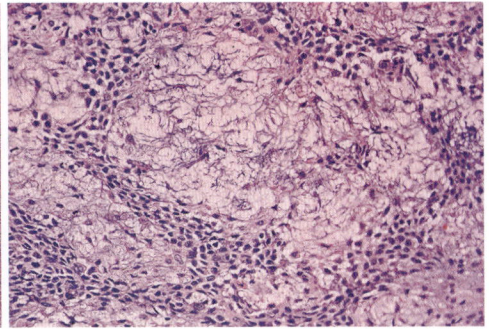

図A（H-E染色）　　図B（H-E染色）

解説　図Aは，H-E（ヘマトキシリン-エオジン）染色で低倍率の写真である．腫瘍内部に，細胞密度の高い部分と低い部分が混在していることがわかる．しかし，細胞の形態はわからない．図Bは，H-E染色でやや高倍率の写真である．細胞外基質を背景に，小型で短紡錘形の細胞が増殖している．これらの細胞は，その形態から筋上皮型細胞の可能性が考えられる．以上の所見から，提示された写真は多形腺腫の一部ではないかと推測できる．

しかし，これだけの情報から多形腺腫を選ぶことは，難しいと感じる．一枚の写真のなかに，筋上皮型細胞と上皮型細胞[*1]が混在して増殖している典型的な多形腺腫の写真を示していただきたいものである．

[*1] 筋上皮型細胞と上皮型細胞
涙腺は，腺房と導管からなる．導管は，二種類の細胞（導管上皮細胞と筋上皮細胞）で構成されている．涙腺多形腺腫では，二種類の細胞（導管上皮細胞に類似した管腔を形成する細胞，および筋上皮細胞に類似した紡錘形ないし星状の細胞）がそれぞれ増殖している．

模範解答　a

カコモン読解　第21回 臨床実地問題8

45歳の女性．正面視と下方視の顔面写真を図A，Bに示す．必要な検査はどれか．2つ選べ．

a 赤沈　　b 眼窩MRI　　c 抗GQ_{1b}抗体検査　　d 抗TSH受容体抗体検査
e 抗アクアポリン4抗体検査

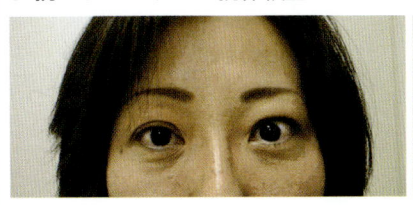

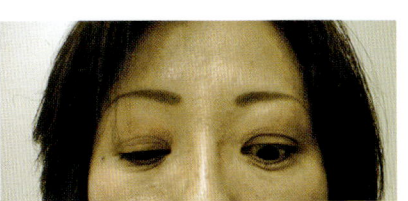

図A　　図B

解説 正面視（図A）では，左側上・下眼瞼が腫脹し，右側に比べて左側眼瞼の縦幅が大きくなり（瞼裂開大），重瞼の幅が狭くなっている．下方視（図B）では，右上眼瞼に比べて左上眼瞼の下がりかたが不十分で（lid lag），左側で重瞼がくっきりと目立つ．眼瞼腫脹の発生機序は，眼瞼脂肪組織の炎症あるいは眼瞼の軟部組織にムコ多糖が沈着したためであろう．その他の症状は，上眼瞼挙筋が緊張して伸展障害を来たし，その結果として上眼瞼後退を生じたためである．典型的な甲状腺眼症の所見である．

甲状腺眼症では，眼瞼・眼窩の軟部組織（外眼筋と脂肪）に炎症を生じる．眼局所の炎症症状を明らかにするため，眼窩MRIを撮影する．MRI撮影に際しては，T1強調像およびT2強調像のみならず，STIR法[*2]など脂肪抑制をかけたうえで，3方向の断面（水平断，前額断，矢状断）を撮影するべきである．

甲状腺眼症と診断するには，甲状腺に関連する自己抗体の異常を証明しなければならない．甲状腺関連自己抗体として重要なものは，抗TSH受容体抗体，抗甲状腺ペルオキシダーゼ抗体，抗サイログロブリン抗体である．このうち抗TSH受容体抗体は，Basedow病の全身的な活動性を反映するといわれる．

模範解答 b, d

（大島浩一）

[*2] **STIR法**
short TI〈time of inversion〉inversion recovery法．MRIにおける特殊撮影法のひとつ．脂肪抑制画像の撮像方法として，しばしば用いられる．MRIのT1およびT2強調画像では眼窩脂肪組織は高信号に描出され，画像上で白く見える．このため眼窩内で高信号を示す部位が，真の病変であるか脂肪であるか判断に迷うことがある．このような場合に脂肪抑制をかけると，脂肪組織は低信号に描出され，眼窩内病変，眼窩内炎症部位が検出されやすくなる．

神経系腫瘍

分類

　眼窩に生じる神経系腫瘍には，末梢神経に生じる神経鞘腫および神経線維腫と，視神経に生じる神経膠腫がある．中枢神経は神経膠細胞のつくる髄鞘で，また，末梢神経はSchwann細胞のつくる髄鞘で覆われている．

　神経鞘腫と神経線維腫は，末梢神経から発生する良性腫瘍で，神経鞘腫は，眼窩内の末梢神経を包んでいる鞘を構成するSchwann細胞から発生する．神経線維腫は，Schwann細胞のみならず，膠原線維や線維芽細胞なども増殖した腫瘍である．視神経膠腫は視神経の膠細胞から発生する腫瘍である．なお髄膜腫については，本巻"脳外科疾患の眼窩進展（p.310）"を参照されたい．

神経鞘腫（neurilemoma）

　Schwann細胞腫，シュワンノーマ（schwannoma）とも呼ばれる．神経鞘腫は末梢神経を包んでいる鞘（さや）を形成し，神経線維の保護や栄養，再生などにかかわっているSchwann細胞から発生する良性腫瘍で，知覚神経に頻度が高く，中高年女性に好発する（図1）．頭蓋内における小脳橋角部の聴神経腫瘍が有名であるが，眼窩内にも生じ，Henderson[1]によると原発眼窩内腫瘍の15/574例（2.6％）

文献はp.323参照．

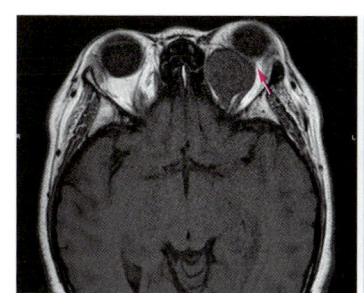

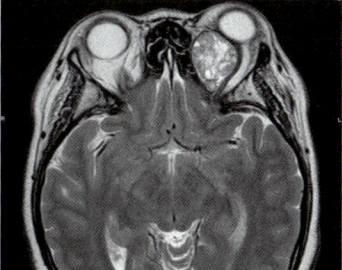

a. 水平断（T1強調）　　　b. 水平断（T2強調）　　　c. 矢状断（T1強調）

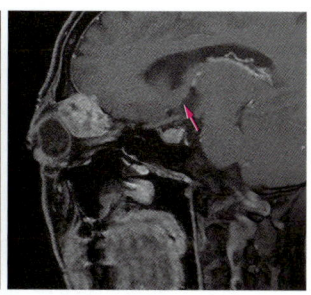

図1　神経鞘腫のMRI所見（40歳，女性）
眼神経（V1）の枝である前頭神経付近から発生し（cの矢印），末梢に向かって膨らんだ風船状となっている（aの矢印）．

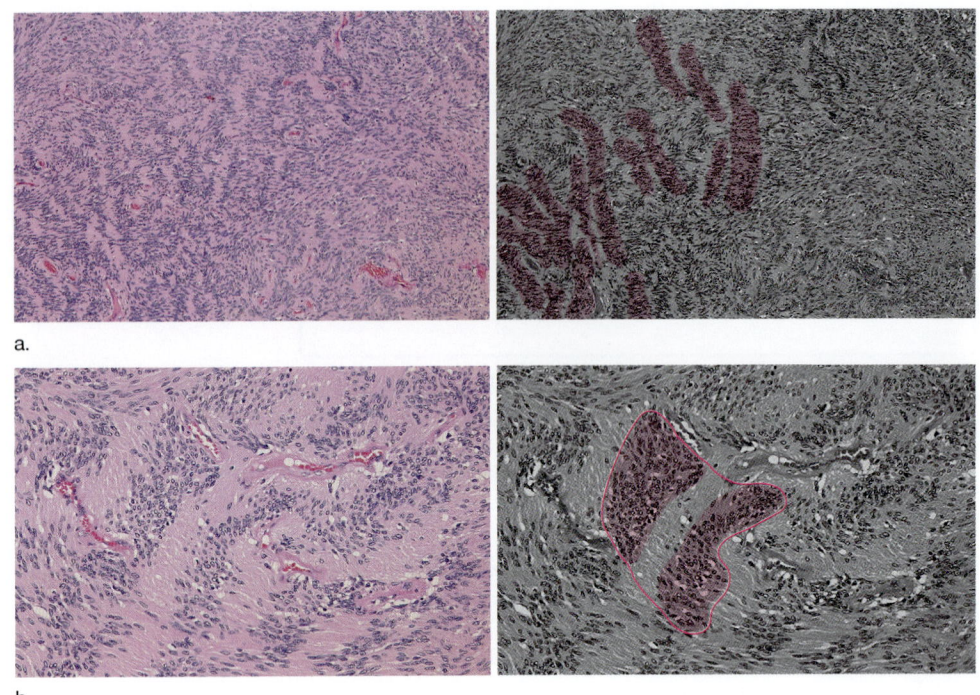

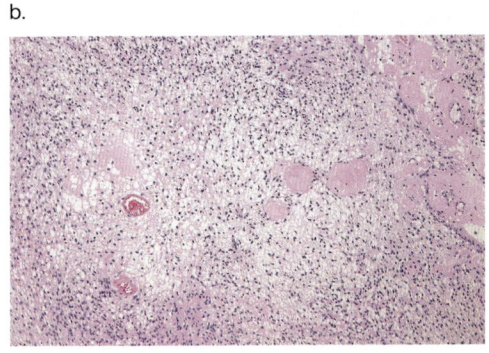

a. Antoni A 型（対物レンズ ×10）．紡錘形，多角形の密度に富む細胞で構成され，柵状配列（nuclear palisading）がみられる．柵状配列は常にきれいな柵状とはならず，何となくの細胞塊（左図の ●）を形成し，あいだに線維性領域を有している．
b. Antoni A 型（対物レンズ ×20）．隣り合わせた核の柵状配列（nuclear palisading，左図の ●）と，そのあいだの線維性領域を Verocay body（左図の ○）と呼ぶ．血管の増生と壁の肥厚もみられる．
c. Antoni B 型（対物レンズ ×10）．中央部に細胞密度が低く疎で，浮腫状の間質をもつ Antoni B 型の構造がみられる．

図2 神経鞘腫（図1と同一症例）

の頻度で発生する．病理学的には，末梢神経の髄鞘を形成する Schwann 細胞に由来する良性腫瘍で，特徴的病理所見としては，Antoni A 型（紡錘型細胞が密集し柵状配列を示すことあり）および Antoni B 型（組織液を多く含み，円形の小細胞が疎に不規則に配列）がある（**図2**）．両型は本腫瘍の特徴的な病理形態を示したもので，共在もよくみられる．核のない線維性領域をはさんで，核の柵状配列（nuclear palisading）が2列に並ぶ構造は，Verocay body と呼ばれている．間質の血管増生および血管壁の肥厚も比較的多くみられる所見である．経過が長いと推測される症例では核が多形性を示すことがあり ancient schwannoma と呼ばれるが，悪性を示唆するものではない．免疫組織化学染色では，S-100蛋白陽性，vimentin 陽

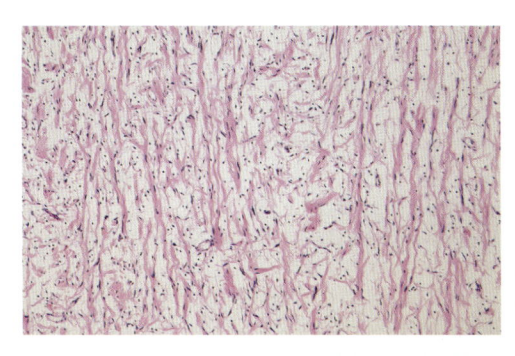

図3 神経線維腫
（対物レンズ×10）

60歳，女性．ヘマトキシリン－エオジン染色．紡錘状，コンマ状のSchwann細胞と線維芽細胞がみられるが，細胞密度は低い．末梢神経鞘由来のクネクネとした線維成分と，浮腫状の間質がみられる．

性，Leu 7陽性，2E抗原陽性で，髄膜腫との鑑別としてはEMA（epithelial membrane antigen；上皮細胞膜抗原）陰性が有用である．

神経線維腫（neurofibroma）

疫学：Henderson[1]のデータでは，眼窩原発腫瘍574例中17例（3％）と神経鞘腫よりも頻度が高いが，神経線維腫症Ⅰ型（neurofibromatosis type 1〈NF-1〉, von Recklinghausen's disease）に合併しやすいため，母集団によって頻度は異なってくるものと思われる．

分類：神経鞘由来の良性腫瘍で，腫瘍の形態によりplexiform, diffuse, isolatedの三つのタイプがある．

plexiform（叢状）[*1] neurofibroma：NF-1によくみられる．Schwann細胞の増殖は神経鞘の内面から生じ，変形して曲がりくねった集合体の構造を呈し，神経に沿った浸潤が多い．

diffuse neurofibroma：NF-1に関連することは少なく，周囲にびまん性に浸潤し，大きな腫瘍塊を形成する．

isolated neurofibroma：20～50歳に多い孤発性の腫瘍で，臨床的に神経鞘腫との鑑別は難しい．周囲との境界はあるが，神経鞘腫と違ってはっきりとした皮膜が確認できないことが多い．

病理：Schwann細胞のみならず，髄鞘内の膠原線維や線維芽細胞，神経周膜細胞などが増殖し，その比率により多彩な像を呈すが，短紡錘形のSchwann細胞と線維芽細胞が主体の，いわゆるコンマ状の核が特徴である（**図3**）．細胞密度は低く，末梢神経鞘由来のクネクネとした線維成分と，浮腫状の間質がみられることが多い．

視神経膠腫（図4～6）

病態と症状：視神経の膠細胞（グリア〈glia〉細胞）[*2]から生じる腫瘍で，膠細胞は神経細胞（ニューロン）とともに神経実質の構成成

[*1] plexiform（叢状）とはどんな意味であろうか？
叢（そう）は，くさむらを意味し，音読みでは「ソウ」，訓読みでは「くさむら，むら（がる）」であり，意味は，①草が群がり生える．いわゆる，くさむら，②多くのものの集まった様子，である．すなわち叢状とは，群がった状況，集まっている状態，を表している．

[*2] glia
"glia"とは生麩のようにモチモチ，ネバネバとしたものを指すギリシア語である．

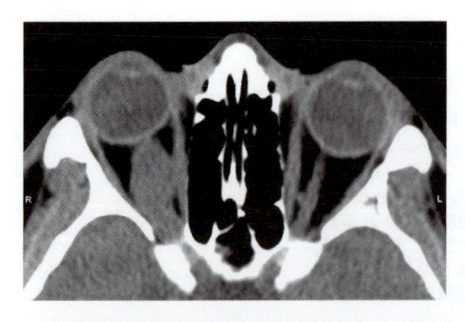

図4 視神経膠腫のCT所見
20歳,男性.紡錘形で屈曲(kinking)がみられる.すでにVd＝sl(－)であった.

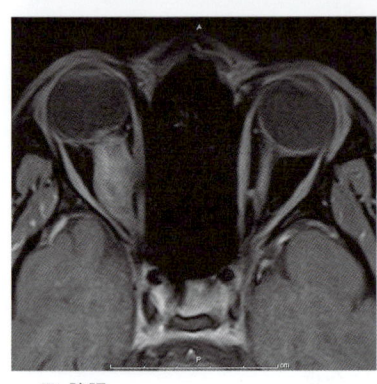

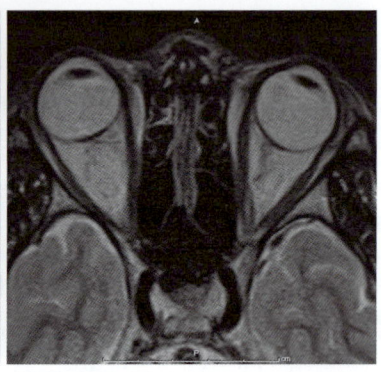

a. T1強調

b. T2強調

図5 視神経膠腫のMRI所見（図4と同一症例）
T2強調にて高信号を呈し,T1強調にて正常視神経とほぼ同等でガドリニウム造影にて軽度増強する.

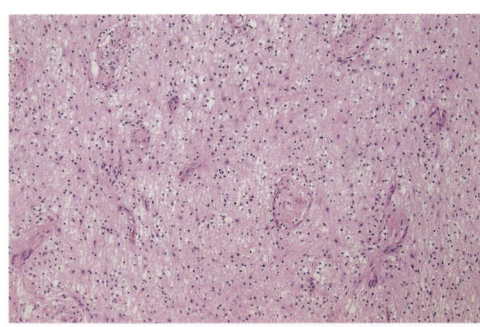

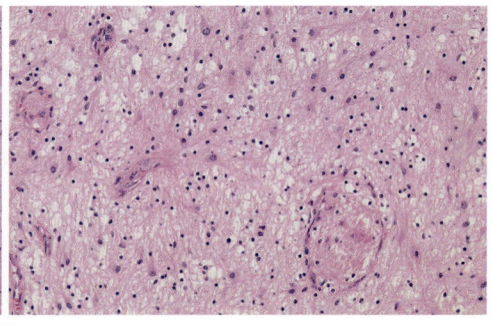

a.

b.

c.

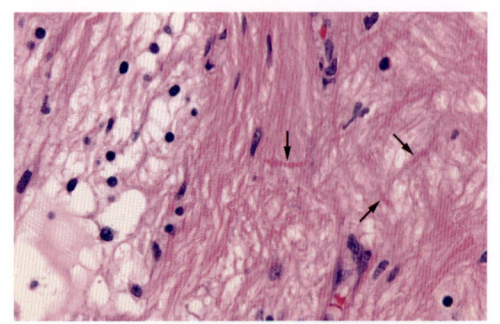

図6 視神経膠腫（図4と同一症例）

a. 対物レンズ×10.毛髪様の細長い突起をもつ視神経の膠細胞由来の腫瘍細胞で,ところどころに疎な部分が混在している.
b. 対物レンズ×20.核は円形もしくは楕円形で,単極もしくは双極の細長い細胞突起がみられる.
c. 対物レンズ×60.Rosenthal線維が赤いエオジン好性のキント雲状に散見される(矢印).写真左側は浮腫状で疎,写真右側は腫瘍細胞とその突起で密となっている.

分である．視神経から発生する腫瘍であるので，臨床的特長としては，眼球はゆっくりと高度でなく前方に真っすぐ突出することが多く，突出度の割に視力障害は著しい．視野障害は Mariotte 盲点の拡大や中心暗点を呈すはずであるが，受診時には通常，視力は 0.1 以下ですでに手動弁や光覚弁であることも多く，視力障害のため複視の自覚期間が短い．90％ は小児に発生し，5〜10 歳がピークで 20 歳までに生じることが多いが，成人にも生じうる．

頻度：Henderson[1] は，眼窩原発腫瘍 574 例中 34 例（5.9％），Shields ら[2] は眼窩占拠性病変 1,264 例中 48 例（3.8％）と報告している．NF-1 と合併することがあり，Henderson[1] は 18％，Shields ら[2] は 40〜50％ と報告し，非関連症例に比べ予後がよいとされている．

病理：視神経自体の膠細胞から発生し，ほとんどが pilocytic astrocytoma（毛様星状細胞腫）[*3] の病理像を示し，WHO 分類では Grade I すなわち良性である．腫瘍細胞は紡錘形で単極もしくは両極の細長い細胞突起を有し，核は円形または楕円形で異型に乏しい（図 6）．Rosenthal 線維と呼ばれるこん棒状，もしくはキント雲様のエオジン好性構造物がしばしば確認される．

[*3] pilo は毛髪を表す接頭語で，piloid（毛様の，毛のように細長い），pilosis（多毛症），pilomotor reflex（立毛反射〈冷却により鳥肌を生じる皮膚平滑筋の収縮〉）などの用語がある．視神経膠腫は，病理学的には pilocytic astrocytoma＝piloid astrocytoma であり，毛のように長細い線維を有するアストロサイトで構成される腫瘍であることを示している．

カコモン読解　第 18 回　臨床実地問題 4

65 歳の男性．数年前から軽度の左眼球突出に気付いていたが，最近複視を自覚したため来院した．視力は両眼ともに 1.2（矯正不能）．MRI で眼窩に腫瘍性陰影があったため生検を行った．組織像を図 A，B に示す．考えられるのはどれか．

a 線維腫
b 髄膜腫
c 神経膠腫
d 神経鞘腫
e 神経線維腫

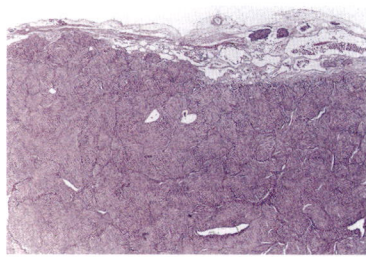

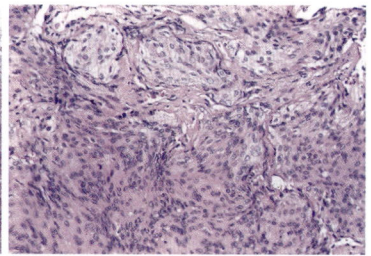

図 A（H-E 染色）　　図 B（H-E 染色）

解説　65 歳，男性の眼窩腫瘍で，数年前から徐々に眼球突出を生じ，視力は 1.2 と良好で腫瘍は良性の可能性が考えられ，選択肢はいずれも良性腫瘍である．神経膠腫は視神経から生じるものであり，受診時には通常著しい視力低下があるのでひとまず横に置いておくが，病理所見がわかっていないと正解にたどりつけない問題である．

病理像をみると，腫瘍細胞がタマネギの切り口に似た，渦巻状細

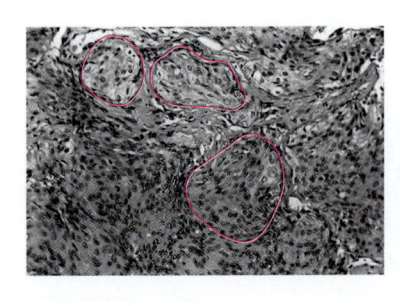

図7 "カコモン読解"の解説図
（第18回 臨床実地問題4）
髄膜腫の特徴的な細胞形態の一つである．meningothelial type（タマネギの切り口に似る）であり，渦巻状細胞配列（whorl formation）がみられる．

胞配列（whorl formation）を呈しており，これは髄膜腫に特徴的な所見である（**図7**）．cの神経膠腫，dの神経鞘腫，eの神経線維腫の詳細については本文を参照されたい．眼部に生じる腫瘍のうち特徴的な病理所見を示すものを網羅しておく必要がある．

模範解答 b

カコモン読解 第22回 一般問題71

視神経膠種を疑うべき所見はどれか．2つ選べ．
a 両耳側半盲　　b 視神経の管状肥厚　　c 神経線維腫症（I型）
d 抗アクアポリン4抗体上昇　　e 血清α-フェトプロテイン上昇

解説 **a．両耳側半盲**：視神経交叉部の障害により生じる．視神経膠腫は視神経交叉部にも生じるが，通常，交叉部の上に位置する下垂体から生じる腫瘍が，交叉部を圧迫する際に生じる視野欠損である．よって，×．

b．視神経の管状肥厚：視神経膠腫の画像は，CT，MRIで視神経の円柱（管）状，紡錘状腫大を示す．視神経から生じる腫瘍であるので，視神経という管がだんだんと大きくなるので管状，紡錘状に肥厚することが多い．よって，○．

c．神経線維腫症（I型）：神経線維腫症I型（neurofibromatosis type 1；NF-1）は，全身皮膚に茶色のカフェオレ斑と，名前のとおり，神経線維腫を多発し，von Recklinghausen's disease ともいわれる．またNF-1は幼少時に視神経膠腫を合併することが多く，Marcus Gunn瞳孔による相対的入力瞳孔反射異常（relative afferent pupillary defect；RAPD）のチェックは大切で，必要時は眼窩画像検査を行う．よって，○．

d．抗アクアポリン4抗体上昇：視神経炎の病態はわが国と欧米で差があり不思議であったが，近年，抗アクアポリン4抗体陽性視神経炎という認識ができ，各国間での差異の原因，ステロイド治療へ

のレスポンスの差異など，この観点からの病態解明が注目されている．よって，×．

e. **血清α-フェトプロテイン上昇**：α-フェトプロテイン（AFP）は，胎児期に多い蛋白で，生後1年で成人と同じ値の10 ng/mL以下となる．AFPは主に肝細胞癌の腫瘍マーカーで，特に肝硬変に合併する肝細胞癌の早期診断のスクリーニングとして有効である．よって，×．

[模範解答] b, c

（辻　英貴）

リンパ腫

　眼付属器[*1]に発生する腫瘍で，最も頻度が高いのはリンパ腫である．そのほとんどがMALTリンパ腫で，生命予後はきわめてよい．鑑別すべき疾患は，MALTリンパ腫以外のリンパ腫やIgG4関連疾患である．

MALTリンパ腫

　典型的なMALTリンパ腫（図1）[*2]は，結膜，特に円蓋部／瞼結膜に発生する．肉眼所見は特徴的で，"サーモンパッチ様"と呼ばれるが，日本人には"たらこ"を連想させるのっぺりした病変で，結膜リンパ濾胞のぼこぼこした結節性病変と対照的である．球結膜にみられるものは，眼窩部病変と連続していることが多い．

　眼窩にもMALTリンパ腫は高頻度に発生する．結膜のものと違っ

[*1] 眼付属器とは，眼瞼，結膜，眼窩の総称である．

[*2] MALTリンパ腫の正式名称は，marginal zone B cell lymphoma of mucosa associated lymphoid tissueで，厳密に訳すと"粘膜関連リンパ装置辺縁帯B細胞リンパ腫"となる．濾胞の周囲，辺縁帯と呼ばれる領域には，濾胞で免疫グロブリン遺伝子に修飾が加わった後の（抗原との親和性がより高い抗体を産生するようになった）成熟B細胞が存在するとされる．MALTリンパ腫とは，そのようなB細胞が腫瘍化したものと想定されている，と解釈できる名称である．

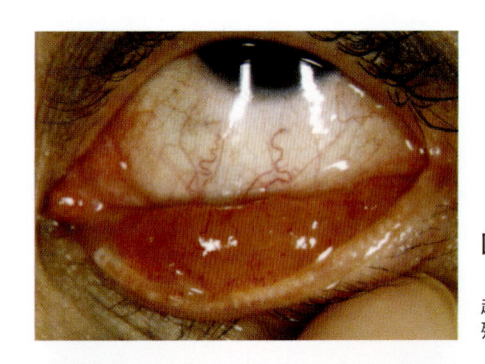

図1　瞼結膜に発生したMALTリンパ腫
起伏に乏しい単調なリンパ増殖性病変の増生がみられる．

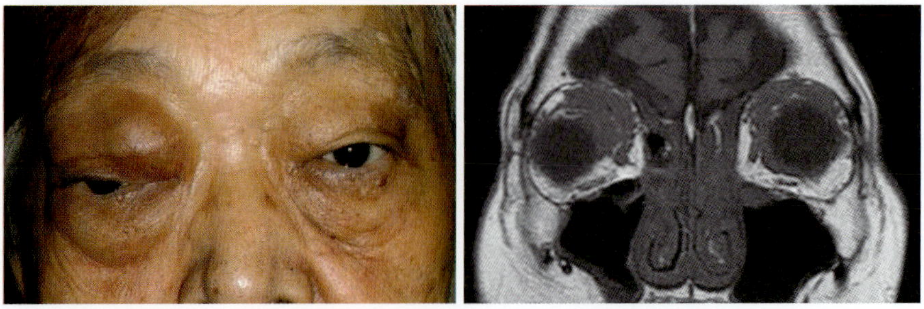

a.

b.

図2　眼窩部MALTリンパ腫
a.　顔面写真正面像．右眼の眼球外方偏位が著明
b.　MRI　T1強調画像．両側眼窩組織に脂肪組織，上眼瞼挙筋を巻き込んで増殖する病巣がみられる．

て腫瘍を直視できず，視力低下や複視といった機能障害もまれなので，眼球偏位や眼球突出といったマクロの所見が診断上重要になる．病変の同定には MRI や CT，超音波 B モードといった眼窩部画像検査が不可欠である．涙腺や眼窩脂肪組織，外眼筋に好発するが，これら眼窩内器官の境界を越えて病変が広がることも多い（図2）*3．

リンパ腫を疑ったら生検

確定診断は病理診断で行う．ただし，眼窩に発生する MALT リンパ腫は時に病理診断が困難で，補助診断が鑑別診断の重要な鍵を握る場合もある．

補助診断として，サザンブロット法による免疫グロブリン遺伝子再構成検索，フローサイトメトリー，染色体検査を行う．いずれの検査もホルマリン固定した検体では不可能で，手術前に検体提出準備が必要である*4．前者は腫瘍性か非腫瘍性かの判別に，後二者はリンパ腫亜型の判別に有用である．

病理検査

病理検査は，リンパ腫診断のゴールドスタンダードである．典型的な MALT リンパ腫の病理所見は，結膜に発生した場合にみられる．腫瘍細胞は centrocyte-like cell と表現されるが，個々を正常リンパ球と区別することは難しい．これに形質細胞様，単球様と呼ばれる細胞形態のバリエーションがあり，Dutcher body, polykariocyte といった特異性のある細胞所見が混じる．構造的には単調な細胞の増殖や集積であることが多いが，粘膜上皮との親和性を示唆する lympho-epithelial lesion，胚中心での集積像である folicular colonization といった所見は，MALT リンパ腫に特徴的とされる．

鑑別疾患として，IgG4 関連眼部疾患，濾胞性リンパ腫，マントル細胞リンパ腫が重要である．

免疫グロブリン遺伝子再構成検索（サザンブロット法）*5

B 細胞リンパ腫は，ある免疫グロブリン遺伝子再構成パターンをもった B リンパ球の集合体なので，組織から遺伝子を抽出してサザンブロット法で解析すると，体細胞遺伝子以外のバンド（再構成バンド）が検出される（図3）．非腫瘍性病変からの遺伝子抽出物では，こうした遺伝子再構成バンドはみられず，IgG4 関連眼部疾患を含めた非腫瘍性リンパ増殖性病変との鑑別上，きわめて重要である．

*3 リンパ腫画像診断のポイント
特異的な画像所見から診断できる眼窩病変（皮様嚢腫や海綿状血管腫，涙腺多形腺腫など）が否定的であれば，必ずリンパ腫を鑑別診断に入れる．生検の際に行う補助診断に準備が必要だからである．

*4 これら補助診断は，わが国では，検査を取り扱う業者に委託できる．検体提出用容器があるので，検査室と事前に協議しておこう．

*5 検体は，DAN 保存のため凍結保存しておく．なお，パラフィン包埋された標本から PCR 法を用いて遺伝子解析ができる．しかし，ホルマリン固定で損傷した遺伝子の解析であり，検査の再現性からも遺伝子検査のゴールドスタンダードはサザンブロット法である．

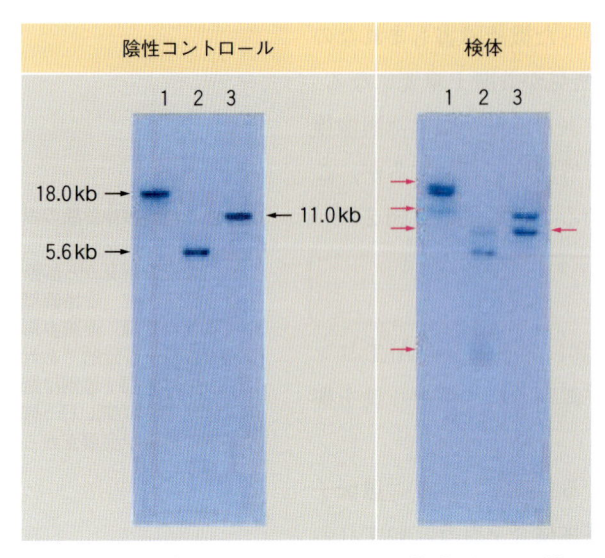

図3 サザンブロットによる遺伝子再構成バンドの検出
1から3のレーンは異なる制限酵素でDNAを処理したことを意味する．いずれのレーンにも矢印で示される遺伝子再構成バンドがみられる．

フローサイトメトリー

　細胞表面マーカーの解析は，WHO分類[*6]に則ったリンパ腫診断のために欠かせない．免疫組織染色での解析が常套手段だが，フローサイトメトリー[*7]はその補助的役割を担う（**図4**）．利点もあって，リンパ腫に関する膨大な細胞表面マーカー解析の結果を，免疫組織染色結果よりも迅速に，頻度という数値をつけて得ることができる．病理検査結果が予見できれば，後述するFISH法による染色体解析の対象を，早期から絞ることもできる．
　表1に，それぞれのリンパ腫にみられる細胞表面マーカーのパターンを示す．

[*6] **WHO分類**
リンパ腫診断の今日的世界標準である．

[*7] 検査には"生きた腫瘍細胞"が，ある程度の数量必要である．無菌操作で採取した検体を培養液中4℃で保存し，迅速に検査にまわす．これは染色体検査も同様である．

表1　低悪性度リンパ腫にみられる細胞表面マーカーのパターン

B細胞リンパ腫	細胞表面マーカー			
	CD5	CD10	CD20	CD23
マントル細胞リンパ腫	○	△	○	×
濾胞性リンパ腫	×	○	○	△
MALTリンパ腫	×	×	○	△
B細胞性小細胞性リンパ腫	○	×	○	○

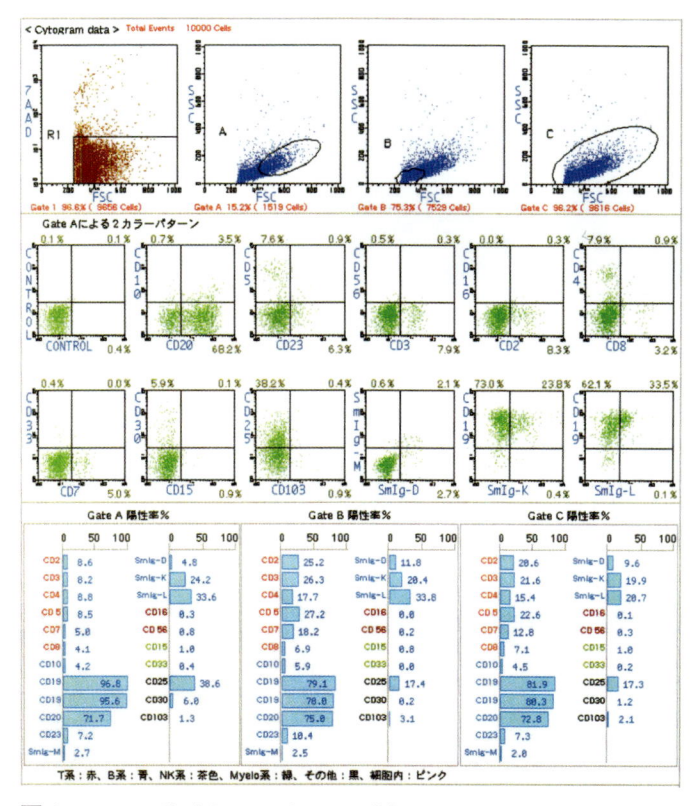

図4 フローサイトメトリーの一例
上段：評価すべき細胞群の選択状況が示されている．
中段：上段 Gate A で選択された細胞について，細胞表面マーカーの染色コンディションが示されている．
下段：各 Gate で解析された細胞について，細胞表面マーカーの頻度が示されている．この結果，この病変は主に B 細胞からなる腫瘍で，CD5 陰性，CD10 陰性，CD20 陽性，CD23 陰性の細胞と判断できるが，軽鎖（κ/λ）に偏りはみられない．

染色体検査

　リンパ球の腫瘍化と染色体異常，特に染色体転座との関連が高頻度にみられるリンパ腫が存在する．眼窩部に発生するリンパ腫として，濾胞性リンパ腫の t(14;18)，マントル細胞リンパ腫の t(11;14) などが特によく知られる．特異的な染色体転座の検出は，最終病理診断にも強い影響がある．

　従来，染色体異常は培養中に細胞分裂を起こしつつある細胞で検討されてきた．このため培養液中で細胞分裂しない場合は解析が不可能であったが，FISH 法[*8] の出現以来，細胞分裂していない培養固定細胞を用い，対象染色体を狙い撃ち的に調べることが可能になった（図5，表2）．

[*8] **FISH**
fluorescence *in situ* hybridization の略．

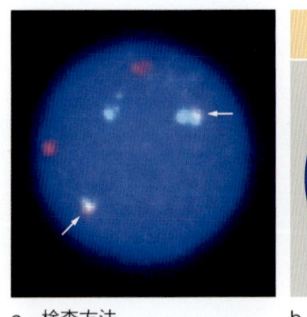

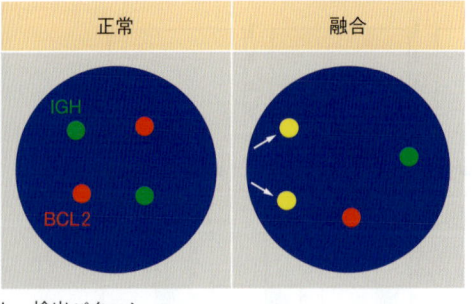

a. 検査方法　　　　b. 検出パターン

プローブ：IGH；14q32/BCL2；18q21
分析対象：1個と認識できる間期核　100個以上
参照範囲：健常人の偽陽性率1.0％以下（95％信頼範囲）

図5　FISH法による遺伝子転座の検出（矢印：融合シグナル）

免疫グロブリン重鎖遺伝子（*IGH*）は第14番染色体に，*BCL2*遺伝子は第18番染色体に存在する．融合シグナルは，これら二つの遺伝子をのせた染色体に転座が発生したことを意味する．この症例では融合シグナルが80％の細胞に検出され，病理組織所見と合わせて濾胞性リンパ腫と診断された．

表2　FISH法で検出できるB細胞リンパ腫に特異的な染色体異常の例

B細胞リンパ腫	染色体異常	関連遺伝子
マントル細胞リンパ腫	t(11；14)転座	*BCL1*
濾胞性リンパ腫	t(14；18)転座，18q21転座	*BCL2*
	3q27転座	*BCL6*
MALTリンパ腫	t(11；18)転座，18q21転座	*API2-MALT1*, *MALT1*
バーキットリンパ腫	t(8；14)転座，8q24転座	*c-MYC*
びまん性大細胞B細胞リンパ腫	3q27転座	*BCL6*
	t(14；18)転座，18q21転座	*BCL2*
	t(8；14)転座，8q24転座	*c-MYC*

*MALT1*および*BCL2*のいずれの遺伝子も第18番染色体上にある．

全身検査

　リンパ腫は全身疾患であり，眼窩に発生したリンパ腫もその常識から外れることはできない．Ann Arbor分類に準じたステージング（病期診断）が一般的である．PET検査，全身CTと眼窩部のMRI，骨髄検査，胃内視鏡検査，血液検査などを行う．

治療

　治療法は病理診断，病期診断の結果から選択される．MALTリンパ腫の場合，眼窩部が原発と考えられることも多く，こうした症例

では局所の放射線治療がきわめて有効である．ただし，生命予後がきわめてよいことから，結膜のMALTリンパ腫の場合，経過観察を選択する場合もある．病期が進行していたり，悪性度の高いリンパ腫では，血液腫瘍の専門科に治療を依頼する．

> **カコモン読解** 第20回 一般問題53
>
> MALTリンパ腫の好発部位はどれか．2つ選べ．
> a 結膜　　b 涙囊　　c 涙腺　　d ぶどう膜　　e 網膜

［解説］ 結膜に発生するリンパ増殖性病変のほとんどはMALTリンパ腫である．眼窩部にもしばしば発生し，涙腺，眼窩脂肪組織，外眼筋を巻き込んで発生する．眼内にもリンパ腫は発生するが，この場合，生命予後の悪いびまん性大細胞型B細胞性リンパ腫がほとんどで，眼内組織はMALTリンパ腫の好発部位とできない．涙囊も発生部位としてはきわめてまれである．

［模範解答］ a，c

> **カコモン読解** 第22回 臨床実地問題29
>
> 37歳の女性．右眼瞼結膜腫瘤を主訴に来院した．前眼部写真と組織像を図A，Bに示す．増殖細胞はCD20陽性，CD5陰性，CD10陰性であった．正しいのはどれか．3つ選べ．
> a 悪性度が高い．　　b T細胞性である．　　c 放射線治療が奏効する．
> d 小型細胞が単調に増殖する．　　e 免疫グロブリン遺伝子の再構成を認める．
>
> 図A　　図B（H-E染色）

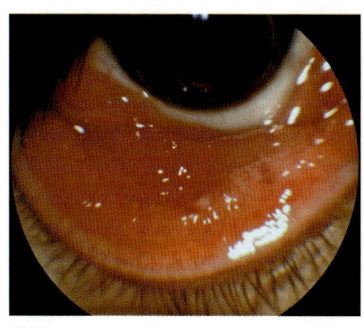

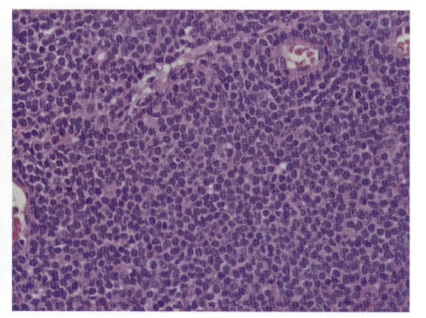

［解説］ 下眼瞼結膜の"たらこ"様病巣，リンパ球様細胞の密で単調な集簇，いずれも結膜MALTリンパ腫に典型的で，免疫染色結果から確定できる．低悪性度B細胞リンパ腫で，放射線治療が奏効する．

［模範解答］ c，d，e

（安積　淳）

> **クリニカル・クエスチョン**
>
> # IgG4関連疾患とは，どのような疾患ですか？

Answer　IgG4関連疾患とは，IgGのサブクラスのひとつIgG4が血中で上昇し，眼付属器のほか，全身の多様な臓器にIgG4陽性リンパ形質細胞浸潤・硬化性病変を来たし，時にその機能障害を生じる病態です．

全身の多臓器に及ぶIgG4関連疾患

IgG4関連疾患の疾患概念の始まりは，2001年にHamanoらが，自己免疫膵炎での高IgG4血症併発を発見したことによる[1]．以降，高IgG4血症を伴う病変として，涙腺唾液腺炎（Mikulicz病），間質性肺炎，硬化性胆管炎，後腹膜線維症，間質性腎炎などの報告が相次ぎ，IgG4関連疾患は多臓器にわたることが判明した（図1）．

IgG4関連の眼窩病変

涙腺，唾液腺の対称性腫脹を来たすMikulicz病の初めての報告は1892年であるが，Mikulicz病のIgG4関連がみいだされたのは2004

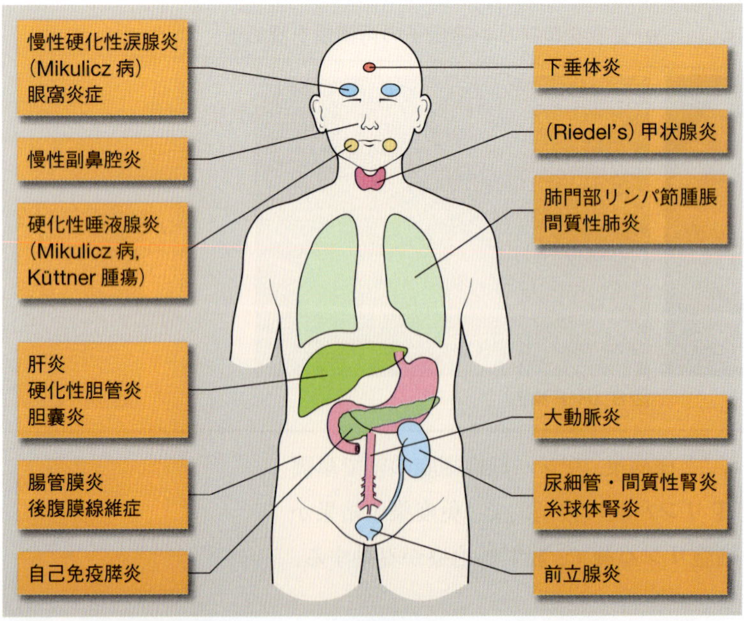

文献はp.323参照．

図1　IgG4関連疾患にみられる多臓器病変

- 慢性硬化性涙腺炎（Mikulicz病）眼窩炎症
- 慢性副鼻腔炎
- 硬化性唾液腺炎（Mikulicz病，Küttner腫瘍）
- 肝炎　硬化性胆管炎　胆嚢炎
- 腸管膜炎　後腹膜線維症
- 自己免疫膵炎
- 下垂体炎
- （Riedel's）甲状腺炎
- 肺門部リンパ節腫脹　間質性肺炎
- 大動脈炎
- 尿細管・間質性腎炎　糸球体腎炎
- 前立腺炎

表1 IgG4関連Mikulicz病の診断基準（日本シェーグレン症候群学会，2008）

1. 涙腺・耳下腺・顎下腺の持続性（3か月以上），対称性に2ペア以上の腫脹を認める．
2. 血清学的に高IgG4血症（135mg/dL以上）を認める．
3. 涙腺・唾液腺組織に著明なIgG4陽性形質細胞浸潤（強拡大5視野でIgG4陽性/IgG陽性細胞が50％以上）を認める．

1および2または3を満たすものをIgG4関連Mikulicz病と診断する．しかし，サルコイドーシスやCastleman病，Wegener肉芽腫，リンパ腫，癌などを除外する必要がある．

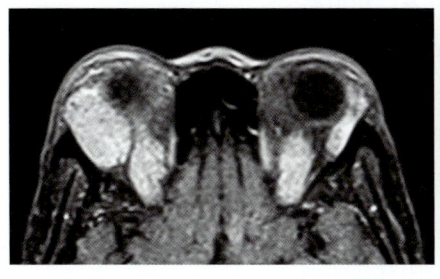

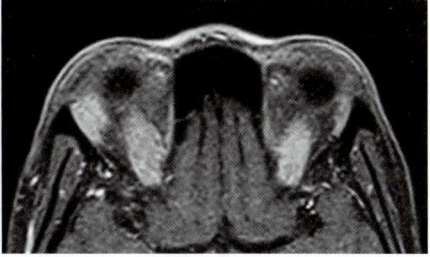

図2 IgG4関連眼窩病変のMRI像（45歳，女性）
a. 治療前，両側涙腺腫大と眼窩上神経周囲におよぶ腫瘤がみられた．血清IgG4＝1,000mg/dL．
b. ステロイド内服治療3か月後，涙腺と周囲の腫瘤は縮小した．

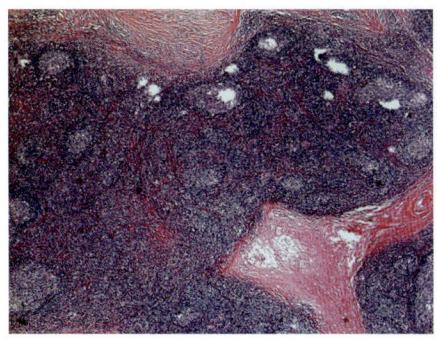

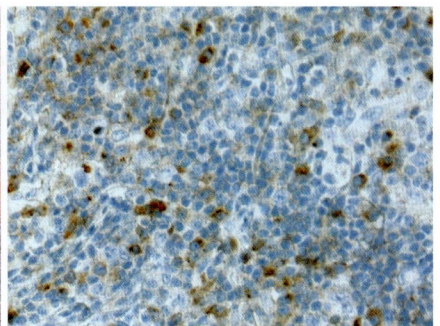

図3 IgG4関連涙腺炎の病理像
a. 図2の症例の涙腺生検のヘマトキシリン-エオジン染色（原版×4）．濾胞を伴うリンパ形質細胞浸潤と線維性硬化像．
b. 同IgG4染色（原版×40）．IgG4染色陽性細胞の浸潤がみられる．

年ころである[2]．IgG4関連Mikulicz病の診断基準を表1に示す．その好発年齢は40～70歳であり，血清IgG4値は病変の広がりによりさまざまであるが，多くは数百mg/dLのオーダーである（図2)[3]．涙腺生検の病理の特徴は，濾胞形成を伴うIgG4陽性リンパ形質細胞浸潤と線維性硬化像である（図3)[4]．IgG4関連眼窩病変は涙腺以外にもみられ，外眼筋，球後視神経周囲，神経血管周囲などに好発する（図2）．わが国では眼窩リンパ増殖疾患の約20～30％がIgG4

関連疾患と考えられ，決してまれな病態ではない．

検査

血液検査：血清 IgG4 測定は保険適用であり，その正常値としては IgG4＜135 mg/dL が採用されることが多い．必ず同時に IgG を測定し，その比 IgG4/IgG（正常値＜7％）を計算する．IgG4 関連疾患では，しばしば血清 IgE の上昇がみられ，アレルギーの関与が示唆されている．時に低補体血症（CH50, C3, C4）がみられる．類似疾患の鑑別は重要であり，臨床症状から Sjögren 症候群（抗 SS-A 抗体），Castleman 病（IgG, IL-6），Wegener 肉芽腫（C-ANCA），サルコイドーシス（ACE），Churg-Strauss 症候群（RF, P-ANCA, 好酸球）などを疑う際には，それぞれに特異的な検査項目を調べる．

画像検査：眼窩病変の評価には MRI が優れ，涙腺腫脹，外眼筋腫脹，神経血管周囲の腫瘤に着目する（図2）．採血および眼窩病変の病理で IgG4 関連が明らかになったときには，全身の検索として，全身スクリーニング CT が有用である．

組織生検：病理免疫染色で IgG4 および IgG の染色を行い，染色陽性細胞数の比が 40〜50％ 以上が陽性とされる．IgG4 関連疾患に MALT リンパ腫が併発することが知られ，悪性リンパ腫との鑑別はきわめて重要で，生検の際には生標本を確保し，IgH 遺伝子再構成（サザンブロット法，保険適用）を調べる必要がある．

治療

　IgG4 関連疾患の特徴のひとつは，ステロイドが奏効することである．ただし，その減量中あるいは中止後にしばしば病変が再燃することも知られている．通常はステロイド内服療法が第一選択であり，たとえば，Mikulicz 病単独の場合にはプレドニゾロン 20〜30 mg/日から，多臓器疾患を伴う場合にはプレドニゾロン 40〜50 mg/日からの漸減療法が推奨されている．また初回投与量として，プレドニゾロン 0.6 mg/kg/日を奨めるものもある．ステロイド治療により，病変の縮小（図2）や腺分泌の改善が見込まれる．また，血清 IgG4 値はステロイド治療により低下するので，治療におけるひとつの指標となる．

（高比良雅之）

> クリニカル・クエスチョン

眼窩悪性腫瘍には，どのような臨床像がありますか？

Answer 眼球突出，眼球偏位，眼球運動障害による複視症状，眼瞼下垂，涙腺部腫脹，眼瞼腫脹，視力低下，視野障害などがあります．まれではありますが，眼痛や眼球陥凹などの症状もあります．良性腫瘍と症状が類似していることもありますが，病状が急激に進行する場合は，まず悪性を考えます．

頻度

　眼窩悪性腫瘍は，続発性（浸潤性，転移性，全身性）を含めると眼窩腫瘍の約30～35％を占めると報告[1-3]されている．また，15歳以下の小児眼窩腫瘍の5％が悪性腫瘍との報告[4]もある．

文献はp.323参照．

種類

原発性：悪性リンパ腫が圧倒的に多く，次に涙腺原発の腺様嚢胞癌（adenoidcystic carcinoma；ACC）や多形腺癌が続く[1-3,5]．悪性リンパ腫では低悪性度のMALTリンパ腫が多いが，びまん性大細胞型B細胞リンパ腫（diffuse large B cell lymphoma；DLBCL）などの予後不良のものもある．小児に発生するものとして横紋筋肉腫，視神経膠腫などがある．

続発性：鼻腔，副鼻腔，眼瞼，眼内，涙道の悪性腫瘍からの浸潤がある[*1]．転移性の原発は，男性では肺癌，女性では乳癌が多い[*2]．全身性では，白血病やリンパ腫（DLBCLやマントル細胞リンパ腫）の眼窩病変として発生する．

臨床像

　腫瘍による眼窩容量の増加により，眼球突出や眼球偏位を来たす．このことや腫瘍の転移（図1），支配神経の障害による外眼筋の運動制限により，複視症状が出現する．まれではあるが，眼球陥凹が乳癌の転移（硬性癌の場合）[6,7]で生じることがある．MALTリンパ腫は，病初期には軽度の眼瞼浮腫程度の症状のことがあり，眼科受診が遅れることがある．悪性リンパ腫の結膜側への病変突出が認めら

[*1] 鼻腔や副鼻腔には，扁平上皮癌，悪性黒色腫，悪性リンパ腫，腺様嚢胞癌，嗅神経芽細胞腫（鼻腔のみ）など，悪性腫瘍が発生する．また，眼瞼癌（脂腺癌，基底細胞癌，扁平上皮癌），眼内腫瘍（悪性黒色腫，網膜芽細胞腫）からの眼窩浸潤がある．

[*2] 転移性では，肺癌，乳癌以外に胃癌，前立腺癌，甲状腺癌などからの転移がある[6]．外眼筋に転移することや，前立腺癌や甲状腺癌では眼窩骨に転移することがある．

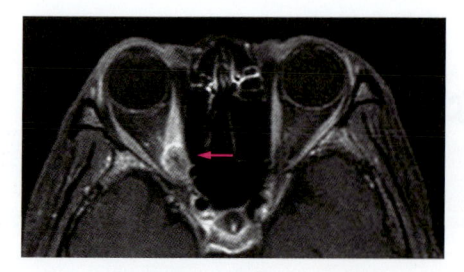

図1　右眼内直筋に転移した胃癌
（MRI T1 強調造影画像）

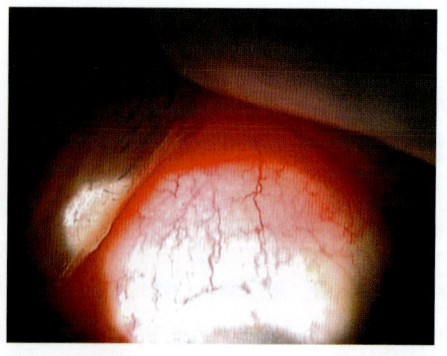

図2　結膜側に病変が突出している眼窩悪性リンパ腫

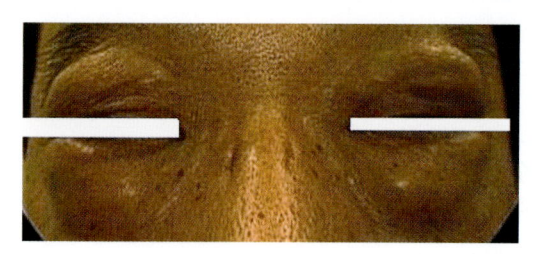

図3　全身性マントル細胞リンパ腫による両眼上下の眼瞼の腫脹

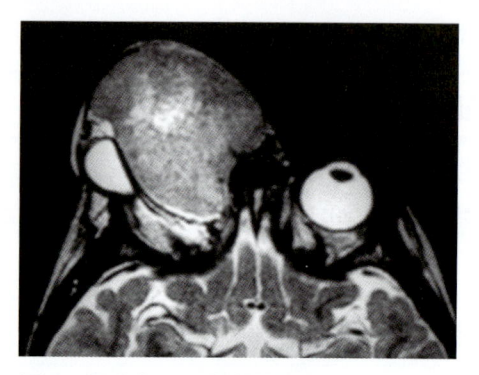

図4　巨大化した横紋筋肉腫
（MRI T2 強調画像）

れた場合（図2），この部位から生検による病理組織診断などが可能である．また，DLBCL やマントル細胞リンパ腫では，上下眼瞼が特徴的な腫脹を来たすことがある（図3）．

　視力低下や視野障害は，腫瘍による視神経圧迫による神経線維萎縮や視神経の血流障害，眼底の血流障害によって生じる．横紋筋肉腫は特に急激に増大（図4）するため，高度な視神経障害を起こし，視神経膠腫は視神経への急激な圧迫や浸潤を来たし，網膜中心静脈閉塞症が生じることがある[8]．眼球への圧迫により網膜の皺襞（図5）を来たす場合には，早期に圧迫を解除しないと，治療で腫瘍が縮小しても皺襞が残存し，変視症などの後遺症を残すことがある．疼痛は発生頻度が少ないが，神経好性の ACC や眼窩先端部の浸潤性や転移性腫瘍に生じやすい．なお眼窩先端部の病変では，眼窩先端部症候群[*3]を来たすことがある．

　なお，涙道の悪性腫瘍[*4]は涙嚢炎症状に類似しているので，鑑別に注意を要する．

[*3] **眼窩先端部症候群**
上眼窩裂を通過する動眼神経（III），滑車神経（IV），外転神経（VI），三叉神経第一枝（V_1）と視神経に障害を来たした病態．

[*4] 涙道悪性腫瘍は頻度が少ない．県立静岡がんセンターでは，9年間で4例（腺様嚢胞癌2例，扁平上皮癌1例，DLBCL 1例）のみである．また，涙嚢鼻腔吻合術（dacryocystorhinostomy；DCR）施行時に異常上皮がみられた際には，病理検査が重要であるという報告がある[9]．

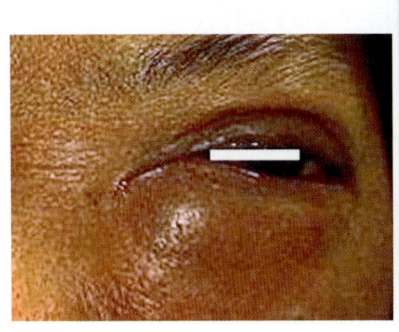

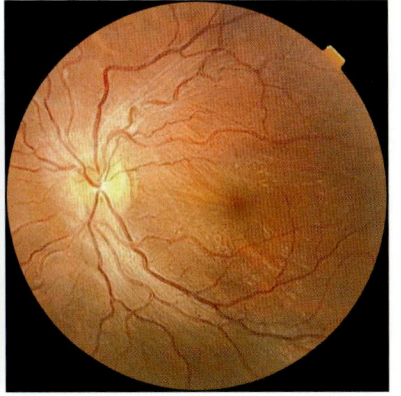

図5　DLBCLにみられる眼症状
a. 眼球圧迫と耳側上方への偏位がみられる．
b. 腫瘍の圧迫により，網膜の皺襞が認められる．

転移と生命予後

　リンパ行性に耳前や顎下リンパ節に，血行性に肺や肝臓に転移することがある．頸部や体幹皮膚に転移したきわめてまれなケースもある．眼窩悪性腫瘍全体の生命予後についての報告はないが，転移性の生命予後の報告はある[*5]．

　眼窩悪性腫瘍は生命予後や視機能にもかかわってくるので，早期に発見診断し，治療していくことが，重要である．

（柏木広哉）

[*5] 転移性眼窩腫瘍の生命予後は，わが国では平均17か月[10]，欧米では平均15か月との報告がある[11]．転移性癌は，原発巣がわかる前に眼窩に発現することもあるので注意を要する．

クリニカル・クエスチョン

放射線治療や化学療法の腫瘍性疾患への適応を教えてください

Answer 悪性リンパ腫，転移性腫瘍は放射線治療のよい適応となり，また涙腺癌は炭素イオン線治療の適応となります．分子標的薬の開発により，転移性腫瘍に対する化学療法の適応が拡大しています．眼窩炎症性疾患，甲状腺眼症，IgG4関連疾患はステロイド治療が標準ですが，放射線治療も併用されます．

放射線治療に対する考え方

作用機序：放射線治療の作用機序は，電離放射線を用いることで細胞のDNAを障害し，これが細胞のDNA修復機能を上まわることで細胞を死に至らしめる治療である．細胞障害は健常細胞にも生じるが，腫瘍細胞の分裂速度が速いためDNA障害が修復される前に分裂して細胞死に至る確率が高く，さらにDNA修復機能にも差があると考えられており，治療として成り立っている．

表1 眼組織の放射線耐用線量

組織	症状	線量
眼瞼	皮膚潰瘍	>50 Gy
結膜	扁平上皮化生，角化	>50 Gy
涙腺	乾燥性角結膜炎	50〜60 Gy
涙点・涙小管閉塞	流涙・眼脂	>65 Gy
角膜	角膜浮腫	40〜50 Gy
角膜	角膜潰瘍	>60 Gy
虹彩	虹彩炎	>70 Gy
水晶体	白内障（後嚢下）	8 Gy程度
網膜	放射線網膜症（出血・白斑）	45〜60 Gy
強膜	強膜融解・穿孔	数100 Gy（小線源治療）
視神経	視神経症	50〜65 Gy
骨（成人）	骨壊死	>100 Gy

有害事象：正常眼組織の放射線耐用線量は表1のように報告されているが[1]，糖尿病や高血圧などの基礎疾患により，有害事象[*1]の頻度は大きく異なる．また，有害事象は総線量だけではなく1回線量にも影響を受け，1回線量が大きいほど障害は大きい．これらの細胞障害が，腫瘍に対しては治療効果，健常組織に対しては有害事象として現れてくる．

組織型：腫瘍側の因子としては，組織型により放射線感受性は大きく異なり，リンパ系腫瘍では30 Gy程度で寛解が得られるものの，扁平上皮癌では60 Gy程度，悪性黒色腫ではさらに高い線量が要求される[2]．明らかな腫瘍に対する治療と，手術後の顕微鏡的残存に対する治療の線量は，一般に後者では少なく設定されることが多いが，エビデンスは乏しい．

周辺健常組織への影響軽減：実際の放射線治療では，周囲の健常組織の線量を減らしつつ，腫瘍に対する効果を確保することが重要である．健常組織の線量を減らすために，定位放射線治療[*2]が開発され，臨床導入されている．粒子線治療[*3]は一定距離より深部に到達しない特性を利用して，特に放射線感受性の高い健常組織を回避するときに威力を発揮する．重粒子線は，重い核種を用いることで生物学的効果を期待して使用され，細胞障害性を高めて放射線抵抗性の腫瘍も治療できるようになってきた．

腫瘍に対し治療線量を照射した場合の周囲健常組織の線量をいかに減らすか，また，健常組織の有害事象に対する治療可能性（白内障であれば手術が可能，乾燥性角結膜炎は点眼治療，視神経症は治療困難）なども考慮して，照射方法や治療適応を決定することになる．大原則は，生じる有害事象を上まわる治療効果が期待できる場合に治療を行う，ということに尽きる．

化学療法に対する考え方[3]

化学療法は，炎症性疾患，悪性リンパ腫と，それ以外では大きく異なる．炎症性疾患はステロイド（全身投与，局所投与）が主体であり，治療不応例ではシクロホスファミド（エンドキサン®）や免疫抑制薬を投与することがある．悪性リンパ腫は眼付属器限局の場合に放射線治療が第一選択になるが，組織型によってはリツキシマブ（リツキサン®）を含む抗癌薬治療を併用する．

それ以外の悪性腫瘍に対する化学療法は，一般的ではなかった．これまでの抗癌薬は全身投与による有害事象が強く，一方で，効果

[*1] **有害事象**
adverse event. 腫瘍の治療については副作用ではなく，有害事象という用語を用いる．有害事象共通用語規準（common terminology criteria for adverse events；CTCAE）で，Grade分類が決められている．

文献はp.323参照．

[*2] **定位放射線治療**
病巣に対し多方向から放射線を照射することで，腫瘍へ放射線を集中しつつ周囲の健常組織の線量を減らす照射方法．ガンマナイフ，サイバーナイフなどがある．照射する放射線の強度を不均一にして腫瘍線量を均一にする強度変調放射線治療（intensity modulated radiation therapy；IMRT）も適応が拡大している．

[*3] **粒子線治療**
陽子や炭素イオンなどの荷電粒子線を照射する治療法．一定の距離より深部には到達せず，その直前で高い治療効果を生じるため，放射線感受性の高い健常組織が近くにある場合に有効な治療法である．大型の施設が必要で，多くの場合，先進医療として高額な費用が必要である．眼部腫瘍では，脈絡膜悪性黒色腫と涙腺癌が先進医療の適応になっている．

表2 主な分子標的薬

薬剤名	商品名	標的分子	適応疾患
rituximab（リツキシマブ）	リツキサン®	CD20	B細胞リンパ腫
bortezomib（ボルテゾミブ）	ベルケイド®	プロテアソーム	多発性骨髄腫
imatinib（イマチニブ）	グリベック®	BCR-ABL など	慢性骨髄性白血病，GIST
trastuzumab（トラスツズマブ）	ハーセプチン®	HER2	乳癌
gefitinib（ゲフィチニブ）	イレッサ®	チロシンキナーゼ	非小細胞肺癌
erlotinib（エルロチニブ）	タルセバ®	チロシンキナーゼ	非小細胞肺癌
bevacizumab（ベバシズマブ）	アバスチン®	VEGF	結腸・直腸癌，非小細胞肺癌
cetuximab（セツキシマブ）	アービタックス®	EGFR	結腸・直腸癌
sorafenicb（ソラフェニブ）	ネクサバール®	VEGFR，PDGFR	腎細胞癌，肝細胞癌
sunitinib（スニチニブ）	スーテント®	VEGFR，PDGFR	GIST，腎細胞癌

VEGF（R）：vascular endothelial growth factor（receptor）
EGFR：epidermal growth factor receptor
PDGFR：platelet-derived growth factor receptor
GIST：gastro-intestinal stromal tumor

はあまり期待できなかったことがその原因である．転移性腫瘍の場合，原発腫瘍に対する化学療法が進歩し，多くの分子標的薬*4が治療に組み入れられたことで，生命予後の改善とともに局所制御も期待できるようになってきた．主な分子標的薬と適応疾患を表2に示す．症例の蓄積により，今後適応が拡大すると思われる．

代表的な眼窩疾患の治療

眼窩炎症性疾患，IgG4関連疾患，甲状腺眼症，悪性リンパ腫については，他項を参照されたい．

横紋筋肉腫：化学療法，放射線感受性が比較的良好であり，拡大手術を行うより，障害のない範囲で部分切除して病理学的に診断したうえで，温存治療を行うことが推奨されている．化学療法はビンクリスチン（オンコビン®），アクチノマイシンD（コスメゲン®），シクロホスファミド（エンドキサン®）を組み合わせて行う．完全切除されている場合には化学療法単独で，肉眼的残存のある場合には化学療法の間に36Gyの局所放射線治療を併用することが標準治療である．

涙腺癌：原則は手術切除である．術後再発の場合，もしくは広範囲に浸潤する腫瘍で完全切除困難な場合には，放射線治療の適応であ

*4 分子標的薬
標的分子を決め，これを阻害する薬剤を探究し，細胞に対して有効性を検討していくという方法で開発された薬剤．標的によっては健常細胞への障害がほとんどなく，腫瘍特異的に障害する薬剤が開発されてきた．悪性リンパ腫に対する抗CD20抗体薬（リツキシマブ〈リツキサン®〉）などが有名である．

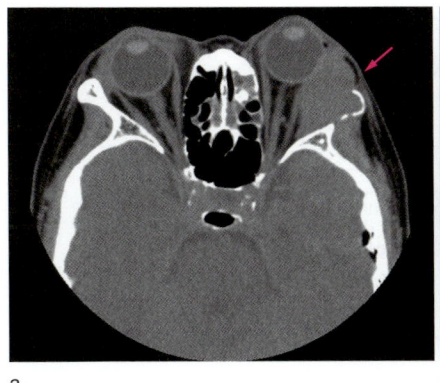

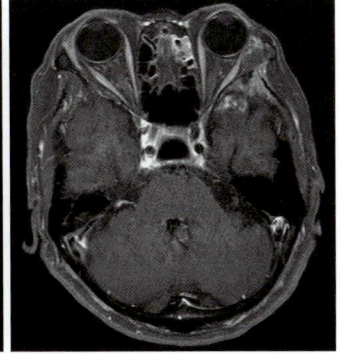

図1 涙腺腺様嚢胞癌（71歳，女性）
a. 涙腺腫瘍で眼球は圧排され，骨破壊を伴い眼窩外に浸潤する．
b. 炭素イオン線64 GyE照射後5年，腫瘍は著明に縮小し残存組織の増大はない．

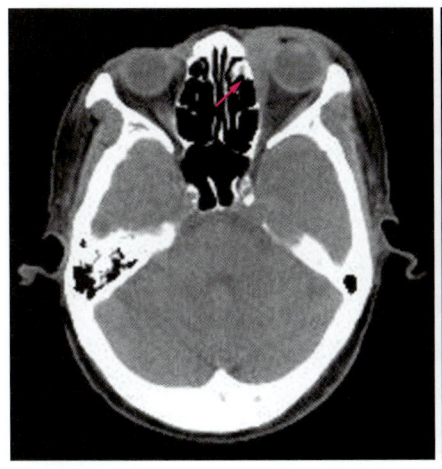

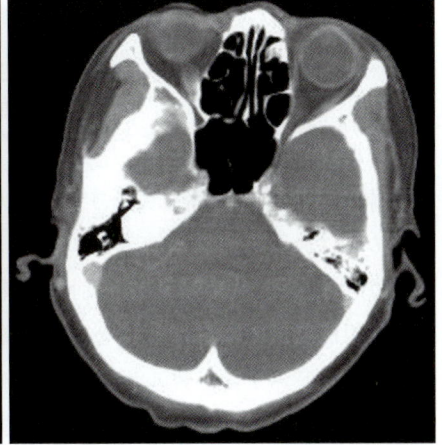

a. 照射前　　　　　　　　　　　　　　b. 照射後
図2　眼窩未分化癌の放射線治療（68歳，男性）
眼窩鼻側に広がる未分化癌にX線70 Gy照射し，腫瘍は消失した．

る．炭素イオン線治療が先進医療として行われている（**図1**）．

眼窩癌：扁平上皮癌，腺癌，未分化癌などがある．原則は手術治療であるが，手術拒否の場合には放射線治療が第二選択になりうる．照射野は広めに設定してX線照射を行う．組織型に依存するが，60 Gy以上は必要である（**図2**）．

転移性腫瘍：全身状態，生命予後を考慮して治療方針を決める．全身疾患であることを念頭に置き，原病に対する化学療法が可能であれば優先する．分子標的薬の導入により，全身治療で眼窩転移の縮小も期待できる場合がある．全身治療を行っても眼窩病変が増大する場合や積極的な全身治療ができない場合には，放射線治療を行う．線量は30〜60 Gyであり，組織型，目的（治癒か症状緩和か），予

後により決定する．予後の長くない場合には1回線量を3〜4Gyで短期照射，長期予後の期待できる場合には視機能も考えて定位放射線治療も検討する．

血管腫：海綿状血管腫では手術治療が標準であるが，手術による視機能障害の危険性が高いと判断される場合，放射線治療が検討される．リニアックで30〜40Gyの照射を行うこともあるが，周囲の線量を減量するため定位放射線治療を検討する．

　小児の毛細血管腫に対し，β遮断薬であるプロプラノロール（インデラル®）の有効性が報告されている[4]．

髄膜腫：良性腫瘍であり，手術治療が原則である．視神経鞘髄膜腫の場合，手術により通常は不可逆の失明に至る．これは視神経を栄養する血管も切除することが原因である．このような症例に放射線治療が行われる場合がある．54Gyの33回分割照射が報告されているが，治療効果があれば定位放射線治療が検討される．視神経自体の耐用線量は50〜65Gyとされているが，神経の栄養血管障害により長期的には視機能は期待できない．

視神経膠腫：手術治療では視神経自体を切断することになるため，視機能を温存するためには放射線治療が検討される．45〜54Gyを分割照射されることが多く，75〜90％の局所制御が報告されている．ただ，長期的には視機能低下が避けられない．頭蓋内の視路に生じる膠腫の場合，ビンクリスチン，カルボプラチンの併用化学療法が主流になっている．これは手術による不可逆な中枢障害を回避することが目的であり，長期制御も可能であるが，眼窩内に限局している場合には，通常は手術もしくは放射線治療が選択される．

〔鈴木茂伸〕

クリニカル・クエスチョン

小児に特有な眼窩疾患について教えてください

Answer 小児の眼窩は，成長に伴ってその容積が拡大するという大きな特徴をもちます．また，先天異常を含め小児特有の疾患があるとともに，成人と同じ疾患でも視機能発達への影響を考慮するなど注意点があります．

眼窩容積の発育

眼窩は骨の発育に伴って容積が拡大するが，出生後より12歳程度までは急速に（特に2歳程度までが顕著），それから先は緩やかに拡大していく（図1）[1]．その拡大のためには，眼窩内に眼球あるいはそれに代わるボリュームが必要である[2]．

文献は p.324 参照.

眼窩の発育異常

Crouzon病やApert症候群などの頭蓋骨早期癒合症がある．いずれも眼窩が浅いため両眼性の眼球突出を来たし，時に斜視や視神経障害も引き起こす．治療は，形成外科など他科との連携により手術

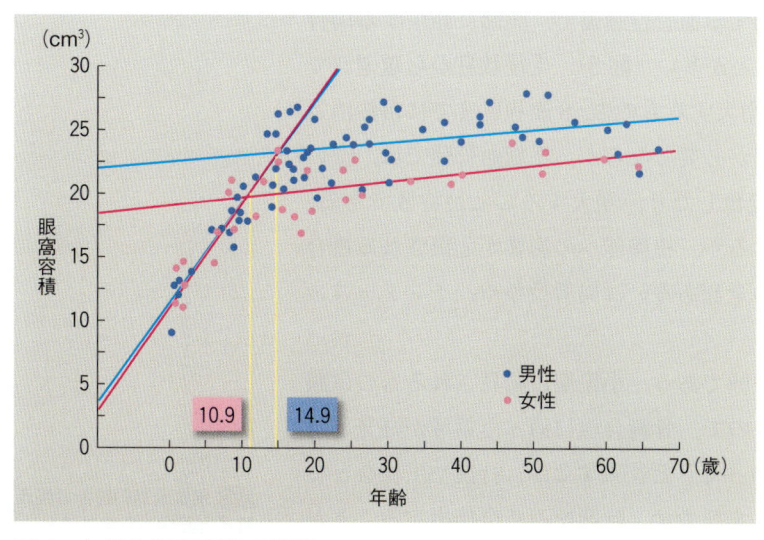

図1 年齢と眼窩容積の相関
眼窩容積の増加は，12歳程度までは性差なく急速に，それ以後は緩やかとなる．急速な眼窩の発育が終了するのは，男性で14.9歳，女性で10.9歳と推測される．

的に行われるが，視力，両眼視機能の管理が不可欠である．

無眼球症

　無眼球症には，先天無眼球症と眼球摘出術後の人工的無眼球症がある．先天無眼球症には，眼球がまったく認められないもの（図2）と，きわめて小さい眼球があるもの（臨床的無眼球症）とがある．両眼性，片眼性があり，精神発達遅滞を伴ったり，片眼性の他眼にほかの眼先天異常を伴うことがある．先天無眼球症では視機能が期待できないのみならず，眼窩の発育不全のため，眼部の陥凹という整容的問題も起こりうる．眼窩骨の発育を促すには，眼窩内に眼球に代わるボリュームが必要であり[2]，診断直後より結膜嚢内にコンフォーマ[*1]を挿入し次第に大きなものへと替えていく．ある程度，結膜嚢が拡大したなら，義眼の装着に切り替える（図3）．また，網膜芽細胞腫などにより眼球摘出術を施行する際には，可能な限り義眼台を埋入して義眼を装着する（図4）．義眼は，成長に伴って大きなものに更新する．

小児に特有の眼窩内腫瘍性病変[3]

横紋筋肉腫：急激に増大するもので，時に眼瞼の腫脹や発赤を伴い，炎症性疾患との鑑別が必要となる．画像診断，生検で診断する．外科的切除，放射線治療，化学療法などを行うが，眼窩部限局のものは予後が良好である．

毛細血管腫：新生児に発症する血管性腫瘍で，眼窩に発生する場合には，眼瞼を含んでいることが多い（図5）．生後数日から数週間で発症し，1年以内に急速に増大するものの，8歳程度までに自然消退する．横紋筋肉腫との鑑別が必要となるが，毛細血管腫では，泣いたときに皮膚が青紫色に変色したり，増大することが特徴である．基本的には，経過観察をするが，視機能への影響が危惧される場合には，副腎ステロイド薬の全身あるいは局所投与や，インターフェロンαなどが使用される[4]．

皮様嚢胞：皮膚組織の過誤腫である．小児期に発見されるものは眼窩の浅い部分に発生するもので，骨縫合線に沿った領域が好発部位である（図6）．きわめてゆっくりと拡大するが，打撲や生検などで破裂すると炎症症状を起こす[*2]ため，時期をみて全摘出することが奨められる．

小眼球に伴う嚢胞（microphthalmos with cyst）：高度の小眼球に

[*1] **コンフォーマ**
先天無眼球症の眼窩の発育を促す目的で結膜嚢に挿入する．形状，材質はさまざまあり，次第に大きなものに更新する．この時点での義眼台の埋入は適切ではなく，成長後に義眼が大きいために問題を引き起こす場合に検討する．

[*2] 皮様嚢胞の診断は臨床経過と画像から容易であり，生検は嚢胞の破裂と炎症を引き起こすため，禁忌である．

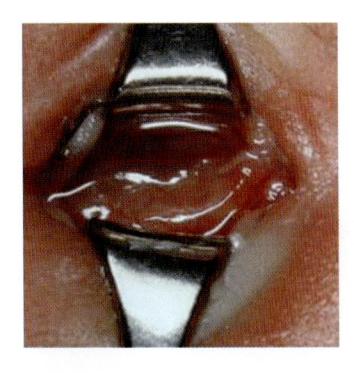

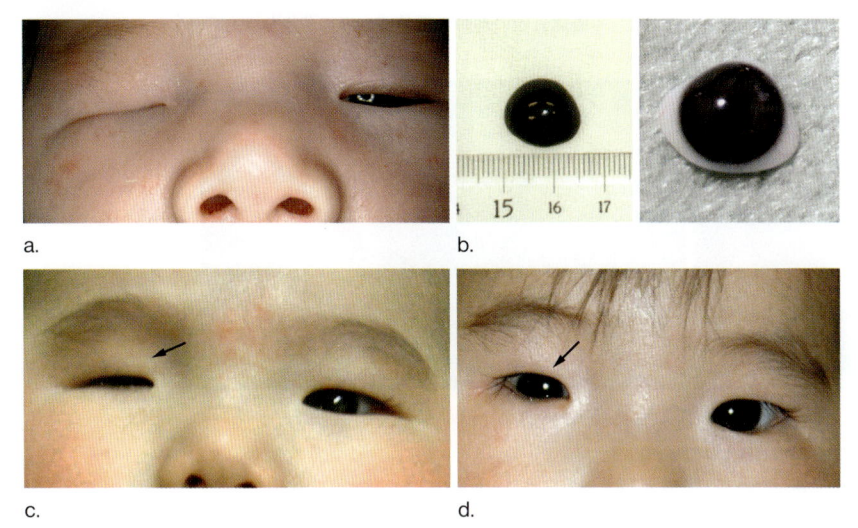

図2 先天無眼球症
瞼裂も狭く，結膜囊内に眼球は見えない．

a.
b.
c.
d.

図3 先天無眼球症
右の先天無眼球症（a）に対し，コンフォーマ（bの左図）で結膜囊の拡大を図り（c），次いで義眼（bの右図）を挿入する（d）．

義眼　義眼台

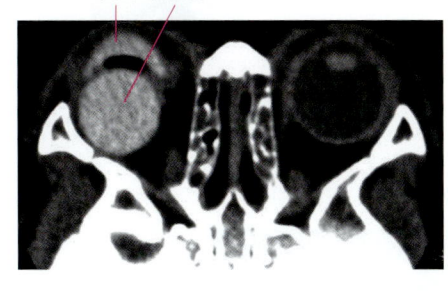

図4 眼球摘出術後の無眼球眼窩のCT写真
義眼台を埋入し，義眼を装着している．

連絡する形で囊胞が認められるものである（**図7**）．囊胞が拡大し眼球突出を来たす場合には，囊胞の切除を行う．

その他の腫瘍性疾患：リンパ管腫や視神経膠腫，神経線維腫，Langerhans細胞組織球症，緑色腫などがある．

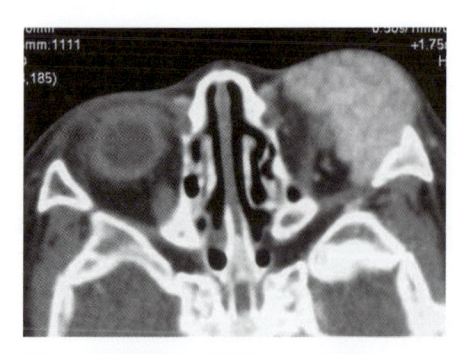

図5 眼窩毛細血管腫のCT写真
眼瞼から眼窩に広がる血管腫である．

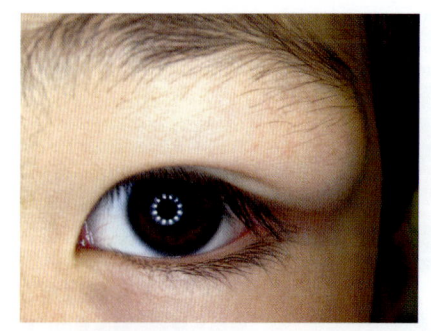

図6 皮様嚢胞
眼窩外側の前頭骨頬骨縫合部に発生したもの．

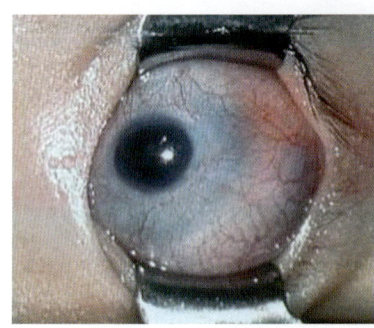

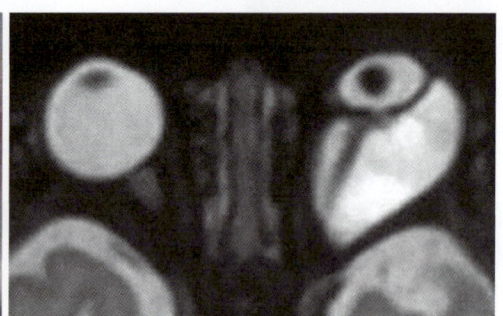

a. 外眼部所見
b. MRI所見

図7 microphthalmos with cyst
小さい眼球の後方に連続して嚢胞があり，かなり拡大している．

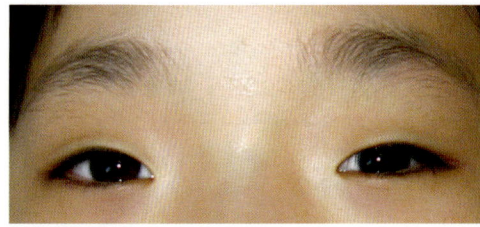

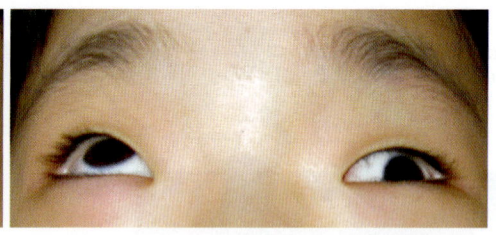

a. 正面視
b. 上方視

図8 左眼窩下壁閉鎖型骨折
左眼に強い上転制限を認める．

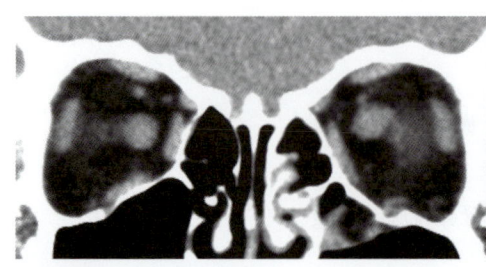

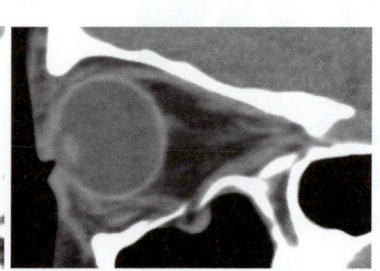

a. 冠状断
b. 矢状断

図9 図8の症例のCT写真
左下直筋の陰影が骨折部で消失している．

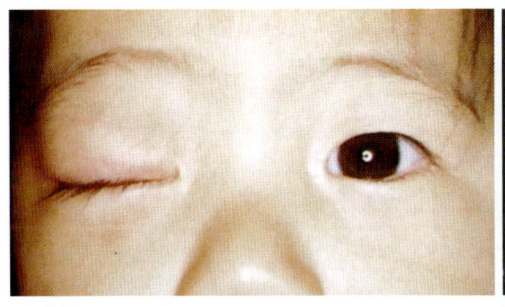

a. 外観

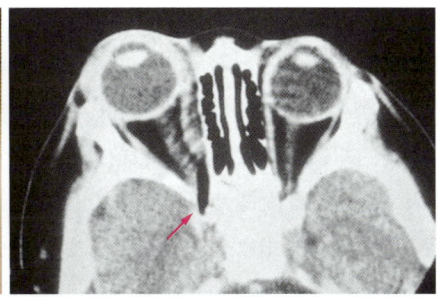

b. CT所見. 眼窩先端部に達する異常陰影がある（矢印）.

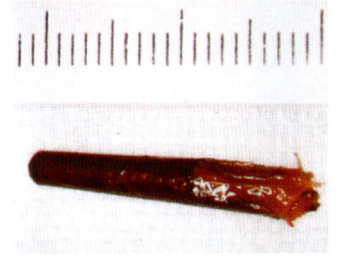

c. 摘出した塗り箸

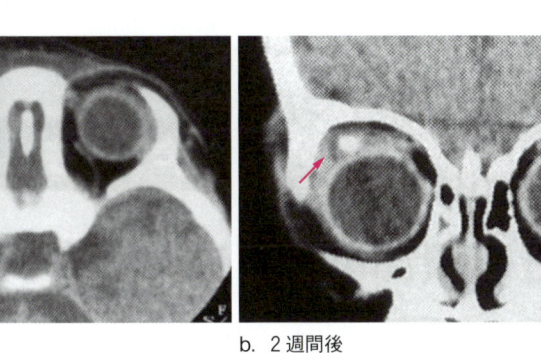

図10　眼窩内異物（塗り箸）の例

a. 受傷翌日

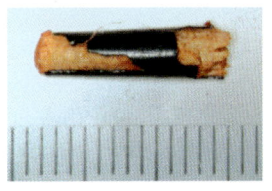

b. 2週間後

c. 摘出した塗り箸

図11　眼窩内木片異物（矢印）のCT値の変化
木片異物は体内で水分を吸収し，CT値が上昇していく．

眼窩壁骨折

　眼部打撲で発生する眼窩壁骨折の原因は，小児では，患児自身の膝や球技におけるボール，転倒時の家具などが圧倒的に多い．小児の眼窩壁骨折の大きな特徴は，打撲による眼窩内圧の上昇で副鼻腔側に開放するように折れた骨が，骨のしなやかさのため，外力が去るのに伴ってもとの位置に戻りやすく，その際，眼窩内組織を骨折部にはさんでしまう傾向が強いことである．このとき，外眼筋すな

わち下直筋や内直筋，下斜筋などが直接骨折部に絞扼されると，高度の眼球運動制限が起こるとともに，強い眼球運動時痛を訴え，時に悪心や嘔吐も伴う．診断には，眼窩部のCT検査が不可欠で，骨折の存在と眼窩内組織，特に外眼筋の絞扼の有無を確認する．強い眼球運動制限（図8）と画像で下直筋または内直筋の陰影が部分的に欠損している所見（図9）や，骨折部に強く牽引されている所見をみたなら，緊急手術を行うべきである[5]．長時間絞扼された筋は，壊死に陥る危険性があるためである．打撲による眼球運動制限には外眼筋麻痺によるものもあり，眼球運動制限の方向，画像所見を照合しての判断が必要である．

眼窩内異物

　幼児はしばしば物を持って走り転倒するが，物の種類によっては，眼窩内に刺入し，手元で折れ，先が眼窩内に残ってしまうことがある．先端が丸いもの（塗り箸やボールペンなど）では，結膜円蓋部から眼球壁を滑るようにして眼窩内に入るが，衝撃の強さによっては，眼窩上壁を破って頭蓋内に侵入したり，眼窩壁に沿って進み，視神経管や上眼窩裂に達したりする（図10）．何が起こったのか患児からの聴取が難しく，また持っていた物が捨てられてしまうこともあり，診断を遅らせる．眼瞼腫脹や眼窩蜂巣炎を疑わせる所見があり，転倒したようだとの問診が聴取されたなら，異物の存在を疑い，眼窩部CT検査を行う．CTを選択する理由は，異物が金属の可能性もあることや，木片（箸や鉛筆）の場合には，時間の経過とともに水分を吸収していくため，異物のCT値が変化するのが観察されるためである（図11）[6]．異物の存在が明らかとなった場合には，経眼窩縁的，あるいは経頭蓋底的に眼窩を開放して，摘出する．

（八子恵子）

クリニカル・クエスチョン

片眼性の眼球突出を見たときに考える疾患と必要な検査を教えてください

Answer 片眼性の眼球突出症例に出会った際には，まず眼窩腫瘍を疑い，視診にて腫瘍の位置を類推し，触診にて腫瘍に触れ，画像診断にて眼球突出の原因となる疾患の有無を検索することが大切です．通常の眼科的検査に加え，顔写真撮影，Hertel 氏眼球突出度計，画像検査などを行います．眼球の偏位している方向をよく観察し，片眼性の眼球突出を来たす疾患には何があるか，また眼球を突出させている疾患はどこにあるのか，予想しながら検査することが大切です．

文献は p.324 参照.

片眼性の眼球突出を来たす疾患

眼球の周囲には，7 種の骨[*1]から構成される眼のくぼみ（眼窩）がある．眼窩に病変が生じると眼球が押し出され，眼球が突出する．片眼性とは，病変が片眼にしか発症していないということである．

片眼性の眼球突出を来たす疾患には，眼窩腫瘍，甲状腺眼症，副鼻腔炎や副鼻腔嚢胞，眼窩蜂巣炎，外眼筋炎（眼窩筋炎），海綿静脈洞瘻などがある．甲状腺眼症の約 40％は片眼性といわれており，片眼性であっても甲状腺眼症の可能性があることを忘れてはならない．

眼球突出を認めた場合，表1のような眼窩腫瘍があるのではないか，と疑って検査をすることが大切である．悪性腫瘍による転移や直接浸潤により突出する症例もあることを忘れてはならない．

急激な発症であれば，副鼻腔炎や副鼻腔嚢胞，眼窩蜂巣炎，眼窩悪性腫瘍，鼻副鼻腔腫瘍の眼窩内浸潤などを考える．その後急速に進行し，視機能を障害する可能性があるので，早急に対処することが望ましい．

[*1] 眼窩を構成する骨

| 前頭骨 |
| 頬骨 |
| 上顎骨 |
| 涙骨 |
| 蝶形骨 |
| 篩骨 |
| 口蓋骨 |

アンサーへの鍵（1）診察のポイント（視診，触診）

眼球突出の方向（眼球偏位の方向）：眼球が突出して偏位する方向により，眼窩の疾患の局在を類推することが可能である．眼球が前方に突出していれば筋円錐[*2]内の病変を，眼球が鼻下側に偏位していれば上耳側にある涙腺部の病変を，眼球が耳側に偏位していれば鼻

[*2] 筋円錐
外眼筋である上・下・内・外直筋のなかで囲まれたスペースを指す．眼窩先端部にあるこれらの四直筋の起始部である総腱輪から眼球に囲まれた部分である．

表1 眼窩腫瘍

眼窩腫瘍（眼窩にできる腫瘍）：眼を動かすための筋肉（外眼筋）や視神経，涙をつくる器官（涙腺），眼窩脂肪などに発症する腫瘍		
原発性眼窩腫瘍	成人	リンパ増殖性疾患（悪性リンパ腫や反応性リンパ過形成など），海綿状血管腫，涙腺多形腺腫，涙腺腺様嚢胞癌
	小児	リンパ管腫，毛細血管腫，横紋筋肉腫，皮様嚢腫
続発性眼窩腫瘍	浸潤性眼窩腫瘍	眼窩へ隣接した臓器（鼻副鼻腔，眼瞼，眼球など）から腫瘍が直接浸潤してくる腫瘍
	転移性眼窩腫瘍	離れた臓器の癌が眼窩へ転移してくる腫瘍．男性では肺癌，前立腺癌，女性では乳癌からの転移が多い

側の病変を疑う．眼球突出を見つけた場合，どの方向に偏位しているのかをじっくり観察することが大切である．

眼瞼の異常の有無：甲状腺眼症にみられる上眼瞼後退，瞼裂開大などがないか診察する．腫脹，発赤が認められれば眼窩蜂巣炎などの炎症性疾患を疑う．

触診による腫瘍検索：腫瘍を皮下に触れるか，触診する．腫瘍の硬さ，可動性の有無，圧痛の有無をみる．

アンサーへの鍵（2）必要な検査

　検査は通常の眼科的検査に加え，顔写真撮影，Hertel氏眼球突出度計，画像検査が重要である．Hess検査，視野検査，フリッカは病変による視機能障害の有無をみるのに有用な検査である．

　画像診断では眼窩CT（コンピュータ断層撮影），眼窩MRI（磁気共鳴画像）などが重要である．腫瘍陰影の有無，あれば境界は鮮明か不鮮明か，被膜の有無，視神経や外眼筋への圧迫・浸潤の有無，外眼筋肥厚の有無，骨破壊や浸潤の有無，造影効果の有無を読影する．dynamic MRIでは，血管腫では時間とともにびまん性に造影されるのが特徴的である．

　涙腺部腫瘍であれば，リンパ増殖性疾患，涙腺多形腺腫，涙腺腺様嚢胞癌などが，筋円錐内腫瘍であれば，血管腫，神経鞘腫，視神経膠腫，視神経髄膜腫などが多い（各疾患の検査画像の特徴は本巻他項目を参照されたい）．

　外眼筋肥厚があれば，甲状腺眼症，リンパ増殖性疾患，外眼筋炎（眼窩筋炎），転移性腫瘍などを考える．

〈小林めぐみ〉

副鼻腔疾患の眼窩進展

眼窩内に影響を与える副鼻腔疾患

　眼窩は鼻副鼻腔と隣接しており，副鼻腔疾患が眼窩内にさまざまな影響を及ぼす．時に，眼科的異常が副鼻腔疾患の初発症状となることもある．本項では眼窩内の異常を引き起こす副鼻腔疾患について概略を述べる．

急性副鼻腔炎

　急性副鼻腔炎によって眼窩骨膜下膿瘍，眼窩蜂巣炎，眼窩内膿瘍が引き起こされることがある．これらの眼窩内合併症が生じると，眼球突出，眼瞼の発赤腫脹，眼球運動障害ばかりでなく視神経の障害が起きることもある．通常，診断は容易である．しかし，患者が眼痛や頭痛を訴えるだけで眼球突出や眼瞼の発赤などもなく，炎症所見が乏しい場合には，見逃されることもある．耳鼻咽喉科医と協力して治療にあたる必要がある．

副鼻腔真菌症

　上顎洞，次いで蝶形骨洞に生じる頻度が高い．起炎菌はアスペルギルス（*Aspergillosis*）であることが多い．カンジダ（*Candida*）やムコール（*Mucor*）であることもある．上顎洞真菌症では膿性の後鼻漏，鼻閉，鼻出血などが認められる．蝶形骨洞真菌症では，後鼻漏や頭痛が主症状となる．ほとんどが非浸潤性であるが，糖尿病などの合併症を有する患者や免疫機能の低下した患者では，浸潤性の真菌症が生じることがある．特にムコール症（接合真菌症）では感染が眼窩内に及び，眼球突出，眼筋麻痺などを生じることが珍しくない．

　ほとんどの場合，片側性である．上顎洞真菌症（非浸潤性）では，CTで上顎洞壁の硬化・肥厚のほか，洞内の石灰化を疑わせる高吸収域が認められることが多い（**図1**）．培養では菌が検出されないことが珍しくない．手術時の摘出標本の病理組織診断の方が信頼性が

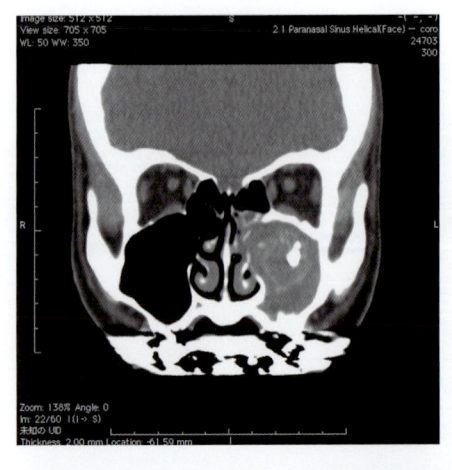

図1 上顎洞真菌症
左上顎洞内に貯留している膿汁に混じって，石灰化を疑わせる像が認められる．アスペルギルスによる上顎洞炎の典型的なCT所見である．

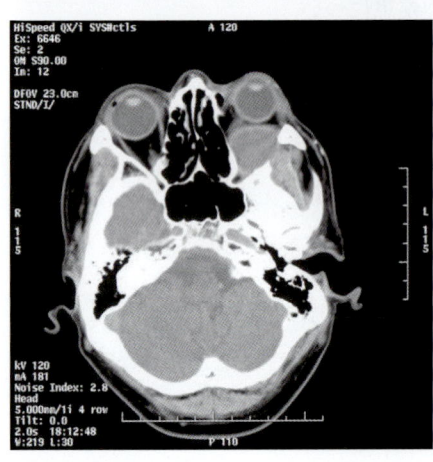

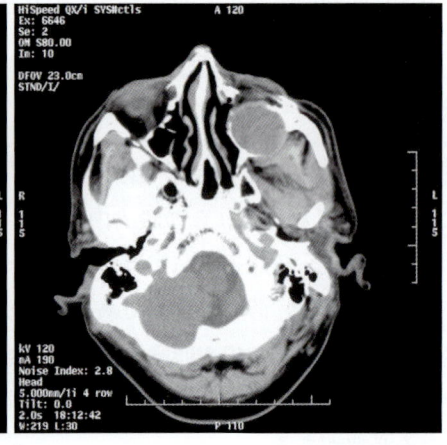

a. b.

図2 術後性頬部囊胞
冠状断の画像がないため囊胞と視神経との関係がわかりづらいが，上顎に発生した術後性囊胞が下方から眼窩内に進展してきている（a）．囊胞はまた，翼口蓋窩にも進展している（b）．

高い．蛍光抗体法や酵素抗体法が用いられることもある．

副鼻腔囊胞

　慢性副鼻腔炎に対しては，かつて副鼻腔根本術がよく施行された．本手術では副鼻腔（上顎洞と篩骨洞）粘膜を全摘出するため，上顎洞と篩骨洞の骨壁が露出する．本手術のあと10年以上経過して上顎洞や篩骨洞に囊胞が生じることがある．この囊胞が大きくなると，眼窩内に進展することもある[*1]．囊胞は上顎に発生することが最も多いが（図2），眼窩内側壁は薄いため，眼瞼腫脹，眼球突出，鼻涙管の閉塞などをきたすのは篩骨洞囊胞（図3）であることが多い．手術的に囊胞を開放しても，眼窩側の囊胞壁を残せば，眼窩内容が副鼻腔に突出して眼球陥凹や複視が術後に生じることはない．眼窩骨

[*1] 耳鼻咽喉科領域では，副鼻腔根本術後に生じた副鼻腔囊胞を一般に"術後性副鼻腔囊胞"と呼ぶ．上顎に発生した囊胞は"術後性上顎囊胞"または"術後性頬部囊胞"と呼ぶ．

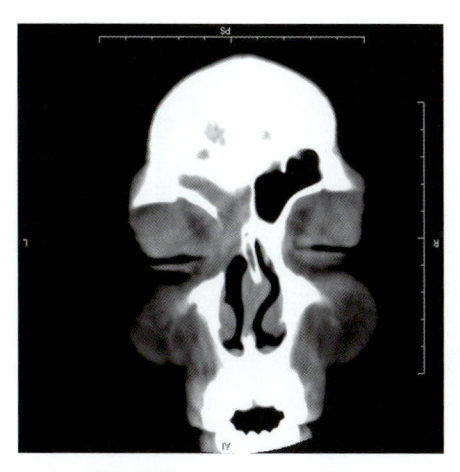

図3 術後性篩骨洞前頭洞嚢胞
広範な眼窩内側壁の骨破壊が認められる．嚢胞が前部篩骨洞に発生した場合には，内眼角付近の発赤腫脹や流涙が初発症状となることがある．

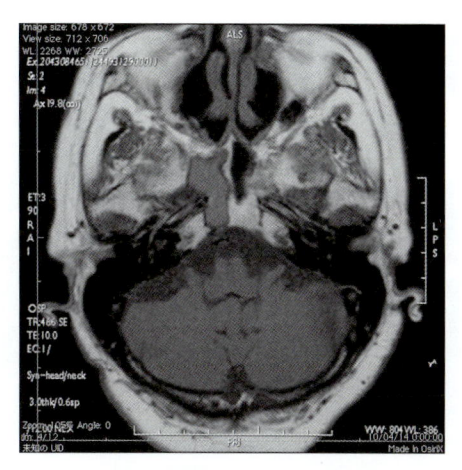

図4 蝶形骨洞性最後部篩骨洞（Onodi's cell）嚢胞による視力障害
術前には蝶形骨洞嚢胞と考えたが，術中，Onodi's cell であることが確認された．視神経管は洞内へ突出していた．視神経の萎縮はなかった（ただし，骨欠損の有無は不明）．術前，視力は 0.03 まで低下していたが，手術から 2 週間後には 1.5 にまで回復した．

の再建は不要である．

　嚢胞による視神経の圧迫により視力障害が出現することもある．"原因不明の視神経萎縮"と眼科で診断され，正確な診断が下されないまま年余にわたって放置されていることも珍しくない．特に副鼻腔根本術を受けた既往のない患者では見落とされやすい[*2]．急速に視力が低下する場合には緊急手術を行い，嚢胞を開放する．視神経の萎縮をきたしていなければ，高度の視力低下があっても手術によって視力が改善することが期待できる（図4）．視神経は蝶形骨内を通過するが，筆者の経験では，視神経に対する影響がみられる場合，最後部篩骨洞が後方に大きく進展した蝶形骨洞性篩骨洞（Onodi's cell）の嚢胞が原因となっていることが多い．

　副鼻腔の骨折が嚢胞形成の原因となることもある（図5）．ほとんど無症状のまま緩やかに周囲の骨が吸収破壊される場合には眼球突出や視神経萎縮が生じるが，副鼻腔CTやMRIを撮影しない限り見逃される可能性がある．感染などが生じると急激な上眼瞼の腫脹，眼球突出，視力低下などが引き起こされる．

副鼻腔悪性腫瘍

　副鼻腔に発生する悪性腫瘍も眼窩内に進展することがある．眼窩内へ腫瘍が浸潤した場合には，眼球突出や外眼筋麻痺が生じる（図6）．

[*2] 副鼻腔嚢胞は，副鼻腔手術の既往がなくとも発生することがあるので注意が必要である．

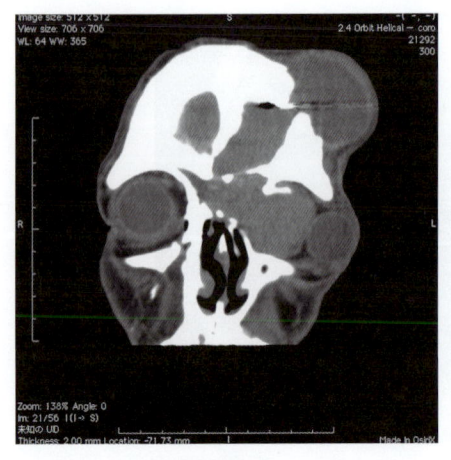

図5　巨大な前頭洞嚢胞
20年ほど前に交通事故により前頭骨骨折が生じ，整復手術を受けた既往があった．嚢胞によって眼窩上壁および内側壁が破壊され，嚢胞が眼窩内に進展してきている．眼球は大きく外側（耳側）に偏位している．

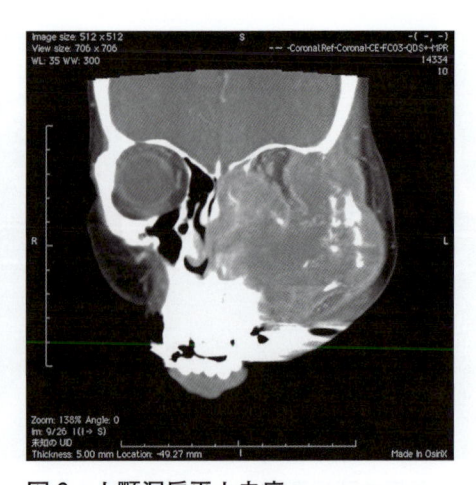

図6　上顎洞扁平上皮癌
腫瘍は眼窩底を破壊し，眼窩内に浸潤している．

上咽頭癌の眼窩先端部や頭蓋内への浸潤によって視力低下や複視が生じることもまれではない．副鼻腔悪性腫瘍の眼窩内浸潤による眼症状は，ほとんどの場合，改善が期待できないばかりでなく眼球摘出も余儀なくされることがある．

医原性

副鼻腔炎や副鼻腔腫瘍に対する手術によって，眼科領域の合併症が発生することがある．

眼窩内側壁・眼窩骨膜・眼窩内脂肪組織の損傷：比較的頻度が高いのは眼窩内側壁の損傷である．眼窩内側壁は菲薄であることが多い．まれに骨が欠損していることもある．眼窩内側壁の骨に亀裂が生じても，その奥に存在する眼窩骨膜を損傷しなければ，術後に一過性の眼瞼皮下出血が出現する程度で治まる．また，たとえ眼窩骨膜を損傷したとしても眼窩内脂肪組織に触れなければ，術後，眼窩内出血が一過性に出現しても，長期にわたって後遺症が残ることは通常ない．しかし眼窩骨膜を破り，さらに眼窩内の脂肪組織を鉗子で引っ張った場合には，複視が出現することがある．眼窩内での出血または血液が副鼻腔から眼窩内に進入することによって眼窩内血腫が生じて眼窩内圧が上昇し，緊急手術が必要になることもある．

内直筋の損傷：重篤な後遺症が残るのは，副鼻腔手術に際して眼窩内側壁のそばを走る内直筋を鉗子などで直接損傷した場合である．

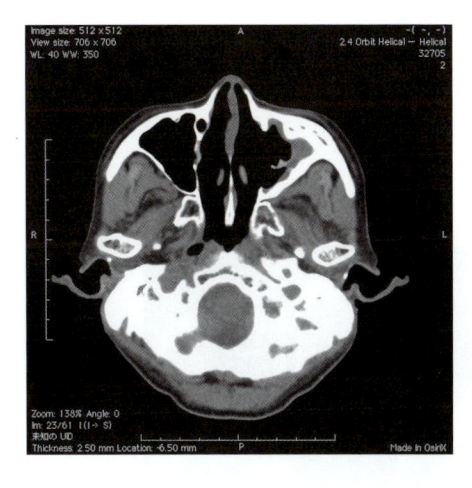

図7 鼻涙管（左側）の損傷
左上顎洞真菌症に対して上顎洞開放術を行った．手術直後から流涙が出現．CTにより鼻涙管が損傷されているのが確認された．

内直筋が完全に断裂した事故も報告されている．内直筋が断裂した場合には，たとえ吻合術を行っても複視が完全に消失することは期待できない．

視神経管の損傷：手術中，視神経管を損傷することもある．視神経管を損傷すると失明に至ることも珍しくない．蝶形骨洞の発育が良好である症例では，視神経管は蝶形骨洞の後外側壁から突出している．通常，視神経は骨壁に包まれており露出していることはごくまれであるが，手術中に視神経管に気づかないと乱暴な手術操作によって吸引管や鉗子で視神経管を損傷することがある．たとえ視神経管に骨折が生じなくとも強い衝撃を与えると，眼動脈の攣縮によると推測される急激な視力低下が生じることもある（通常，一過性である）．

鼻涙管の損傷：鼻内から上顎洞を開放する際に鼻涙管を損傷することもある（図7）．術後，鼻涙管の狭窄や閉塞が生じた場合には，眼科的な手術治療が必要になることがある．

CTやMRIによる疾患検索が重要

眼窩と副鼻腔とは隣接している．そのため，副鼻腔に生じた腫瘍や炎症の影響が眼窩に及ぶことが珍しくない．原因不明の視力低下や眼球運動障害が生じた場合には必ずCTやMRI検査を行い，原因となる疾患が副鼻腔にないかどうかを必ず確認する必要がある．

カコモン読解 第21回 臨床実地問題9

60歳の男性．13歳のときに両側副鼻腔炎の手術を受けている．初診時のCTを図A，Bに示す．考えられるのはどれか．2つ選べ．

a 高眼圧　　b 上転障害　　c 内転障害　　d 眼瞼下垂　　e うっ血乳頭

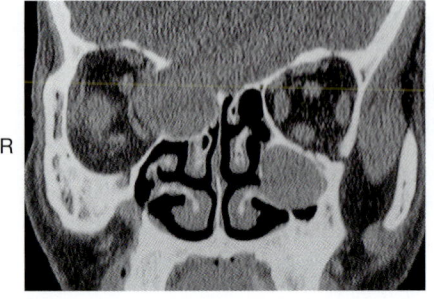

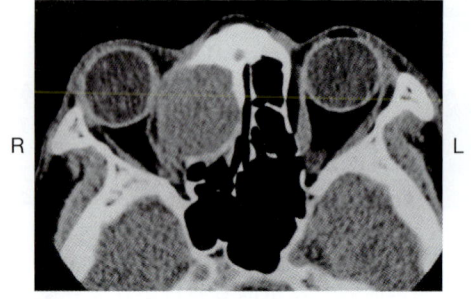

図A

図B

解説　**副鼻腔根本術と術後性嚢胞**：慢性副鼻腔炎に対する手術治療としては，10数年前までは副鼻腔根本術が盛んに行われた．本手術では，上顎洞，篩骨洞，前頭洞，蝶形骨洞の自然孔を開大するばかりでなく，上顎洞と篩骨洞の粘膜骨膜を全切除する[*3]．したがって術後，上顎洞と篩骨洞は骨面が露出する．この副鼻腔根本術は手術侵襲が大きいばかりでなく，本症例のように術後10年以上経過して副鼻腔に嚢胞（術後性嚢胞）が発生することがあるという問題点がある．術後性嚢胞は上顎に生じることが多いが，篩骨洞にもよく生じる．嚢胞が上顎に生じ大きくなると，眼窩底の骨が破壊される．また，篩骨洞に発生した術後性嚢胞は眼窩内側壁を破壊することがある．通常，嚢胞はゆっくりと増大するため症状に乏しいが，感染などを契機として急激に増大し，眼球突出や複視が生じる．また，篩骨洞の最後部や蝶形骨洞に嚢胞が発生すると視神経を圧迫し，視力障害が生じることがある．したがって眼球突出，複視，さらに視力低下などが生じた場合には，副鼻腔に病変が認められないかどうかを確認しなければならない．過去に副鼻腔炎に対する手術を受けたことがないかどうかについては必ず問診し，手術を受けた既往があれば嚢胞による眼症状である可能性をまず考える．

問題の症例写真の理解：右眼窩に侵入している病変は，術後性篩骨洞嚢胞と考えらる．右眼窩内側壁だけでなく前頭蓋底の骨（前頭骨および篩板）も破壊されている．また，この設問とは関係ないが，左側の上顎にも術後性嚢胞が認められる．

a. 高眼圧：眼内液の圧力を表す用語は，正確には眼内圧（intraocu-

[*3] 蝶形骨洞と上顎洞内の粘膜を全切除することは，技術的に困難である．

lar pressure）であり，眼圧とはあくまでも眼球壁の圧力のことを指す．眼内圧をマノメータなどにより眼内液の圧力を直接測定するのは実験動物などに限られる．ヒトを対象とした場合には，眼内圧を推測するための値として，眼圧を測る．したがって，臨床の場で"眼圧"と表現した場合には，眼内圧ではなく眼球壁の測定値を指す．

　眼内圧は，眼内液の増減によって調節される．眼内液はリンパ液の一種であり房水と呼ばれる．毛様体から補給される房水は，まず虹彩と毛様体と水晶体の間の空間である後房に放出され，虹彩とレンズの間を通り抜け，瞳孔を通って角膜と虹彩の間の空間である前房に出る．前房に入った房水は，虹彩と角膜の結合部分である隅角にある線維柱帯からSchlemm管を通過して眼球外に排出される．つまり，眼内圧は，毛様体における房水の産出量とSchlemm管における房水の排出量のバランスによって調節されている．本症例のCT像では，右側の眼球は嚢胞によって外下方に圧排されるとともに突出している．このため眼窩内圧は上昇していると考えられる．しかし，眼球自体は変形しておらず眼球突出の程度も軽度である．したがって，眼圧の上昇はないと判断される．

d．眼瞼下垂：上眼瞼挙筋は，動眼神経上枝によって支配されている．この動眼神経上枝は上直筋も支配する．したがって動眼神経上枝の麻痺が生じた場合には，眼瞼下垂と上転障害が生じる．しかし本症例の眼窩内病変は，緩やかに増大する副鼻腔嚢胞である．CT所見からも，動眼神経上枝の機能障害が引き起こされるとは考えにくい．

e．うっ血乳頭：頭蓋内圧亢進による視神経乳頭浮腫であり，ほとんど常に両眼性である[*4]．原因としては，脳腫瘍または脳膿瘍，脳外傷，脳出血，髄膜炎，くも膜癒着，海綿静脈洞血栓症または硬膜洞静脈血栓，脳炎などが挙げられる．特発性頭蓋内圧亢進症（偽脳腫瘍），すなわち脳脊髄液圧は上昇しているが腫瘤病変はない場合にも生じることがある．本症例では頭蓋内圧が亢進しているとは考えにくい．

　以上の考察からは，本症例でみられる症状は，眼球の外下方への圧排によって生じた単純な機械的理由による眼球運動障害である内転障害と上転障害が正解ではないかと考えられる．

[模範解答] b，c

[*4] Foster Kennedy症候群は，この例外であり片眼性である．

（國弘幸伸）

脳外科疾患の眼窩進展

眼窩に進展する脳神経外科疾患

さまざまな脳神経外科疾患が，頭蓋，あるいは頭蓋内から眼窩へ進展する（表1）．通常，眼球突出・視力障害で発症，眼球運動障害を来たすこともある．

meningioma（髄膜腫）

なかでも頻度が高いのは，meningiomaである．meningiomaは，中高年に好発し，女性に多い．眼窩内の視神経を覆う髄膜から発生することもあり，optic nerve sheath meningioma（視神経鞘髄膜腫）と呼ばれ，これが眼窩内から，時に視神経管を介して，頭蓋内に進展する（図1）．頭蓋内髄膜腫（蝶形骨縁髄膜腫，海綿静脈洞髄膜腫など）が眼窩に進展する際は，蝶形骨などの浸潤を介する場合（図2）や海綿静脈洞腫瘍が，上眼窩裂経由で進展する場合（図3）がある．前者は，眼窩骨膜（periorbita）が一つのバリアとなっており，基本的に筋円錐外への進展であり，後者は海綿静脈洞内進展を介し，上眼裂経由での進展であり，筋円錐内にも進展する．筋円錐内のmeningiomaは，視神経，眼球運動神経機能を温存しつつ全摘出することはきわめて困難である．

meningiomaは，組織学的には腫瘍細胞自体の特徴から，menin-

表1 眼窩進展のみられる脳神経外科疾患

頭蓋骨病変
fibrous dysplasia（線維性骨異形成）
plasmacytoma（形質細胞腫）
malignant lymphoma（悪性リンパ腫）
osteosarcoma（骨肉腫）
intraosseous meningioma（骨肉・髄膜腫）など
頭蓋内病変
meningioma（髄膜腫）
schwannoma（神経鞘腫）
glioma（神経膠腫）など

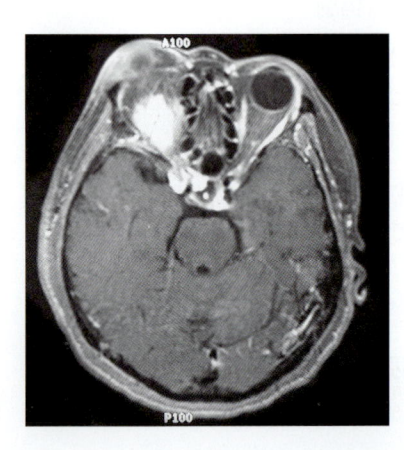

図1 視神経鞘髄膜腫の頭蓋内進展

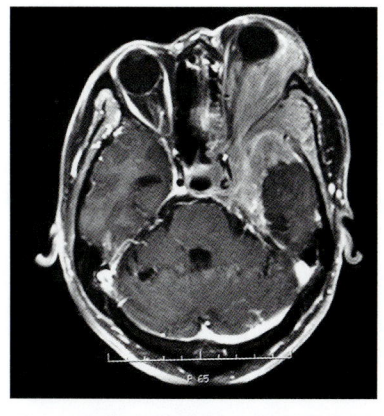

図2　頭蓋内髄膜腫の蝶形骨浸潤を介する眼窩内進展

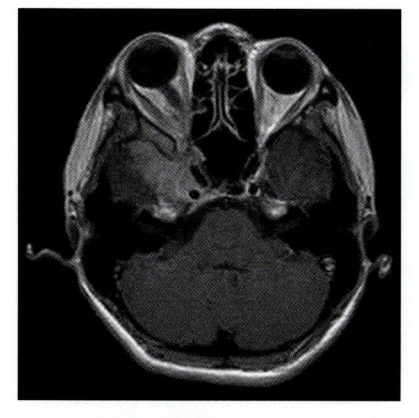

図3　頭蓋内髄膜腫の上眼窩裂経由の眼窩内進展

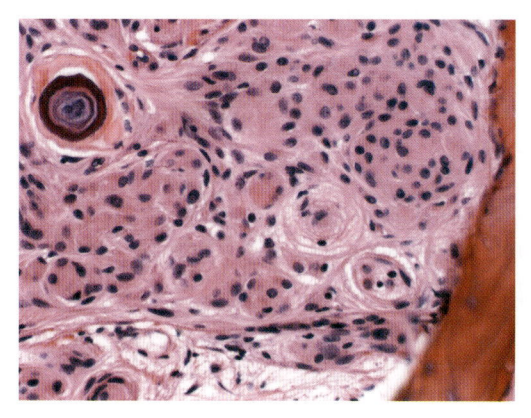

図4　meningothelial meningioma 骨浸潤部の組織像
渦巻状の石灰化である psammoma body（砂粒腫）がみられる．

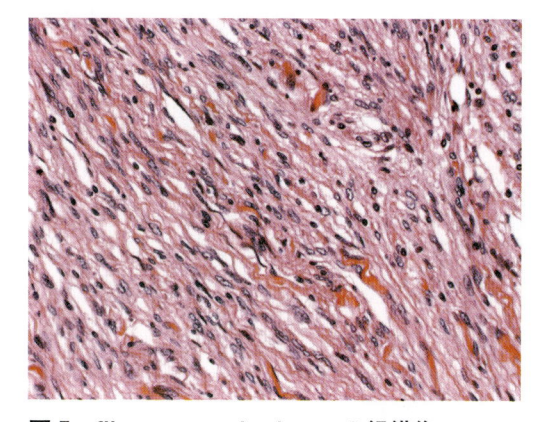

図5　fibrous meningioma の組織像

gothelial（図4），fibrous（図5），その混合型である transitional に分けられるが，optic nerve sheath meningioma のほとんどが，meningothelial type であることは興味深い．

治療の原則は外科的摘出であるが，重篤な合併症を来たす可能性がある場合は，長期経過観察される場合もある．

glioma（神経膠腫）

眼窩内に進展する glioma は，きわめて特徴的である．小児に好発する optic-hypothalamic glioma で，組織学的には，pilocytic astrocytoma（毛様細胞性星細胞腫）であることが多い．glioma は，組織学的悪性度が Grade 1〜4 に分けられ，pilocytic astrocytoma は Grade 1 とされるが，optic-hypothalamic glioma は，患児の成長と

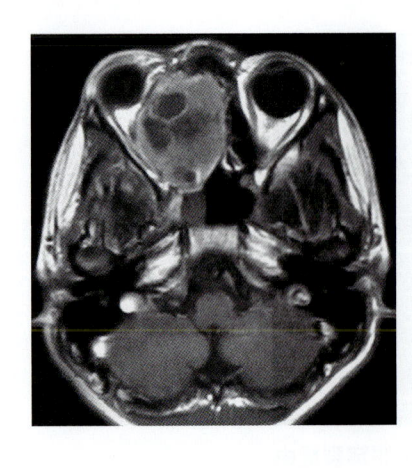

図6　眼球突出を来たした fibrous dysplasia

ともに腫瘍の発育が止まるものもあるといわれる一方，時に髄腔内播種を起こすなど，その病態は複雑である．眼窩内視神経に発生することもある．神経線維腫症1型（neurofibromatosis type 1；NF-1）に合併することが多い．

schwannoma（神経鞘腫）

まれではあるが，海綿静脈洞内に発生した trigeminal schwannoma（三叉神経鞘腫）が，眼神経，上顎神経に沿って眼窩に進展することがある．

頭蓋骨腫瘍

前頭骨や蝶形骨の腫瘍が，眼窩内に進展する．真の腫瘍ではないが，fibrous dysplasia は比較的頻度が高く，眼球突出・視力障害など症候性である場合には外科的治療の適応となる．著明な眼球突出を来たした11歳男児の一例を**図6**に示す．まれではあるが，plasmacytoma（形質細胞腫），malignant lymphoma（悪性リンパ腫），osteosarcoma（骨肉腫）が，前頭骨や蝶形骨に発生し，眼窩内に進展することがある．これらの腫瘍性病変に対しては，眼窩骨膜がバリアとなっており，肥厚した骨が眼窩内容を圧排することが多い．

カコモン読解 第20回 臨床実地問題26

46歳の女性．右眼の視神経乳頭腫脹を指摘されて来院した．視力は両眼ともに1.2（矯正不能）．眼窩MRI写真の軸位断と冠状断とを図A，Bに示す．考えられる疾患はどれか．
a 視神経乳頭ドルーゼン　　b 視神経炎　　c 視神経周囲炎　　d 視神経鞘髄膜腫
e 視神経膠腫

図A

図B

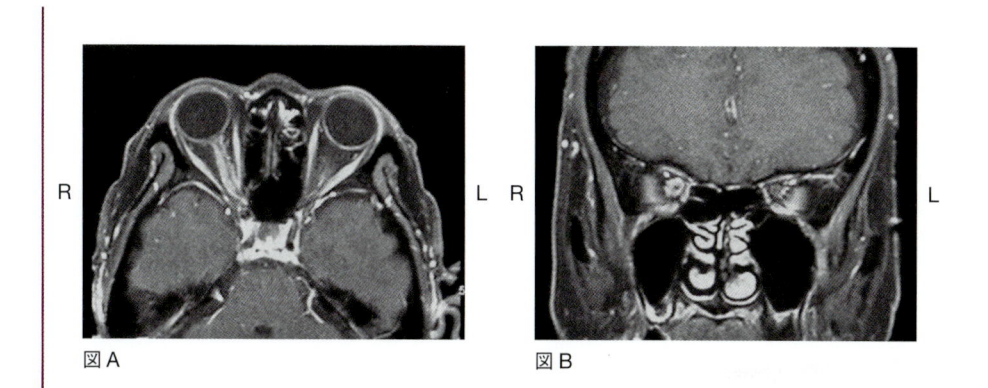

解説 MRI所見では右視神経に沿って，全周性に造影剤にて均一に増強される，境界明瞭な腫瘤性病変を認める．局在は，視神経そのものではなく，視神経周囲構造物の病変であることがわかる．この所見から，視神経そのものの病変である視神経炎，視神経膠腫は除外される．また，強く均一に増強され境界明瞭であることから，腫瘍性病変と考えられる．以上から，正解は視神経鞘髄膜腫である．髄膜腫は中年女性に好発することも，本例と矛盾しない．ちなみに，視神経膠腫の好発年齢は小児であり，NF-1に合併することが多い．また，視神経乳頭ドルーゼンでは視神経に病的所見はみられず，視神経炎，視神経周囲炎では，乳頭腫張やMRI所見に比べて，視力の低下がないことからも否定的である．

模範解答 d

（吉田一成）

文献

項目起始頁	文献番号	文献
		■ 組織診，細胞診
2	i	高橋清之ら：病理組織染色ハンドブック．東京：医学書院；1999．
2	ii	西 国広編：〜基礎から学ぶ〜細胞診のすすめ方（第2版）．東京：近代出版；2007．
2	iii	坂本穆彦編：細胞診を学ぶ人のために（第4版）．東京：医学書院；2005．
		■ 特異的な染色／脂肪染色，トリプシン消化伸展標本
22	1	Kuwabara T, et al：Studies of retinal vascular patterns. Part I. Normal architecture. Arch Ophthalmol 1960；64：904-911.
22	2	Green WR：Retina. In：Spencer WH, editor. Ophthalmic Pathology. 4th ed. Philadelphia：WB Saunders；1996. p.676-679.
22	3	Green WR：Retina. In：Spencer WH, editor. Ophthalmic Pathology. 4th ed. Philadelphia：WB Saunders；1996. p.743-744.
		■ 臨床病理は大変とっつきにくいですが，勉強のしかたを教えてください
26	1	石橋達朗：眼科プラクティス8 いますぐ役立つ眼病理．東京：文光堂；2006． とてもわかりやすい教科書．病理写真の隣りに配置されたシェーマが初学者にも有用である．
26	2	泉 美貴：みき先生の皮膚病理診断ABC① 表皮系病変，② 付属器系病変．東京：秀潤社；2006． わかりやすい皮膚病理の教科書である．眼瞼疾患は皮膚疾患と共通部分が多く大変勉強になる．
26	3	William H, et al：Ophthalmic Pathology. An Atlas and Textbook 4th edition vol.1〜4. Philadelphia：WB Saunders；1996. 言わずとしれた眼病理の教科書．
26	4	Steven G. Silverberg, ed：AFIP ATLAS OF TUMOR PATHOLOGY Series 4. 5. Tumors of the Eye and Ocular Adnexa. Washington, D. C.：Armed Forces Institute of Pathology；2006. カラーになってとても見やすくなっている．
26	5	http://www.kbkb.jp/index.html 株式会社協同病理のホームページ．免疫染色や特殊染色がわかりやすくまとめてある．
26	6	http://www.npo-jdpo.org/dermpath-club/dermpathclub-top.html 札幌皮膚病理倶楽部のホームページ．札幌皮膚病理診断科が運営している．会員登録するとメールマガジンでさまざまな疾患の勉強ができる．
26	7	http://immuno.med.kobe-u.ac.jp/ 神戸大学病院病理部が中心となって運営されている．残念ながら眼科の記載はないが，病理診断学についての記載や免疫染色の理論などがまとめてある．
26	8	http://www.derm-hokudai.jp/shimizu-dermatology/index.html 清水 宏先生（北海道大学医学部皮膚科）による"Shimizu's Textbook of Dermatology"が閲覧できる．
		■ 病理標本を提出するにあたり，固定方法や詳記のしかたについて注意点を教えてください
29	1	小幡博人：結膜標本の固定と切り出し．石橋達朗ほか編．眼科プラクティス8 いますぐ役立つ眼病理．東京：文光堂；2006．p.107.

文献番号：アラビア数字（1, 2, 3…）は本文中に参照位置のある文献，ローマ数字（i, ii, iii…）は項目全体についての参考文献であることを示します．

項目起始頁	文献番号	文献
29 - 2		後藤　浩：眼科領域の悪性黒色腫と悪性リンパ腫のマネージメント．眼と全身の連携．あたらしい眼科 2002；19：593-602．
29 - 3		太田浩一：眼内悪性リンパ腫．後藤　浩ら編．眼科プラクティス 24 見た目が大事！眼腫瘍．東京：文光堂；2008．210-214．

■ 眼瞼の解剖

項目起始頁	文献番号	文献
36 - 1		Kakizaki H, et al：Eye on anatomy. Aesthetic medicine 2008：Dec-Jan；30-32.
36 - 2		Kakizaki H, et al：The medial canthal tendon is composed of anterior and posterior lobes in Japanese eyes and fixes the eyelid complementarily with Horner's muscle. Jpn J Ophthalmol 2004；48：493-496.
36 - 3		Kakizaki H, et al：No raphe identified in the orbicularis oculi muscle. Okajimas Folia Anat Jpn 2004；81：93-96.
36 - 4		Kakizaki H, et al：Upper eyelid anatomy：an update. Ann Plast Surg 2009；63：336-343.
36 - 5		Kakizaki H, et al：Junctional variations of the levator palpebrae superioris muscle, the levator aponeurosis, and Müller muscle in Asian upper eyelid. Ophthal Plast Reconstr Surg 2011 Apr 1.［Epub ahead of print］.
36 - 6		Kakizaki H, et al：Peripheral branching of levator superioris muscle and Müller muscle origin. Am J Ophthalmol 2009；148：800-803.
36 - 7		Kakizaki H, et al：Müller's muscle：a component of the peribulbar smooth muscle network. Ophthalmology 2010；117：2229-2232.
36 - 8		Kakizaki H, et al：Lower eyelid anatomy：an update. Ann Plast Surg 2009；63：344-351.
36 - 9		Kakizaki H, et al：Orbital septum attachment on the levator aponeurosis in Asians：*in vivo* and cadaver study. Ophthalmology 2009；116：2031-2035.

■ 眼瞼ヘルペス

項目起始頁	文献番号	文献
42 - 1		Okamoto S, et al：Comparison of varicella-zoster virus-specific immunity of patients with diabetes mellitus and healthy individuals. J Infect Dis 2009；200：1606-1610.
42 - 2		荒木博子ら：Impression cytology による偽樹枝状角膜炎からの水痘―帯状ヘルペスウイルス抗原の検出．眼科臨床医報 1992；86：1002-1005.
42 - 3		田中康夫ら：眼部帯状ヘルペス診断における血清補体結合反応の有用性．日本眼科紀要 1983；34：2354-2357.
42 - 4		高野博子ら：偽樹枝状角膜炎から診断された皮疹を欠く眼部帯状ヘルペスの1例．あたらしい眼科 1990；7：255-258.
42 - 5		高村悦子ら：アトピー性皮膚炎に伴う疱疹性湿疹発症時の角膜ヘルペス．眼科臨床医報 1992；86：1010-1013.
42 - 6		井上幸次ら：感染性角膜炎診療ガイドライン．第3章　感染性角膜炎の治療．日本眼科学会雑誌 2007；111：793-800.

■ 霰粒腫・麦粒腫

項目起始頁	文献番号	文献
46 - 1		Harry J, et al：Chalazion（'meibomian cyst'）. In；Clinical Ophthalmic Pathology. Oxford：Butterworth-Heinemann；2001. p.46-49.
46 - 2		小幡博人：霰粒腫の病理と臨床．眼科 2005；47：87-90.
46 - 3		小幡博人：マイボーム腺を場とする腫瘤性疾患．あたらしい眼科 2011；28：1107-1113.
46 - 4		小幡博人：霰粒腫・麦粒腫．大鹿哲郎編．眼科プラクティス 19 外眼部手術と処置．東京：文光堂；2008．p.30-36.

項目起始頁	文献番号	文献
		■ 眼瞼けいれん
52	1	三村　治ら：眼瞼けいれん診療ガイドライン．日本眼科学会雑誌 2011；115：617-628.
52	2	Anderson RL, et al：Blepharospasm：past, present, and future. Ophthal Plast Reconstr Surg 1998；14：305-317.
52	3	Etgen T, et al：Bilateral grey-matter increase in putamen in primary blepharospasm. J Neurol Neurosurg Psychiatry 2006；77：1017-1020.
52	4	Emoto H, et al：Photophobia in essential blepharospasm-a positron emission tomobraphic study. Mov Disord 2010；25：433-439.
52	5	若倉雅登：眼瞼ジストニア（眼瞼けいれん）の概念と診断．眼科 2008；50：895-901.
52	6	三村　治ら：本態性眼瞼痙攣の臨床．神経眼科 2003；20：15-21.
52	7	若倉雅登：誤診だらけの眼瞼痙攣．眼科 2003；45：361-364.
52	8	Mauriello JA, et al：Drug-associated facial dyskinesia- a study of 238 patients. J Neuro-ophthalmol 1998；18：153-157.
52	9	Wakakura M, et al：Etizlam and benzodizepin induced blepharospasm. J Neurol Neurosurg Psychiatry 2004；75：506-557.
52	10	根本裕次：眼瞼痙攣の手術療法．眼科 2008；50：909-916.
		■ BOTOX® は，どの程度繰り返し投与していいのでしょうか？
58	1	三村　治ら：ボツリヌス療法の現状と将来の展望．抗体産生．脳 21 2002；5：416-419.
58	2	Gill HS, et al：Long-term efficacy of botulinum A toxin for blepharospasm and hemifacial spasm. Can J Neuro Sci 2010；37：631-636.
		■ 眼瞼下垂
61	1	Berke RN, et al：Results of resection of the levator muscle through a skin incision in congenital ptosis. Arch Ophthalmology 1959；61：177-201.
61	2	丸尾敏夫ら：眼瞼下垂に対する眼瞼挙筋前転法．眼科臨床医報 1969；63：1-13.
61	3	de Blaskovics L：A new operation for ptosis with shortning of the levator and tarsus. Arch Ophthalmol 1923；52：563-573.
61	4	Putterman AM, et al：Müller muscle-conjunctiva resection. Arch Ophthalmol 1975；93：613-623.
61	5	Fasanella RM, et al：Levator resection for minimal ptosis：another simplified operation. Arch Ophthalmol 1961；65：493-496.
		■ 眼瞼手術における炭酸ガスレーザーの利点と注意点を教えてください
78	1	宮田信之ら：CO_2 レーザーを使用したミュラー筋タッキング法による眼瞼下垂手術．臨床眼科 2006；60：2037-2040.
78	2	宮田信之ら：江口秀一郎編．眼瞼下垂 ② Müller 筋タッキング．新 ES NOW 2 外来小手術．東京：メジカルビュー社；2010．p.40-47.
78	3	Baggish MS：Laser plume danger? Questions remain, caution advised. Clinical Laser Monthly 1988；10：109-112.
		■ 上眼瞼皮膚弛緩症
81	1	兼森良和：上眼瞼皮膚弛緩症の治療．日本の眼科 2004；75：1415-1418.
81	2	井出　醇ら：老人性上眼瞼皮膚弛緩の手術．日本眼科紀要 1993；44：953-959.

項目起始頁	文献番号	文献
81	3	楠瀬 恵ら：眉毛下縁切除による上眼瞼除皺術．日本美容外科学会会報 1997；19：205-206.
81	4	林 寛子ら：眉下皺取り術の効果．日本美容外科学会会報 2003；25：114-118.
81	5	兼森良和：眼瞼下垂手術―術式の選択と手術治療の実際．あたらしい眼科 2007；24：547-555.

■ 眼瞼外反症

91	i	Anderson RL, et al：The tarsal strip procedure. Arch Ophthalmol 1979；97：2192-2196.
91	ii	Kakizaki H, et al：Lower eyelid anatomy：an update. Ann Plast Surg 2009；63：344-351. Review.
91	iii	Kakizaki H, et al：Direct insertion of the medial rectus capsulopalpebral fascia to the tarsus. Ophthal Plast Reconstr Surg 2008；24：126-130.
91	iv	Kakizaki H, et al：Microscopic findings of lateral tarsal fixation in Asians. Ophthal Plast Reconstr Surg 2008；24：131-135.
91	v	Smith B：The "lazy-T" correction of ectropion of the lower punctum. Arch Ophthalmol 1976；94：1149-1150.
91	vi	柿崎裕彦：眼形成外科―虎の巻．東京：メディカル葵出版；2009.

■ 顔面神経麻痺

95	i	村上信五：顔面神経の疾患．新図説耳鼻咽喉科・頭頸部外科講座 第2巻 中耳・外耳．東京：メジカルビュー社；2000. p.246-247, 238-241.
95	ii	柳原尚明ら：顔面神経麻痺程度の判定基準に関する研究．日本耳鼻咽喉科学会会報 1977；80：799-805.
95	iii	羽藤直人：Bell 麻痺，Hunt 症候群の保存治療．ENTONI 2010；111：19-24.
95	iv	Hano N, et al：Valacyclovir and prednisolone treatment for Bell's palsy：a multicenter, randomized, placebo-cotrolled study. Otol Neurotol 2007；28：408-413.

■ 睫毛乱生

100	1	西澤きよみ，ら：眼感染症診療における EBM 多施設共同研究で得られたもの わが国の細菌性結膜炎の起炎菌は？ あたらしい眼科 2010；26：65-68.
100	2	堀由紀子ら：外眼部感染における検出菌とその薬剤感受性に関する検討（1998～2006年）．日本眼科学会雑誌 2009；113：583-595.
100	3	松尾洋子ら：鳥取大学における分離菌の薬剤感受性・患者背景に関する検討．臨床眼科 2005；59：886-890.
100	4	北川和子：眼感染症事典．結膜炎．ブドウ球菌性結膜炎．大橋裕一編．眼科プラクティス 28 眼感染症の謎を解く．東京：文光堂；2009. p.96-97.
100	5	佐々木香る：眼感染症事典．眼瞼炎．ブドウ球菌性眼瞼炎．大橋裕一編．眼科プラクティス 28 眼感染症の謎を解く．東京：文光堂；2009. p.70-71.
100	6	鈴木 智ら：マイボーム腺炎に関連した角膜上皮障害（マイボーム腺炎角膜上皮症）の検討．あたらしい眼科 2000；17：423-427.
100	7	木下 茂：マイボーム腺の全て．マイボーム腺炎角膜上皮症．あたらしい眼科 2001；18：307-310.

■ プロスタグランジン製剤点眼薬の副作用で睫毛が伸びるメカニズムを教えてください

104	i	Murray AJ, et al：Prostaglandin-Induced Hair Growth. Survey of Ophthalmology 2002；47：185-202.

項目起始頁	文献番号	文献
104	ii	Simon KL：Bimatoprost in the treatment of eyelash hypotrichosis. Clinical Ophthalmology 2010；4：349-358.
104	iii	秋山真志：毛包形成，毛周期の秘密．MB Derma 2008；145：1-6.
104	iv	貴志和生ら：毛包細胞の制御機構と脱毛のメカニズム．形成外科 2007；50：157-161.
104	v	倉田壯太郎：毛髪の生態と毛包幹細胞の基礎．形成外科 2007；50：133-139.
		■ 眼瞼良性腫瘍
107	1	髙村　浩：特集：眼腫瘍の最前線．4．眼瞼腫瘍．眼科 2008；50：171-178.
107	2	髙村　浩：III．眼窩腫瘍 2．囊腫様病変 1）表皮様囊腫・類皮囊腫．後藤　浩ら編．眼科プラクティス 24 見た目が大事！眼腫瘍．東京：文光堂；2008．p.102-103.
107	3	髙村　浩：I．眼瞼腫瘍 5．血管由来の腫瘍 1）先天性血管腫．後藤　浩ら編．眼科プラクティス 24 見た目が大事！眼腫瘍．東京：文光堂；2008．p.32-33.
107	4	兒玉達夫：眼瞼腫瘍の診断．眼科手術 2010；23：364-370.
		■ 外眼部手術に際して，抗血栓薬の服用を中止しますか？
125	1	栗原綾子ら：血液凝固に影響を与える薬剤を服用中の患者に対する検査・手術前の服用薬管理．日本医療マネジメント学会雑誌 2010；11：201-204.
125	2	田邉吉彦：眼形成手術の基本と手術器具．あたらしい眼科 2003；20：1609-1615.
125	3	川本　潔：眼科手術手技の基礎．あたらしい眼科 2005；22：1453-1459.
125	4	Stallard HB：Eye Surgery. Bristol：John Wright & Sons；1973. p.89-266.
		■ 外眼部の手術では，どのような消毒が必要でしょうか？
127	1	牛嶋　彊：人体常在菌—共生と病原菌排除能．東京：医薬ジャーナル社；2001.
127	2	Rita R. Colwell：培養できない微生物たち—自然環境中での微生物の姿—．東京：学会出版センター；2004.
127	3	日本微生物生態学会バイオフィルム研究部会：バイオフィルム入門—環境の世紀の新しい微生物像—．東京：日科技連出版社；2005.
		■ 涙道検査
141	1	森寺威之：涙道洗浄・ブジー．大鹿哲郎編．眼科プラクティス 10 眼科外来必携．東京：文光堂；2006．p.152.
141	2	栗橋克昭：涙道造影．ダクリオロジー，第 1 版．東京：メディカル葵出版；1998．p.80.
141	3	佐々木次壽：涙道内視鏡による涙道形態の観察と涙道内視鏡併用シリコーンチューブ挿入術．眼科 1999；41：1587-1591.
		■ 涙小管炎
147	1	小幡博人ら：眼科医のための病理学 結膜の乳頭と濾胞の病理．眼科 2006；48：1283-1287.
147	2	Myron Yanoff, et al：Ocular Pathology. 4th ed. St. Louis：Mosby-Wolfe；1996.
147	3	亀山和子：放線菌による涙小管炎の臨床所見．あたらしい眼科 1990；7：1783-1786.
147	4	栗橋克昭：ダクリオロジー．第 1 版．東京：メディカル葵出版；1998．p.107-115.
147	5	佐々木次壽ら：涙道内視鏡による涙小管炎の診断と治療．眼科 2000；42：1043-1047.
147	6	杉本　学：シースを用いた新しい涙道内視鏡手術．あたらしい眼科 2007；24：1219-1222.

項目起始頁	文献番号	文献
		■ 涙小管断裂
151	1	Kakizaki H, et al：The lacrimal canaliculus and sac bordered by the Horner's muscle form the functional lacrimal drainage system. Ophthalmology 2005；112：710-716.
151	2	Kurihashi K：Canalicular reconstruction for difficult cases：lacrimal stents and multiple traction sutures. Ophthalmologica 1995；209：27-36.
		■ 先天性涙道閉塞
157	1	Mae Ewen, et al：Epihora during the first year of life. Eye 1991；596-600.
157	2	栗橋克昭：ダクリオロジー．東京：メディカル葵出版；1998. p.157-183.
157	3	中川 喬：第29回日本眼科手術学会教育セミナー 6．涙道の解剖．小児の骨鼻涙管．2006年1月27日．
		■ 涙管チューブ挿入術
169	1	鈴木 亨：内視鏡を用いた涙道手術（涙道内視鏡手術）．眼科手術 2003；16：485-491.
169	2	杉本 学：シースを用いた新しい涙道内視鏡下手術．あたらしい眼科 2007；24：1219-1222.
169	3	井上 康：テフロン製シースでガイドする新しい涙管チューブ挿入術．あたらしい眼科 2008；25：1131-1133.
169	4	杉本 学：涙道シースストッパー．眼科手術 2009；22：355-357.
169	5	井上 康ら：涙道閉塞に対する涙管チューブ挿入術による高次収差の変化．あたらしい眼科 2010；27：1709-1713.
		■ 涙嚢鼻腔吻合術鼻外法
175	1	中村泰久：涙嚢鼻腔吻合術．丸尾敏夫ら編．眼科診療プラクティス 80 涙道疾患の診療．東京：文光堂；2002. p.66-69.
175	2	上岡康雄：涙嚢・鼻涙管閉塞の標準的治療（涙嚢鼻腔吻合術：DCR鼻外法）．眼科手術 2011；24：160-166.
175	3	久保勝文ら：日帰り涙嚢鼻腔吻合術鼻外法18例20眼の検討．眼科手術 2005；18：283-286.
175	4	柿崎裕彦ら：涙嚢鼻腔吻合術鼻外法における適切な初期骨窓作成のための解剖学的根拠．日本眼科学会雑誌 2008；112：39-44.
175	i	栗橋克昭：涙嚢鼻腔吻合術．丸尾敏夫ら編．眼科診療プラクティス 5 眼手術に必要な局所解剖．東京：文光堂；1997. p.52-57.
		■ 涙嚢鼻腔吻合術鼻内法
180	1	Massaro BM：Endonasal laser dacryocystorhinostomy. Arch Ophthalmol 1990；108：1172-1176.
180	2	佐々木次壽：涙嚢鼻腔吻合術鼻内法．眼科プラクティス 19 外眼部手術と処置．東京：文光堂；2008. p.208-213.
180	3	Jane Olver, et al：Color atlas of lacrimal surgery 1st ed. Oxford：Butterworth-Heinemann；2002.
180	4	Sasaki T, et al：Nasolacrimal duct obstruction classified by dacryoendoscopy and treated with inferior meatal dacryorhinotomy. Part II. Inferior meatal dacryorhinotomy. Am J Ophthalmol 2005；140：1070-1074.
		■ 眼窩蜂巣炎
213	1	山岸由佳ら：副鼻腔炎に併発した眼窩蜂窩織炎に関する臨床的検討．日本外科感染症学会雑誌 2010；7：299-306.

項目起始頁	文献番号	文献
213	2	Rootman J：Disease of the orbit. A multidisciplinary approach. 2nd edition. Philadelphia：Lippincott Williams and Wilkins；2003.
213	3	Kubota T：Orbital Myositis. In：Jan Tore Gran ed. Idiopathic Inflammatory Myopathies-Recent Developments. InTech；2011. p.123-142. http://www.intechopen.com/articles/show/title/orbital-myositis

■ 眼窩炎症性疾患

項目起始頁	文献番号	文献
218	i	久保田敏信：特発性眼窩炎症（眼窩炎症偽腫瘍）．眼科 2009；51：37-42.
218	ii	Ilse Mombaerts, et al：What is Orbital Pseudotumor? Survery of Ophthalmology 1996；41：66-78.
218	iii	Mendenghall MM, et al：Orbital Pseudotumor. Am J Clin Oncol 2010；33：304-305.
218	iv	Espinoza GM：Orbital inflammatory pseudotumors：etiology, differential diagnosis, and management. Curr Rheumatol Rep 2010；12：443-447.
218	v	Jacobs D, et al：Diagnosis and management of orbital pseudotumor. Current Opinion in Ophthalmology 2002；13：347-351.

■ 甲状腺眼症

項目起始頁	文献番号	文献
223	1	井上立州ら：バセドウ病と眼障害．内分泌・糖尿病科 2005；20：373-381.
223	2	Bartalena L, et al：Consensus statement of the European Group on Graves' orbitopathy（EUGOGO）on management of GO. Eur J Endocrinol 2008；158：273-285.

■ 眼窩吹き抜け骨折

項目起始頁	文献番号	文献
228	i	中村泰久ら：眼窩壁骨折の診療はいま．あたらしい眼科 2004；21：1595-1641.

■ 視神経管骨折

項目起始頁	文献番号	文献
239	1	松崎 浩：外傷性視神経損傷．眼科 MOOK30 視神経とその疾患．東京：金原出版；1986. p.197-211.
239	2	Ehlers JP, et al：Traumatic optic neuropathy. The Willis Eye Manual 5th edition. Philadelphia：Lippincott Williams & Wilkins；2004. p.34-36.
239	3	Nakao Y, et al：Differential diagnosis of enlarged optic nerve and/or sheath on MR imaging. Current Aspects in Ophthalmology 2. Amsterdam-London-New York-Tokyo：Excerpta Medica；1992. p.1671-1675.
239	4	稲富 誠：外傷性神経眼科疾患とその治療．1）外傷性視神経症．臨床神経眼科学．東京：金原出版；2008. p.275-279.

■ 内頸動脈海綿静脈洞瘻

項目起始頁	文献番号	文献
243	1	Stiebel-Kalish H, et al：Cavernous sinus dural arteriovenous malformations：patterns of venous drainage are related to clinical signs and symptoms. Ophthalmology 2002；109：1685-1691.
243	2	Jung KH, et al：Clinical and angiographic factors related to the prognosis of cavernous sinus dural arteriovenous fistula. Neuroradiology 2010 ［Epub ahead of print］.
243	3	Lau LI, et al：Paradoxical worsening with superior ophthalmic vein thrombosis after gamma knife radiosurgery for dural arteriovenous fistula of cavernous sinus：a case report suggesting the mechanism of the phenomenon. Eye 2006；20：1426-1428.
243	4	Gupta R, et al：De novo development of a remote arteriovenous fistula following transarterial embolization of a carotid cavernous fistula：case report and review of the literature. AJNR Am J Neuroradiol 2005；26：2587-2590.

項目起始頁	文献番号	文献
243	5	Lucas CP, et al：Treatment for intracranial dural arteriovenous malformation：a meta-analysis from the English language literature. Neurosurgery 1997；40：1119-1130.
243	6	Collice M, et al：Surgical treatment of intracranial dural arteriovenous fistula：role of venous drainage. Neurosurgery 2000；47：56-67.
243	7	Koebbe CJ, et al：Radiosurgery for dural arteriovenous fistulas. Surg Neurol 2005；64：392-399.
243	8	木田義久ら：硬膜動静脈瘻の治療戦略 頭蓋内硬膜動静脈瘻のガンマナイフ治療．脳神経外科ジャーナル 2008；17：376-383.
■ 眼窩腫瘍の診断		
250	i	笠井健一郎ら：眼腫瘍．眼科手術 2010；23：35-45.
250	ii	神沼智江ら：眼窩および眼窩周囲腫瘤性病変の実践的鑑別診断．臨床放射線 2010；55：517-524.
250	iii	後藤　浩：眼窩悪性腫瘍の診断．日本の眼科 2009；80：1283-1288.
250	iv	馬詰和比古ら：眼窩腫瘍の統計．眼科 2009；51：31-35.
250	v	渡辺彰英ら：眼窩腫瘍摘出術．神経眼科 2008；25：483-495.
250	vi	荒木美治：眼窩腫瘍―特に経眼窩縁アプローチについて．あたらしい眼科 2007；24：565-569.
250	vii	嘉鳥信忠：眼窩腫瘍―眼窩悪性腫瘍，眼窩頭蓋底腫瘍．あたらしい眼科 2007；24：571-577.
■ 皮様嚢腫		
255	1	西垣恵行ら：眼窩骨壁をまたぐ亜鈴型皮様嚢腫の2症例．臨床眼科 2001；55：1269-1273.
255	2	沢田幸正：眼瞼，眼窩の dermoid cyst について―1例報告ならびに本邦例の集計―．形成外科 1984；27：505-512.
255	3	Cavazza S, et al：Orbital dermoid cysts of childfood：clinical pathologic findings, classification and management. Int Ophthalmol 2011；2：93-97.
255	4	Haward GR, et al：Orbital dermoid cysts located within the lateral rectus muscle. Ophthalmology 1994；101：767-771.
255	5	Jack Rootman, et al：Diseases of the orbit. A Multidisciplinary Approach. Second edition. Philadelphia：Loppintcott Willliams & Wilkins；2003. p.418-424.
255	6	Jonathan JD, et al：Radiology of the Orbit and Visual Pathways. Philadelphia：Saunders Elsevier；2010. p.193.
■ 涙腺腫瘍		
264	1	Lacrimal Gland Tumor Study Group：An epidemiological survey of lacrimal fossa lesions in Japan：number of patients and their sex ratio by pathological diagnosis. Jpn J Ophthalmol 2005；49：343-348.
264	i	Rootman J, et al：Tumors of the lacrimal gland. In：Rootman J, editor. Diseases of the orbit. 2nd ed. Philadelphia：Lippincott Williams & Wilkins, a Wolters Kluwer Company；2003. p.343-361.
264	ii	Garrity JA, et al：Primary epithelial neoplasms. In：Garrity JA, et al, editors. Henderson's orbital tumors. 4th ed. Philadelphia：Lippincott Williams & Wilkins, a Wolters Kluwer business；2007. p.279-296.
264	iii	Shields JA, et al：Lacrimal gland primary epithelial tumors. In：Shields JA, et al, editors. Eyelid, conjunctival and orbital tumors：atlas and textbook. 2nd ed. Philadelphia：Lippincott Williams & Wilkins, a Wolters Kluwer business；2008. p.700-725.

項目起始頁	文献番号	文献
		■ 神経系腫瘍
271	1	Henderson JM：Orbital Tumors, 3rd ed. New York：Raven Press；1994.
271	2	Shields JA, et al：Survey of 1264 patients with orbital tumors and simulating lesions：The 2002 Montgomery Lecture, part 1. Ophthalmology 2004；111：997-1008.
271	i	平野朝雄編著：カラーアトラス神経病理 第3版．東京：医学書院；2006.
271	ii	Spencer WH：Ophthalmic Pathology-An Atas and Textbook. 4th ed. Philadelphia：WB Saunders；1996.
271	iii	Burger PC, et al, editors：Tumors of the cetral nervous system. Atlas of Tumor Pathology. 4th Series. Fascicle 5. Washington DC：American Registry of Pathology；2007.
		■ IgG4関連疾患とは，どのような疾患ですか？
284	1	Hamano H, et al：High serum IgG4 concentrations in patients with sclerosing pancreatitis. N Engl J Med 2001；344：732-738.
284	2	Yamamoto M, et al：Clinical and pathological differences between Mikulicz's disease and Sjogren's syndrome. Rheumatology 2005；44：227-234.
284	3	高比良雅之：特集 眼科と血液疾患 1. 眼窩疾患．眼科 2011；53：755-762.
284	4	Takahira M, et al：IgG4-Related Chronic Sclerosing acryoadenitis. Arch Ophthalmol 2007；125：1575-1578.
		■ 眼窩悪性腫瘍には，どのような臨床像がありますか？
287	1	後藤 浩：眼窩悪性腫瘍の診断．日本の眼科 2009；80：1283-1288.
287	2	Shikishima K, et al：Pathological evaluation of orbital tumors in Japan：analysis of a large case series and 1379 cases reported in the Japanese literature. Clin Experiment Ophthalmol 2006；34：239-244.
287	3	Ohtuka K, et al：A review of 244 orbital tumors in Japanese patients during a 21-Year period：origins and locations. Jpn J Ophthalmol 2005；49：49-55.
287	4	野田実香ら：最近14年間の小児眼窩腫瘍56例の統計学的考察．臨床眼科 2003；57：951-954.
287	5	嘉鳥信忠：眼窩腫瘍（後編）―眼窩悪性腫瘍，眼窩頭蓋底腫瘍．あたらしい眼科 2007；24：571-577.
287	6	辻 英貴ら：展望 眼腫瘍の展望―2005年～2006年度．眼科 2011；53：3-48.
287	7	辻 英貴：眼窩腫瘍―転移性腫瘍．見た目が大事！眼腫瘍．東京：文光堂；2008. p.121-131.
287	8	伊田宣史ら：高齢者に発症した悪性視神経こう腫の1例．臨床眼科 1999；53：1819-1823.
287	9	Valenzuela AA, et al：Clinical features and management of tumors affecting the lacrimal drainage apparatus. Ophthal Plast Reconstr Surg 2006；22：96-101.
287	10	工藤麻里ら：転移性眼窩腫瘍17例の検討．臨床眼科 2007；101：450-453.
287	11	Shields JA, et al：Cancer metastatic to the orbit：the 2000 Robert M. Curts Lecture. Ophthal Plast Reconstr Surg 2001；17：346-354.
		■ 放射線治療や化学療法の腫瘍性疾患への適応を教えてください
290	1	Jeganathan VSE, et al：Ocular risks from orbital and periorbital radiation therapy：a critical review. Int J Radiat Onocol Biol Phys 2011；79：650-659.
290	2	Finger PT：Radiation therapy for orbital tumors：concepts, current use, and ophthalmic radiation side effects. Surv Ophthalmol 2009；54：545-568.
290	3	Wilson MW, et al：Chemotherapy for eye cancer. Surv Ophthalmol 2001；45：416-444.

項目起始頁	文献番号	文献
290	4	Leaute-Labreze C, et al：Propranolol for severe hemangiomas of infancy. N Engl J Med 2008；358：2649-2651.
■ 小児に特有な眼窩疾患について教えてください		
295	1	古田　実：X線 computed tomography による眼窩容積の計測―特に眼窩の発育．日本眼科学会雑誌 2000；104：724-730.
295	2	八子恵子ら：幼児期に施行された義眼台非埋入眼球摘出術後の眼窩の発育．日本眼科学会雑誌 2001；105：374-378.
295	3	安積　淳：眼窩疾患．樋田哲夫編．眼科プラクティス 20 小児眼科診療．東京：文光堂；2008. p.234-241.
295	4	元山正絵ら：非観血的治療を行った眼窩内血管腫の乳児2症例．日本眼科紀要 2005；56：989-992.
295	5	今野公士：眼窩外傷：眼窩壁骨折．樋田哲夫編．眼科プラクティス 20 小児眼科診療．東京：文光堂；2008. p.242-245.
295	6	八子恵子ら：眼窩内木片異物のCT所見．日本眼科紀要 1990；41：400-441.
■ 片眼性の眼球突出を見たときに考える疾患と必要な検査を教えてください		
301	i	Shields JA, et al：Survey of 1264 patients with orbital tumors and simulating lesions. The 2002 Montgomery lecture, Part1. Ophthalmology 2004；111：997-1008.
301	ii	Rootman J：Diseases of the Orbit. A multidisciplinary approach. 2nd ed. Philadelphia：Lippincott；2003.
301	iii	Sigh AD：Clinical Ophthalmic Oncology. Philadelphia：Saunders Elsevier；2007.
301	iv	Henderson JW：Orbital Tumors. New York：Raven Press；1994.

索引

あ 行

アイス（パック）試験	74
アイマスク	79
アカントアメーバ角膜炎	25
アカントアメーバシスト	21
悪性黒色腫	122
悪性リンパ腫	9, 30, 247, 287, 290, 310, 312
アクチノマイシン D	292
アクネ菌	102
アシクロビル	44
アスペルギルス	303
アスペルギルス症	247
アスペルギルス真菌症	217
アズールB	18
アセチルコリン受容体	62
アタラックスP®	175
アーチファクト	29, 201
圧迫性視神経障害	244
アーテン®	55, 56
アバスチン®	292
アービタックス®	292
アポクリン汗腺	41, 258
アポクリン腺	100
編み糸	131
アミロイドーシス	103
アメーバシスト	25
アレルギー性結膜炎	16, 24
鞍隔膜	201
アンピシリン®	214
イオパミドール	163
胃癌	288
異常神経支配	63
イソジン®	132, 166, 170
イチゴ状血管腫	107, 112
一段針	142
イマチニブ	292
イレッサ®	292
インターフェロン α	296
インターフェロン α-2b	112
インデラル®	294
インフリキシマブ	222
インフルエンザ杆菌	215
渦巻状細胞配列	275
うっ血乳頭	184
鋭匙	182
エオジノステイン®	24
エオジン	8, 11, 18
エオジンY	3
エオジン染色	19, 24
エクリン腺	41
エタノール固定	7
エチゾラム	55
エドロホニウム	69
エピネフリン	125, 154, 164, 181
エピネフリン入り局所麻酔薬	211
エラスター針	170
エルロチニブ	292
エレバトリウム-ラスパロトミー	182
円蓋部	163
塩酸ブホルミン®	202
円刃刀	130
エンドキサン®	291, 292
オイル赤O染色	5
黄色ブドウ球菌	127
嘔吐	230
横紋筋肉腫	123, 287, 288, 292, 296
太田母斑	108
オキシドール	126
悪心	230
オスミウム酸	5
オートラジオグラフィ	5
オリエンテーションの情報	33
オルガドロン®	221
オレンジG	8
オンコビン®	292

か 行

外眼角靭帯弛緩	56
外眼筋	186
開瞼困難	57
外眥	91
外耳孔	196
外耳道ヘルペス	73
外眥部	196
外眥部外耳孔線	193
外傷性下垂	71
外傷性視神経症	239
外側眼瞼縫線	36
外直筋	186, 201, 202
外転神経	190, 244
外麦粒腫	46
開放型骨折	228, 234
外側核膜	11
海綿状血管腫	107, 114, 208, 251, 252, 259, 261
海綿静脈洞	217, 244
海綿静脈洞血栓症	213
海綿静脈洞症候群	247
海綿静脈洞髄膜腫	310
海綿静脈洞部硬膜動静脈瘻	247
海綿静脈洞瘻	301
外葉	11
眼内腫瘍	207
下眼窩縁	196
下眼窩裂	140, 188, 190, 196, 201, 202
下眼瞼外反	98
下眼瞼下垂	98
下眼瞼形成術	99
下眼瞼内反	56
核	9, 11
角化重層扁平上皮	258
顎下リンパ節	288
核孔	9
核磁気共鳴現象	205
核小体	9
核小体糸	11
核上性顔面神経麻痺	96
角板	129
核膜	9, 11
角膜実質炎	44
角膜上皮	13
角膜反射	65
隔膜前部	36
角膜びらん	152
角膜フリクテン	102
過誤腫	261
下斜筋	187, 202
下垂体	244
カストロヴィエホ氏持針器	129
仮性縫合	140
下直筋	186, 202
滑車下神経ブロック	169
滑車神経	190, 244
滑車神経麻痺	244
滑面小胞体	9, 10
ガドリニウム	206, 251, 257, 260, 261, 274
化膿性霰粒腫	101
化膿性髄膜炎	247
化膿性肉芽腫	115
下鼻甲介	136, 202
下鼻道	136, 138
下鼻道開口部	139
過ヨウ素酸	4
ガリウム・シンチグラフ	266
下涙小管	136, 161

下涙点	136, 161
カルバマゼピン	55
カルボプラチン	294
加齢性下垂	71, 72
眼圧	309
眼窩 Waters 法	195
眼窩悪性腫瘍	287
眼窩悪性リンパ腫	288
眼窩炎性偽腫瘍	216, 263
眼窩炎症性偽腫瘍	218
眼窩炎症性疾患	290
眼窩隔膜	37, 39, 40, 41, 98, 130
眼窩下孔	140
眼窩下溝	140, 196
眼窩下壁	228, 237
眼窩下壁骨折	231
眼窩癌	293
眼角切開術	93
眼窩骨膜	306, 310
眼窩脂肪ヘルニア	211
眼窩腫瘍	208, 250, 301, 302
眼窩水平基準面	193
眼窩先端部症候群	217, 247, 288
眼窩腺様嚢胞癌	197, 198
眼窩内異物	300
眼窩内気腫	231
眼窩内脂肪	211, 306
眼窩内真菌症	217
眼窩内側壁	306
眼窩皮様嚢腫	255
眼窩部	36
眼窩吹き抜け骨折	228
眼窩壁骨折	299
眼窩蜂巣炎	213, 214, 219, 301
眼窩蜂窩織炎	213
眼窩未分化癌	293
眼窩毛細血管腫	298
眼科用剪刀	129, 130
眼球うっ血症状	249
眼球運動時痛	230
眼球運動障害	113, 218, 243
眼球運動痛	218
眼球運動リハビリテーション	235
眼球突出	113, 218, 231, 244, 249, 259, 261, 264
眼球偏位	259, 261, 264, 301
眼球メラノーシス	109
眼球陥凹	231, 234, 236, 304
眼瞼	3
眼瞼炎	101
眼瞼外反（症）	91, 152, 154
眼瞼下垂	56, 61, 67, 218, 264, 309
眼瞼下垂手術	72, 76
眼瞼挙筋	61, 85, 186
眼瞼挙筋機能計測	72
眼瞼挙筋機能低下	69
眼瞼挙筋腱膜	81
眼瞼挙筋短縮術	72, 131
眼瞼けいれん	52
眼瞼縮小症候群	66
眼瞼腫脹	218
眼瞼前葉	104
眼瞼内反症	85
眼瞼粘液水腫	73
眼瞼皮膚弛緩	56
眼瞼ヘルペス	42
眼瞼良性腫瘍	107
眼脂	166
カンジダ	303
間質性腎炎	284
間質性肺炎	284
眼神経	244
関節リウマチ	222
汗腺	46
感染性眼窩炎症	218
感染性心内膜炎	216
乾燥性角結膜炎	291
眼痛	218
眼動脈	202
眼内圧	308
眼内リンパ腫	30
眼部 IgG 4 関連疾患	218
眼付属器リンパ腫	30
眼部帯状ヘルペス	42, 43
ガンマナイフ	248, 291
顔面運動採点法	96
顔面骨膜	39
顔面神経減荷術	97
顔面神経麻痺	95, 98
顔面発汗低下	69
眼輪筋	36, 41, 81, 85, 98, 130, 154
眼輪筋広範囲切除	57
眼輪筋切除	82
機械的下垂	71
偽眼瞼下垂	76, 77
偽樹枝状角膜炎	43, 44
キシロカイン®	164, 169, 175, 181
キシロカインE®	154
キシロカインゼリー®	183
基底細胞癌	3, 117, 119
偽内斜視	66
偽脳腫瘍	309
キノロン耐性コリネバクテリウム	103
ギムザ液	18
ギムザ染色	18
木村病	218
逆内眼角贅皮	66
逆内眼瞼皮	76
逆行性顔面神経誘発電位	96
吸引嘴管	131
急性副鼻腔炎	215, 303
球面様収差	173
頬骨	140, 187, 201, 237, 301
頬骨弓	237
胸腺腫	69
強度変調放射線治療	291
頬部知覚障害	230
強膜炎	44
強膜開窓術	203
挙筋腱膜	62, 78, 131
筋萎縮	63
筋円錐	186, 301
筋円錐内	263
筋上皮型細胞	269
筋上皮細胞	269
菌石	147, 148, 149
筋線維化	63
金属ブジー	169
クーパー剪刀	129
くも膜下出血	68
クライオプローブ	132
クラッチ眼鏡	56
クラミジア感染	17
クラミジア結膜炎	18, 20
クラミジア封入体	20
グリア細胞	273
グリコラン®	202
クリスタ	10
グリベック®	292
グリメウス染色	8
クリンダマイシン®	215
クレアチニン	202
グレイライン	101
クレンライン	132
黒須粘膜剝離刀	176
クロチアゼパム	55
クロナゼパム	55
クロマチン	11
鶏冠	202
経結膜的アプローチ	235
経結膜法	50, 72
経篩骨洞視神経減圧術	241
形質細胞腫	310, 312
経静脈の塞栓術	248
痙性斜頸	58
経動脈の塞栓術	248
経皮経結膜法	72
経皮的アプローチ	235
経皮法	50, 72
血管拡張性肉芽腫	115
血管雑音	249
血管腫	75, 107, 247, 254, 259, 294
血管内手術	248
血管内皮細胞腫	259
結紮	126
血清可溶性インターロイキン2受容体	254
結膜	130, 244
結膜円蓋部	112
結膜下脂肪脱	211
結膜弛緩症	102
結膜上皮	13
結膜浮腫	218
ケナコルト	176
ゲフィチニブ	292
ケラチン	104
ケリソン骨パンチ	131
ケロイド	82
牽引試験	233
血管周皮腫	251, 259, 262
嫌気性菌	216
限局型霰粒腫	47
瞼結膜	85, 112

絹糸	129	後腹膜線維症	284	色素上皮	13
瞼板	41, 78, 81, 85, 98	後部篩骨洞	239	シクロスポリンA	222
瞼板前部	36	酵母型真菌感染症	21	シクロホスファミド	291, 292
瞼板縫合術	93	硬膜下血腫	241	視交叉	239
腱膜性下垂	63, 72	硬膜動静脈瘻	243	視交叉溝軸	193
瞼裂縮小症候群	75	河本法	93	視交叉溝	196
瞼裂垂直径	61	後葉	81, 85	篩骨	140, 187, 301
瞼裂幅	72	口輪筋	52	篩骨洞	304
コインリハビリ	235	後涙嚢稜	140, 176	篩骨洞嚢胞	304
抗AChR抗体	72	極小麦粒鉗子	171	篩骨蜂巣	177, 182
抗AE1/AE3抗体	6	コスメゲン®	292	視神経	201
抗CD20抗体薬	292	骨ウインドウ	240, 250	視神経炎	208, 209
高IgG4血症	284	骨性鼻涙管	138, 162, 163	視神経管	188, 190, 198, 201, 202, 300
抗SS-A抗体	286	骨窓	176, 182	視神経管骨折	239
抗TSH受容体抗体	270	骨肉腫	310, 312	視神経管撮影法	195
抗アクアポリン4抗体	276	骨鼻涙管	159	視神経膠腫	273, 274, 287, 294
抗ウイルス薬	97	骨膜	176	視神経鞘髄膜腫	294, 310, 313
抗CD34抗体	6	骨膜剥離子	131	視神経症	291
抗L26抗体	8	コマ様収差	173	視神経乳頭ドルーゼン	313
好塩基性物質	18	孤立性線維性腫瘍	251	視神経乳頭浮腫	245
口蓋骨	140, 187, 301	コリネバクテリウム	102	シース	149
硬化型	120	ゴルジ装置	10	ジストニア	52
硬化性胆管炎	284	コルチゾン	221	シース誘導チューブ挿入法	169
抗けいれん薬	55	コンタクトレンズ性下垂	71, 72	シース誘導内視鏡下穿破法	169
高血圧網膜症	23	コンピュータ断層撮影法	200	視性刺激遮断弱視	75
抗血栓薬	125	コンフォーマ	297	歯性上顎洞炎	247
硬口蓋粘膜	89	睫毛	105	耳前リンパ節	288
抗甲状腺ペルオキシダーゼ抗体	270			四直筋	186
抗好中球細胞質抗体	220	**さ** 行		湿固定法	7
抗コリンエステラーゼ薬	69, 72	細菌性眼瞼炎	102	膝状鑷子	184
抗コリン薬	55, 56	最終報告	34	篩板	308
虹彩上皮	13	サイトケラチン	6	耳鼻科鑷子	131
虹彩毛様体炎	44	サイバーナイフ	248, 268, 291	ジベトス®	202
抗サイログロブリン抗体	270	細胞質封入体	17, 18	ジベトンS®	202
好酸球塩基性蛋白	24	細胞表面マーカー	281	脂肪染色	22, 29
好酸球ペルオキシダーゼ	24	細胞膜	9	脂肪肉芽腫	47
好酸球由来神経毒	24	細網線維	23	脂肪抑制	213, 215, 216, 270
好酸性物質	18	柵状配列	119, 272	耳鳴	95
後篩骨蜂巣	201	サザンブロット法	279	弱視	75
高次収差	173	サージトロン®	182	ジャクソンスプレー	181
光視症	218	サーモンパッチ様	278	視野検査	302
高周波メス	126, 176, 182	砂粒腫	311	遮光眼鏡	56
高周波ラジオ波メス	130	サルコイド	219	斜視	76, 113
甲状腺眼症	209, 219, 223, 263, 290, 301	サルコイドーシス	16, 218, 247, 286	重瞼形成	82
甲状腺機能亢進症	223	三爪鈎	131	重瞼線	84
甲状腺機能低下症	73	残渣小体	10	重瞼線消失	66, 67, 69
甲状腺疾患	163	三叉神経	43, 116, 190, 230, 236, 268	重瞼線切開皮膚切除法	81
口唇粘膜	89	三叉神経異常支配	62	重症筋無力症	63, 69, 74
口唇偏位	98	三叉神経鞘腫	312	重層扁平上皮	13, 162, 258
向精神薬	52, 54	散瞳	61	羞明	57
硬性鼻内視鏡	163, 168	霰粒腫	26, 46, 126, 258	睫毛内反症	89
後前方向投影法	195	ジアゼパム	55	重粒子線	291
交代性温痛覚低下	69	ジアテルミー凝固	126	重粒子線治療	268
交代性上斜位	76	耳介軟骨	89	手掌多汗症	68
固定方法	7	耳介軟骨移植	88	術後性頬部嚢胞	304
抗パーキンソン薬	54	鹿の角	262	術後性上顎嚢胞	304
抗ヒスタミン薬	54	磁気共鳴画像	233	術後性嚢胞	308
抗ヒトTNF-αモノクローナル抗体	222	磁気共鳴血管画像	206	術後性副鼻腔嚢胞	304
		磁気刺激誘発筋電図	96	周皮細胞	23
				主要塩基性蛋白	24
抗不安薬	52, 54, 55	色素残留試験	157	シュワンノーマ	271

春季カタル	24	錐体上縁	196	**た** 行	
瞬目テスト	53	水痘・帯状疱疹ウイルス	42, 96		
瞬目反射	96	髄膜腫	276, 294, 310	退行性下眼瞼外反症	92
上顎骨	140, 187, 188, 301	皺線	82	退行性眼瞼内反症	85
上顎骨前頭突起	137	頭蓋骨腫瘍	312	対光反射-近見反応離解	237
上顎神経	192, 244	頭蓋骨早期癒合症	295	帯状角膜変性	283
上顎洞	137, 201, 202, 304	スケッチ	12	帯状ヘルペス	42
上顎洞真菌症	303	スダンIII染色	5	帯状疱疹後神経痛	42
上顎洞前壁	237	スダン黒B染色	5	退色	4
松果体腫瘍	237	ステロイド	50, 51, 97, 172, 184, 261,	多核巨細胞	16
上眼窩裂			286, 290, 291, 296	特発性外眼筋炎	216
	140, 188, 190, 196, 201, 202, 300	ステロイド治療	276	多形腺腫	251, 254, 259, 268
上眼窩裂症候群	247	ステロイド点眼薬	44	多発性硬化症	210
小眼球	296	ステロイドパルス療法	217	タリビット眼軟膏®	179
上眼瞼挙筋腱膜	36, 37, 40, 41	ステロイド療法	221	タルセバ®	292
上眼瞼の挙筋短縮術	87	スーテント®	292	炭酸ガスレーザー	78, 126, 130
上眼瞼皮膚弛緩症	81	スニチニブ	292	単純性下垂	75
上眼瞼皮膚切除	97	スプリングハンドル剪刀	129, 130	単純性血管腫	116
上眼静脈	201, 202	成人封入体結膜炎	20	単純先天下垂	65
上強膜血管	244	生理食塩水	33, 55	単純ヘルペス	42, 44
上強膜血管拡張	244	脊索腫	247	単純ヘルペスウイルス	42, 44
笑筋	52	セツキシマブ	292	単純ヘルペスウイルス1型	96
城戸・戸塚法	195	接合真菌症	303	チエノジアゼピン系	54
上斜筋	187, 202	接合部（境界）母斑	107	遅延性濃染	208
上直筋	186, 202	接触眼瞼皮膚炎	101	知覚トリック	56
上皮型細胞	269	セルシン®	55	中間報告	34
上鼻甲介	136	ゼルフォーム片	248	中耳炎	247
上皮細胞膜抗原	273	線維性骨異形成	310	中篩骨蜂巣	201
小胞体	10	前篩骨蜂巣	201	中心窩	44
上方注視麻痺	237	前床突起	201, 202, 203	中心体	9
静脈灌流圧	244	染色体検査	281	中枢性顔面神経麻痺	96
静脈性血管腫	114	全身性エリトマトーデス	247	中脳背側症候群	237
睫毛	104, 105	浅前房	244	中鼻甲介	136, 180, 181, 183, 202
睫毛根切除	89	先天顆粒球減少症	166	蝶形骨	188, 201, 244, 301
睫毛内反（症）	85, 100	先天眼瞼下垂	75	蝶形骨縁髄膜腫	310
睫毛乱生（症）	89, 100	先天性眼筋麻痺	75	蝶形骨大翼	140, 237
小翼	140	先天性涙道閉塞	157	蝶形骨洞	201, 202, 239, 244, 307
上涙小管	161	先天鼻涙管閉塞	166, 168	蝶形骨洞炎	247
上涙点	161	先天無眼球症	297	蝶形骨洞真菌症	303
シリコーンチューブ	183	前頭蓋底	308	蝶形骨洞性篩骨洞	305
シリコーンチューブ留置術	146	前頭骨	187, 301	蝶形骨稜	196
シリコーンプレート	235	前頭洞	201, 202	聴神経腫瘍	271
脂漏性角化症	3, 107, 109	前頭葉	201	超選択的顔面神経切断術	57
真菌症	217	腺房	269	直線加速器	268
神経系腫瘍	271	前葉	81, 85	チロシナーゼ酵素	105
神経膠腫	197, 198, 271, 310, 311	腺様嚢胞癌	197, 198, 247, 250, 254,	追加報告	34
神経興奮性検査	96		264, 266, 268, 287	通過菌	127
神経鞘腫	254, 271, 310, 312	前涙嚢稜	176	通糸法	88
神経線維腫	271, 273	双球菌	20	釣針型開創鉤	130
神経線維腫症I型	273, 276, 312	総腱輪	187, 190, 301	つりばり鉤	130, 176
神経脈管	189	叢状	273	定位放射線治療	248, 291
人工的無眼球症	296	相対的入力瞳孔反射異常	276	低補体血症	286
深在性皮様嚢腫	255	総涙小管	138, 145, 151, 161, 162	ディンプル	144
滲出性網膜剥離	203, 204	総涙小管閉塞	141, 169, 180	デカドロン®	221
真皮内母斑	107	側頭骨	244	デキサメタゾン	221
真皮埋没縫合	84	ソセゴン®	175	テクネチウム・シンチグラフ	266
真皮メラノサイト系母斑	108	ソープ氏鑷子	182	テグレトール®	55
髄液漏	241	ソープ氏無鉤鑷子	129	テスト注射法	59
水解小体	10	粗面小胞体	9, 10	デパス®	55
水酸化カリウム	25	ソラフェニブ	292	デポ・メドロール®	221
水晶体上皮	13	ソル・コーテフ®	221		

転移性悪性腫瘍	247	乳酸アシドーシス	202	皮脂腺	46, 258
転移性腫瘍	290, 293	乳児血管腫	252	微小管	11
透過光部	181	乳頭腫	107, 111	鼻唇溝	98
導管	269	塗り箸	299	鼻中隔	183
導管上皮細胞	269	ヌンチャクスタイルシリコーンチューブ®	181	非特異的眼窩炎症	218
動眼神経	190, 244			非特発性眼窩炎症	218
動眼神経麻痺	63, 67	ネオメドロール EE 軟膏®	51	ヒト乳頭腫ウイルス	112
凍結標本	30	ネクサバール®	292	ヒトパピローマウイルス	112
瞳孔対光反応	240	ネルビス®	202	ヒドロコルチゾン	221
瞳孔領	75	膿	147	鼻内視鏡	158
頭部傾斜試験	74	脳幹	268	鼻内視鏡用くもり止め	182
兎眼	75, 76, 93, 98	脳血液関門	209	皮膚弛緩	71
鍍銀染色	23	脳挫傷	241	皮膚弛緩症	81
特異的眼窩炎症	218	囊腫	107, 110	皮膚常在菌	127
特殊染色	2	脳腫瘍	309	皮膚切除法	82
特発性外眼筋炎	219	脳膿瘍	309	非分泌性多発性骨髄腫	247
特発性眼窩炎症	216–218, 247, 254, 263	脳静脈洞血栓症	247	非捕食動物	104
		囊胞	110	びまん型穀粒腫	47
特発性眼窩筋炎	216	囊胞様黄斑浮腫	245	びまん性大細胞 B 細胞リンパ腫	282
特発性頭蓋内圧亢進症	309			びまん性大細胞型 B 細胞リンパ腫	287
ドライアイ	146, 224	**は 行**			
トラスツズマブ	292			眉毛下垂	56
トリアムシノロン	221	排煙	79	眉毛挙上術	97
トリプシン消化伸展標本	22	肺炎球菌	215	鼻毛様体神経	190
トリヘキシフェニジル	55, 56	バイオネット型バイポーラー鑷子	129	表在性皮様囊腫	255
トルコ鞍	194	バイクリル®	156, 211	表層性角膜炎	102
ドルーゼ	148	杯細胞	13	病の共同運動	96
ドルミカム®	175	脂腺癌	22, 23, 117	皮様囊腫	110, 211, 250, 254, 255
ドレーピング	181	脂腺細胞	14	皮様囊胞	296
		肺先端部腫瘍	69	表皮	108
な 行		バイポーラー	131	表皮囊胞	110
		バイポーラ凝固	126	鼻翼	137
内眼角形成手術	76	バイポーラー鑷子	130	鼻涙管	136, 138, 139, 141, 143, 161, 162, 202, 307
内眼角腱	151	パーカーインク KOH 法	25		
内眼角靱帯	177	バーキットリンパ腫	282	鼻涙管移行部	163
内頸動脈	244	拍動性眼球突出	243	鼻涙管下部	136, 161
内頸動脈海綿静脈洞瘻	225, 243, 244, 247	白内障	291	鼻涙管下部開口部	157
内頸動脈-後交通動脈分岐部動脈瘤	68	白内障手術用スリットナイフ	182	ビンクリスチン	292, 294
		麦粒腫	46, 101	封入囊腫	110
内眥	91	ハーセプチン®	292	フェニレフリン	68, 71, 73
内視鏡直接穿破法	169	パパニコロウ染色	2, 7, 8, 9	副交感神経線維	244
内眥靱帯	176	パラシクロビル	44, 97	複合母斑	107
内総涙点	138, 162, 163	原田病	204	複視	218, 224, 234, 236, 238
内側核膜	11	パラフィン包埋切片	22	副鼻腔悪性腫瘍	305
内側眼瞼靱帯	137	パラメタゾン	221	副鼻腔根本術	304, 308
内側縦束	238	バルジ活性化説	105	副鼻腔囊胞	301, 304
内直筋	186, 201, 202, 288, 306	バンガーター氏涙管洗浄針	182	鼻骨	140
内麦粒腫	46	バンガーター針	142, 166	鼻中隔軟骨	89
内皮細胞	23	半月ひだ	91	ブドウ球菌	102
内毛根鞘	104	瘢痕性眼瞼内反症	87	ブドウ球菌性眼瞼炎	101, 102
内葉	11	ハンセル染色	19, 24	ぶどう膜炎	6, 222
流れ弾	79	反跳現象	222	副鼻腔炎	301
軟骨移植併用下眼瞼形成術	98	非 Hodgkin B 細胞性	30	フルオレセイン	43, 45, 172
難治性慢性結膜炎	147	ピオクタニン	92, 111, 130, 177	プレドニゾロン	97, 221, 286
難聴	95	皮角	109	プレドニゾン	221
二分葉核	24	眉下皮膚切除法	81, 83	プレドニン®	221
西端鉗子	183	鼻鏡	131, 182	プレドニン眼軟膏®	51
西端氏前頭洞カップ状鉗子	182	ビグアナイド系糖尿病薬	202	プレパラート	26
二爪鉤	131	鼻腔	137	ブローアウト骨折	228
二段針	142	肥厚性硬膜炎	247	フローサイトメトリー	279, 280, 281
日光角化症	120	鼻根点	193	プロスタグランジン	104

プロチゾラム	55	麻酔	165	網脈絡膜皺襞	259
プロテオグリカン	128	マッキンタイア針	142	毛様細胞性星細胞腫	311
プロピオン酸	127	末端膨大部	43	毛様星状細胞腫	275
プロービング	164, 165, 169	マノメータ	309	毛様体上皮	13
プロービングの原則	160	麻痺性外斜視	68	毛様体神経節	192
プロプラノロール	114, 294	麻痺性斜視	61, 67	モスキートペアン	211
分子標的薬	292	麻痺性兎眼	98	モラキセラカタラーリス	215
分離腫	110, 255	丸尾・久保田法	72	モルフェア型	120
粉瘤	258	慢性結膜炎	147		
ペアン鉗子	129, 130, 133	慢性進行性外眼筋麻痺	238	**や** 行	
閉瞼筋広範囲切除	57	マントル細胞リンパ腫		柳原 40 点法	96
閉鎖型骨折	228, 234		279, 281, 282, 287, 288	有鈎鑷子	130
ヘガール氏持針器	129	ミオパチー	63, 69	有害事象共通用語規準	291
ベスキチン F®	175, 178	ミトコンドリア	9, 10	融合シグナル	282
ベタメタゾン	221	ミトコンドリア脳筋症	238	有棘細胞癌	120
ベバシズマブ	292	脈絡膜悪性黒色腫	291	有棘細胞層	110
ヘマチン	2	脈絡膜剥離	244	誘発筋電図	74
ヘマトキシリン	2, 3, 23	無眼球症	296	ユニポーラ凝固	126
ヘマトキシリン-エオジン染色		無鈎膝状鑷子	182	用指頸動脈圧迫	248
	15, 258, 262, 269	ムコ多糖	270	翼口蓋窩	202
ヘモジデリン	5	ムコール	303	ヨード造影剤過敏症	163
ペルオキシソーム	9	ムコール症	303	縒り糸	131
ペルオキシダーゼ染色	8	無色素上皮	13		
ベルケイド®	292	無疱疹帯状疱疹	43	**ら** 行	
ヘルペス	42	メタクト®	202	ライトグリーン	8
ヘルペス性眼瞼炎	101, 102	メチシリン耐性ぶどう球菌	216	リーゼ®	55
ペンシーツ®	132	メチルプレドニゾロン	221, 222	リソソーム	9, 10
ベンゾジアゼピン系	54	メチレンブリッジ形成	7	リツキサン®	291, 292
扁平上皮癌	112, 117, 120	メチレンブルー	18	リツキシマブ	291, 292
放線菌	5, 148	メデット®	202	リドカイン	125, 181
放射線角化症	120	メトグルコ®	202	リニアック	268
放射線耐用線量	290	メトトレキセート	222	リボソーム	3, 10
放射線療法	222	メトリオン®	202	リボトリール®	55
ポジトロン断層撮影法	254	メドロール®	221	リポフスチン	10
捕食動物	104	メニスカス	157	粒子線治療	291
ボツリヌス毒素	74	めまい	95	流涙	166
ボツリヌス療法	55	メラニン	105, 107, 108	流涙症	152, 157
保手浜森寺氏涙管カニューラ	142	メラニン細胞	108	リューエル氏骨鉗子	131
ポートワイン様血管腫	116	メラニン色素	13, 207	両眼単一視領域	232
母斑	107	メラノサイト	13, 108	良性腫瘍	30
母斑細胞	102	メルビン®	202	緑色腫	123, 297
母斑細胞性母斑	107, 116	メロセル®	175	緑内障	109, 244, 245
ポビドンヨード	132, 166	免疫グロブリン遺伝子再構成検索		淋菌性結膜炎	20
ポーフィック氏有鈎鑷子	129		279	臨床的無眼球症	296
ボーマンプローブ	160	免疫グロブリン重鎖遺伝子	282	リンデロン®	221
ホリゾン®	55	免疫沈降法	59	リンデロン-VG 軟膏®	178
ポリプロピレン糸	129	毛幹	104, 258	リンパ管腫	250
ボルテゾミブ	292	毛器官	104	リンパ球	13
ホルマリン	7	毛細血管瘤	23	リンパ腫	211, 278
ホルマリン固定	33	毛細血管腫		涙管チューブ挿入術	169
ホルムアルデヒド	7		107, 112, 251, 259, 261, 296	涙液メニスカス	152, 157
ホロクリン腺	41	毛周期	106	涙液メニスコメトリー	173
本態性血小板血症	247	毛乳頭	104, 106	涙液量	173
		毛母	104	涙管洗浄	147
ま 行		毛包	104, 258	涙管ブジー	142
マイクロフィラメント	11	網膜芽細胞腫	296	涙管プロービング	159
マイボーム腺	93, 101, 117	網膜静脈拡張	245	涙丘	91, 151, 154
マイボーム腺炎角膜上皮症	102	網膜静脈閉塞症	23	涙骨	140, 187, 301
マイボーム腺癌	26	網膜皺襞	288	涙三角	142
膜性鼻涙管	138, 162, 163	網膜中心静脈閉塞	245		
		網膜浮腫	245		

涙小管	138, 139, 141, 145, 151, 154, 162, 165
涙小管炎	141, 147
涙小管断裂	141, 151
類上皮細胞	16
涙石	143
涙腺	37, 201, 202, 269
涙腺炎	254
涙腺癌	290−292
涙腺腫瘍	264
涙腺神経	190, 268
涙腺唾液腺炎	284
涙腺腺様嚢胞癌	293
涙腺多形腺腫	264, 269
涙腺脱	211
涙点	138, 147
涙点拡張	149
涙点拡張針	182
涙点鼻側切開	149
涙点閉鎖	141
涙道	136
涙道シースストッパー	172
涙道内視鏡	132, 144, 158, 163, 169
涙道ブジー	153
涙道プロービング	157
類粘液性軟骨肉腫	247
涙嚢	138, 139, 151, 161, 165
涙嚢炎	141, 162, 166
涙嚢円蓋部	162
涙嚢洗浄	166
涙嚢窩	137, 140, 159, 201
涙嚢洗浄	157
涙嚢造影	143
涙嚢粘膜切開	182
涙嚢破裂	157
涙嚢鼻腔吻合（術）	132, 136, 146, 160, 164, 175, 288
涙嚢鼻腔吻合術鼻外法	180
涙嚢鼻腔吻合術鼻内法	180
涙嚢ヘルニア	166
涙嚢マッサージ	157, 158, 167
涙嚢稜	176
類表皮嚢胞	110
類表皮様嚢胞	255
レンドルミン®	55
老人性疣贅	109
濾胞	20
濾胞性結膜炎	44
濾胞性リンパ腫	279, 281, 282

わ 行

ワゴスチグミン®	69
ワニの涙	96

ギリシャ文字

α-フェトプロテイン	277
β_2 マイクログロブリン	254
β 遮断薬	261, 294

A−E

A 型ボツリヌス毒素	55, 58
ACC	287
acetylcholine receptor	62
AChR	62
additional report	34
adenoidcystic carcinoma	287
adipophilin 抗体	118
adverse event	291
AE1/AE3	6
AFNR	96
AFP	277
ANCA 関連眼窩炎症性疾患	219
ancient schwannoma	272
Ann Arbor 分類	282
antidromic facial nerve response	96
anti-neutrophil cytoplasmic antibody	220
Antoni A 型	272
Antoni B 型	272
Apert 症候群	295
aponeurosis	87
arcus marginalis	37, 39
Aspergillosis	303
Azan 染色	5
B 型ボツリヌス毒素	58
B 細胞性小細胞性リンパ腫	280
B 細胞リンパ腫	279, 280
basal lamina deposits	4
Basedow 病	223, 270
Basedow 病眼症	218
BCL	282
BCL2	282
Bell 現象	77
Bell 麻痺	95, 97
Berlin blue 染色	5
Berke 法	72
bevacizumab	292
Blaskovics 法	72
blink reflex	96
blowout fracture	228
bone erosion	250
bone saw	131
bony dike	177
bortezomib	292
BOTOX®	55, 58
botulinum toxin type A	58
BR	96
BTX-A	58
Candida	303
canthotomy	93
capillary hemangioma	112
capsulopalpebral fascia	38, 86
capsulopalpebral head	38, 86
carotid cavernous fistula	225, 243
CAS	225
Castleman 病	218, 286
cavernous hemangioma	114
CCF	225, 243

CD34	6
centrocyte-like cell	279
cetuximab	292
chalazion	46
choristoma	110, 255
chronic progressive external ophthalmoplegia	238
Churg-Strauss 症候群	219, 286
clinical activity score	225
c-MYC	282
CO_2 レーザー	78
Coats 病	23
common terminology criteria for adverse events	291
compound nevus	107
computed tomography	200
Congo-Red 染色	2, 5
connective tissue septa	211
Cormack	200
CPEO	238
CPF	38, 86
CPH	38, 86
Crouzon 病	295
CT	200, 233, 256, 264, 266
CT 値	200
CTCAE	291
CT number	200
cutaneous horn	109
cutting bar	132
cyclosporine-A	222
dacryocystorhinostomy	136, 160, 164, 175, 288
DCR	136, 160, 164, 175, 288
DEP	169
dermoid cyst	110, 255, 258
Descemet 膜	4
Descemet 膜皺襞	21
diamond bar	132
Diff-Quik 法®	18
diffuse large B cell lymphoma	287
diffuse neurofibroma	273
digital electrolyser	103
dimple	144
direct brow lift 法	98
direct endoscopic probing	169
DLBCL	287, 289
DNA	11
Druse	148
dural arteriovenous fistula	243
dural AVF	243
Dutcher body	279
dynamic MRI	208, 251, 252, 261
ECP	24
EDN	24
EGFR	292
Elastica van Gieson 染色	5
electroneurography	96
EMA	273
en-DCR	180
endonasal dacryocystorhinostomy	180
endoplasmic reticulum	10

ENoG	96
entropion	85
eosine	24
eosinophil cationic protein	24
eosinophil-derived neurotoxin	24
eosinophil peroxidase	24
eosin yellowish	3
epiblepharon	85
epidermalcyst	110
epidermal growth factor receptor	292
epidermoid cyst	110, 255, 258
epithelial membrane antigen	273
EPO	24
ER	10
erlotinib	292
EUGOGO	225
European Group of Graves' Orbitopathy	225
EVG 染色	5
ex-DCR	180

F–J

Fasanella-Servat 法	72
fibrous dysplasia	310
fibrous meningioma	311
filling defect	143
final report	34
FISH 法	280, 282
Fisher 症候群	73
flow void	206, 207, 210, 251, 252
fluorescence *in situ* hybridization	281
folicular colonization	279
forced duction test	233
Foster Kennedy 症候群	309
Frankfurt の水平基準面	193
front-zygomatic suture	255
gastro-intestinal stromal tumor	292
Gd-DTPA	206
gefitinib	292
general fibrosis syndrome	67
Giemsa	18
GIST	292
glia 細胞	273
glioma	310, 311
gold plate	98
Gram 染色	5
gray line	93, 101, 156
Grimelius 染色	5, 8
Grocott 染色	5
Gustav von Giemsa	18
hand-eye coordination	180
Hansel	24
HE 染色	2, 15, 269
hemangioma	107
Hematoxylon campechianum	2
hematoxylin-eosin	2
herpes simplex virus	42
herpes simplex virus type 1	96
herpes zoster ophthalmicus	42
Hertel 氏眼球突出度計	301

Hess 検査	302
Hess チャート	232
hordeolum	46
Horner 筋	91, 152, 154, 156
Horner 症候群	62, 63, 68, 72
Hotz 変法	89, 90
Hounsfield	200
Hounsfield unit	200
HPV	112
HSV	42, 44
HSV-1	96
HU	200
Hutchinson の法則	43
idiopathic orbital inflammatory syndrome	218
IgG 4	286
IgG 4 関連眼部疾患	279
IgG 4 関連疾患	284, 290
IGH	282
IgH 遺伝子再構成	286
imatinib	292
impression cytology	43
impure type	228
IMRT	291
inclusion cyst	110
inflammatory orbital pseudotumor	219
infliximab	222
infraorbital-meatal line	203
intensity modulated radiation therapy	291
intradermal nevus	107
intraocular pressure	308
intraosseous meningioma	310
involutional entropion	86
IOIS	218
isolated neurofibroma	273
Jones 変法	87
JonesTube	160
junctional nevus	107

K–O

Kakizaki 法	87
Kaposi 水痘様発疹症	44
Kearns-Sayre 症候群	238
kinking	274
KOH	25
Krause 腺	51
Krönlein	132
Krönlein 手術	188, 191, 212
Kuhnt-Szymanowski 法	99
Kuhnt-Szymanowski Smith 変法	91, 92, 94
L26	9
lacrimal ridge	180, 181
Langerhans 細胞組織球症	297
lateral canthal band	91
lateral distraction test	91
lateral rectus capsulopalpebral fascia	91
lateral tarsal strip	88, 91, 93

lateral tarsal strip procedure	94, 99
lazy-T	91, 93
LDH	254
leopard spot pattern	204
LER	86
LERs	38, 99
levator muscle aponeurosis	98
lid lag	270
lid loading 法	98
lid split 手術	89
Lockwood 靭帯	38, 86, 92, 93
lower eyelid retractors	38, 85, 86, 91, 99
lympho-epithelial lesion	279
magnetic resonance angiography	206
magnetic resonance imaging	201, 205
major basic protein	24
malignant lymphoma	310
malignant lymphoma	312
MALT リンパ腫	15, 34, 252, 278, 281, 282, 283, 286, 287
Marcus Gunn 現象	62, 64, 67, 72, 75, 76
Marcus Gunn 瞳孔	276
marginal entropion	102
marginal zone B cell lymphoma of mucosa associated lymphoid tissue	278
Mariotte 盲点	275
Matas 法	248
MBP	24
MCT	99, 137, 151
MDA 法	59
medial canthal tendon	91, 99, 137, 151
medial distraction test	91, 94
medial longitudinal fasciculus	238
medial rectus capsulopalpebral fascia	91
Meibom 腺	41, 46, 51
Meibom 腺癌	23
meningioma	310
meningothelial meningioma	311
Merkel 細胞癌	117, 121
methotrexate	222
microphthalmos with cyst	296
Mikulicz 病	284
MLF	238
molding	252
Moll 腺	46, 51, 100
morphea form	120
mouse diaphragm assay	59
mouse protection assay	59
MPA 法	59
MRA	206
MRI	201, 205, 223, 225, 226, 257, 264, 266
MRI	233
MRI 撮影	270
MRI 所見	207
mucocutaneous junction	102
Mucor	303

Müller 筋	37, 41, 61, 78, 81, 87, 98, 130, 131, 187
multiple traction suture	154
Myobloc®	58
nasal dressing	179
nasion	193
Nerbloc®	58
nerve excitability test	96
NET	96
neurilemoma	271
Neurobloc®	58
neurofibrinoma	102
neurofibroma	273
neurofibromatosis type 1	273, 276, 312
nevocellular nevus	107
nevus	107
nevus of Ota	108
NF-1	273, 276, 312
NMR	205
No.15 c	130
Nocardia	5
nonspecific orbital inflammation	219
N-S チューブ®	160, 178
nuclear magnetic resonance	205
nuclear palisading	272
OHP	193
oil red O	5, 22
OIP	218
OML	193
OM line	240
one-and-a-half 症候群	238
Onodi's cell	305
open treatment	108
optic nerve sheath meningioma	310
orbital horizontal plane	193
orbital inflammatory pseudotumor	218
orbitomeatal line	193, 240
oscillating bone saw	132
osteosarcoma	310, 312

P–T

pagetoid spread	118
pallisading	119
Pancoast 腫瘍	69
Papanicolaou	2, 8
papilloma	111
PAS	22
PAS 染色	4
PAS 反応	8
PAS-ヘマトキシリン	22
PDGFR	292
periodic acid	4
periodic acid-Schiff	4, 22
periorbita	310
PET	254
PET-CT	266
PF カテーテル®	160, 170, 178
pilocytic astrocytoma	275, 311
piloid astrocytoma	275
plasmacytoma	310, 312
platelet-derived growth factor receptor	292
plexiform neurofibroma	273
Pneumocystis carinii	5
polykariocyte	279
positron emission tomography	254
preliminary report	34
Propionibacterium	127
Prowazeck 小体	20
psammoma body	311
pure type	228
Putterman-Urist 変法	72
Q スイッチレーザー	109
QOV	123
quality of vision	123
Quickert 法	88
Ramsay Hunt 症候群	73, 95
RAPD	276
Reid の基準線	193
Reid's base line	193
relative afferent pupillary defect	276
rER	10
residual body	10
rituximab	292
Rosai-Dorfman 症候群	218
Rosenthal 線維	274
rough ER	10
S-100 蛋白	272
Schirmer 試験	142
Schlemm 管	309
Schwann 細胞	271
schwannoma	271, 310, 312
seborrheic keratosis	109
SEP	169
sER	10
SGI	169
sheath guided endoscopic probing	169
sheath guided intubation	169
Shorr 染色	8
short TI inversion recovery 法	241, 270
sIL-2R	254
Sjögren 症候群	218, 286
smooth ER	10
solitary fibrous tumor	259
sorafenicb	292
stag horn	262
Staphylococcus aureus	127
Stevens-Johnson 症候群	87
STIR（法）	208, 241, 270
straight postero-anterior projection	194, 195
strawberry hemangioma	113
Sturge-Weber 症候群	115
Sty	46
Sudan II	22
Sudan III	22
Sudan III 染色	5
Sudan black B	5
sunitinib	292
superior nasal frontal suture	255
T1 強調画像	206, 208, 209, 223, 251
T2 強調画像	206, 208, 209, 213, 215, 216, 223, 225, 251
tarsorrhaphy	93
tear meniscus height	142, 173
Tenon 囊	211
terminal bulb	43
TI	241
time of inversion	241
time of inversion inversion recovery 法	270
TMH	142, 173
Tolosa-Hunt 症候群	247
trastuzumab	292
trigeminal schwannoma	312
tripod fracture	237
tublin	11

U–Z

uveal effusion syndrome	203, 204
varicella-zoster virus	42, 96
vascular endothelial growth factor	292
VBNC	128
VEGF	292
venous hemangioma	114
venous stasis retinopathy	23
Verocay body	272
verruca senilis	109
Viable But NonCulturable	128
vimentin	272
von Recklinghausen's disease	273, 276
VZV	42, 96
Wallenberg 症候群	69
Waller 変性	96
waning	72, 74
Weber 症候群	68
Wegener 肉芽腫（症）	218, 219, 247, 286
Wheeler 法	88
Whitnall 靭帯	36, 41, 88, 186
whorl formation	276
Wies 法	88
Wolfring 腺	41, 51
wrinkle line	82
X 線 CT	200
X 線撮影	193
X ナイフ	248
Z 形成	91
Zeis 腺	41, 46, 51, 100, 117
Ziehl-Neelsen 染色	5
zoster sine herpete	43
ZSH	43

専門医のための眼科診療クオリファイ　10
眼付属器疾患とその病理

2012年2月10日　初版第1刷発行©〔検印省略〕

シリーズ総編集……… 大鹿哲郎
　　　　　　　　　　 大橋裕一

編集……………… 野田実香

発行者…………… 平田　直

発行所…………… 株式会社　中山書店
　　　　　　　　　〒113-8666 東京都文京区白山 1-25-14
　　　　　　　　　TEL 03-3813-1100（代表）　振替 00130-5-196565
　　　　　　　　　http://www.nakayamashoten.co.jp/

本文デザイン・装丁…… 藤岡雅史（プロジェクト・エス）

印刷・製本………… 中央印刷株式会社

ISBN 978-4-521-73331-9
Published by Nakayama Shoten Co., Ltd.　　　　　　　　Printed in Japan
落丁・乱丁の場合はお取り替えいたします

・本書の複製権・上映権・譲渡権・公衆送信権（送信可能化権を含む）は株式会社
　中山書店が保有します.
・ JCOPY ＜（社）出版者著作権管理機構　委託出版物＞
　本書の無断複写は著作権法上での例外を除き禁じられています．複写される
　場合は，そのつど事前に，（株）日本著作出版権管理システム（電話 03-3817-
　5670, FAX 03-3815-8199, e-mail: info@jcls.co.jp）の許諾を得てください．

本書をスキャン・デジタルデータ化するなどの複製を無許諾で行う行為は，
著作権法上での限られた例外（「私的使用のための複製」など）を除き著作権
法違反となります．なお，大学・病院・企業などにおいて，内部的に業務上
使用する目的で上記の行為を行うことは，私的使用には該当せず違法です．
また私的使用のためであっても，代行業者等の第三者に依頼して使用する本
人以外の者が上記の行為を行うことは違法です．

Santen

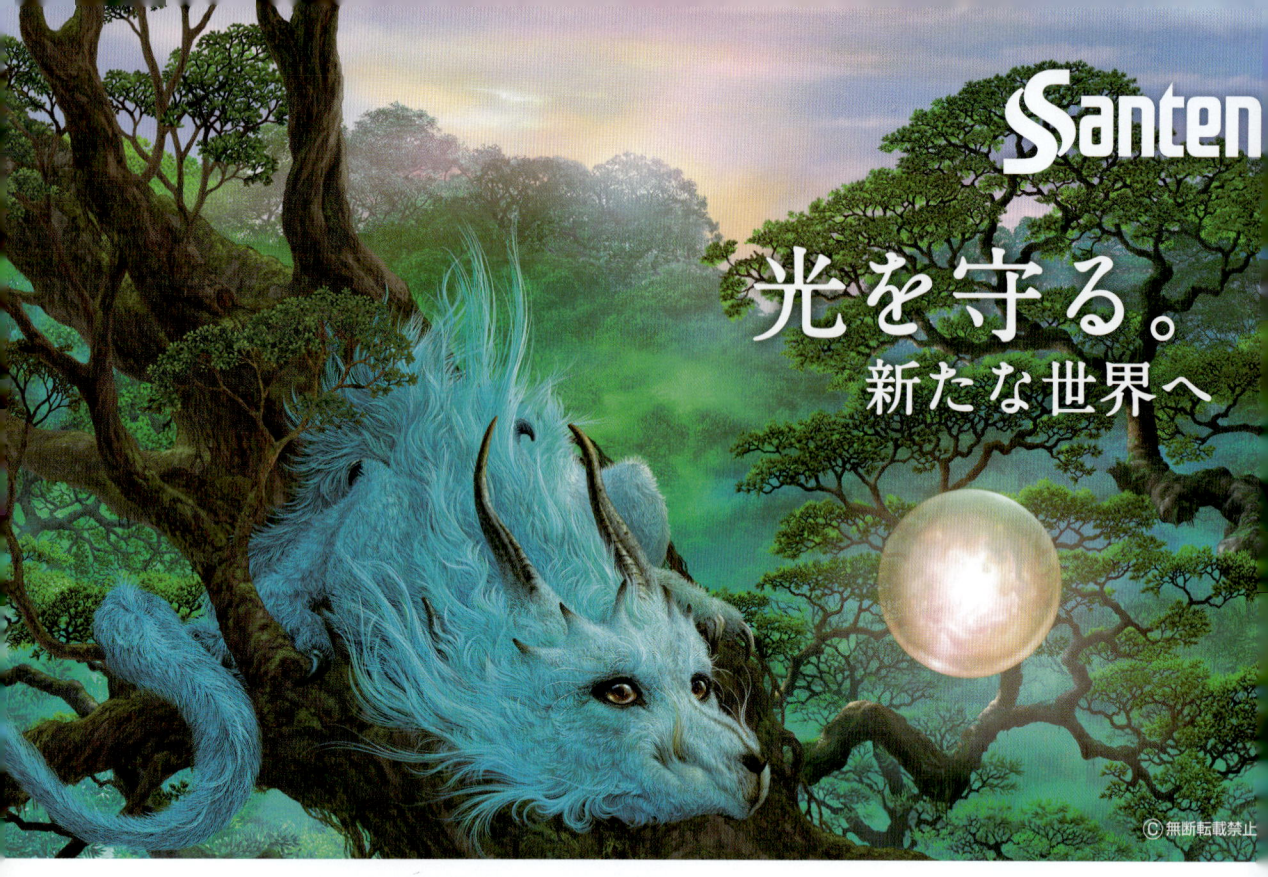

光を守る。
新たな世界へ

プロスタグランジンF₂α誘導体
緑内障・高眼圧症治療剤

劇薬、処方せん医薬品（注意—医師等の処方せんにより使用すること）

TAPROS
タプロス®点眼液0.0015%
TAPROS® ophthalmic solution 0.0015%
タフルプロスト点眼液

薬価基準収載

禁忌（次の患者には投与しないこと）
本剤の成分に対し過敏症の既往歴のある患者

【効能・効果】
　緑内障、高眼圧症

【用法・用量】
　1回1滴、1日1回点眼する。

＜用法・用量に関連する使用上の注意＞
　頻回投与により眼圧下降作用が減弱する可能性があるので、1日1回を超えて投与しないこと。

【使用上の注意】
1．慎重投与（次の患者には慎重に投与すること）
　1）無水晶体眼又は眼内レンズ挿入眼の患者［類薬で嚢胞様黄斑浮腫を含む黄斑浮腫、及びそれに伴う視力低下を起こすとの報告がある。］
　2）気管支喘息又はその既往歴のある患者［喘息発作を悪化又は誘発するおそれがある。］
　3）眼内炎（虹彩炎、ぶどう膜炎）のある患者［類薬で眼圧上昇がみられたとの報告がある。］
　4）妊婦、産婦、授乳婦等［「妊婦、産婦、授乳婦等への投与」の項参照］

2．重要な基本的注意
　1）本剤の投与により、虹彩や眼瞼への色素沈着（メラニンの増加）による色調変化、あるいは眼周囲の多毛化があらわれることがある。これらは投与の継続によって徐々に進行し、投与中止により停止する。眼瞼色調変化及び眼周囲の多毛化については、投与中止後徐々に消失、あるいは軽減する可能性があるが、虹彩色調変化については投与中止後も消失しないことが報告されている。混合色虹彩の患者では虹彩の色調変化は明確に認められるが、暗褐色の単色虹彩の患者（日本人に多い）においても変化が認められている。特に片眼投与の場合、左右眼で虹彩の色調に差が生じる可能性がある。これらの症状については、長期的な情報が十分に得られていないので、患者を定期的に診察し、十分観察すること。投与に際しては、

これらの症状について患者に十分説明し、また、眼瞼色調変化、眼周囲の多毛化の予防あるいは軽減のため、投与の際に液が眼瞼皮膚等についた場合には、よくふき取るか、洗顔するよう患者を指導すること。
　2）本剤投与中に角膜上皮障害（点状表層角膜炎、糸状角膜炎、角膜びらん）があらわれることがあるので、しみる、そう痒感、眼痛等の自覚症状が持続する場合には、直ちに受診するよう患者に指導すること。
　3）本剤を閉塞隅角緑内障患者に投与する場合は、使用経験がないことから慎重に投与することが望ましい。
　4）本剤の点眼後、一時的に霧視があらわれることがあるため、その症状が回復するまで機械類の操作や自動車等の運転には従事させないよう注意すること。

3．副作用
　承認時
　総症例483例中、副作用（臨床検査値異常変動を含む）が認められたのは326例（67.5％）であった。主な副作用は、結膜充血151件（31.3％）、睫毛の異常93件（19.3％）、そう痒感85件（17.6％）、眼刺激感65件（13.5％）、虹彩色素沈着39件（8.1％）等であった。
　特定使用成績調査（第5回安全性定期報告時）
　総症例3,260例中、副作用が認められたのは396例（12.1％）であった。主な副作用は、眼瞼色素沈着93件（2.9％）、結膜充血74件（2.3％）、角膜びらん等の角膜上皮障害58件（1.8％）、眼瞼の多毛症40件（1.2％）、睫毛の異常39件（1.2％）等であった。
　重大な副作用
　虹彩色素沈着（8.1％）：虹彩色素沈着があらわれることがあるため、患者を定期的に診察し、虹彩色素沈着があらわれた場合には臨床状態に応じて投与を中止すること。

● その他の使用上の注意は添付文書をご参照下さい。

製造販売元
参天製薬株式会社
大阪市東淀川区下新庄3-9-19
資料請求先 医薬事業部 医薬情報室

2011年11月
TP11K000B51

PFカテーテル　PFカテーテルⅡ

PFカテーテル
PFカテーテルⅡ

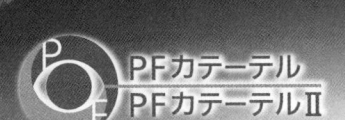

カテーテル材質にポリウレタンを採用

PFカテーテル
涙道内への挿入・留置状態の視認性向上を目的とし、カテーテルの一定範囲に「位置表示マーク」を表示

涙道粘膜への侵襲を低減するため、カテーテル先端部を半球形状に加工

PFカテーテルⅡ
生体適合性に優れたヘパリン化親水性材料（アンスロン）を表面にコーティング

品名	PFカテーテル			PFカテーテルⅡ	
カテーテル全長	5cm	9cm	11cm	60cm	
両端部外径	1.0mm			0.7mm	1.0mm
中央部外径	0.8mm				
カテーテル材質	ポリウレタン			ヘパリン化親水性材料 ポリウレタン	
ブジー材質	ステンレス				
カタログ番号	PF005015SN	PF009025SN	PF011030SN	PF76004S	PF06004S

販 売 名：PFカテーテル
機器分類：管理医療機器
承認番号：21500BZZ00088000

販 売 名：PFカテーテルⅡ
機器分類：高度管理医療機器／生物由来製品
承認番号：21400BZZ00028000

製造販売元　東レ株式会社

Eye & Health Care
株式会社 ニデック

本社／愛知県蒲郡市拾石町前浜34番地14　〒443-0038　TEL.0533-67-8890
支店／札幌・仙台・埼玉・東京・横浜・蒲郡・金沢・京都・大阪・高松・広島・福岡
URL　http://www.nidek.co.jp

■東京都眼科医会監修■
インフォームドコンセント支援システム

iCeye
アイシーアイ

白内障・緑内障・加齢黄斑変性

標準価格 ¥79,800
WindowsXP/Vista/7対応

「何度も同じ説明をするのが大変」
「いくら説明してもわかってもらえない」

☞ 病気説明の負担を軽減する3つのツール

病気解説ツール
患者様の待ち時間を利用して
病気を知っていただく解説動画

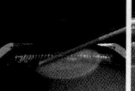

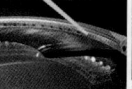

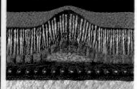

超音波乳化吸引術　レーザー線維柱帯形成術　滲出型加齢黄斑変性

眼球描画ツール
患部説明の書き込みが可能な
3次元CG眼球模型

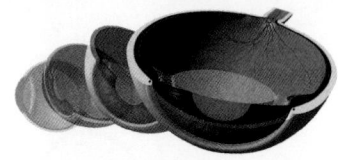

CG描画ツール
書き込み可能なCG動画で
資料作成の時間短縮

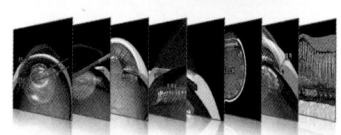

ご注文お問合せ　**Mimir Sun-Bow**　有限会社ミミル山房　TEL 042-577-3299（平日10:00～20:00）

FAX　042-577-3705
E-mail　iceye@mimir.ne.jp
Web　http://iceye.mimir.ne.jp

〒186-0004
東京都国立市中1-9-4国立ビル506

iCeyeはミミル山房の登録商標です。

詳細はWebで　http://iceye.mimir.ne.jp　**デモ版無料貸出**　※製品の全内容をご確認の上ご購入いただけます

眼形成外科のグローバル・スタンダードを紹介　世界の最新情報がこの一冊に！

眼形成外科 —虎の巻—（DVD付き）

【著者】柿崎裕彦（愛知医科大学 眼科 准教授）

■ 内容目次 ■

I　眼形成外科の基本手技　1.はじめに／2.Atraumatic technique／3.麻酔方法／4.メス刃と切開方法／5.止血／6.持針器・剪刀の持ち方／7.縫合法／8.曲剪刀の扱い方／9.デザイン／10.写真撮影法
II　上眼瞼下垂（概論, Levator Resection）　1.はじめに／2.上眼瞼の解剖学的特徴／3.上眼瞼下垂の程度分類／4.Aponeurotic ptosis 診断のポイント／5.手術適応と治療方針の決定／6.手術禁忌／7.使用器械／8.手術手技／9.術後処置／10.合併症とその対策
III　上眼瞼下垂（吊り上げ術）　1.はじめに／2.適応／3.吊り上げ材／4.手術／5.術後処置／6.合併症など
IV　下眼瞼内反症　1.はじめに／2.下眼瞼の解剖／3.分類／4.発祥病態／5.診察, 治療法／6.術後処置
V　睫毛乱生　1.はじめに／2.発症病態／3.術前診察／4.手術方法／5.術後処置
VI　眉毛下上眼瞼リフト・上眼瞼形成術　1.はじめに／2.上眼瞼皮膚弛緩症／3.眉毛下上眼瞼リフトの手術／4.上眼瞼形成術／5.術後処置
VII　眉毛下垂症　1.はじめに／2.眉毛の正常位置／3.眼瞼下垂やその他の偽眼瞼下垂との鑑別／4.手術／5.術後処置／6.合併症とその対策／7.再発
VIII　霰粒腫　1.はじめに／2.霰粒腫の成因および臨床・病理所見／3.霰粒腫の治療／4.術後処置
IX　下眼瞼外反症　1.はじめに／2.下眼瞼外反症の原因／3.検査と手術適応／4.Kuhnt-Szymanowski Smith 変法／5.Lateral tarsal strip procedure／6.術後処置
X　眼窩脂肪ヘルニア　1.はじめに／2.眼窩脂肪ヘルニアとは／3.眼窩脂肪ヘルニアの手術に対する誤解／4.眼窩脂肪ヘルニアの手術／5.術後処置
XI　先天鼻涙管閉塞　1.はじめに／2.総論／3.診断／4.治療／5.おわりに
XII　手術用(治療用)説明書
XIII　眼形成外科用語英和辞典

A4変型判　上製　総122頁　カラー写真　多数収録（DVD付き）　　定価18,900円（本体18,000円＋税）

株式会社 **メディカル葵出版**

〒113-0033 東京都文京区本郷2-39-5 片岡ビル5F
電話（03）3811-0544（代）　FAX（03）3811-0637
http://www.medical-aoi.co.jp

起きてからでは間に合わない！
"万一"のための戦略集！

動画DVD付

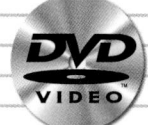

白内障
術中トラブルと
リカバリーの基本

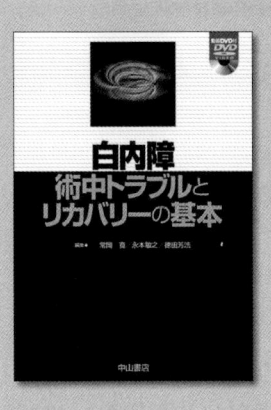

編集 ● **常岡　寛**（東京慈恵会医科大学眼科学講座）
　　　永本敏之（杏林大学医学部眼科学）
　　　徳田芳浩（井上眼科病院）

白内障手術に関わる医師必携．もしも！ が起こる前に必読の一冊．白内障手術でのトラブルや合併症などのリカバリー法を図，写真，動画などで分かりやすく解説．各項の座談会では，現場での対応法や手技についての率直な意見も収載．

B5判／並製／200頁／DVD（約130分）／定価12,600円（本体12,000円+税）　ISBN978-4-521-73120-9

CONTENTS

- 疼痛制御でのトラブル
- 切開時のトラブル
- CCC作製時のトラブル
- チン小帯脆弱例でのトラブル
- hydrodissection時のトラブル
- 核処理時のトラブル
- 後嚢のトラブル
- 核落下のトラブル
- IOLのトラブル
- IOL縫着時のトラブル

付属DVD収録項目（74症例より抜粋）

- 一面目の強角膜半層切開で早期穿孔をした場合の対処法
- 虹彩スピンデクトミー
- CCCが周辺に流れてしまったとき
- CTRを挿入しても水晶体偏位がなおせない症例
- インジェクターを使用したCTRの挿入
- 縫着リングによる対処法
- ICCEへのコンバートによる対処法
- CCCに亀裂が発生したとき
- hydrodissectionで後嚢破損が疑われたとき
- 後嚢破損時の破嚢処理
- エピヌクレウス処理中に後嚢破損した症例
- 核片除去後に後嚢破損に気づいた症例
- 皮質吸引中に小さく後嚢破損した症例
- 後嚢上の皮質を除去しているときに小さく後嚢破損した症例
- アクリソフシングルピースのロケット発射で後嚢破損した症例
- 核落下したら―水晶体摘出法

中山書店　〒113-8666 東京都文京区白山1-25-14　TEL 03-3813-1100　FAX 03-3816-1015
http://www.nakayamashoten.co.jp/

創意にみちたクリニカルガイド
眼科診療のコツと落とし穴

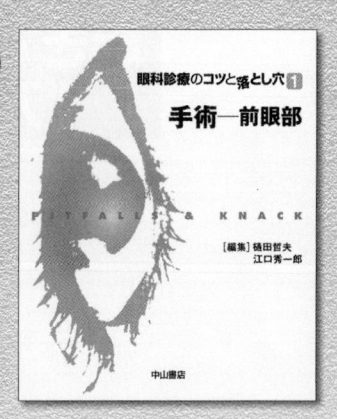

編集●**樋田哲夫**(杏林大学前教授) **江口秀一郎**(江口眼科病院院長)

AB判／並製／平均240頁

眼科臨床の最前線で活躍する医師らが，
めざましく進歩する診療技術を日常臨床のなかでいかに取り入れ，
どのように工夫しているか，そのコツと落とし穴を開示．

① 手術―前眼部

CONTENTS
- 1章 手術器具・材料
- 2章 眼瞼
- 3章 結膜・角膜・強膜
- 4章 白内障
- 5章 緑内障
- 6章 屈折

AB判／並製／236頁
定価**10,500円**(本体10,000円+税)　ISBN978-4-521-73053-0

③ 検査・診断

CONTENTS
- 1章 眼瞼
- 2章 結膜・角膜・強膜
- 3章 虹彩・毛様体
- 4章 白内障
- 5章 緑内障
- 6章 網膜・脈絡膜・硝子体
- 7章 眼腫瘍・眼窩・外傷
- 8章 斜視・弱視
- 9章 神経眼科
- 10章 遺伝性疾患
- 11章 屈折
- 12章 その他

AB判／並製／280頁
定価**11,550円**(本体11,000円+税)　ISBN978-4-521-73069-1

② 手術―後眼部・眼窩・付属器

CONTENTS
- 1章 手術器具・材料
- 2章 網膜・硝子体
- 3章 レーザー
- 4章 眼窩
- 5章 付属器(斜視)
- 6章 付属器(涙道)
- 7章 その他

AB判／並製／236頁
定価**10,500円**(本体10,000円+税)　ISBN978-4-521-73068-4

④ 薬物療法

CONTENTS
- 1章 結膜・角膜・強膜疾患
- 2章 白内障
- 3章 緑内障
- 4章 ぶどう膜疾患
- 5章 網膜・脈絡膜・硝子体疾患
- 6章 眼精疲労
- 7章 その他

AB判／並製／184頁
定価**9,450円**(本体9,000円+税)　ISBN978-4-521-73062-2

中山書店 〒113-8666 東京都文京区白山1-25-14　TEL 03-3813-1100　FAX 03-3816-1015
http://www.nakayamashoten.co.jp/

基本検査を極める! "「見えない所見」を見る力"を養う!

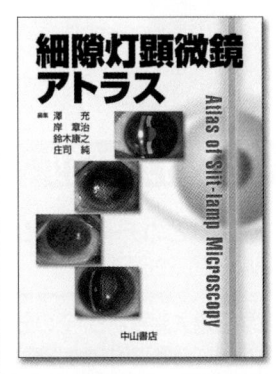

細隙灯顕微鏡アトラス

●編集
澤　充（日本大学）
岸　章治（群馬大学）
鈴木康之（帝京大学）
庄司　純（日本大学）

B5変型判／並製／224頁
定価**12,600**円
（本体12,000円＋税）
ISBN978-4-521-73015-8

CONTENTS
1章　細隙灯顕微鏡の基礎
　　　細隙灯顕微鏡の歴史
　　　細隙灯顕微鏡の構造
　　　細隙灯顕微鏡での観察の実際
　　　検査法と所見
2章　細隙灯顕微鏡撮影装置
3章　疾患アトラス
　　　角結膜のアレルギー・　角結膜の異常増殖・
　　　免疫疾患　　　　　　　腫瘍
　　　角結膜の感染症　　　　緑内障
　　　角膜ジストロフィ　　　水晶体
　　　角結膜変性症　　　　　硝子体
　　　先天異常　　　　　　　網膜
　　　角・結膜障害

コツを掴めば必ず見える！ ポイントは動的観察
80分のDVDビデオと豊富な症例で自分のものに

細隙灯顕微鏡による 硝子体検査法

後部硝子体剥離の診断

CONTENTS
1. 後部硝子体剥離の診断の臨床的重要性
2. 硝子体検査の歴史
3. 硝子体の構造
4. 硝子体検査の基本テクニック
5. 後部硝子体剥離の分類
6. 硝子体検査結果の記録
7. 症例呈示
8. 増殖糖尿病網膜症に対する人工的後部硝子体剥離の作成法

●編集
梯　彰弘（自治医科大学附属さいたま医療センター）
秋葉　純（環状通り眼科）
高橋正孝（高橋眼科医院）

B5変型判／並製／120頁
DVD（約80分）
定価**12,600**円
（本体12,000円＋税）
ISBN978-4-521-73067-7

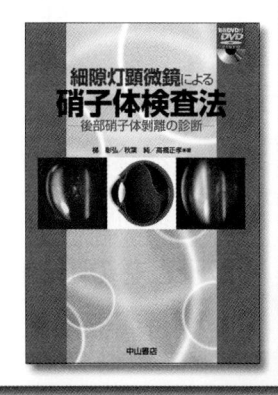

中山書店　〒113-8666 東京都文京区白山1-25-14　TEL 03-3813-1100　FAX 03-3816-1015
http://www.nakayamashoten.co.jp/

専門医認定をめざす, 専門医の資格を更新する眼科医必携!
変化の速い眼科領域の知見をプラクティカルに解説

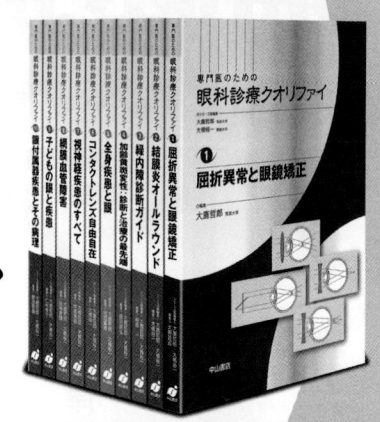

専門医のための 眼科診療クオリファイ

●B5判／各巻約250頁／並製

第Ⅰ期（全10冊）完結!!

●シリーズ総編集
大鹿哲郎（筑波大学）
大橋裕一（愛媛大学）

●編集陣（五十音順）
相原　一（東京大学）
瓶井資弘（大阪大学）
白神史雄（香川大学）
中馬秀樹（宮崎大学）
仁科幸子（国立成育医療研究センター）
野田実香（北海道大学）
村田敏規（信州大学）

■本シリーズの特色

眼科医が日常臨床において頻繁に遭遇する疾患・検査・治療などのテーマを取りあげ, 写真・図表を多用し, ビジュアルな誌面で解説. 生涯学習にも最適!

日本眼科学会による第18回（2006年）以降の専門医認定試験の過去問題から, その分野の内容にあった問題を抽出し, 解説する"**カコモン読解**"を掲載.（各巻平均30問掲載）

診断や治療を進めていくうえでの疑問や悩みについて, 解決や決断に至るまでの考え方, アドバイスを解説する"**クリニカル・クエスチョン**"を掲載.

関連する大規模臨床試験について, これまでの経過や最新の結果報告を解説する"**エビデンスの扉**"を掲載.

●各巻の構成と編集

❶ 屈折異常と眼鏡矯正	大鹿哲郎（筑波大学）	定価15,225円（本体14,500円+税）
❷ 結膜炎オールラウンド	大橋裕一（愛媛大学）	定価14,700円（本体14,000円+税）
❸ 緑内障診断ガイド	相原　一（東京大学）	定価14,700円（本体14,000円+税）
❹ 加齢黄斑変性：診断と治療の最先端	瓶井資弘（大阪大学）	定価14,175円（本体13,500円+税）
❺ 全身疾患と眼	村田敏規（信州大学）	定価14,175円（本体13,500円+税）
❻ コンタクトレンズ自由自在	大橋裕一（愛媛大学）	定価14,175円（本体13,500円+税）
❼ 視神経疾患のすべて	中馬秀樹（宮崎大学）	定価14,175円（本体13,500円+税）
❽ 網膜血管障害	白神史雄（香川大学）	定価14,175円（本体13,500円+税）
❾ 子どもの眼と疾患	仁科幸子（国立成育医療研究センター）	定価14,175円（本体13,500円+税）
❿ 眼付属器疾患とその病理	野田実香（北海道大学）	定価15,225円（本体14,500円+税）

パンフレットございます！

前金制　お得で確実な定期購読を!!

第Ⅰ期（全10冊）合計
~~138,000円+税~~
→ 定期購読料金 **120,000円+税**
18,000円おトク!!

※送料サービス
※お申し込みはお出入りの書店または直接中山書店までお願いします

※第Ⅱ期シリーズ 2012年3月刊行開始 ⑪緑内障薬物治療ガイド／⑫角膜内皮障害To the Rescue／⑬ぶどう膜炎を斬る!／⑭網膜機能検査A to Z／⑮メディカルオフサルモロジー（眼薬物治療）‥‥

中山書店　〒113-8666 東京都文京区白山1-25-14　TEL 03-3813-1100　FAX 03-3816-1015
http://www.nakayamashoten.co.jp/